国家科学技术学术著作出版基金资助出版

临床研究
理念与实践

主　　编　刘允怡　陈灏珠

主编助理　卢绮萍

人民卫生出版社

·北京·

图书在版编目（CIP）数据

临床研究理念与实践 / 刘允怡，陈灏珠主编. — 北京：人民卫生出版社，2023.2

ISBN 978-7-117-33412-9

Ⅰ. ①临…　Ⅱ. ①刘…　②陈…　Ⅲ. ①临床医学
Ⅳ. ①R4

中国版本图书馆 CIP 数据核字（2022）第 138908 号

人卫智网	**www.ipmph.com**	医学教育、学术、考试、健康， 购书智慧智能综合服务平台
人卫官网	**www.pmph.com**	人卫官方资讯发布平台

临床研究理念与实践
Linchuang Yanjiu Linian yu Shijian

主　　编：刘允怡　陈灏珠
出版发行：人民卫生出版社（中继线 010-59780011）
地　　址：北京市朝阳区潘家园南里 19 号
邮　　编：100021
E - mail：pmph @ pmph.com
购书热线：010-59787592　010-59787584　010-65264830
印　　刷：北京华联印刷有限公司
经　　销：新华书店
开　　本：787×1092　1/16　　印张：29.5
字　　数：700 千字
版　　次：2023 年 2 月第 1 版
印　　次：2023 年 3 月第 1 次印刷
标准书号：ISBN 978-7-117-33412-9
定　　价：168.00 元

打击盗版举报电话：010-59787491　E-mail：WQ @ pmph.com
质量问题联系电话：010-59787234　E-mail：zhiliang @ pmph.com
数字融合服务电话：4001118166　　E-mail：zengzhi @ pmph.com

编委（以姓氏笔画为序）

王　康　　海军军医大学第三附属医院
王一帆　　浙江大学医学院附属邵逸夫医院
卢绮萍　　中国人民解放军中部战区总医院
冯　浩　　上海交通大学医学院附属仁济医院
朱益民　　浙江大学公共卫生学院
刘　慧　　浙江大学医学院附属邵逸夫医院
刘允怡　　香港中文大学医学院
李　俊　　海军军医大学第三附属医院
李　超　　海军军医大学第三附属医院
杨　田　　海军军医大学第三附属医院
汪　挺　　《中华胃肠外科杂志》编辑部　中山大学附属第六医院
沈　锋　　海军军医大学第三附属医院
陈灏珠　　复旦大学附属中山医院
林伟棋　　香港中文大学医学院
金雪娟　　复旦大学附属中山医院
周　俊　　复旦大学附属中山医院
周伟平　　海军军医大学第三附属医院
徐俊杰　　浙江大学医学院附属邵逸夫医院
黄　罡　　海军军医大学第三附属医院
程张军　　东南大学附属中大医院
程树群　　海军军医大学第三附属医院
蔡秀军　　浙江大学医学院附属邵逸夫医院

编写秘书组（以姓氏笔画为序）

万　喆　　浙江大学医学院附属邵逸夫医院
冯锦凯　　海军军医大学第三附属医院
李　宏　　中国医科大学
陈秦俊杰　海军军医大学第三附属医院
姜　是　　浙江大学医学院附属邵逸夫医院
梁　磊　　海军军医大学第三附属医院
程昊悦　　浙江大学公共卫生学院
潘　宇　　浙江大学医学院附属邵逸夫医院

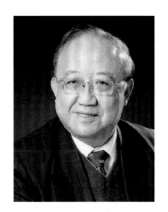

刘允怡 院士

刘允怡，1947年6月生，中国香港人。中国科学院院士，香港中文大学医学院卓敏外科研究教授、和声书院院长。英国爱丁堡皇家外科学院院士（FRCS Edin），英国皇家外科学院荣誉院士（FRCS Eng），英国格拉斯哥皇家外科学院荣誉院士（FRCS Glasg），澳大利亚皇家外科学院荣誉院士（Honorary FRACS），香港外科医学院荣誉院士（Honorary FCSHK），香港医学专科学院外科院士（FHKAM Surgery）。2002—2004年任国际肝胆胰协会主席，2002年任中华医学会外科学分会肝脏外科学组第七届全国外科学组资深委员，2003年当选中国科学院院士，2009—2011年任亚太肝胆胰协会会长。2012年获英国爱丁堡皇家外科学院金章，2013年获香港特别行政区银紫荆星章，2015年获亚太肝胆胰协会特别贡献奖，2017年获国际肝胆胰协会杰出贡献奖。

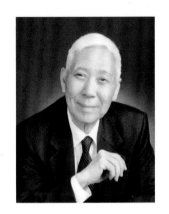

陈灏珠　院士

陈灏珠（1924.11—2020.10），广东省新会人，内科心血管病专家。1949 年毕业于前国立中正医学院。曾任复旦大学附属中山医院内科教授、博士研究生导师、上海市心血管病研究所所长、中华医学会心血管病学分会副主任委员，中华医学会内科学分会常委，中华医学会上海分会常务理事，上海市医学会心血管病专科分会主任委员，《中华医学杂志》《中华内科杂志》和《中华心血管病杂志》副总编辑等职。曾任全国第七、八、九届政协常委，上海市第七、八、九届政协副主席，中国农工民主党中央副主席和上海市委员会主委。1997 年当选为中国工程院院士。

他从事医、教、研工作 71 年，为推动我国心血管病介入性诊治技术的发展作出了开拓性贡献。在国内率先做选择性冠状动脉造影和血管腔内超声检查，率先用电起搏和电复律治疗快速性心律失常。在国内外率先应用超大剂量异丙肾上腺素救治奎尼丁引起的致命性快速心律失常。历年在国内外杂志发表论文和学术性文章 700 余篇。主编《实用内科学》等专著 12 本、参编书 30 余本。培养博士后、博士和硕士研究生 79 位。医疗工作中立功 2 次，获国家科学技术进步奖二等奖 2 项，全国科学大会重大贡献奖 2 项，部省级科学技术进步奖和教学成果奖一等奖 7 项。2009 年获上海市科技功臣奖。

深切缅怀陈灏珠院士

刚收到卢绮萍教授发给我的电子邮件，告知我陈灏珠院士因病抢救无效，于 2020 年 10 月 30 日凌晨 3 时 9 分在复旦大学附属中山医院逝世，享年 96 岁。我怀着万分悲痛的心情，写下这篇悼念陈院士的文章。

回想我跟陈院士的第一次见面，是在 2003 年 11 月 22 日于北京举行的"人民卫生出版社年会"上。当年我刚当选上中国科学院院士，经我的老师裘法祖院士推荐，成为人民卫生出版社专家咨询委员会副主任委员。当时该委员会最重要的人物，分别是作为外科领域领军人物的裘老和作为内科领域领军人物的陈老。他们为我国的医疗人才培养工作做出了大量的贡献。他们领军编写的教材，几乎影响了我国每一位医师的成长。

陈院士给我的第一印象，是一个和蔼可亲、学识丰富而且视野广阔的前辈。他品德高尚，对后辈总是谆谆善诱，平易近人，完全没有摆出一副前辈的架子。由于我俩都是广东人，跟他用广东话进行沟通，使我觉得更为亲切。此后，我跟他的会面，主要都是在人民卫生出版社举行的年会中。近年，他因年纪和身体原因，有时不能出席这些年会，每次见不到他的时候，我都期待着与他下一次的会面，再次聆听他对我的教诲。

我最后一次跟陈院士的沟通，是在与人民卫生出版社讨论审批出版这本书时，人民卫生出版社提出了非常宝贵的意见，提议把这本书的内容从推动外科临床研究推广到其他专业。这一提议非常好，我接受提议后想到邀请参与本书编写工作的第一位专家就是陈灏珠院士。非常荣幸的是，他不但一口答应我的邀请，还推荐他的同事金雪娟教授和周俊教授加入写作团队。更荣幸的是，陈院士答允作为这本书的主编之一，并提出如何增加书中的资料以令本书内容更加充实，为本书增添了不少光彩。

在我写这篇悼念文章时，唯一给我一点安慰的是他已经完成了为本书编写的篇章，使我们后辈们能有机会拜读他最后的教诲，向他学习。

陈灏珠院士，我谨代表接受过您教导的医师们向您致敬，感谢您为我国医疗事业做出的伟大贡献。

您永远活在我们心中。

刘允怡

2020 年 10 月 30 日

前　言

我国自改革开放以来，医学发展得十分迅速。在基础研究方面，我国学者们已经做得十分好。但在临床研究方面，我国跟国外先进国家比较尚有相当大的距离。在我跟国内的临床医师交流时，发现国内大城市的大型医学中心的临床医疗水平是相当高的，并且国内临床医学有病例多、医师经验好的优势，但为什么临床研究水平却走不上去？这是一直困扰我的问题。后来国内有不少大型医学中心邀请我去带领他们的团队开展和进行临床研究，我才发现该核心问题的真正原因。

有一个非常奇怪的现象，在临床诊治患者时，青年医师是跟随一些资深医师接受培训的，在完成整个培训过程后，才能独立行医。同样，在进行基础研究时，是在一位有经验的导师指导下，一步一步学习研究理念、方法并执行。但在临床研究方面，往往是在没有临床老师指导下就进行。这一情况不仅经常出现于国内的临床研究中，也常常发生于国外先进国家的大型医学中心。

但在国内外都普遍缺乏临床研究的培训制度下，为什么国外先进国家大型医学中心中的青年医师们在他们医学发展阶段中就能开展好临床研究，他们是从哪些方面学懂这些知识和方法呢？

要明白该问题的答案，首先一定要知道，现在国际上通用的临床研究的方法，是经过西方发达国家超过两个世纪的发展慢慢建立起来的。他们先是通过摸索、挑选、淘汰，在这漫长岁月中形成了一套规范和理念，并得到广泛的认同，然后一代一代传承下去。在国外先进国家的大型医学中心中进行临床研究已经是非常普遍的现象，青年医师大多在刚进入临床专业培训时就已接触和参与临床研究，并使之成为临床工作的一部分。

而在我国，如何能把临床研究在研究型医院推广？这一问题在当前已受到广泛关注。但我觉得比临床研究的普遍化更为重要的工作是，如何能把临床研究理念和实践与国际接轨。接轨的最重要目的是，在国际临床医学中要有中国人的声音，要有我国的影响力。我国人口约占全世界人口五分之一，为什么我们有这么高的临床水平和医疗经验，却不能跟国外的医护人员分享？因此，我国医师应多在国际会议上发言，在国际高影响因子的期刊发表文章，多成为在国际上有影响力的医学机构的领导人物。

如何提升我国在临床研究中的影响力，我提出有以下几个要做的步骤：

1. 领导阶层要明白临床研究的重要性，多投入资源鼓励临床研究。医学研究可分为三种：基础研究、转化医学研究和临床研究。如何把这三种不同种类的研究结合在一起？我用的比喻是基础研究和临床研究等同我们的两条用来走路的腿，而转化医学研究是我们的盆腔，它把我们的两条腿连在一起。现在国内的情况是，基础研究的一条腿比临床研究的一条腿好，所以走起来是一瘸一拐的，走得不快，走得不远。一定要把临床研究这条腿弄好，才能在国际上走到领先地位。

2. 每个研究型医院都要重视医学研究，不单是基础研究，还要顾及转化医学研究和临床研究。

3. 多开展教授指导的临床研究学习班或工作坊，推广临床研究，以点带面，扩大到全国。

4. 多出版有关临床研究教材。

这本书的构思和出版，主要基于我国有关临床研究的教材非常缺乏，基本是完全空白的现状。本书的设计是透过作者们的国际临床研究视野，结合中国特色经验书写而成。这本书的作者，都是不同学科富有临床研究经验的医师们，根据他们在我国不同的大型临床医疗中心开展临床研究工作时，发表大量国际高影响因子的期刊文章所积累的经验与心得而成。这本书中的章节内容和排序设计，都是经过多方思考和精密设计才最后决定下来的。整本书的设计概念是从怎样找出一个研究亮点开始，一步一步走下去，包括：

1. 选择研究课题（第一章内容）。

2. 选择一种合适的临床研究方法来进行课题研究（第二章内容）。

从 1 到 2 都是纸上谈兵。

3. 开展临床研究的前期工作（第三章内容）。

4. 临床研究开展后的执行和监管（第四章内容）。

5. 临床研究常用统计学方法（第五章内容）。

从 3 到 5 是介绍如何实践、执行临床研究。

6. 临床研究论文的撰写（第六章内容），包括如何书写，常犯错误总结，作者名单编写，如何选择投稿杂志，如何处理杂志提出的要求并予修改论文。

7. 作为读者如何有重点地阅读文章和发现医学研究中常见不适当行为。

这本书的受众是所有临床学科有志于进行临床研究的医师们,包括对这方面有一定经验的医师。我是以一位国际医学杂志主编的角度来看临床研究这个问题,并在此书中加以阐述。对临床研究经验不多的医师们,可以从这书本中学习到多位具有国际视野,同时带有中国特色的专家们从事临床研究的经验。对中青年临床医师们来说,这是一本非常有实用价值的临床研究启蒙工具书。

刘允怡

2020 年夏

目 录

第一章 进行临床研究的必备理念

第二章 临床研究的种类和执行

第三章 开展临床研究前的几项重要准备工作

第四章 临床研究的监查和数据管理制度

第五章 临床研究常用统计学方法

第六章　关于临床研究论文的撰写

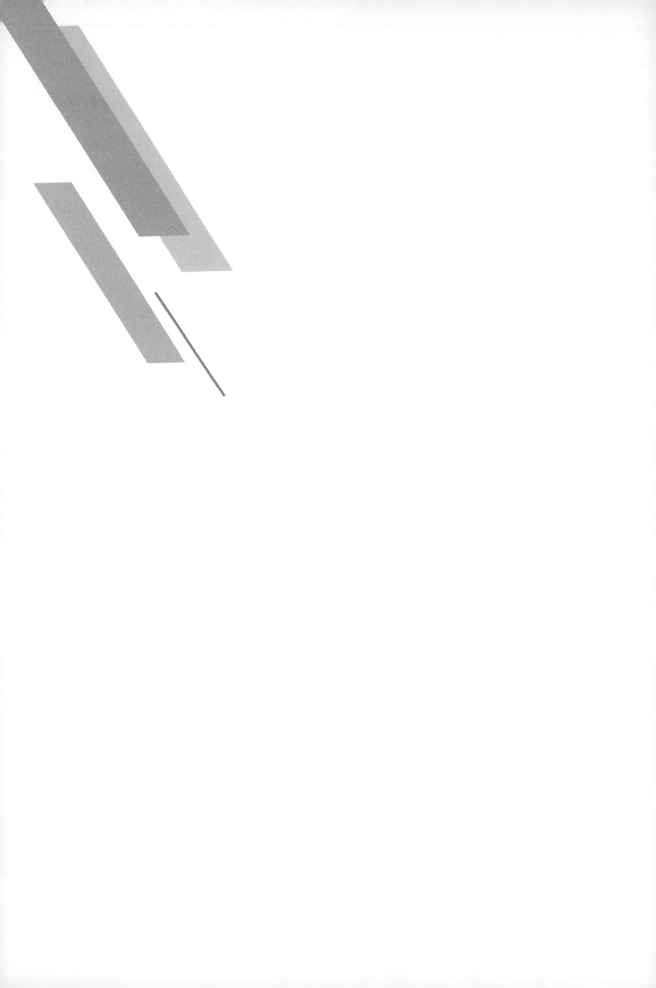

第一章
进行临床研究的
必备理念

第一节 | 临床研究的基本概念和重要意义

作者：刘允怡

一、引言

每一位想进入临床研究领域的人，一定要清楚知道临床研究的基本概念和其重要性。对一些外行来说，医学研究只是医疗人员在实验室内，或是在动物身上进行的基础研究，每当谈到在患者身上进行临床研究，就会引起很大的质疑："这岂不是把患者当白老鼠来做试验？这是否是符合医学道德的做法？"其实，临床研究在先进国家开展于18世纪，至今已二百多年。现今被普遍认定为"科学外科"的创始人 John Hunter（1728—1793），在1775年8月2日写给一个他喜爱的学生 Edward Jenner 的回信中，已清楚地回答了这个学生的提问，反问道："为什么要猜想这结果是什么，为什么不进行研究找出答案？（But why think, why not try the experiment?）" Edward Jenner 后来取得了非常显著的成就——成为开发天花疫苗接种的先驱。

所以，要清楚了解临床研究的基本概念，首先要明白什么是医学研究，然后要清楚地分出医学研究的不同种类，和每一种医学研究所具有的独特的重要性。

二、什么是医学研究？

医学研究是科学性研究的一种。

科学性研究是要通过观察，提出假设，收集资料，做出分析、求证，最后得出结论。如结论正确，他人可以重复这些实验，并得出同一结果，这就是科学性研究。

同样地，使用科学方法进行医学研究得出的结果，其他人重复同样的方法，也会得出同样的结果。换句话来说，这些研究出来的临床结果，可以重复地应用于其他患者，变成医学知识。

三、科学与伪科学

伪科学是没有通过一个科学性研究的过程，就做出结论。

最常见的错误，是只通过观察而做出结论。中世纪时人类通过观察，看见太阳每天从东方升起，黄昏时从西方下去，因此得出一个结论，认为太阳环绕地球转动。但是，太阳环绕地球转动不能解释很多天文现象，伽利略（Galileo Galilei, 1564—1642）通过望远镜观察到金星的盈亏等现象，支持了地球环绕太阳运动学说，受到当时教会的不公平对待和其他人的嘲笑，最后才证明伽利略说的是真理。

同样道理，在医学研究中，单靠观察得出来的结果，可产生错误的结论，临床医师往往只记得成功的例子，而忘记失败的例子。特别是对于需要动手操作作为治疗方法的医师，如外科、骨科、介入科，甚至内科中的心脏科等医师，明白以下两点尤其重要：治疗例数多的医师，不一定比治疗例数少的医师好；治疗做得快的医师，不一定比做得较慢的医师好。

比较不同医师治疗水平的高低，是要通过资料收集、分析、比较，才能总结出谁的水平较高。如能这样做出比较，说明已经达到了医学研究的起点。

四、医学研究的种类和每一种类的重要性

医学研究可分为三大类：①基础研究，包括实验室内研究和动物实验；②转化医学；③临床研究。

以下详细介绍每一不同种类的医学研究及其独特的重要性：

（一）基础研究

可再细分为在实验室内研究或动物实验研究。

基础研究在医学研究中十分重要，我们希望通过这种研究能找出生命的奥秘以及不同疾病的产生原因和演变规律；解决临床研究不可解决的问题，例如在可控制的环境下简化或澄清一个复杂的临床问题；把医学知识扩展到一个新领域，因为对于新知识领域的探讨、新药物的研发和新手术的开展，不可能一开始就试验于人体身上。

从诺贝尔生理学或医学奖每年获得者的研究领域中，我们可清楚地看到基础研究的科学家们对医学知识领域所作出的巨大贡献。从 20 世纪初开始至今，差不多每年的得奖者都是基础研究学者。虽然这些基础研究结果往往不能在短期内产生临床应用价值，但这些研究结果却可开启我们对生物医学新知识、新发展的认识，为未来医学领域的发展做出重大的贡献。

本节尝试在诺贝尔生理学或医学奖获奖者的名单和其研究领域上，寻找得奖者及其研究具有即时临床应用价值的名单，见表 1-1-1。

表 1-1-1　研究成果具有临床应用价值的诺贝尔生理学或医学奖获得者

得奖者	年	研究领域
Theodor Kocher	1909	甲状腺
Alexis Carrel	1912	血管吻合和移植
Sir Frederick Banting	1923	胰岛素
Werner Forssmann	1956	心导管
Charles Huggins	1966	前列腺癌
Joseph Murray	1990	器官移植
屠呦呦	2015	青蒿素抗疟疾

我国在基础研究方面做得相当不错，主要原因为国家不同领导层面的高度重视，集中投入了大量的基础研究资源，加上我国拥有足够多的优秀科研人才（包括我国自我培训出来和海外回归的学者）。在国际上，我国在发表基础研究论著方面，无论在数量上或在质量上，都已成为排在美国之后的第二大国。

为什么我国的基础研究发展得这么好，而临床研究却远远落后？探讨其可能原因，个人认为有两大因素：一个原因是很多人对临床研究了解不深入，不明白临床研究的重要

性，本章节将会详述；另一个十分重要的原因，与基础研究和临床研究两种不同方向杂志的影响因子高低也有关系。简单地说，杂志影响因子的高低与以下几点有密切关系：①基础研究杂志影响因子高于临床研究杂志；②普通医学杂志影响因子高于专科医学杂志；③越小专科杂志影响因子越低。

第六章第五节"如何选择向哪一家杂志投稿"将指出，文章发表在影响因子高的杂志，并不一定等同于这篇文章在循证医学上有较高的地位，更不等同于这篇文章对临床医学有较大的影响力。

另一个重要讨论点是评价发表在小专科的文章杂志所产生的国内外影响力时，不应只依据该杂志的影响因子，也应同时参考该小专科杂志在该类期刊中的排名高低。应如何评核一个临床医师的临床影响力和表现，请参照本书第一章第三节"如何建立一所成功的研究型医院"。

（二）转化医学

1971 年，美国尼克松总统签署《国家癌症法案》，正式开展"抗癌战争"，并授权于国家癌症研究所，计划和制定美国抗击癌症规划、预算和程序。这个法案通过以来几十年，研究经费花费数千多亿美元，发表研究肿瘤有关的论文数百万篇，但与癌症有关的临床病死率却没有显著地改善。数以百计致癌基因变异已找出来，而科研结果转化为循证医学上认可作为防治变异的癌症基因却寥寥可数。就算是有限地找到有用的癌症基因变异，可转化成为临床可应用的治疗药物也要花几十年时间才能研究出来。

因此，有识之士在 21 世纪初就提出转化医学的概念。转化医学旨在短期内能把多种基础研究的结果，转化成为临床研究，达到最终可于患者身上应用的目的。换一句话来说就是建筑一座桥梁，把基础研究和临床应用之间的这一巨大鸿沟连接起来，帮助更多患者横越以前难以跨越的死亡之谷。

可以说转化医学最简单的定义是将基础或临床研究中获得的成果，转化为临床应用于防治疾病的手段，使患者得益。也就是说，基础研究或转化医学的成果也要通过临床研究，才能使得患者获益。

转化医学现已发展成为基础研究与临床研究之间无数横向或纵向交流的纽带和桥梁，发挥着重要的相互联系和连接作用（图 1-1-1）。

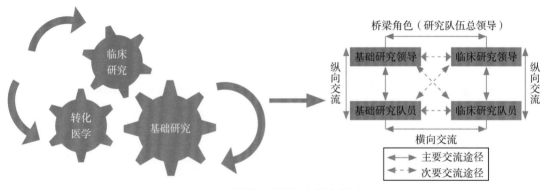

图 1-1-1　转化医学的组织构架模式

要做好转化医学，要求做好以下两点重要工作：

1. 医疗体制的改变　好的转化医学，要求是一个从上到下的医疗体制的改变。不但要求要建立一个有良好规划和人才培训的体制，并且要求这体制的规模要大。规模越大，效果越显著。而这种体制，必须要求建立于一个有优良基础研究和临床研究根基的单位。

2. 有良好的临床医师科学家（clinician scientist）来作为桥梁角色，将基础研究和临床研究连接在一起　但是现在好的临床医师科学家（兼具科学家素质的临床医师）在全世界任何一个角落都不断地减少，现已变成"稀有动物"。Hurwitz 和 Buckwalter 在 1999 年指出："临床医师科学家，将会像其他濒危物种一样，当其数量下降到一个关键性的水平时，消失会变得十分可能。"

为什么临床医师科学家的数量不断减少？

原因很多，包括：①医学不断发展导致培训临床医师时间延长；②很多先进国家在法律上限制工时；③青年医师对工作态度改变，要求生活福利待遇的改善；④外国很多政府对科研投入减低，导致研究工作竞争激烈。其实也十分容易理解，有才能的临床医师要求改善他们的工作环境，寻求更多收入，享受更舒适的生活。这就是临床医师科学家的数量不断减低，甚至成为将会消失的"濒危物种"的原因。

我国在这方面应做好相关工作，投入更多资源，多培养一些优秀的具有科学家素质的临床医师。

（三）临床研究

临床研究是指利用临床医学的数据，通过科学研究的方法，找出可应用于患者医治的新方案，改善患者疾病防治的结果。

我国现处于经济快速增长、国力不断增强的年代，人民对医疗水平的期望大幅提升。虽然我国的患者多，医师治病经验丰富，但为什么我国在国际上临床治疗方面的影响还是这么低？为什么近年我国的基础研究，无论在数量或质量都在显著上升，但临床研究有关的文章却走不上去？

这些问题一直困扰着我。近年来不少领导层也开始重视这问题，并不断寻找方法来改善我国临床研究的现状。在过去几年，我国也有不少医学中心请我去帮助他们发展临床研究，有非常成功的例子，也有比较小成功的例子。

首先我们一定要明白，临床研究在设计研究方面很难做到与基础研究同样好。基础研究比较容易加大样本量，但临床研究要等到患者就诊才能增加样本量，可能需要十分长的时间。其次，基础研究可把不同变量统一，但每个临床患者变量不同，很难统一。在外科做临床研究尤其困难，因为外科医师的不同就是一个变量，同一医师在不同时期的不同临床经验，也是一个变量。最重要的是基础研究是研究基本的医学问题，而临床研究用于研究如何治疗疾病，层次不同。

现今在国内外，对于临床医学发展有最大影响力的就是临床疾病指南和临床疾病专家共识。作为这些指南或共识的最基本概念是循证医学。

1. 什么是循证医学？

在二三十年前，循证医学刚在英国牛津发展的时候，香港特别行政区政府派我到牛津学习这门新学科,希望我回来将所学介绍给香港医师。

我记得上这第一课时,当时的老师 Archie Cochrane,即循证医学的创始人,在钱包中拿出一张一元的美金,他展示给我们在美金背面印上的"In God We Trust",说这句话在循证医学上就应变成为"In God we trust, the rest submit evidence",翻译成中文为"除非您是上帝我才会信,所有其他人要拿出证据来支持自己的论点"。

当时的循证医学比较简单,只有五个层面(图 1-1-2),但近年的循证医学就变得复杂,共包含 9 个层面(图 1-1-3)。

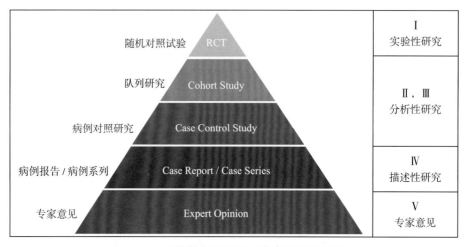

图 1-1-2　初期的循证医学研究类型及证据级别

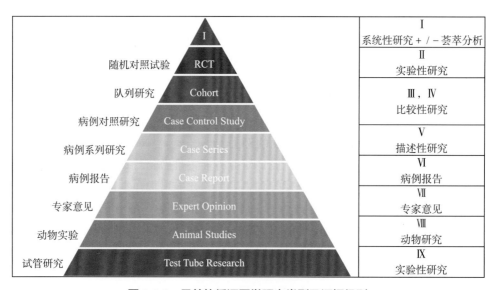

图 1-1-3　目前的循证医学研究类型及证据级别

循证医学把分析性临床研究,包括系统性综述和荟萃分析的证据级别地位放到最高,因为这些分析主要基于随机比较性临床研究或其他非随机比较性研究。但往往文章影响因子高的动物和实验室研究得出来的结果证据级别却放到最低，因临床应用的价值很小。同样，专家意见的证据级别也很低，因专家意见并非完全基于证据，没有证据的意见，循证医学的级别也会变得很低。由此可见，临床医师如要在国内外具有影响力，应高度注重临床研究。

近年来循证医学变得更为复杂，在 2011 年英国牛津医学中心发表了一个循证医学层次的分级。该分级把不同种类的医学研究分为五个层次。而医学研究种类再细分为七种：问题普遍性、诊断性、预后性、疗效、治疗伤害（常见）、治疗伤害（罕见）和筛选。另一个在国际上常用的临床循证医学层次的分级是美国心脏病学院 / 美国心脏协会（ACC/AHA）分级。这个分级把循证医学分为五个层次：A（Good quality meta-analysis, or RCT）即优质量的荟萃分析或随机对照试验研究、B-R（Moderate quality meta-analysis or RCT）即中等质量的荟萃分析或随机对照试验研究、B-NR（Good quality meta-analysis on non-randomized studies, or non-randomized studies）即优质量的用于非随机对照试验研究的荟萃分析、C-LD（Limited data studies）即数据有限的非随机研究、C-EO（Expert Opinion）即专家意见。

2. 提升临床影响力的两个重要方法：临床疾病指南和专家共识。

（1）临床疾病指南的产生：先从选择一个适合作为指南的疾病开始，以下为指南产生的路径（图 1-1-4）。

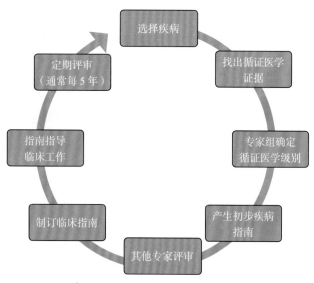

图 1-1-4　临床疾病指南产生的路径

临床指南是一个比较高层次的方法，但需要在有好的循证医学证据下才能进行。另一个较低层次的是临床疾病专家共识。

（2）临床疾病专家共识的产生：主要通过专家会议，从循证医学层次寻找共识，然后发表文章。

如何寻找共识，也有一定的程序。国际上一个较常用的方法是改良德尔菲方法（modified Delphi methodology）。这是一种结构性方法，通过远程通信或面对面会议的方式，由组成的专家团队通过两轮或多轮问答卷。每一轮问答后，协作人根据每一位专家匿名提供的意见总结该轮投票结果的差异，组织修改共识中的不同意见以缩小差异，找出文献中支持和不支持某些意见的根据点，并根据循证医学的证据分级确定不同文献中提供的证据高低，目的是希望在下一轮投票时专家能根据这些资料来修正其先前给出的答案。在这过程中，因为得到答案的范围渐渐缩小，小组专家们所做出的答案也渐渐接近。最后，在达成一致的标准（例如回答能达成共识，或结果稳定）之后停止这一过程。最后一轮的均值或中位数为确定结果。我在国际上参与使用这一方法时，通常采取将80%专家同意作为共识的标准（图1-1-5）。

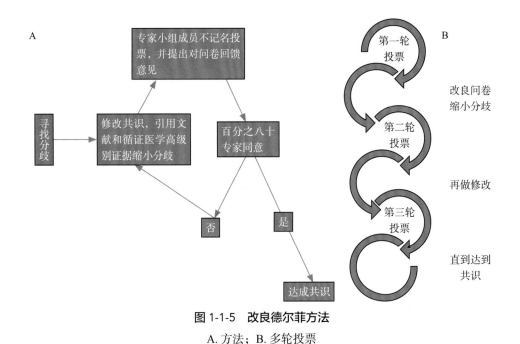

图1-1-5 改良德尔菲方法

A. 方法；B. 多轮投票

另一个常用的方法是通过不同专家对每一共识进行评分，然后确定共识中评分的高低。确定共识的评分如下：毫无保留接受决定为6；决定可接受为5；决定可以忍受为4；不完全同意，但不会不接受为3；不但不同意，也不接受为2；不同意，不相为谋为1。

近年来，在临床指南或专家共识中，常加入专家们对推荐不同研究质量层次的分级。这在前述的 ACC/AHA 循证医学层次分级中也做出五个层次的分级：Ⅰ级为强烈推荐；Ⅱa级为中度推荐；Ⅱb级为轻度推荐（分级Ⅰ、Ⅱa、Ⅱb都是利益高于风险，只是程度不同）；Ⅲ级为没利益（利益＝风险）；Ⅳ级为有害（利益低于风险）。这些关于推荐治疗手段的疗效强弱和利害关系的意见，对一些对于临床治疗认识不够深刻的临床医师具有非常强的指导意义。

无论是临床指南还是专家共识，在国际上常被作为指导临床医师日常处理患者之用。因此，做好临床研究，为临床指南和专家共识提供高质量的证据依据具有重要的学术影响力，意义深远。

五、总结

医学研究是科学研究中的一种。临床研究与基础研究同等重要。我国应"两条腿走路",同等重视基础和临床研究。转化医学可以被比喻为把两条腿连接在一起的盆腔,使两条腿走得更快、更好的有效方式。

第二节　临床研究的发展简史

作者:陈灏珠

临床研究旨在取得对人类疾病原因、预防、诊断和治疗以及促进健康至关重要的知识。医学实践起始于文明的开始,历经了数千年的艰难探索。医学研究的源头可以追溯到悠久历史长河中古希腊希波克拉底(Hippocrates,公元前 460—前 370 年)和阿拉伯医生阿维森纳(Avicenna,980—1037 年)的著述。在希波克拉底的著述中,首次提出不仅要依靠合理的理论假设,更要依据观察性实录进行综合推理的经验。阿维森纳提出药物的实验应当在人体身上进行,并有对两种情况的比较和可重复性评价。我国神农辨药尝百草的故事,包含了最早的人体安全性评价试验理念;宋代苏颂(1020—1101 年)等编撰的《本草图经》中提到:为评价人参的效果,需寻两人,令其中一人服食人参并奔跑,另一人未服人参也令其奔跑。未服人参者很快就气喘吁吁。这是早期朴素的公平对照试验理念。明代李时珍(1518—1593 年)编撰《本草纲目》不仅整理保存了 16 世纪以前我国大量医药文献资料,而且他的"未深加体审,惟据纸上猜度而已""考辨异同"和医疗临证等实事求是的科学态度,对医学有深远的影响。然而,17 世纪及以前的医疗实践,中外医学都不太能够声称其采用的是严格的科学证据。

现代临床研究科学根基要到 18 世纪才得到明显的巩固。英国开始对医疗卫生干预进行利大于弊的严格评价,将观察性、定量及实验研究引入内科学和外科学。临床试验需要设立对照,1747 年,苏格兰航海外科医生詹姆斯·林德(James Lind,1716—1794 年)进行了现代意义上的第一个临床对照试验——治疗坏血病(维生素 C 缺乏症)对照试验,试验入选 12 名患有坏血病的船员,安排相同的饮食,将每两名船员分为一组,共六组,分别补充食用醋、稀硫酸、海水、肉豆蔻、大蒜、两个橘子和一个柠檬,结果表明柠檬和橘子对于治疗坏血病有效。临床试验中的盲法原则可以追溯到 1781 年德国医生安东·梅斯梅尔(Franz Anton Mesmer,1734—1815 年)的动物磁疗试验,对受试者采用盲法,否定了动物磁疗的治疗作用。1783 年,苏格兰医师乔治·福迪斯(George Fordyce,1663—1733 年)发表了他的名为《尝试改进医学证据(Attempt to Improve the Evidence of Medicine)》一书,呼吁重视证据,鼓励对医学的成败进行评议和诚实地分析,数据的定量分析也逐渐被重视。

在 19 世纪,流行病学和现代临床试验的先驱,法国医生皮埃尔·路易(Pierre-Charles-Alexandre Louis,1787—1872 年)率先运用单纯的观察法和统计分析研究肺结核、伤寒和肺炎等疾病,将"数值计算法"应用于医学,开创了临床流行病学的先河。在同一时期，英国麻醉学家、流行病学家约翰·斯诺（John Snow，1813—1858 年）进行了确定霍乱如何在污水中传播的经典研究，在研究中首次使用了统计地图，发现污染的水是霍乱的来源。1898 年，丹麦医生约翰尼斯·菲比格（Johannes Fibiger，1867—1928 年）发表了著名的血清治疗白喉的半随机对照临床试验，首次在临床试验中应用"随机化"的原则。菲比格试验的目的是调查抗白喉血清治疗对白喉患者病死率的作用。他在哥本哈根一所医院，对入院的白喉患者除标准治疗外采用皮下注射抗白喉血清一日二次直至症状改善，而对照组仅用标准治疗。按入院日先后分配治疗，每隔一天新的病例接受标准治疗，另一天接受血清治疗。结果血清治疗组 239 例患者中 8 例死亡，而 245 例对照组中 30 例死亡。两组的差异经皮尔森卡方检验（Pearson's chi-square test，由卡尔·皮尔森在 1900 年发表）$P = 0.0003$，表明血清治疗优于标准治疗。菲比格试验中采用的按入院日先后分配患者，由于其简单的机械性，很容易被识破和预测，其实并不是严格意义上的随机分组，当前已被更为严谨的随机分配方法所替代，然而本试验被认为是第一个尝试随机分配的临床对照试验。

20 世纪医学上发生了的惊人进步，囊括了医学领域的各个学科。随机对照试验（randomized controlled trial，RCT）逐步被认为是临床证据（clinical evidence）中的金标准。1925 年，美国医学教育家亚伯拉罕·弗莱克斯纳（Abraham Flexner，1866—1959 年）认识到临床研究作为医学教学的重要组成部分，提出"研究离不开医学教育，医学教育离不开研究"。1920—1930 年，现代统计学奠基人英国罗纳德·费舍尔（Sir Ronald Aylmer Fisher，1890—1962 年）爵士介绍了统计学和实验设计的应用，1935 年《实验设计法》（The Design of Experiments）的出版，提出了著名的实验设计三原则：随机化、区组控制和重复，标志着临床试验方法学发展的成熟。医学研究人员开始在统计学家的帮助下，开发数学模型来描述和校准人体对治疗干预的复杂反应。1943 年，第一个大规模、多中心、对照临床试验——棒曲霉素治疗感冒试验在《柳叶刀》杂志（The Lancet）发表。1948 年，第一个设计规范，覆盖整个英国的多中心、随机、双盲、对照临床试验——链霉素治疗结核试验发表，该试验设计特征使其成为方法学上的里程碑，其中流行病学家和统计学家对于方法学的科学性把握起了领导作用，使流行病学的多项理论和原则用于临床医学，设立对照组、随机分组和盲法这 RCT 的三大基石，从而控制混杂因素，减少了偏倚，提高了临床研究的质量。在我国，在新中国成立以前，已有零星的临床研究报告。新中国成立以后，《中华医学杂志》等学术期刊刊登的观察性研究报告逐渐增多。1952 年《实用内科学》问世，随后《实用外科学》《实用妇产科学》等出版问世，把西方医学的最新临床实践在我国推广。同时，医学研究也从基础走向临床。20 世纪 90 年代后，我国临床研究领域迅猛发展，大样本、多中心的随机对照临床试验逐步取代以前分散个别的观察性研究和临床经验总结。20 世纪 70 年代后期和 80 年代初期，临床研究发展史上另一个非常重要的里程碑——循证医学创建并发展，建立了评价有关病因、治疗、预后等文献评阅的新标准。我国王吉耀教授等把"evidence-based medicine"翻译为"循证医学"，推广开发了教学专用教科书，使循证医学的概念更加系统化，开启了医学研究的新篇章。

21 世纪，在经历了几个世纪的探索和努力后，临床研究的设计方法日趋完善。转化医学、精准医学与个性化医学相继出现，计算机信息学迅速发展，医学大数据等领域的发展日新月异。基因组学和分子发现为 21 世纪进行临床研究提供了前所未有的机会。临床医学相关研究从最初的临床干预试验正向流行病学研究、健康相关数据研究、生物材料研究等诸多新领域拓展。

第三节 如何建立一所成功的研究型医院

作者：刘允怡

一、引言

我国把医院分为研究型医院和非研究型医院。这一节主要探讨怎样可以把一所普通的三甲医院改变成一所优秀的研究型医院。笔者所讲的优秀研究型医院，并非自吹自擂的优秀研究型医院，而是指能得到各方面认同的优秀研究型医院，不但能得到国内领导层、同行和患者们的认同，还能在国际上享有崇高的地位和知名度，以及在国际医学界中有影响力和发言权。

二、国内三甲医院的基本要求

我国现处于经济急速增长，国力不断加强的年代。加上近年资讯发达，到国内外旅游人数增加，人民对医疗水平的期望大幅提升。因此，国内每一所三甲级的医院，人民都会要求医院能提供以下三点最基本能达标的要求：①医疗水平达标；②医学道德达标；③医院管理达标。所谓达标，是要求达到人民心中要求的水平，而不是医院自说自话的达标水平。达标也只是一个起步点，需要基于人民的要求，从这起步点不断改善，不断进步，把一所普通的三甲型医院，建设成为一所优秀的研究型医院。这三个需要达标的要求，差不多等同一所建筑物的地基，如地基建不好，上层建筑也变得岌岌可危了。

（一）达标的医疗水平

任何一所医疗机构，都应为患者提供足够医疗水平的服务，临床医疗水平高低，可以从几个方面来评定：

1. **业界排名** 从医疗服务范围、层次高低、医师资历、创新研究等多方面来评定名次高低。

2. **同行认同** 医师在专业团体占重要职位、在行业中是领军人物、会议专题的演讲学者、杂志编委等。

3. **患者口碑** 是一个非常重要的建立医院品牌的方法。

（二）达标的医学道德

国际中的医学道德有四大原则：①尊重患者自主；②在平衡治疗得失时，以患者利益为决定根本；③治疗应带给患者利大于弊；④公平分配资源给不同患者，对不同患者都应给予同等和最佳治疗。

遵守这四大医学道德，是对每一位医师行医时的最低医学道德要求。在一所优秀的医院，还要求把医师的操守、医风和医学伦理的水平提得更高，本节将详细讨论医师操守、医风和医学伦理等方面问题。

（三）达标的医院管理

这指的是医院院长和书记等领导层面对医院的管理。医院管理的范围很广，包括行政、医院日常运作、长远增建计划、员工招聘、培训、任免升职和医院设施的维修和改善等。患者对医院的要求可以总结为：①医护人员医疗水平高，能细心治病；②医院设备先进；③医疗费用合理；④医院环境佳，清洁整齐；⑤医院运作畅通，有秩序，有效率。

三、建立一所优秀研究型医院

一所优秀研究型医院与一所普通三甲医院的最大分别为：一所优秀研究型医院除了在三个基础上都能达标，并能不断改善外，还需要在达标的坚实基础上，树立七个重要支柱，把医院建设的高水平持续支撑，把医院的名气不断提升。这七个重要支柱，分别如下。

（一）支柱一：优秀传统

每一所医院的成立和其后的发展，都有自己独特的缘由，从中可以了解医院成立的目的，找出医院发展中的重大里程碑，通过"承先"这一步来规划未来发展方向。

此外，要通过学习前辈，把他们作为榜样。我国在医学界不同领域中优秀的前辈十分多，每一位都有他们自己独特的长处，而每一所医院都应有一批这些特殊的人才。后辈们可以通过学习每一位前辈榜样的身上不同的优点，成长为多个学科领域的领头羊，把医院发展到不同的重点方向。

（二）支柱二：优秀医院层面的领导

一所优秀的医院的背后，肯定有优秀的领导阶层。在他们的领导下，可以做好医院的以下工作。

1. **重点发展强的学科**　每一所医学中心都会有较强和较弱的学科。强的学科应该具备优良的医疗水平，有足够多优秀的人才，而且有关病例多，设备好，培训青年医师的制度完善。

领导层应把资源投放在强的学科，让该学科能不断茁壮发展下去。此外，领导层也应放一些资源在有发展潜力的学科中，让这些学科能有机会发展和成长。领导层不应把资源平均分配到每一学科，因为资源是有限的，而需求是无限的。否则实力较强的学科会被较弱的学科拖着后腿，而得不到适当的发展。

2. **建立好的工作环境**　一个好的工作环境，不但能让临床医师做好自己的临床工作，还能帮助他们在繁忙的临床工作之余，有足够时间和精力把自己临床工作的结果做出分析，总结经验，并改善临床水平。这已经是进入临床研究的起点。对外科医师来说，一个好的工作环境和充足的工作时间对他们尤其重要。由于外科工作用手操作，工作非常繁忙，要求培训出一批能做好临床工作的医师已不容易，如要培训出一批能做好临床研究的医师就更困难。

3. 建立一个良好的监查制度 一个良好的监查制度，能有效地审核医师的临床医疗水平。该制度能及时发现医师是否会因情绪、疾病、家庭环境改变、药物等因素影响医疗工作的水平。评估医师能否与工作队伍中的其他人员有效配合，医师会不会因工作太忙而影响自身表现，以及医师是否会因医学知识、技术不足或因缺乏终身学习的习惯而落后。

4. 建立适当评价医师临床表现的制度 这对医院未来的发展尤其重要。如能定期适当地找出优秀临床医师，加以表扬和奖赏，可以把医院的未来发展推到更高层面。如何评价一位优秀临床医师，在此只能简单地讲述。评价可以从三个要点来进行：①医学上的成就；②同行认同；③非医学上其他个人的贡献。

5. 适当的赏罚制度 一方面要求建立一个奖励机制，奖励医疗服务、工作态度或科研成绩优秀的员工。例如升职、加薪，颁发红花、奖牌等。另一方面也要建立一个惩罚机制，处罚表现不佳的员工。

6. 建立完善的投诉机制 建立一个合理和适当的投诉机制，用来帮助患者反馈医院的医疗和服务水平，目的是改善和防止院内不良事件的再发生。

（三）支柱三：建立医院重视医学人文精神的文化

要了解什么是医学人文精神，首先要了解什么是人文精神，才能更好地了解什么是医学人文精神。

人文精神（humanities）的具体表现为对人的重视、尊重、关心和爱护。医学人文（medical humanities）的具体表现就变成对医学和对人的重视、尊重、关心和爱护。医学人文的范围十分广泛，内容见图 1-3-1。

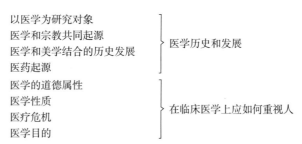

图 1-3-1 医学人文的范围

本节仅集中讨论医学人文在临床医学中的重要性。

近年来我国关于医患纠纷的报道十分多，这种情况如继续下去，医患关系将会越来越差。其实医患纠纷不仅在我国有，在外国也有，也不仅存在于发展中国家，在发达国家也存在。

为什么医患纠纷会发生？研究显示，医疗水平、医学道德或医院管理不达标是医疗纠纷发生的主要原因。这就是为什么我在本章节初强调国内所有三甲医院的基本要求是在三个方面都能达标。但即使是在这三方面达标的医院中，医患纠纷也经常出现。这就是为什么我要指出医院应建立重视医学人文精神的文化，并将其作为一所优秀的研究型医院中的一个重要支柱的原因。

如何改善医院上下对患者的人文关怀，除了重视患者的尊严和医护人员的礼貌外（在"支柱四"中我会较详细地讨论），以下三点非常重要并需要求员工认真执行：

1. **建立医患间的互信**　研究显示，医患间缺乏互信，是医患纠纷发生的重要源头。因此，医院的责任是建立医院品牌，使到医院求诊的患者对医院诊治有信心。这一点在先进国家的著名医院中有很好的体现。患者往往是慕某一医院的名来求诊，而非慕某一医师的名来求诊。同样，医师的责任是要不断提升自己的医疗学识和技术水平，使患者有信心。"信"是建立医患关系的一个重要桥梁，通过"信"，医患纠纷才会得到改善。

2. **改善沟通技巧**　缺乏沟通是另外一个导致医患纠纷的重要源头。这里讲的沟通不单是指医师跟患者的沟通，或医师跟患者家属的沟通，还包括医师跟自己团队成员和不同学科医师的充分沟通。此外，对医师也应进行医学教育，培训如何和跟下级医师沟通，以及在科普教育中如何与民众沟通。

3. **尊重患者知情权**　知情同意（informed consent）是一个近年来在国际上饱受关注的重要概念。简单来说，知情同意指的是患者在决定接受或不接受医师提出的治疗方案时，有权清楚知道自己所患何病，病情严重程度如何，最佳处理方法，有没有其他治疗方法，每一种治疗方法的预后、风险（例如，死亡率、并发症率）和并发症（包括常见或偶见的严重影响患者功能、容貌等并发症）。如患者患的是晚期癌症，患者有权知道癌症是否能治愈，估计存活的时间有多长。正如一个成年人可支配自己的财产，为什么他不能支配余下的生命时间？患者也有权容许或不容许他的近亲知道他的病情，但近亲却无权向患者隐瞒。不过在这方面是有少数例外情况的，例如，患者患有严重精神病或是未成年人。

（四）支柱四：树立良好医风、医学伦理和医学操守

医风、医学伦理和医学操守这三个名词跟医德十分接近，很多人分不清楚，往往把这四个名词混为一谈。其实每一个名词都有其独特的意义，而良好医德只是对每一个临床医师最基本的要求。有关医德的概念前文已述，此处仅谈其他三个名词及意义。

1. **医风**　一个有良好医德的医师，不等同他有良好的医风。良好医风的要求比良好医德更高一个层次。良好医风要求医师行医时对待患者有良好的态度，包括：

（1）将患者视为一个人，而不是一个病例：要重视患者的尊严，对患者要有礼貌，例如，在跟患者接触交流时，先跟患者打招呼，介绍自己是谁，然后称呼患者为某先生或某女士。

（2）注意与患者沟通时的态度和语气：为患者诊治疾病时，不是施舍，不可用"您懂还是我懂，我叫您做您就去做"的态度。不可用长辈命令后辈的语气说话："不用解释，您按我说的去做就不会错，否则您就找另一医师替您治病"。应该是使用一种给予医疗建议的态度，提供给患者足够的资讯信息，让患者决定是否接受治疗和采取哪一种治疗方案。

（3）保护患者隐私：医护人员不可以在非必要在场的人士面前询问病史、做身体检查，尤其是比较敏感的情况，例如，乳房或妇科检查。如非必要，不可跟其他无关人士或

在公开场合中讨论患者个案，所有患者记录都要加密处理。

（4）良好的行医态度：应该以爱心、耐心和诚意来建立良好医患关系。以细心和负责任的态度来行医，以勤力、合作来获取同行支持。医师应有同理心（empathy），即能以患者和他们亲属的角度来感受和处理他们疾病带来的忧虑、恐惧和无助感。同理心并不等同于同情心。同理心是人与人之间平等的关怀、了解。同情心是从上到下的给予、同情。医师更应多聆听，多解释病情。

2. **医学伦理** 很多人把医学伦理和医学道德混为一谈，其实两者差别很大。医学伦理是运用伦理学中的原则来解决医疗卫生和医学发展中产生的道德上的问题和现象。医学道德上的四大原则是不会改变的。但医学伦理要解决的问题可因医学发展所产生的新的道德问题而改变。因此，医学伦理可因不同时间、地域、宗教、文化等原因而有所改变。本节列举一些因医疗发展而产生的医学伦理的问题：①器官移植，尤其是活体移植；②转变性别手术；③死亡定义：脑死亡？心死亡？④家属要求隐瞒晚期绝症患者的诊断；⑤安乐死是否合法，在哪些患者身上才合法？

改善医学伦理的施行，要通过多次和多学界的讨论，包括医师、律师、伦理学人士、宗教人士、社会学人士和社会中不同阶层人士的参与。

3. **医学操守** 每一位医师行医时，都要根据当时和当地的医学伦理的规范进行医疗行为。如违反这些规范，就是违反当时当地的专业医学操守。现今在不同国家，也会因宗教文化等差异有不同的规范。此外，就算是在同一国家中，医学操守也可在不同医院的不同层面中有高低差别。例如，笔者所在医院男医师检查女患者涉及敏感部位时要求有陪检护士在旁才可进行，这是比较高的规范要求。

（五）支柱五：培训发展下一代医师

前文已谈过如何"承先"，现在谈的是如何"启后"。

建立一所优秀的研究型医院，一定要建立一套好的交接棒制度，否则已经建立的良好制度不能传承下去。"启后"的目的不单是希望能把荣誉一代一代传承下去，还希望后辈们能发扬光大，越做越好。

培训出优秀的新一代中青年医师，要求的是能选择优秀人才，建立良好培训制度，以及为这些在培训完成后的中青年医师们建立继续发展的机制。

（六）支柱六：建立优秀医师个人和医院的品牌

在前面谈过"承先"和"启后"对建立医院品牌的重要性，其实在这方面，是这一代医师最重要的工作。

一个患者在接受医疗服务时，治疗水平的高低可由多方面来评定。但一个非常重要的评定因素是患者的自身感觉。这一代医师们如能改善患者对医护人员的评价，改善他们对医院的口碑，可以很快地建立医院和医师个人的品牌。

（七）支柱七：医学创新

有关医学创新的具体问题会在后面的章节详细讨论。本节仅明确一个基本的概念，即对一所研究型医院来说，临床研究可创造出一个很好的良性循环，把医院提供的医疗服务不断提升到新的水平。这良性循环正如图 1-3-2 所显示。

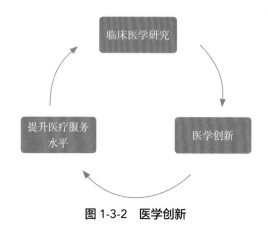

图 1-3-2　医学创新

四、总结

　　一所普通的三甲医院能否成为一所优秀的研究型医院，主要取决于医院领导阶层的眼光、定位、设计目标和能力。建立一所优秀的研究型医院，一定要基于优秀的临床医学水平和科研文化。

第四节　医学研究人员领导者应扮演的角色

作者：刘允怡

　　第一章第三节"如何建立一所成功的研究型医院"非常清楚地讲述了领导阶层在这方面的重要地位，在临床研究中，领导阶层尤其重要。

　　临床研究，不但需要优秀人才、良好设备，更重要的是需要有足够的经济资源。领导层已获得的临床资源通常是有限的，但需求却是无限的。怎样能在有限资源下做出最好的临床科研成果，就要靠临床研究领导人的才能，看他是否能成功地扮演不同的角色来完成预期的目的。

　　本节尝试把医学研究人员领导者所要扮演不同的角色形象化，便于读者们了解其内涵。一个成功的领导人，可以在不同时间扮演不同的角色，但也可以在同一时间内扮演多个角色。以下是不同角色的具体职责。

（一）领航员（或下棋者、拼图员、新房屋探访者）

　　笔者尝试用不同领导人扮演不同的角色，来解释一个重要理念：在临床研究中领导人不单是决策者，或整盘计划设计者，也是一个复杂问题解决者和决定研究计划方向的定位者。在这个领导人以下，可以有多个不同的研究人员（例如他的研究生）执行他设计研究的不同部分。在所有不同部分研究的结果出来后，一个复杂的问题就能找出最后的答案。

1. **领航员**　领导临床研究，一定要清晰地定下目标和航线，才能带领好自己的临床团队把科研向前推进。发展的临床项目，要求在临床治疗中能有好的发展空间，项目是医院的医疗强项，有足够的病例、优秀人才和良好的医疗设备。

通常来说，科学进展，是一步一步往前推进，渐渐地把科研领域扩展开的。现今很少能有像爱因斯坦那样超越时代的科学创作，一跨出就是一大步，当时他跨出这一大步后只能有很少数人能真正了解他提出的狭义和广义相对论。

2. **下棋者**　临床研究领导人更像一位下围棋的棋手。他每下一步棋，都是经过整体计划后才下，等同于他每一个研究，都经过他的策划，一步一步走，有计划地、进退有序地进行，直到成功为止。

3. **拼图员**　负责研究的领导也像一位拼图员，在一片大空间中，把一片一片的小块拼图放入空间中适当位置，等同于在给不同的研究员分派不同的科研工作。再把每一块研究结果像拼拼图一样进行整合，最终形成一个完整的图像，解决一个复杂的科学问题。

4. **新房屋探访者**　研究领导也像一位新房屋探访者，走进一间刚建好的大房屋。屋内有多个门，打开一个门后可能再没有门可以打开和前进；也有可能进入另一个更大的空间、一个更为宽广的领域。这一个比喻是指出临床研究可以从一个层次走进一个死胡同，但也可能到达另一个更高、更阔的层次，到达另一个新的科研领域。

（二）探险家

当领导人将医院中某个方向建立成为临床研究的强项后，他应像一位成功的探险家一样，在完成一项成功的探险后，很快就能走出自己的舒适区，不停留下来，进行另一项探险工作，亦即等同于把医院内不同的较弱项目重新评价，选择一个新的项目继续开拓。争取更多的资源，不断地将不同方向发展成为强项。

（三）登山家

优秀的登山家，目标一定要定得高，成就才会更高，如最后目标不是定在珠穆朗玛峰，这山峰永远不会被征服。要站得高，才会看得远。当然，首先要征服不同大小的山峰，才能尝试登上世界第一高峰。

（四）长跑运动员

做临床研究，要像长跑运动员一样，一步一步跑出去。出发，从跟跑到并排跑，争取到领跑。水平，从市级到省级，再到国家级，直到世界级。

（五）科学家

前一章节已阐明临床研究是一门科学性研究。本节将科学家这一角色放到最后，是因为这个角色最重要，是决定他领导下的临床研究能否走向国际的关键。科学家的成功要素有以下几点：

1. **科学道德**　所有科研要在国际认可的科学道德标准下进行。千万不要做假，做假肯定会被发现，只是发现迟或早的问题。

2. 有创造力 如何能增加创造力？有几个方面可以增强创造力。

（1）好奇：爱因斯坦在谈到他在科学上的成功时说："我没有特别才能，我只是强烈地好奇。"

（2）从多角度看事物，正向思维与反向思维相结合。

（3）不要跟随大众，走自己的路。

3. 观察力 牛顿看见苹果从树上跌下，领悟出地心吸力的道理。但爱因斯坦却道出，"百万人曾见苹果跌下，只有牛顿问为什么。"瓦特看见壶中水沸腾，发现蒸汽可把壶盖推动，便发明了蒸汽动力引擎。

这些例子显示出观察→联想→分析→发明→应用的重要性。观察要求能观察到别人看不见的景象，或别人看见却不能联想和分析并加以应用的景象。

4. 把握机会 机会只留给有准备之人。此处试用两个例子来说明这一点。

一个是亚历山大·弗莱明意外发明盘尼西林的故事。他是伦敦大学细菌学家。1928年，他在实验室内培养金黄色葡萄球菌时，青霉菌孢子意外地掉进培养皿中，在他回乡度假后返回实验室时发现青霉菌有杀菌作用，后来提炼盘尼西林，开启了抗生素时代，拯救了数以亿计人的生命。

另一例子是阿基米德的故事，他是古希腊的一位科学家。当时古希腊国王请一位金匠用纯金打造皇冠，皇冠做好后国王收到密报说皇冠内一部分黄金被换成了白银。国王要求阿基米德在不破坏皇冠的条件下做出鉴定。阿基米德苦思之下无法解决这问题。有一天在洗澡时，他坐进浴盆见水位上升，领悟到皇冠和相同等量黄金放进水中时，水位上升应等同，因两者的体积是相同的。他高兴得跳出浴盆，赤裸地走到街上高声庆祝。这一发现揭穿了金匠的做假行为，后来成为阿基米德定理。

5. 意志力 霍金患上肌肉萎缩症，活动困难，但他有坚强的意志力，运用计算机坚持做科研、写作和演讲，是现代最伟大的物理学家。另一位有坚强意志力的科学家是爱迪生。他是最伟大的发明家，曾获专利1 093项。对现今人类生活影响最大的发明是电灯泡，这是经过他无数次失败后才获成功的例子。他是一个最好地印证"成功自古在尝试"这句话的人物。

6. 应变力 指的是能适应环境转变，能沉着而冷静地面对危险，当遇到困难时能冷静，在压力下能小心，在遇到障碍时可做出适当改变。这些特质对于开展科研十分重要。如在环境转变和在逆境中能谨慎开展科研，便可一步一步地把逆境改变为顺境。

7. 执行力 古语有云"千里之行，始于足下。"1969年尼尔·阿姆斯特朗走出月球上的第一步，说出"个人的一小步，人类的一大步。"著名的外科学之父，约翰·亨特曾跟他的学生说："空想干吗？何不实验试试？"这句话清楚地指出从空想到踏出第一步的重要性。不走出第一步，就是等到黑头发变白，也是一事无成。

8. 在前辈的根基上发展 牛顿说过："站在巨人的肩上才看得远。"当然首先要充实自己的知识，改善自己的技能，通过积累经验和多跟业界巨人交流，才能看得更加远，更加准。

临床研究人员领导者要扮演不同角色。最重要的角色是一位出色科学家。科学家要认识并培养不同的重要特质，才能带领临床科研团队在国际上走到领先地位。

第五节　临床研究中如何选好题——思路决定出路，创新引领未来

作者：周伟平

科研是提高临床疾病诊治水平的基础，能为临床诊治提供正确的思路和方法，为相关指南和专家共识的制订提供可靠的依据。临床实践的过程也应该是科学研究的过程，正如刘允怡院士指出"要带着科研思路去进行临床实践，从临床实践中发现问题，解决问题，才能推动临床技术水平的提高。"认识了临床科研的重要性，临床实践中的选题就变得非常重要。本节总结刘允怡院士的科研思想，并结合笔者在刘允怡院士指导下进行科研工作的实践，阐述如何使选择的研究课题具有先进性、系统性、实用性及普遍性。

一、课题应体现创新性

创新是体现课题先进性的关键，是国内外先进水平的体现。刘允怡院士曾指出："重复做一万例同样的手术只是在现有水平上的重复，临床指导意义不大，而一百例采用新技术做的手术具有更大的指导意义，因此，要避免低水平的重复研究。"这就要求研究者在选题前要大量阅读文献，了解国内外动态，找到有争议的问题作为切入点，要有新思路、新观念，切忌先入为主，单凭经验指导科研思路，要树立"用证据说话"的观念。20世纪90年代末国内外外科学界与介入学界对肝癌术前行经肝动脉栓塞化疗（transcatheter arterial chemoembolization, TACE）能否降低术后复发率持有不同观点，外科学界认为术前TACE可能造成肝功能损害，影响术后肝功能恢复，回顾性研究结果提示术前TACE并未降低术后复发率，不建议术前行TACE；而介入科医生认为术前TACE可杀死大部分肿瘤细胞，有助于降低术后复发率，因此，建议术前行TACE。当时国际上仅有2个肝癌术前行TACE的RCT，一个是小肝癌术前行TACE被认为可以降低术后复发率，另一个是大小肝癌混合在一起，结论是术前TACE不能降低术后复发率。因此国际上也没有定论。针对这种情况，我们设计了超米兰标准的可切除大肝癌的术前TACE是否可以降低术后复发率的RCT。结果发现，术前TACE不能降低大肝癌术后复发率以及提高生存率，相反由于TACE造成部分患者肝功能损害而失去手术机会，手术中渗血、肿瘤侵犯周围器官的比例明显增加。论文在 *Annals of Surgery* 发表后引起了高度关注，之后，在各种有关肝癌的指南中均写明了可切除大肝癌术前不建议行TACE的推荐意见。刘允怡院士称，这是一篇"盖棺定论"的论文。

二、选题要有敢于挑战权威结论的勇气

指南或专家共识是根据当时循证医学证据提出的诊断与治疗规范，必然会受到各种因素的限制，使得某些结论的证据等级较低，引发的争议也较多。我们应该多读相关的指

南，尤其是发现那些证据等级为"C"的结论，就是我们选题侧重的方向，因为这类研究还没有明确的结论，今后的研究结果很有可能会推翻或者修改原有的结论。而那些证据等级为"A"的结论大多是经过多中心大样本研究所得出的结论，一般很难再被推翻，这些方向不是我们研究的重点。

HCC巴塞罗那分期（BCLC分期）中针对多发性肝癌（BCLC B期）的推荐治疗建议是行TACE治疗，虽然有几篇有关手术切除效果优于TACE的报道，但是都是回顾性研究，证据等级低，无法作为推荐指南应用。针对这一情况，我们在刘允怡院士指导下设计了"多发性HCC手术切除与TACE效果比较的随机对照试验"，结果发现手术效果明显好于TACE，文章发表在国际著名期刊 *Journal of Hepatology* 上，杂志社配发了专家述评，指出"指南不是铁板一块，随着循证证据的增加，指南也应得到改变。"目前包括国内在内的国内外多个指南都将有限个数的多发肝癌推荐为手术切除，扩大了肝癌手术适应证，提高了肝癌治疗的生存率。

三、选题要紧跟国际前沿，紧密结合本领域新热点

随着科技发展，新技术、新疗法不断涌现，我们必须不断学习，及时了解国际最新动态，紧跟时代潮流，对出现的新技术、新方法不要轻易否定，要持有宽容的态度，敢于尝试，通过自己的实践来证明该技术的优劣，并发现可改进之处，进而提高自己的技术水平，改变传统的观念。

三维可视化技术是基于CT/MRI二维成像基础上通过人工智能计算形成的三维立体图像，比二维图像具有更直观的图像，并能更清楚地分辨肝内血管变异，进行肝体积计算，从而达到更精确的肝脏手术规划。我们采用三维可视化技术指导肝脏肿瘤切除术1 500余例，可使30%的患者改变治疗策略，体现出更为精准的治疗方案，并且明显减少了术中出血量和术后严重并发症发生率。更为重要的是在肝癌手术后显著降低了复发率，提高了生存率，使肝脏手术技术水平和诊治策略得到了全面提高。

四、选题要勤于思考，善于举一反三

虽然专业不同，但科研的思路、方法及策略是相通的，别人前期的研究结果往往可以为我们的后期研究打下基础，因此，在选题时不但要熟悉本专业的新进展，还要了解与本专业相关的其他领域的进展，善于思考，举一反三，从中获得启发和灵感。

乙型肝炎病毒（hepatitis B virus, HBV）感染是我国肝癌的主要病因，文献报道HBV-DNA浓度与肝癌的发生密切相关，而抗病毒治疗后可降低肝癌的发生率，受到这些文章的启发，在刘允怡院士的指导下，我们提出了以下问题：① HBV-DNA浓度升高是否会引起肝癌术后肝功能衰竭发生率增加？② HBV再激活是否会影响肝癌手术的预后？③ HBV-DNA浓度是否与肝癌术后预后相关？④抗病毒治疗是否能降低术后肝衰发生率？是否能降低HBV再激活率？是否能降低术后复发率？提高生存率？我们通过建立的肝癌数据库进行了大样本的分析，结果发现HBV-DNA浓度与肝癌术后肝衰发生率密切相关，与肝癌术后复发率及生存率密切相关，抗病毒治疗能显著降低术后肝衰发生率，降低术后复发率，提高生存率。在此基础上我们进行了抗病毒治疗的RCT，结果也证实了抗病毒治疗

可以降低肝癌术后复发率，提高生存率，改善肝脏炎症微环境，并对相关机制进行了研究，由此形成了系列研究，其结果已被国内外指南广泛引用，抗病毒治疗已成为乙肝相关肝癌的重要治疗方法。

五、加强多学科联合研究，取长补短，实现共赢

受到专业知识的限制，我们往往在课题选题、设计、技术方法应用等方面受到限制，这时应该与相关的基础学科、统计学科等联系，共同探讨课题的先进性、方法的可行性、结果的可靠性等问题，使课题的起点高，避免人力、物力的浪费，同时发挥各自的优势，取长补短，联合攻关，提高效率，实现共赢。临床医生最大的优势是拥有病例及组织样本，这是基础学科无法获得的资源，也是我们与基础学科合作的基础，因此建立资料完整的样本库是进行科研的基础与保证。我们建立了国际上规模最大的肝癌组织样本库与数据库，并与国内外数十家科研院所合作，发表了一批高质量的基础科研论文。

六、选择系统的研究课题，避免短期行为

刘允怡院士强调，选题就像种果树，从选种、育苗、成树、开花、结果、最后成林，必须有长远、系统的规划和论证，避免短期行为，一个课题可以从基础到临床进行一系列的研究，最后形成一个完整的大课题，并且易于推广应用和临床转化，科研价值高。我们选择 HBV-DNA 对肝细胞癌手术并发症与预后的关系为研究对象，首先进行大样本回顾性研究，探讨 HBV-DNA 浓度与预后对肝细胞癌术后肝功能衰竭的影响，发现抗病毒治疗抑制 HBV-DNA 浓度可显著降低 HBV-DNA 再激活率和术后肝衰发生率，因此，提出了早期抗病毒治疗的观点，同时又观察了 HBV-DNA 浓度与肝细胞癌术后复发率及生存的关系。发现高 HBV-DNA 浓度的肝细胞癌患者术后复发率明显高于低浓度者，生存率明显低于低浓度者，接受了抗病毒治疗的患者术后复发率明显降低、生存时间明显延长。在此基础上，我们又进行了随机对照研究，证实抗病毒治疗无论对高 HBV-DNA 浓度还是低 HBV-DNA 浓度的患者，其术后复发率均明显低于未行抗病毒治疗者，生存率也显著高于未行抗病毒治疗的患者；同时我们还比较了长期抗病毒治疗与未抗病毒治疗患者的肝组织炎症与肝纤维化的关系，发现长期抗病毒治疗可显著减轻肝脏炎症和纤维化程度，降低终末期肝病的发生率，这也为提高肝细胞癌术后生存率起到了重要作用。最近我们又发现，对于 HBV-DNA 阴性的肝细胞癌患者，前基因组 RNA（pgRNA）在肝组织与血液中的表达水平不同，而 pgRNA 与肝细胞癌术后复发密切相关，干扰素可通过抑制 pgRNA 达到抑制肿瘤转移的目的，这为干扰素治疗 HBV 相关肝细胞癌提供了新的证据。另外我们还对 HBV 导致肝细胞癌的机制进行了系列研究，形成了系统的成果，被国内外相关指南广泛采用。

近年来数字影像技术在外科领域的应用逐渐普及，我们在选择这一课题时除了考虑到三维成像技术对复杂肝脏肿瘤手术的指导作用外，还进行了如下系统研究：三维可视化技术对肝癌手术策略的影响，对术中解剖性肝切除比例的影响，对术中出血量的影响，对术后并发症的影响，对术后复发及生存率的影响等。同时在三维可视化技术的基础上进行联合肝脏离断和门静脉结扎二步肝切除术（associating liver partition and portal vein ligation staged hepatectomy, ALPPS）以及门静脉栓塞（portal vein embolization, PVE）后的二步肝切除术，不同栓塞剂对 PVE 后剩余肝脏体积增生速度影响等系统研究，取得了一系列成果，全面评估了三维可视化技术在指导肝癌手术中的作用，提高了肝癌根治性切除率，提高了术后生存率，可以称之为一项技术带来了系统性的研究成果。

七、充分发挥中青年医生在选题过程中的作用

刘允怡院士经常讲："中青年医生在课题的选择与实施的过程中应该起到重要作用，没有青年医生的参与，课题很难顺利进行，决定课题方向前的文献查阅的完整性、客观性评价往往决定了课题选择的前途。"要让青年医生充分发表不同意见，提出改进方案，并且在课题进行过程中的病史采集、记录、随访等过程中起到重要作用。因此，一项课题的选择与实施，需要全科人员的参与，仅仅少数人的参与是无法顺利完成的。导师起到指导的作用，对课题的方向性进行把关，青年医生则在课题的研究过程中积累了知识，得到了成长。

八、选题过程中需得到国内外知名专家的指导

相关专业的国内外知名专家对本专业的研究更加深入，对最新进展与热点问题了解更全面，有他们的指导，可以使课题的选择更加准确，更有前景，也更有针对性，获得系统性结果的可能性大大增加。我们在近十几年来的科研过程中，每当进行课题的选择时，都先求得刘允怡院士的指导，使我们的课题更具前瞻性、系统性、先进性，取得的结果对临床工作发挥了重大的指导意义，使我国的肝癌治疗水平走进了国际先进行列。

选题的准确与否对研究结果具有非常大的影响，刘允怡院士近 20 年来为我国肝胆外科走向世界做出了巨大贡献，我们结合如何选好科研课题这一问题，总结刘允怡院士的科研思想，希望国内同行能从中获益，也希望刘允怡院士的科研学术思想发扬光大。

第六节 "种水稻""种果树"和"育果林"式临床研究
——不同的理念，不同的结果

作者：刘允怡

一、引言

笔者首次提出把临床研究分类为"种水稻""种果树"和"育果林"的概念。清楚了解这个概念有助于提高我国临床研究在国际上的地位。这个概念是笔者通过自己在临床研究得到的经验，观察国内外著名学者在临床研究中如何获得国际上的成就和认同而总结出来的，也解释了为什么一些临床医师科学家在发表了一篇重要的研究结果后，就变得昙花一现，在研究领域上消失得无影无踪。这个概念也清楚地解释了中国科学院在评选院士的其中一个要求，即在其科学研究领域中做出了创新性、科学性和系统性的研究成果。本节详细阐述"种水稻""种果树"和"育果林"式临床研究的不同概念。

二、"种水稻"式的临床研究

即播一次种子，仅得到一次收获。

这种研究方法的优点是：

1. 设计比较容易，因为研究是一次性。

2. 收获比较快速。

但缺点为：

1. 比较难设计出一个优秀的研究，被影响因子高的医学杂志接收刊登。

2. 临床医学进步，通常是一步一步向前进。每当向前一步时，就比较容易看清楚下一步应如何前进。如自己在某一科研领域上没有做出任何结果或任何成绩前，怎样能超越其他国家在这方面钻研几十年的科研人员，比他们早一点找出一个切入亮点，从而进行一个好的研究？

3. 在发表研究文章时，提出研究亮点者、研究策划人、主要执行者或主要负责人，究竟谁应作为第一作者或通讯作者，可能引起很大的争议。

4. 在个人方面，很难单靠一篇文章在国际上打出一个名堂，变成在这领域上有"江湖地位"的人。所谓有"江湖地位"的人，就是指如果在国际会议上某一领域要找一位国际知名的演讲者时，是被考虑的人选之一。

5. 个别研究人员很难累积较多的 SCI 文章，有高的个人被引用率和高的 H 指数。后两种指标是在国际上常用的评估一个科学家在不同科学领域的影响力的方法。

"种水稻"式的研究不是说完全不能做出好的研究，也不是说"种水稻"式的研究不能创造出良好的"江湖地位"，只是说很难。尽管有些学者单靠一两个科研结果就能拿到诺贝尔奖，世界知名，但可以肯定的是，"种水稻"式的研究不能为个人积累很多的 SCI 文章，得到很高的 H 指数。

笔者在 20 世纪 70 年代末到英国培训学习外科学时，发现英国外科界中著名的教授、专家和学者们，如在 PubMed 中搜寻他们发表 SCI 文章的数量时，往往发现是超过 500 篇，有些甚至 700 到 800 篇。我国改革开放后，笔者与国内著名教授、专家、学者们交流较多以后，发觉与国外著名专家相比较，他们在国内外发表的 SCI 文章，无论是在数量上、国际引用率上，还是在国际外科影响力上都还是有相当大的差距。如不能了解造成这个差距的根本原因，就不能找出适当的应对方法，使我国的临床研究迎头赶上，走到国际的最前沿。因此，笔者在这方面做了一些深入了解，尝试找出差别最大的原因在哪里。个人认为国外专家成功的最主要原因为：

1. 他们很年轻时便已开展基础和临床研究。

2. 在临床研究中，他们会参加不同团队进行研究，从多角度中研究和解决一些临床问题。

3. 他们懂得在同一科研领域中做一系列的研究，这就是之后被我统称为"种果树"，再扩展为"育果林"式的临床研究的研究理念。

当然，由于医学研究基础和科学方法起源于西方，经过二三百年的发展，已成为一套规范式的方法。英语也成为国际性的沟通语言。因此，我国医学界如想在国际上发挥医学影响力，一定要清楚了解这些规范，才可以走向国际，在临床领域中发出我国的声音，这就是本书著作的目的，也就是从第二到第六章本书中的重要内容。而这些内容，是笔者结合自己在临床医学科研的结果，在国际上与不同国家的临床科研的领导层和顶级专家交流总结出来的，也是通过与国内临床专家们交流后，找出的一条具有我国特色的临床研究道路，在此与各位分享。这本书有些章节是由国内这方面的专家写作的，这些章节充满了临床研究的中国特色。通过这些专家总结出的经验，希望对推广我国临床研究产生更大的动力，把我国临床研究做得更好。

三、"种果树"式的临床研究

即播种一次种子，有多次的收成。换一句话来说，在临床研究中，在同一领域中做一系列的研究，从而可从中获得多个结果。

这种研究方法的优点是：

1. 播种一次"种子"，可获得多次成果。

2. 选种的"果树"品种越好，将来"收成"越好。

3. 可以在同一研究领域中做出多项成果，容易在国际上产生巨大影响，获得较高的国际地位。

4. 可在一个领域中先打好根基，再开展一个有高影响力的研究。

5. 能让参与研究人员发表较多 SCI 文章。

6. 作者名单排序也较容易安排，因有多篇文章可供分配。

但缺点为：

1. 播种"种子"后需要多年"栽培""除虫""浇水"，才开始有收成。

2. 最初收成时"果子"质量会较差，但也可以利用这时段打好根基。待"果树"成熟后，以此为基础再进行优秀的研究，结出优良的"果子"。

3. 如受到天气或其他原因影响，要接受"果树"有些年"收成"较好，也有些年"收成"不太好的客观规律。

四、"育果林"式的临床研究

一所好的研究型医院，不但要求有不同的"种水稻"式和"种果树"式的临床研究，更要求能要把"种果树"发展成为"育果林"的概念。

"育果林"就是不但要求要种很多"果树"，而且要求要种不同品种的"果树"，希望保证在不同的气候环境中，每年都能有好的"收成"。

五、"种果树"式的临床研究举例

也许有些读者们会觉得"种水稻"式的临床研究方法比较容易了解和掌握，但"种果树"式的临床研究有点虚无缥缈，难以掌握而加以运用，而"育果林"的概念在对"种果树"的概念进行较深切的了解后就容易明白。下面举出两个"种果树"式的研究例子，供读者们理解如何在临床研究中"种果树"。

"种果树"可再细分为两种不同类型：①新创手术术式相关研究；②所研究的方法已经有学者在相关领域文献中发表过的研究。

（一）新创手术术式相关研究

在这方面进行的临床研究和文章发表，可参考新药物或旧药物新适应证选择的相关研究所使用的方法和文章：

1. 第一次成功进行一个新的手术，或使用改良方法完成一个已有的手术，手术后应尽早发表在一个 PubMed 收录的杂志。否则将来对于这个术式的始创者会存留争议。

2. 在进行大约 20 例的患者手术后，发表一篇讨论手术可行性和围手术期安全性的文章。

3. 在进行大约 100 例后，发表一篇关于手术疗效和远期效果的文章。

4. 如手术短、中、长期疗效好的话，应进行一个比较性研究，比较这新的手术跟传统手术孰优孰劣。

当然在这四篇文章和研究之外，也可能找出一些研究的分支出来撰写其他文章。简单来说，一个好的新术式，应可发表 4 篇或以上的文章。

（二）在文献中已经发表的研究领域

这里笔者用根治性顺行模块化胰脾切除术（radical antegrade modular pancreatosplenectomy, RAMPS）在胰体尾癌根治术中的应用为例进行解释。

为讨论"种果树"的概念如何应用于 RAMPS 手术的临床价值研究，并如何在我国继续发展，可从四个方面来阐述：①"种子"是否优秀？②我国"土壤"是否适合？③如何可使"果树"长得茂盛？④如果可以获得更好的"收成"？以下分别进行阐述：

1. **"种子"是否优秀？**　在临床研究中首先要了解 RAMPS 手术的背景是否有科学性和是否合理？

在胰腺癌中，超过 90% 是胰头腺癌，胰体、胰尾腺癌只占所有胰腺癌的不到 10%。由于初期症状不明显，在确诊时患者大多处于晚期，只有 5% 的可根治性切除率，因此在这方面的文献报道相对少，这是一个临床科研的重要空隙和切入点，因此，可进一步探讨这方面的深入研究是否具有临床价值。

胰体、胰尾腺癌，传统的治愈性手术方式为远端胰脾切除 + 淋巴结清扫，但治疗效果很差，5 年术后存活率只有 8% ~ 22%。这一传统手术在临床应用中的主要缺点包括：①切缘受侵犯阳性率较高，尤其胰腺后切缘的范围；②淋巴结清扫数量少，尤其难清扫的是肠系膜上淋巴结和腹腔、腹膜淋巴结；③由于手术游离胰体尾的方向是由左至右，导致胰腺后方切缘平面暴露不完整，以及因在手术后期才能控制重要血管，导致术中出血量较多。

为了解决该手术现术式的突出问题，Steven Strasberg 在 2003 年首先发表他重新设计改良的传统远端胰脾切除 + 淋巴清扫手术，并将这手术命名为 RAMPS 手术。该手术的设计特点为：①增加胰腺后切缘，目的在于降低切缘受肿瘤侵犯以致切缘阳性的发生率；②提高淋巴结清扫数量，尤其是对肠系膜上淋巴结、后腹膜和腹腔干淋巴结进行足够的清扫；③由于手术先断胰颈，由右至左游离远端胰腺和脾脏，可清楚看到胰腺后方平面解剖并可最大限度地减少术中出血量。

其实 Steven Strasberg 设计这一 RAMPS 手术，具有很强的科学根据：① RAMPS 手术增加远端胰腺后方切缘的设计，有助于获得阴性切缘。基于 Lei 等人在 1990 年发表的研究，把后腹膜分为不同层次的筋膜平面，Strasberg 利用这个具有解剖基础的不同层次，扩大了增加远端胰腺后方组织的切除范围；②在提高淋巴结清扫方面，以 O'Morchoe 在 1997 年发表的研究结果作为依据，确定胰体尾癌根治性切除清扫淋巴结的范围应包括第一站即胰周淋巴结，第二站即肠系膜上动脉周围淋巴结和腹腔动脉干周围淋巴结，由此形成一个环绕胰体、胰尾的环形的清扫；③在设计手术时先离断胰颈，就可在手术中早期优先控制脾动脉和脾静脉，有利于清晰显露和解剖胰腺后方需要进入的平面，降低术中出血风险。

总的来说，RAMPS 手术设计是科学和合理的。这就是一个好的"果树种子"。

2. "土壤"和"气候"是否适合"果树"在我国生长？ 在开展临床研究前，我们先要找出我国有没有足够患者、设施和手术经验来继续发展这个手术的依据。

在回答这些问题前，应首先仔细查阅已发表的文献，用作评定我国在这些方面跟外国比较是处于怎样的地位，从中看看能否找出这方面可以用作开展临床研究的亮点，发表文章。

在文献中可以看到以下几点：① Strasberg 团队病例不多。在 2016 年发表的文章中，报道 13 年中只进行了 76 例 RAMPS 手术。②一篇 2018 年发表的系统性综述研究显示，现今尚缺乏优良设计的研究比较 RAMPS 与传统手术的优劣。所有比较性研究只是单中心回顾性的而且病例不多的研究。最大的 RAMPS 手术病例，已是 Strasberg 团队发表的 78 个患者的研究。③ Strasberg 团队在他们后来的报道中把 RAMPS 手术设计分为前、后 RAMPS 手术，但他们却没有清楚定义两者的适应证。

据了解，我国一些中心（例如上海长海医院）使用开腹手术分别完成数以百计的前、后 RAMPS 手术。可以说我国的"土壤"和"气候"（即患者数量、设施和手术经验）都十分适合这棵果树的生长。

3. 如何可以令这"果树"生长得更茂盛？ 即在临床研究中，如何使 RAMPS 手术在我国可以深入发展？

分析国内现状，在我国开展 RAMPS 手术，不但可以推广该手术在不同中心开展，还可以把 RAMPS 手术从开腹发展到用腹腔镜和机器人技术进行。这些方面的发展，需要我国领导层和胰腺学者、专家和前辈们的认同和支持。首先要在病例多的大型医疗中心进行前瞻性或回顾性临床队列研究，总结经验。然后进一步开展多中心比较性临床研究，由此可使"果树"茂盛，获得好的"收成"。

4. 怎样才会从"果树"中得到最好的"收成"？ 在临床研究中，如何可以把 RAMPS 手术和其改良术式转变成为一系列的 SCI 文章？在此笔者想再进一步发展，把 RAMPS 手术分为开放式、腹腔镜和机器人操作来进行讨论。

（1）开放式 RAMPS：可分为以下步骤进行。

首先，做一个大型的回顾性研究，总结我国在这方面的经验。但这一篇文章比较难以发表到影响因子高的杂志上，因研究的创新性不强。但发表这种类型的文章能引起国际上对我国在这方面发展和现状的注意。

其次，找出前、后 RAMPS 手术的指征和适应证，具体做法：通过术前 CT 或 MRI 测量胰体尾病灶距胰腺背膜后的最近距离，并与术后病理切片比较，得出 R0 切除率。当然也可以用术前、术后影像学的差异比较来得出 R0 切除率。目的是在术前能找出什么样的患者应接受前或后 RAMPS 手术。这亦是一个为下一研究打好根基的研究，因此，该研究能发表的文章影响因子也不会太高。

第三，在前面的研究中，应能清晰地找出适合患者接受前或后 RAMPS 手术切除的指征。针对这些指征，可做一些比较性研究，比较以下不同群组：①指征适合与指征不适合的患者；②指征适合，病灶处于胰体、胰尾不同区段的患者；③指征适合进行前 RAMPS 手术，但却接受了后 RAMPS 手术的患者。从中找出主要结果：远期存活率，和次要结果：①胰腺后切缘阳性率；②淋巴结清扫数量；③手术时间长短；④术中出血量；⑤术后并发症等。

这些研究可进行回顾性研究（文章影响因子较低），或前瞻性研究（文章影响因子较高）。

（2）腹腔镜下进行 RAMPS 手术可从以下方面考虑。

手术是否可行？学习曲线需要多少病例？如果可行，其短、中、长期手术结果如何？这应包括手术安全性、术后并发症和围手术期病死率，以及中、长期存活率等指标。此外还可以开展开放式与腹腔镜 RAMPS 手术的优劣比较研究。

（3）机器人 RAMPS 手术：其研究内容可包括以下几个方面。

可把腹腔镜下进行 RAMPS 手术的研究重复应用在机器人进行的 RAMPS 手术；也可以进行开放式、腹腔镜和机器人 RAMPS 三种手术的短、中、长期手术疗效比较。比较性的研究有多种，将在第三章节中详细讨论。

六、总结

一个好的临床研究中心，除了要求有"种水稻"式的研究外，重点应放在种优良的"果树"，再发展成为培育种植不同种类的"果林"。"果树"越优良，收获的"果子"越好；"果林"越大，总的"收成"越多。

参考文献

[1] WOOLF S H. The meaning of translational research and why it matters [J]. JAMA,2008,299(2):211-213.

[2] HURWITZ S R, BUCKWALTER J A. The orthopaedic surgeon scientist: an endangered species? [J]. J Orthop Res,1999, 17(2):155-156.

[3] BULL J P. The historical development of clinical therapeutic trials[J]. J Chron Dis, 1959, 10(3):218-248.

[4] 白寿彝. 中国通史第九卷中古时代明时期（下册）[M]. 上海：上海人民出版社, 1989:78.

[5] LEWITH G T, ALDRIDGE D. Clinical research methodology for complementary therapies[M]. London: Hodder and Stoughton, 1993:1-392.

[6] TRÖHLER U. "To improve the evidence of medicine": The 18th Century British Origins of a Critical Approach[M]. The Royal College of Physicians of Edinburgh. Scotland: Metro Press Euro Limited. 2000:1-147.

[7] GALLIN J, OGNIBENE F, JOHNSON L. Principles and practice of clinical research[M]. 4th edition. Salt Lake City:Academic Press, 2017:1-14.

[8] HRÓBJARTSSON A, GØTZSCHE P C, GLUUD C. The controlled clinical trial turns 100 years: Fibiger's trial on serum treatment of diphtheria[J]. BMJ, 1998, 317(7167):1243-1245.

[9] CHALMERS I, CLARKE M. Commentary: the 1944 patulin trial: the first properly controlled multicentre trial conducted under the aegis of the British Medical Research Council[J]. Int J Epidemiol,2004, 33(2):253-260.

[10] SCHULZ K F, CHALMERS I, HAYES R J, et al. Empirical evidence of bias. Dimensions of methodological quality associated with estimates of treatment effects in controlled trials[J]. JAMA,1995, 273(5):408-412.

[11] 邵丹. 伍连德和英文版《中国医史》——一部老医书之存世价值与意义 [J]. 医学与哲学 , 2004, 25(5):61-62.

[12] 黄素英 . 伍连德与中国医学史 [J]. 中医文献杂志 , 1995, 2(4):231.

[13] FLETCHER R H, FLETCHER S W, WAGNER E H. Clinical Epidemiology, The Essentials [M]. 3rd edition. London:Williams & Wilkins A Waverly Company, 1996:1-270.

[14] 王吉耀 . 循证医学与临床实践 [M]. 3 版 . 北京：科学出版社 , 2012:1-35.

[15] BEAUCHAMP T, CHILDRESS J. Principles of Biomedical Ethics 7th Edition [M]. New York:Oxford University Press, 2013.

[16] BAKER R, MCCULLOUGH L. Medical ethic's appropriation of moral philosophy: the case of the sympathetic and the unsympathetic physician[J]. Kennedy Institute of Ethics Journal, 2007, 17(1):3-22.

[17] TAN SY, TSTSUMURA Y. Alexander Fleming (1881—1955): Discoverer of penicillin [J]. Singapore Med J, 2015, 56(7):366-367.

[18] VERA R, DIEZ L, PEREZ M E, et al. Surgery for pancreatic ductal adenocarcinoma [J]. Clin Transl Oncol, 2017,19(11):1303-1311.

[19] CHRISTEIN J D, KENDRICK M L, IQBAL C W, et al. Distal pancreatectomy for resectable adenocarcinoma of the body and tail of the pancreas [J]. J Gastrointest Surg, 2005,9(7):922-927.

[20] SHOUP M, CONLON K C, KLIMSTRA D, et al. Is extended resection for adenocarcinoma of the body or tail of the pancreas justified?[J]. J Gastrointest Surg, 2003, 7(8):946-952.

[21] CHUN Y S. Role of radical antegrade modular pancreatosplenectomy (RAMPS) and pancreatic cancer [J]. Ann Surg Oncol, 2018, 25(1):46-50.

[22] STRASBERG S M, DREBIN J A, LINEHAN D. Radical antegrade modular pancreatosplenectomy [J]. Surgery, 2003, 133(5):521-527.

[23] LEI Q F, MARKS S C, TOULIOPOULOS P, et al. Fascial planes and compartments of the posterior abdomen: The perirenal and pararenal pathways[J]. Clin Anat, 1990, 3(1):1-15.

[24] O'MORCHOE C C. Lymphatic system of the pancreas [J]. Microsc Res Tech, 1997, 37(5-6):456-477.

[25] GROSSMAN J G, FIELDS R C, HAWKINS W G, et al. Single institution results of radical antegrade modular pancreatosplenectomy for adenocarcinoma of the body and tail of pancreas in 78 patients [J]. J Hepatobiliary Pancreat Sci, 2016, 23(7):432-441.

第二章

临床研究的种类和执行

临床研究的概念和主要类型

作者：刘允怡　林伟棋

一、引言

开展任何临床研究前，一定要通过不断思考、调查、研究和讨论，才能定出一个好的研究计划，再写出一个研究大纲。研究大纲经有关参与临床研究的团队讨论、提议、修改后写成研究方案。研究方案再经研究团员们的修改后，才能确定为整个临床研究的指导文件。该文件内应包含所有研究中有关的操作程序和使用工具，例如程序说明书、研究用的问卷和仪器使用说明等。有关如何写好一个临床研究计划书，将在本书第三章第五节的表3-5-1列出来供读者参考。

二、开展临床研究前的调查、调查目的和决定

表2-1-1列出开展临床研究前要调查的7个不同的方向，目的是确定该临床研究是否是一个好的研究方案，其研究是否素质高，尤其重要的是这项研究在自己的临床单位是否可行，研究结果是否能够影响国内外的临床治疗方法。

表 2-1-1　开展临床研究前的调查、调查目的和决定

调查	目的	决定
临床研究题目	找出研究方向	选择研究题目
背景和重要性	从文献中找出已发表的资料	研究亮点、切入点
中心病例数、设施、经验	评估临床研究可行性	是否应进行该研究
什么患者进入研究	找出研究患者种类	确定研究的纳入和排除标准
研究样本量多少	确定完成研究所需的时间	进行单中心或多中心研究
研究结果	确定研究结果是什么	决定主要和次要研究结果
统计学应用	正确收集和分析数据	如何测试假设，设计收集数据表格和将数据输入资料库

三、从决定进行临床研究到制订研究方案

在决定进行临床研究后，第一步是写好一个研究大纲。

（一）研究大纲的制订

临床大纲的初稿，是基于表2-1-1"决定"一栏的答案写出来的。后经参与这项临床研究所有有关人士的提议和修改后，确定为正式的研究大纲。

（二）从研究大纲到研究方案

研究方案的初版从研究大纲的最后定稿演变而来。经有关参与的研究人员修订后，制

成研究方案的最后版本，用作指导整个临床研究的进行，并提交单位领导层批准，申请研究资金，上报伦理委员会审核和用作国际临床研究网站上注册登记。

有关如何制作一个好的临床研究计划书，本书第三章第四节"如何撰写一份科学合理的临床研究设计书"和在第三章第五节表 3-5-1 中提供了一个示范表格供读者参考。

四、怎样才是一个好的临床研究方案？

（一）好的临床方案

一个好的临床研究方案，要求满足以下几点：

1. 课题重要。
2. 遵循国际认可的道德标准进行研究。
3. 明确合理的假设。
4. 明确研究范围。
5. 明确研究结果及其定义。
6. 可靠的资料收集。
7. 准确和客观地分析数据。
8. 能把研究结果与他人的研究结果做出比较和合理分析。
9. 做出正确的结论。
10. 能指导这领域未来的研究方向。

（二）好的临床研究

一个好的临床研究，要求具有以下优点：

1. **可行性**　①有足够患者可以进入研究；②有足够的有经验的医师和医院设施；有足够的资源支持研究；③可以在可接受的时间内完成研究；④研究单位有处理研究范围大小的能力；⑤如能获取院外研究资助，例如：国家级、省市级的研究基金，则更为理想。

2. **吸引力**　研究能否引起未来读者、同领域的临床医师、其他团队的研究人员和医学杂志编委、审稿员的兴趣？

3. **创新性**　①有没有新资讯、新发现？②能否支持、反对或延伸现在已知的医学知识和技能？③能否创新医学理念、临床治疗和科研方法？

4. **符合国际上接受的医学伦理**　研究应得到医院伦理委员会批准后才开始进行。

5. **有重要性和与临床医学有密切关联**　重要的研究结果，能影响医学知识、临床治疗、医疗政策或未来研究方向。

五、培养开展高品质临床研究的精神

为了推进我国的临床研究，为了使我国的临床科研能走到国际舞台上，发出响亮的声音，我国临床研究人员一定要培养出能进行高品质的临床研究的精神。要注重临床研究的创新性、科学性和实用性。更要注重科研的质量，不可以用数量代替质量，不可以为发表文章而发表文章。不可以只将文章投稿到影响因子较高的医学杂志，应主要考虑的是杂志的读者群，希望研究结果能影响哪些地区和读者，以及哪些医学领域的医师。

六、我国临床研究与国际比较有没有优势

我国与先进西方国家在临床研究方面的比较，可以说是各有长短。

1. **先进西方国家的优势** ①西方医学现今尚处于领先地位；②开展医学研究、进行学术交流十分普及；③科技、资讯发达；④国际网络宽广，各国科研人员联络较多。

2. **我国的优势** ①人才多；②病例多，诊治患者经验多；③研究限制较少；④研究生数量多。如能充分利用好研究生参与临床研究，我国临床研究在水平上和数量上都可以大大提升。

七、进行临床研究有什么好处

进行临床研究的好处十分多，主要体现在：

1. **从宏观角度** ①能把知识领域向前推广；②能把积累的经验总结成为知识；③最终把这些新知识、新技术应用于患者身上，使广大患者获益。

2. **对医院或单位** ①通过临床研究可以增强与国内外不同医院的经验交流；②可以通过临床研究提升医疗水平；③可以提升医院在同行和患者间的知名度；④能获取更多科研基金资助；⑤能吸引更多患者求医。

3. **对个人** 有助于提升参与研究工作的临床医师的学术技术水平、综合素质和学术影响力。

八、临床研究种类

在后文的章节详细讨论不同的临床研究种类前，本节先列出临床研究的不同种类，提供给读者们一个看待这问题的宏观角度，避免在以后阅读不同章节时，会只看见"树木""树枝""树叶"，而看不到整个"树林"。

临床研究的种类可分为：

1. **常见分类** ①观察性研究；②比较性研究；③实验性研究；④分析性研究。

2. **药物研究** 首次使用于人体的药物研究或现有的药物新的适应证研究；开展从第Ⅰ期至第Ⅳ期的规范化的药物临床研究。

3. 首创外科术式或新仪器使用。

4. 医疗器材诊断测试。

九、总结

本章节简单地表述了如何从理论到开展临床研究，指出制订一个好的临床研究方案要有不同的重要因素，以及临床研究能带来的好处。本章节列出不同种类的临床研究，使读者们能从一个宏观的角度来看待这个问题。随后的章节将较详细地讨论每一种研究的再分类及其特点。

第二节　观察性临床研究

作者：刘允怡　林伟棋

一、引言

观察性临床研究，是在真实的临床诊疗环境中，通过观察一个接受或未接受暴露因素（如临床介入治疗）的群体，客观地收集研究对象的某些特征来进行的临床研究。这种研究类型不能人为设置处理因素，同时研究对象接受何种处理及处理因素的不同水平均不由研究者决定。在未接受暴露因素的群体中，可以从中找出一些疾病发展的规律和特性，也可通过分析找出有关的致病因素。在接受暴露因素的群体中，可以找出暴露因素对研究对象的影响，例如，在一批慢性乙型肝炎病毒携带者中，观察接受乙型肝炎疫苗预防接种的个体对肝硬化和肝癌发生率的影响。

二、观察性临床研究的种类

观察性临床研究可大致分为以下几种类型：

（一）按研究群组分类

1. 未接受暴露因素。
2. 接受暴露因素，如临床介入治疗。

（二）按研究性质分类

1. 描述性研究

（1）描述一个群组的特性。
（2）发展规律。
（3）不同变量与时间的改变。

2. 分析性研究　即分析某个暴露因素和疾病之间的关系，例如：

（1）因果关系。
（2）非因果关系。非因果关系也再分为有关联、无关联。

（三）按时段分类

分为横断面研究（cross-sectional study）和队列研究（cohort study）。

1. 横断面研究　这最常用于流行病学中研究不同疾病在不同时间的患病率的研究。例如，我国不同省份的肺结核患病率。

研究方法是使用不同时段做横断面研究，找出不同群组（例如肺结核患者）与时间之间的变化（例如，比较 20 世纪 90 年代和 21 世纪最初 10 年的变化）。横断面研究通常使用大样本量做研究，但也有例外，如在罕见病中，也可以做小样本量研究。因这种研究是横向式，不用进行随访，可节省研究时间、金钱，没有患者因随访而流失的问题。这种研究不适合用于寻找因果变量的研究。

2. **队列研究** 这种研究可用于描述疾病的发生、自然发展的规律和找出疾病与不同变量的关系，例如干预治疗，有没有因果或非因果的关系，以及在非因果关系中找出有关联或无关联。

队列研究可分为前瞻性队列研究、回顾性队列研究和双向性队列研究。前瞻性队列研究的设计比回顾性队列研究好。因前瞻性研究可以控制入组的暴露组/非暴露组要收集的数据，收集资料较完整，但研究比较昂贵，而且患者如随访流失率高可影响研究的准确性。图 2-2-1 显示横断面研究与队列研究的前瞻性和回顾性的区别。

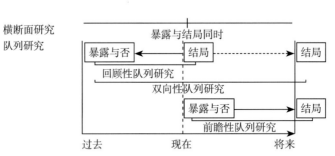

图 2-2-1　不同的观察性研究

所谓回顾性研究使用前瞻性收集数据的研究就是研究员做出一些队列患者的数据，进行前瞻性的数据收集。例如，研究员在对于部分肝切除的肝癌患者进行一段时间的数据收集工作后，突然灵机一动，想到可以进行一个回顾性的研究，把这些数据做出分析，如进行术后辅助性 TACE 对这些患者远期存活率有没有影响的研究。

三、如何改善前瞻性队列研究?

前瞻性队列研究最影响其准确性的原因是患者随访流失率高。如何降低其流失率，是改善这种研究最重要的因素，可用的方法包括在患者入组时:

1. **排除容易流失的患者** 包括:近期内移民、不愿意接受随访、老弱病危或短期内搬迁住房的患者。

2. **多记录联络信息** 包括:①地址、电话、电邮;②其他登记资料:保险、医保;③亲人联络地址、电话、电邮;④当地医护照顾人员电话、地址、电邮等。

3. **在入组后注意**

(1)在随访期间通过研究护士以电话、电邮方式，与患者经常联络。

(2)对未能跟随定期随访的患者，在短时间内联络患者或联络其家人、朋友、当地医护人员，找出不参加随访的原因。

(3)在所有时段，都要跟患者建立良好医病关系。

四、在进行队列研究时要特别注意的几点

（一）容易混淆的名词

1. 风险、比值和率

以下的例子，可以更清楚地把这三个名词区分出来。

在一个队列研究中，有 1 000 个人随访 2 年，每年有 8 个新的肺癌患者，每年患肺癌的风险、比值、率的计算方法分别为：

$$风险（risk）= \frac{患肺癌人数}{总人群数} = \frac{16}{1\,000} = 0.016$$

$$比值（odds）= \frac{患肺癌人数}{未患肺癌人数} = \frac{16}{984} \approx 0.016\,3$$

$$率（rate）= \frac{患肺癌人数}{观察人时数} = \frac{16}{1\,000 + 992} = \frac{16}{1\,992} \approx 0.008$$

2. 患病率（prevalence）和发病率（incidence rate）

患病率主要用于横断面研究，计算方法为：

$$患病率 = \frac{观察期间某病患病例数}{同期调查人口数} \times K$$

K 为比例基数，常用 100%、1 000 ‰、10 000/ 万、100 000/10 万。

发病率用于队列研究，计算方法为：

$$发病率 = \frac{观察期间某病新发病例数}{同期暴露人口数} \times K$$

K 为比例基数，常用 100%、1 000 ‰、10 000/ 万、100 000/10 万。

上述公式通常用于研究人群的数量比较大，人口比较稳定时，也称为累积发病率（cumulative incidence），其变化范围为 0 ~ 1。而当研究时间比较长时，研究对象进入队列的时间有长有短，这时需以观察人时为分母计算发病率，也称为发病密度（incidence density），计算方法如下，其变化范围为 0 ~ ∞。

$$发病密度 = \frac{观察期间某病新发病例数}{观察人时}$$

3. RR、HR 和 OR

相对危险度（relative risk, RR）常用于队列研究中，是反映暴露与发病（或死亡）关联强度的指标。其计算方法为：

$$RR = \frac{暴露组的发病（或死亡）率}{非暴露组的发病（或死亡）率}$$

风险比（hazard ratio, HR）常用于生存资料分析中，是反映暴露与死亡（或复发）关联强度的指标。其计算方法为：

$$HR = \frac{暴露组的风险函数}{非暴露组的风险函数}$$

优势比（odds ratio, OR）常用于病例对照研究中，是反映暴露与疾病关联强度的指标。其计算方法为：

$$OR = \frac{病例组的暴露比值}{对照组的暴露比值}$$

上述三个指标的取值均为 0 到正无穷大，其值越大，表明暴露与结局的关联强度越大。

（二）在寻找变量中有没有因果关系时的方法

在单变量和多变量分析时，使用 logistic 回归模型和 Cox 比例风险回归模型来控制混杂变量（confounding variables），可以更确切地找出变量暴露因素和疾病之间的关联。

五、病例报告

严格来说，病例报告也是观察性研究的一种。最常见的病例报告，是报道单一病例，偶然也会报道多于一个病例。

病例报告引用率十分低，通常不受普通的医学杂志欢迎。但现今已有医学杂志专门刊登病例报告，例如 *International Journal of Surgery Case Reports*。

受杂志欢迎的病例报告包括：①罕见病例；②较常见，但有罕见的临床表征或并发症；③有教育和学习意义；④第一次进行的外科手术或新仪器的使用。

六、总结

观察性临床研究是一种常用的研究方法。该种类的研究可再细分为不同群组、性质和时段的研究。病例报告严格来说也是观察性研究的一种。

第三节	比较性临床研究

作者：刘允怡　林伟棋

一、引言

比较性临床研究可分为非随机性和随机性分组的研究。本章节讲述非随机性研究。有关随机性研究，将会在第二章第四节"实验性研究"中讲述。

非随机比较性临床研究，主要用于比较不同治疗或诊断方法。因此这些研究大部分用于回顾性，或回顾性队列研究。如果使用前瞻性队列研究，大部分研究人员就会考虑应否采用实验性的随机研究，因两种不同研究在循证医学上证据层面高低相差很大，在杂志发表文章的影响高低也有所不同。

在流行病学中，也可以使用横断面研究比较不同时段的患病率（prevalence），例如：1952—1953 年与 1962—1963 年不同时段我国肺结核病患病率的比较研究。

二、非随机比较性临床研究的不同组成部分

为了便于了解和讨论，本节把非随机比较性临床研究分成为三个部分：

（一）第一部分：非随机比较性队列研究

这一部分的研究，都是使用 因 来尝试找出 果 。例如：

研究可分为比较不同方法如何产生不同结果：

不同治疗或诊断方法
不同医院，同一医院不同治疗组别，或不同个别外科医师 ⎫ 对疗效的影响
同一医师但不同时段（historical groups）

换一句话说，就是从 因 尝试找出 果 。

这三种比较性研究，最大的缺点为可以引入偏倚。不同的偏倚会在第五章第九节"误差、偏倚及其控制方法"中详述。而每一种引入的偏倚，都有可能引致错误的总结。

因此，研究如何找出两组在统计学上是否有差别，如尝试做出比较两组因治疗而得出的疗效是没有意义的。正如西方谚语所说"comparing apples with oranges"，即试图比较两种完全不同的事物之间的相似性或差别性是毫无意义的。更重要的是，如尝试做出这种比较，可能错误地做出总结认为结果有意义，其实毫无意义。反过来，总结结果为无意义，其实可能为有意义。表 2-3-1 尝试指出这些临床研究可能引入的偏倚。

表 2-3-1　不同种类的非随机比较性临床研究可能引入的偏倚

临床研究	偏倚
比较不同治疗方法	两组入选患者背景不同,疾病严重程度不同,治疗医师经验不同
比较不同医院,同一医院不同组别和个别医师	地区不同,病例可以有区别 医院规模大小影响医生根据病情决定需要转到哪一等级医院进行治疗 医院设备不同 选择患者治疗方案不同 医师经验不同
比较不同时段同一组医师或单个医师	医师治疗经验、技术因时间推移而增加 医学进步 医院设备改善 住院治疗和院前、院后治疗改进 因经验积累,改变对患者治疗方案的选择 医疗影像学科改良导致早期诊断患者增多

（二）第二部分：病例对照研究（case-control study）

这一部分研究的特点是使用 果 来尝试找出 因 。

该研究有两大特点：

其一，该研究概念比较难以理解，因大部分其他研究都是从 因 尝试找出 果 ，而这类研究却相反，是从 果 来尝试找出 因 。因此，本节将予以详细介绍。

其二，该研究很容易跟队列研究中一种称为匹配病例对照研究（case matched control study）混淆，两者名称十分接近，但做法完全不同，后文会详细讲述什么是匹配病例对

照研究。

1. **病例对照研究的起源和发展** 该研究开始时是用在流行病学中，在某种疾病中，例如肺癌（果），尝试找出导致这种疾病的风险因素（因）。后来发展成用于找出导致某一种罕见疾病（果）的风险因素（因），例如阴茎癌（果）与新生儿包皮有没有接受环切（因）之间的互相关系。

这种病例对照研究与第一部分的非随机比较性队列研究也有相同之处，即两者都可以是前瞻性或回顾性的研究，因此更容易引起混淆。两者最大的分别，如果使用中国人的因果观念来理解，就比较容易明白。

2. **从"因果关系"到"果因关系"** 本节尝试用中国人对因果关系普遍认识的概念，来解释非随机比较性队列研究与病例对照研究的同与异（图 2-3-1）。

在解释前首先要把一些名词的中、英文写出来作为对照，以免在翻译中使用不同名词引起误解：①因果关系（cause-effect relationship）；②因（cause）：预测变量或因变量（predictor variable）；③果（effect）：结果变量或应变量（response variable）

非随机队列比较性研究就是从因尝试找出果，例如表 2-3-2 所示。

表 2-3-2 非随机队列比较性研究从因找果的实例

因	果
慢性乙型肝炎与正常肝	原发性肝细胞癌发病率
不同治疗胰头癌方法	患者远期存活率
微创手术与传统开腹手术比较治疗胃癌	围手术期 / 短期 / 远期结果

而病例对照研究就是反过来从果尝试找出因，例如表 2-3-3 所示。

表 2-3-3 病例对照研究从果找因的实例

果	因
肺癌	吸烟
阴茎癌	新生儿包皮环切
乳癌	口服避孕药

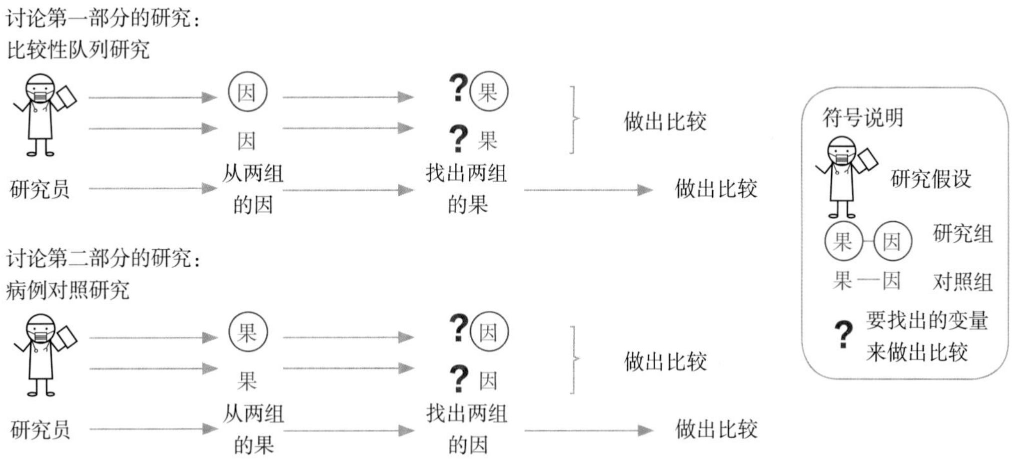

讨论第一部分的研究：
比较性队列研究

研究员　　　从两组　　　找出两组
　　　　　　的因　　　　的果

讨论第二部分的研究：
病例对照研究

研究员　　　从两组　　　找出两组
　　　　　　的果　　　　的因

符号说明
研究假设
果—因　研究组
果—因　对照组
?　要找出的变量来做出比较

图 2-3-1　不同研究尝试找出因果或果因关系

3. **病例对照研究进行的步骤**　在充分理解第一和第二部分研究的区别后，现可以集中讨论第二部分研究即病例对照研究进行的步骤。

（1）找出人群中一组患病的组别（队列），即找出 果 。

（2）找出人群中另一组未患病的组别（队列），例如使用性别和出生日期作为匹对。

（3）在患病和对照组中找出有可能的患病因素的不同显露（尝试找出 因 ）。

（4）比较两组的区别（找出 因 ）。

从这些步骤中可以领悟到病例对照研究为什么通常都是回顾性研究。虽然偶然也可以是前瞻性研究，但这种前瞻性研究要求患者数量非常多，随访时间长，需要投入资源巨大，所以很少进行这方面的研究。

4. **回顾性病例对照研究的优、缺点**

（1）优点：

1）研究比较快速，成本较低，能从比较少数患者中找出要找的研究结果。

2）适用于罕见病的研究，有些罕见病例不能用前瞻性队列式随机研究方法来进行，因为要求的病例太多而且随访时间太长。

3）在流行病学上，是找出一种新疾病致病原因的常用方法。

（2）缺点：

1）每次研究只可以从一个 果 中尝试找出一个或多个 因 。

2）研究的结果有限制，例如，不能用于估计疾病的发病率（incidence）或患病率（prevalence）。

3）最大缺点为容易有偏倚，主要原因为研究是回顾性，而两组患者取样本的方法不尽相同。

图 2-3-2 尝试使用一张图来清楚表述病例对照研究与比较性队列研究的区别。

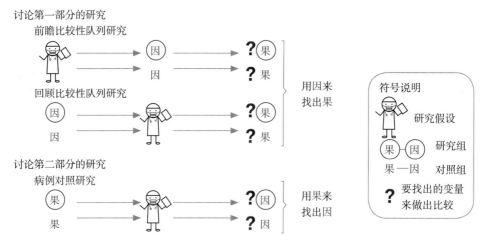

图 2-3-2　病例对照研究与比较性队列研究的区别

（三）第三部分：减少非随机比较性研究中不同组别间偏倚的方法

使用不同方法用于减少非随机比较性研究中不同组别患者的偏倚。这些方法通常用于回顾性队列比较性研究中。本章节主要针对以下研究展开讨论：

从 因 尝试找出 果 的研究：匹配病例对照研究（case matched control study）和倾向性评分匹配研究（propensity score matching study）

从 果 尝试找出 因 的研究：巢式病例对照研究（nested case-control study）

1. 从 因 尝试找出 果 的研究

（1）匹配病例对照研究（case matched control study）：该研究的名称与病例对照研究十分接近，但两种研究的概念完全不同。前者是从 因 尝试找出 果 ，而后者是尝试从 果 中找出 因 。

首先要问，在 因 找出 果 的匹配病例对照研究（case matched control study）中，为什么要进行匹配？其实匹配的主要目的是希望能减少在回顾性队列研究中两组患者的偏倚，即希望能控制两组患者在已知的变量中的差异。

如何进行匹配？具体方法是在研究组和对照组的患者中：①使用个人与个人作匹配；②最常匹配的是性别，年龄；③可以加入其他变量（例如肝癌大小）；④目的是在变量上有可能影响研究结果作匹配；⑤最佳研究组与对照组的匹配比例是 1：1，或最多1：2，因如果研究组和对照组比例相差太大，可能导致统计学上的问题；⑥匹配后才比较两组患者研究结果，例如治疗后 5 年存活率。

匹配用于非随机队列比较性研究的优点：①可以减少影响研究结果的混杂因素；②可以增加在比较两组时的精确性和可比较性；③在匹配对照组中可减少进入对照组的患者数量。

匹配用于非随机队列比较性研究的缺点：①要花费时间和资源作匹配；②在决定和进行匹配后，该决定不能在中途逆转，例如，在中途不可以使用已匹配的两组数据分析其他变量与研究结果的关系；③分析数据要使用特定的统计方法；④如过度配对会降低研究统计检验效能（statistical power）。

（2）倾向性评分匹配研究（propensity score matching study）：在非随机队列比较性研究中，倾向性评分匹配是可以用作减少混淆变量产生的偏倚的一种手段。在不能进行随机研究的情况下，这种方法可以说是最佳减少研究中偏倚的手段。这一方法的统计学背景和如何实施在第五章第七节"倾向性评分的实现、优势、问题及简述逆概率加权"会详细讨论。

匹配是减少偏倚的方法。通过倾向性评分的方法，还可以在研究中产生以下的效果：

1）使用倾向性评分作分层，在不同的子分层中，可以把不同变量对治疗效果的不同影响做出评估。

2）通过治疗加权的逆概率（inverse probability），可使用权重来创建合成测量样本。

3）进行协变量（covariate）调整，从结果变量（outcome variable）回归到指示治疗状态，估计指示变量（indicator variable）做出倾向评分。

倾向评分的再发展，就演变成为列线图和评分制度。这一课题会在第二章第七节"列线图的设计方法及其意义"中详细讨论。

笔者建议统计学基础不强的临床医师，在使用这些研究方法时，最好找一位统计学人员协助。但是最基本的，是要求每一位进行临床研究的医师，都要清楚认识不同临床研究的方法，以及这些方法的利与弊；懂得在哪一种情况下，应该使用哪一种研究方法；在什么情况之下，应该找专业统计学人员协同研究。

倾向性评分的优点：①多个影响研究结果的变量可同时控制；②连续变量中的信息可以完全利用；③当病例数纳入量较多，但并非所有纳入病例都取得了治疗结果的数据，后者数据量相对较少时，有能力控制混杂变量增加；④使用匹配分析时，不需要用检验模型假设（model assumption）；⑤可灵活变通，并可逆转。

倾向性评分的缺点：①如无统计学基础，很难理解；②有关的协变量（covariate）一定要测量；③当倾向性评分有重叠时，只可用于没有重叠部分的患者，这会减少研究样本量，影响样本量的大小。

2. 从果尝试找出因的研究　这里指的是巢式病例对照研究（nested case-control study）。这是病例对照研究的一种，是回顾性的。

研究方法需要使用一个巢式病例对照研究来说明，以便理解这种比较复杂的研究方法：

研究目的：想找出一个新发现的基因变异与乳腺癌发生率是否有关系。

传统方法是使用一个前瞻性研究，把人群做基因检测后分为有基因变异和无基因变异两组，在长远跟踪随访后，找出两个群组的乳腺癌发生率并做出比较。这种方法是从因（基因变异）尝试找出果（患乳腺癌）。这种研究成本非常昂贵并需要投入长时间做随访，才能得到结果。

另一个成本比较较低和省时的方法是进行一个巢式病例对照研究，尝试从果（患乳腺癌）找出因（基因变异）。进行这个研究的方法如下：

步骤一：首先要找出一个适合和已进行多年的前瞻性队列研究（即从因尝试找出果的研究）

现举出一个适宜上述要求的研究案例。这是一个已进行多年的前瞻性研究，方法是对口服避孕药群组与未口服避孕药群组的患者乳腺癌发生率做出比较，目的是探讨口服避孕药是否影响乳腺癌发生率。该研究结果发现在随访 15 年后，口服避孕药群组已有 2 000 人患乳腺癌，而未口服避孕药的群组乳腺癌的发生率显著降低。

步骤二：进行巢式病例对照研究

这个研究是利用研究步骤一的研究，在同一时期内，把口服避孕药患乳腺癌的群组中的患者，逐一配对未口服避孕药的群组中的一员作对照，唯一差别是对照组的人员未患乳腺癌。所谓同一时期内指的是如口服避孕药的患者在随访 78 天后诊断乳癌，就在对照组随访 78 天的群组中匹配一个最接近的人员作对照。在对照完毕后，会组成两组匹配好的患者，2 000 名患者患乳腺癌，2 000 名对照人员未患乳腺癌（图 2-3-3）。

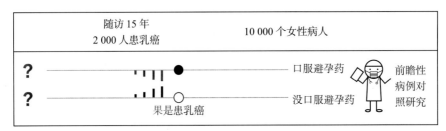

图 2-3-3 巢式病例对照研究举例

注：图中上方的红色柱代表不同时段患乳腺癌的人数；下方的黑色柱代表相同数量未患乳腺癌人员作为对照。黑点表明患了乳腺癌，白点表明未患乳腺癌。问号表明此匹配的病例对照研究探讨乳腺癌发生（果）是否与口服避孕药可能诱导基因变异（因）有关。

步骤三：确定两组群组后，做出基因检测，分析乳腺癌与基因变异的关系，即从果（患乳腺癌）尝试找出因（一个新发现的变异基因）。

三、总结

非随机比较性研究有多种，大部分的比较性研究都是尝试从因找出果。只有病例对照研究和巢式病例对照研究是反转过来，尝试从果找出因。

所有非随机比较性研究最大的问题是可能引入偏倚，倾向性评分及其方法学的再发展是尝试把该种类的研究所引入的偏倚减到最低，在此种类研究中其得出的结果相对来说是比较可信和确切的，但仍属于非随机性研究。

第四节　实验性研究

作者：刘允怡　林伟棋

一、引言

在临床研究中，实验性研究是使用实验性的方法来解决比较性研究中引入偏倚的问题。设计一个好的实验性临床研究，并非使用随机分组就能解决所有引入偏倚的问题。其实要学懂使用该方法来进行高水平的临床研究，一定首先要弄清楚这种研究的概念。

二、有关"随机研究"的两个不同名词

严格来说，随机研究可分为两种，而每一种都有自己一个特别的名称。但很多时候，这两个不同名词常常混乱使用，分不清楚。

（一）随机对照研究（randomized controlled trial, RCT）

顾名思义，这种研究除了随机分为一个研究组外，也另外分出一个对照组。所谓对照组，可包括：

1. **未治疗组** 如设计上使用一个未治疗组，在临床研究可以导致以下的问题，包括：

（1）入组患者困难。

（2）患者和医护人员对没得到治疗感到不安，入组患者和治疗结果评定可能受到主观判断所影响。

（3）入组后患者容易流失。

2. **安慰剂组** 这在新药物研究中常常使用。但在外科手术中会带来伦理问题。解决部分使用安慰剂组带来的问题可考虑使用单盲或双盲设计。

3. **传统治疗组** 使用一个已被普遍接受为传统治疗方法的群组作为对照。

（二）随机比较性研究（randomized comparative trial, RCT）

简称也是 RCT，这解释了为什么跟另一种 RCT（randomized controlled trial）很容易混淆。

这种研究是使用随机分组，比较不同治疗的方法，而这些治疗方法中，没有一个是普遍被认同的传统治疗方法。换言之，没有一个方法可以作为金标准用于对照组中。

随机比较性研究，因为没有对照组作为金标准来比较，把 A 组和 B 组研究做出来的结果作比较时，可产生诸多不确定性结果。表 2-4-1 显示可能出现的三种情况及其引出的问题。

表 2-4-1 随机比较性研究可能出现的三种情况及其引发的问题

三种可能情况	引发的问题
A 等同 B	很难知道究竟是两组同样有效或是同样无效？ 或与无治疗组相比,治疗组因并发症率高而变得与无治疗组一样差？
A 比 B 好	究竟是 A 和 B 都有效,但 A 比 B 好？ 或是 A 有效,B 无效？ 或是 A 无效,B 比未治疗更差？ 或是 A 和 B 都比未治疗差,但 B 更差？
A 比 B 差	也同样地难以真正评价 A 和 B 的疗效

因此，如有可能，设计随机研究应设计随机对照研究，而非随机比较性研究。

由此可见，"RCT"是一个常用的英文缩写名词，但不同的"RCT"可代表不同的含义和意义，因此很容易混淆。故而，在使用该缩写前，一定要表明，此处的"RCT"是代表哪一种随机研究，以免混淆视听，造成概念错误。本书除本节二、（二）中 RCT 为随机比较性研究，其他 RCT 均代表随机对照研究。

三、随机对照研究的优、缺点

（一）优点

1. 能清楚地显示治疗是否能改善结果。
2. 随机分配能减少研究引入的偏倚。
3. 如加进单盲或双盲设计，可增强研究的客观性。
4. 在选择入组患者时，如已排除患者已接受其他合并治疗方案，可以单独地评估一种治疗对疗效的影响。
5. 在循证医学证据等级层次中地位较高。

（二）缺点

1. 昂贵。
2. 费时。
3. 只能研究一个狭窄的临床问题。

因此，随机对照研究只应用于已经成熟的临床问题，即在观察性或其他非随机比较性研究已有证据显示一种治疗方法的疗效和安全性，而需要更高层次的循证医学证据来支持该治疗方法的推广应用。

四、什么临床问题不可用随机对照研究来解决

这包括以下两大类别：

（一）技术上不可行

以下一个例子就能解释技术上几个不可行的原因。这种研究技术不能设计用于研究儿童使用药物控制低密度胆固醇能否减低其成年后冠心病的发生率，因为：

1. 随访时间太长，需要几代医师才能完成。
2. 入组后流失率太高，除了因随访时间太长，还因很难要求入组人员长期服用没有即时疗效的药物。
3. 冠心病发生率太低，入组病例要很多才能测试出结果。
4. 冠心病的发生受很多因素影响，例如，遗传、种族、饮食习惯、吸烟、运动等。这些大量的影响因素要很多数据才能分析出来。

（二）研究不道德

例如，比较吸普通香烟和吸电子烟对肺癌发生率的影响。这是一个重要的医学问题，但永不能通过医学伦理委员会的批准进行，因为医师应对患者推行不吸烟政策，包括不吸普通烟和电子烟。

五、随机对照研究的设计

可以分成为以下八个不同部分来讨论：①假设学说和零假设检定；②干预和研究对象；③入组准则；④排除准则；⑤样本量计算；⑥随机分组和真假随机分组；⑦分层随机；⑧单盲或双盲研究设计。

（一）假设学说和零假设检定

任何一个科学理论，在未得到试验确证前，首先要订立一个假设学说。

假设学说的订立和产生方法，是根据已知的事实和原理，对准备做出研究课题的现象及其规律提出推测，经过分类、归纳、分析和总结，做出一个可接受的假设。

假设的检验方法，要求通过一个零假设检验（testing null hypothesis）。具体方法如下：

1. 每一项试验性研究都应首先定下一个假设学说。

2. 该假设学说的订立应该明确而简单。

3. 在开始研究前订立一个零假设。零假设是一种统计学方法，该方法假定治疗与结果没关系。如该假设在统计学上不成立，就变成治疗与结果有关系。

以上就是零假设检验的基本概念。

（二）干预和研究对象

在开展一个临床随机对照研究中，最重要的步骤是设计回应以下问题：①使用什么干预，即使用什么方法治疗？②选择什么患者进入治疗组？③如何选择患者进入对照组？④什么是研究主要结果，什么是次要结果？⑤决定要量度哪些有可能影响主要结果的变量？⑥决定样本量大小，以及研究进行需要多长时间？

总的来说，设计临床随机对照研究有以下三个重要的概念：

1. **知情同意**（informed consent）　这方面在国际上越来越重视，是医师与患者之间构成整体医疗的一个重要部分。知情同意指的是在进行任何治疗之前，医师有责任告知病者：①患者患病情况，患什么病，病的严重程度；②可以使用的不同的医疗方法、程序和性质；③可选择的不同治疗程序的优劣点、风险和可能发生的并发症；④能否有代替治疗，包括保守性治疗；⑤如治疗是创新和试验性的，必须告知患者相关已知或预期的风险；⑥参加临床试验的患者也应清楚了解任何有关赔偿的具体规定，明确地被告知治疗对患者潜在伤害和潜在好处；⑦给予患者足够时间询问和考虑是否参与研究。

知情同意在临床研究中，应包括同意：①接受治疗；②进入研究；③患者数据用于医学研究，当然有关患者的个人隐私不会被透露。

进入临床研究的患者，有权退出临床研究，而其接受的治疗不会因退出研究而受到影响。

有些患者不能提供关于之前所描述的同意意见，包括智力残疾、精神障碍、昏迷或未成年儿童者，可由父母或监护人代替同意。

在一些临床研究中，有些随机对照研究，很难获得患者的知情同意，例如：①外科手术，不像药物研究可以用安慰剂。手术因为医学伦理问题，不能设计进行假手术（sham operation）。②不同治疗方法相差太远。例如手术与未手术治疗比较，或介入治疗与开腹手术治疗比较的临床随机对照，患者通常不会接受，很难进行这种设计的研究。

2. 研究的替代终点（surrogate end point）结果　毫无疑问，临床研究中终点是研究最重要的主要结果，例如：癌症治疗最重要的终点结果是总死亡率。病死率也可作为终点结果，但病死率也可因人为决定因素而受到影响。虽然无瘤存活率也是判断疾病预后的指标，但不可替代总死亡率。总死亡率是客观指标，且是疾病进展的最终指标。

但在临床研究中，这些终点在一些研究中很难使用。例如，疝修补的重要研究终点是疝复发率，但疝修补后疝总复发率要 10 年后才能准确得到。因此，有些研究使用替代终点来作为临床研究的终点。例如，使用肿瘤标志物检测或医疗影像来评价治疗反应，并以此作为癌症研究的终点替代物。但问题是这些替代终点虽然可能跟真实临床终点有关联，但这关联不一定能真实反映两者的关系。因此，在设计临床随机对照研究，使用替代终点时要非常小心。有不少例子显示以肿瘤标志物检测为替代终点的研究，结果虽然提示特定的治疗有疗效，但随后在针对真正终点的重复研究时未能显示出治疗益处，甚至显示出害处。

3. 临床疗效（effectiveness）和功效（efficacy）　这两个名词，英文中常互相代替使用，中文翻译后也没有把这两名词特别分开。但严格来说，这两个名词是有意义上的差别的。表 2-4-2 清楚地列出了这两个名词的差别。

表 2-4-2　功效和疗效的差别

	功效（efficacy）	疗效（effectiveness）
研究	在理想情况下进行	在实际情况下操作
设施	资源密集型	现实世界中临床环境
研究人群	高度选择	患者较少排除准则
医护人员	经验丰富	一般性
介入	标准化	较灵活
总体	一个大中心研究结果	多中心研究显示现实世界的结果

（三）入组准则

清楚地指出可以进入研究人群的标准，包括：①有关入组人群的资料；②患者临床特征和相关因素；③地域分布和人种；④研究时段。

（四）排除准则

好的研究设计，排除入组的准则应包括：①容易在随访时流失的患者；②不能提供足够的个人或临床资料者；③治疗方案容易产生并发症的患者；④所有入研究组的有禁忌证者。

请注意如果入组准则松，排除准则紧，可以产生以下情况：①患者较容易入组；②研究结果可以应用于更广泛患者群；③较可能减低研究结果阳性机会，因有太多混淆因素在内。

反之，入组准则紧，排除准则松，则会导致：①患者较难进入研究；②研究结果只可以应用于较窄的患者群；③研究结果阳性机会较高。

换一句话来说，在随机分配患者入组前，排除患者进入研究（即随机前排除）（pre-randomization exclusion）的松紧，只会影响将来研究可应用于哪些患者群组身上，而不会影响该临床随机研究的可信性。

但在随机分配患者入组后再排除患者出研究（即随机后排除）（post randomization exclusion），如流失量太大（> 10%），是会影响临床随机研究的可信性的。因此，患者进入研究后，要尽量减少将其排除出研究之外的各种因素。

由此引出随机分配后，有什么原因不得不将患者再排除出研究？原因可归纳如下：①患者入组后才拒绝接受入组分配的治疗；②患者流失随访；③患者治疗后发生并发症不能完成入组后所有治疗。

在这里想提醒读者注意，患者入组后，所有分析都应使用意向治疗分析（intention-to-treat analysis）来进行。

（五）样本量计算

这里不会详细讲述样本量的计算方法，详细可参考第五章第一节"临床研究的样本量考虑"。

本节只提出在样本量计算中几点要留意的问题：

1. 在零假设检定时，要指出统计是使用单尾还是双尾测试。

2. 找出合适的统计检验方法，一个简单的方法见表2-4-3。

3. 选择一个合理的效应量（effect size），这可以自己先进行临床先导研究，或在文献中找到数据。

表 2-4-3　合适的统计测试方法

变量预测	结果变量	
	二分	连续
二分	卡方检定	t 检验
连续	t 检验	相关系数

4. α风险通常使用0.05；β分析通常使用0.20。

5. 使用适当表、计算程式、点算机或统计组件计算出来。

6. 算出的样本量，通常多加10%以备有部分患者入组后流失。

7. **在统计计算时，避免有统计学上1型和2型错误**　1型错误：拒绝真实的零假设作为测试程序的结果；2型错误：测试程序未能拒绝错误的虚假假设。

（六）随机分组和真假随机分组

随机是随机研究的灵魂。真正随机，需要满足两个重要的元素：①无计划、无次序地任意分组；②没有被干扰性的篡改行为影响分组。

请看以下例子是不是真正的随机分组的方法：①患者到诊的星期是单数或双数；②患者到诊的日期是单数或双数；③患者的生日日期是单数或双数；④患者的医院登记号是单数或双数；患者的身份证号是单数或双数。

这些分组方法，全都是假随机分组的方法。

真正的随机分组的方法，是只有在患者接受研究入组后，才随机制作出一个号码来进行患者分组。如果患者在未真正接受随机分组前已能够知道患者将会进入哪一组，该随机分配就很容易被参与研究的人员做出篡改，变成不是真正的随机。例如，使用患者身份证号码作为分组，在分组前医师会根据患者号码清楚地知道患者的分组，如接诊医师个人觉得哪一组治疗方案较好，想让某患者进入该组进行临床研究，而患者本人随机后不能进入该组，医师就有可能使用不同的理由不让这个患者进入该项研究，这就可能不自觉地违反了随机的第二元素：被干扰篡改分组，而不是真的随机分组了。

什么时间进行随机分组最理想？

随机研究，通常都是先统一不同分组患者的诊断和初步治疗方法，只有在两组经过随机分组后，两组的诊治方法才会有所不同。因此，在最接近两组不同治疗前的时间进行随机分组才是最好的做法。可以举一个例子来解释为什么这样做才是最好。例如，在笔者计划进行一个临床随机研究找出处理肝硬化门静脉高压导致食管静脉曲张出血中什么是最好的治疗方法的问题时，如果在患者急症入院时行患者分组，使用两种不同方法来止血，从文献中清楚知道有一部分患者入院前已因大量出血导致休克，使用急救复苏也无法逆转，就算用任何方法达到止血目的，患者都会死亡。如这时分组，无论使用什么治疗都会无法救活一部分患者，因此，患者入组数量要很大才会找到不同治疗方法的不同治疗效果。假如在患者经过急救复苏，血压稳定后才进行分组，就可以做一个临床随机研究比较不同止血方法的疗效。但假如在患者已停止出血后才随机分组，所做的临床随机研究就变成比较不同方法防止患者再次出血的研究，所以选择不同时间入组，能影响不同研究的目的。

目前有两种最广泛使用的随机分组方法：①使用封口、不透明的信封，内藏分组资料；②使用电子计算机随意产生一个号码，以单数或双数作为分组。

哪一种方法较为理想？

通常在投稿时，如果使用信封作分组，审稿员可能会询问作者每次制造分组信封多少个？信封放在哪里？谁进行信封抽取？为什么审稿员明明知道对信封的要求是封口而且不透明，他还要问这一连串问题呢？原因是如果作者们一次制作信封太多，会有流失的问题；如制作太少，会带来另一些问题，例如每次制作 20 个信封，带来的问题是当信封开到第 19 个时，第 20 个信封内的分组号码已十分清楚（占 5%）。更有可能到第 18 个信封，其余两个入组也变得清楚（占 10%）。如做分组的人同时参与研究，有可能在患者分组时产生干扰。

因此，最理想的随机分组方法是：①在患者答应进入研究后进行分组；②在最接近使用不同方法处理患者时才进行分组；③参与研究人员与中央数据库联系，找一个不参与研究的研究护士负责分组；④由研究护士在电子计算机上随意生成一个随机号码，根据单数或双数做出分组，并登记入组后的患者资料。

（七）分层随机（randomization and stratification）

临床随机研究，可以在分层后在不同分层中进行随机分组，目的是保证参与研究的患者在不同的子组中，在能够影响治疗结果的变量中，得到均等分配，从而希望能防止影响预后或治疗反应的已知因素在不同治疗组之间失去平衡。

（八）单盲或双盲研究设计

单盲研究设计是为了降低患者对治疗的主观感觉以免影响研究结果。单盲研究是不让患者知道自己接受哪种治疗。在外科手术中，单盲研究只能用于同一手术入路（例如开腹），进行和比较不同腹腔内的手术步骤（如不同吻合方法等）。

双盲研究设计是同时对患者和评估治疗疗效的医师实施盲法，二者对患者进入哪一组治疗都不清楚。做法是找一个完全不知道患者进入哪一组研究的第三者来评估治疗效果。患者当然也不知自己接受的是什么治疗。

六、总结

临床研究之中，在循证医学中证据级别最高的是随机对照研究。设计该种类研究，一定要清楚什么是随机，什么是对照，才能设计出一个好的研究。但也要清楚明白，不是每一个临床问题，都可使用随机对照研究来解答。

第五节　分析性研究

作者：刘允怡　林伟棋

一、引言

分析性研究（analytical study），与本章前面章节所描述的分析性研究最大的不同地方，是它并非基于在医学研究中找到的原始数据而写成，是对原始数据的二次分析。分析性研究主要以已发表的文献作为基础，分析这些文章中的原始数据，做出比较、归纳和总结，然后发表文章。找出这些原始文章的方法，主要是通过国际上已建立和认同的资料库的网站，例如 PubMed、Medline 等，使用特定的检索词和其他方法，把文章搜寻出来。因为这些文章不是通过科学研究方法找出原始数据，所以有些人认为这不是原始文章，不能作为博士或硕士论文。但在循证医学上它却是占有最高层次的地位，对临床医学应用于诊治患者，有十分大的影响力。

分析性研究的优、缺点：

1. **优点**　①快速和成本低；②可将多项研究的结果合并起来，作为一个大数据样本分析。

2. 缺点 ①在已发表的文章中，因为各文选择患者进入该项研究的标准不同，因而收集的数据不同，而且数据水平可能参差不齐而且更是预先决定好的，甚至可能缺乏一些常见或重要数据；②有些进入分析性研究中的研究设计可能不理想；③分析人员完全不能控制收集的数据，例如如何收集？怎样收集？

二、分析性研究的种类

分析性研究主要可分为非科学性的分析性研究和科学性的分析性研究两大类。

（一）非科学性的分析性研究

这类文章的写作主要是根据自己所掌握的资料，对某一学术领域做出评论、分析、比较、归纳和总结。内容可以充满作者的个人观点和意见，而这些观点和意见可以与其他人有所不同。最常见的种类包括：

1. **述评** 在医学文献中，述评可分为：

（1）被特邀评述（invited commentary）：通常由杂志主编在接受一篇文章刊登时，同时特邀一位在这领域中的专家写一篇述评，评论这篇文章的优、缺点，述评与文章一同刊登。

这种被特邀的评述主要是作为补充性的资料，提供给读者们，使他们看完文章后看到一些专家对这文章的评语。这类文章非常受读者欢迎，因为读者们可以了解专家看待这篇文章的角度，不但可以增加知识，也可增加看文章关键性部分的能力。缺点是内容可能仅代表个人意见，而这些意见也可能不完全是对的。

（2）非被特邀述评（uninvited commentary）：通常是读者在杂志中看过一篇文章后，对这篇文章有些意见想通过杂志发表出来，内容多是指出对文章的同意或不同意点。这些读者常常能指出文章中的数据、应用统计学、文献引用或文章中的错误。文章作者通常也会做出回应，在辩论交流的火花中，读者可以学习到不同观点中的论据。

2. **读者来函**（a letter to the editor） 读者来函严格来说，与非被特邀评述有些分别。通过读者来函，读者不一定要批评曾经在杂志中发表过的文章，他们可以通过一些对医学有影响的事件做出评语，例如对培训制度或方法，或一些社会事件或流行病例如冠状病毒如何影响医疗服务等提出一些意见。

3. **专家意见**（expert opinion） 这通常是一个医学领域的著名专家，由杂志主编出面特邀他撰写其专长领域中一篇文章。这些文章水平大都很高，但内容往往充满个人意见。在有争议性的领域中，有可能引起读者不同意见。在一些争议性非常高的领域中，如能同时找到正方和反方的意见领袖（key opinion leader, KOL），能同时在同一期刊中发表各自不同的意见，是最受读者欢迎的。

在循证医学证据等级层面，专家意见层次不高。

4. **社论**（editorial） 通常由医学杂志主编撰写，主要是写杂志的立场和定位，表达杂志或主编对某一件事情或对某一篇文章的意见和态度。其中会有个人意见、观点和主观期望，有时这些意见可以跟读者的观点有分歧，但也可以引起读者们的共鸣。如主编在社论中特别介绍本杂志期刊中的一篇文章，则这篇文章内容在主编眼中对医学有特别影响。

5. **综述**（review）　是作者通过阅读大量文献，以及综合自己的临床经验，在某一医学领域中写出自己的观点和意见。内容通常引经据典，引用大量已发表的文献。

可惜的是，如果另一位专家在同一领域上写另一篇综述，其内容、观点、引用文献和总结可以完全不同，因为各人引用的大多是赞同自己观点的文章。

（二）科学性的分析研究

1. **系统性综述分析**　这与非科学性的分析研究引用、分析和总结文献的方法完全不同。研究方法是科学化的一步一步地进行。其主要步骤为：

（1）清晰地定好议题。

（2）通过一个非常科学化的步骤来检索文献，包括使用特定的关键词、年份、文章语言，从中找出所有有关文章。

（3）通过特定的方法，选取文章进入研究中。如别的作者使用同样的（1）和（2）的方法，所找出的文章应是完全一致的。这就是科学化的检索。

（4）经过阅读文章，评估文章质量，分析、归纳、总结文章内的讯息。如别人经过同样的步骤、同样的方法，也应获得同一总结。这就是科学上的分析、归纳和总结了。

2. **一个好的系统性分析的要求**

（1）清晰的研究题目。

（2）完整和无偏差检索文献。

（3）清楚地确立研究和排除指标。

（4）统一地、无偏差地表明纳入的每一项研究是如何找出来的以及其特点。

（5）清晰并统一地列出每一项研究的数据。

（6）基于所有合格的研究，适当地计算加权合并效应值及其置信区间（weighted summary estimate of effect and confidence level）。

（7）评估每篇文章中所发现的异质性。

（8）如有需要，做亚组和灵敏度分析。

三、从系统性综述到荟萃分析

如通过计算所有结果的合并效应值（summary estimate）、统计文章中异质性（heterogeneity）和文章中的发表偏倚（publication bias），系统性综述可改变成为荟萃分析。荟萃分析是一个非常重要的课题，本书第二章第八节"荟萃分析"将详细讨论。

不是所有的系统性综述研究都可写成为荟萃分析的文章。荟萃分析只能在有足够数据做统计学的分析后，才能写成。

四、系统性综述的再发展

系统性综述除了可能发展成为荟萃分析外，还可再发展成为临床指南或专家共识的基础，而这两种工具都是现今临床医师诊治患者常用的工具。

五、总结

分析性文章主要分为非科学性和科学性。

科学性的分析研究的系统性综述分析在这里已讲述，荟萃分析在本章第八节再讨论。

第六节 新药物、新手术和新医疗测试研究

作者：刘允怡 林伟棋

一、引言

本章节讨论的范围比较广，亦比较复杂，内容包括新药物的研发、新手术或仪器的研发、医疗方法测试的研究方法，最后也简略谈一谈什么是非劣效性试验。

二、新药物的研发

这包括药物研究首次试验于人体身上的研究和现在已在临床上使用的药物但用于新的适应证上。

（一）全新药物首次试验于人体身上的临床研究

国际上对这方面的监管非常严格。通常的要求是要有好的临床前研究资料，例如动物和实验室内进行的研究结果，才会批准进入临床研究阶段。研究对象最初是健康的自愿参与者，或是现存治疗方法失败的患者。最常分为第 1 至第 4 阶段的试验，但也有使用第 0 阶段的试验加快第 1 阶段的进展。通常来说，在第 2 阶段后进入试验的研究对象应该是患者。

1. **第 0 阶段研究** 目的主要是通过药物学的研究，找出药物在人体的生物利用度和半衰期，通常是使用非常小的和亚治疗剂量在进行，参加研究人数通常是 10 人。

2. **第 1 阶段研究** 目的为测试药物安全性，主要涉及不同剂量的范围。开始时使用亚剂量，渐渐剂量递增到治疗剂量，参加人数为 20 ～ 100 人。

3. **第 2 阶段研究** 目的主要是通过药物测试以评估药物是否真正有疗效和其副作用，亦称为药剂范围测试，使用的是治疗剂量，参加人数为 100 ～ 300 人。

4. **第 3 阶段研究** 目的为评估药物的治疗效果，即其有效性和安全性。参加人数为 300 ～ 3 000 人，有可能是与传统治疗相比较的临床随机对照研究。

5. **第 4 阶段研究** 药物经批准上市后的监督。目的为检查药物在现实生活中的功能、长期风险、益处和罕见副作用。

（二）现在已作为临床上使用药物但用于新的适应证上

由于这种药物已在临床上使用，因此，已经通过临床前和第 0、第 1 阶段的研究。在新的适应证上使用，如使用治疗剂量未改变，也不用通过第 2 阶段的研究，否则需要经过

第 2 阶段的研究。

通常来说，主要的研究是在第 3 阶段的研究，目的评估药物的治疗效果，即其有效性和安全性，以及继续进行第 4 阶段的药物经批准上市后的监督。

三、首创外科手术或新设计治疗仪器使用研究

如果借用新药物研发的经验，用于首创外科手术或新治疗仪器使用的研究，也可以把研究分为 4 期，应最少可写成 4 篇文章。当然，在这 4 个阶段的研发中，研究中引发的各个分支的研究，可以写成更多文章。

（一）第一次成功进行一个创新的手术术式研究

这个病例报告一定要尽早在 PubMed 或 Medline 收录的杂志中发表，这是十分重要的一步，因为将来如果该新手术能再发展的话，谁是第一个进行这手术的人应该在这些 SCI 文献中找得出来，这样才不会再有争议。

（二）围手术期的短、中期结果

在进行大约 20 个病例后，应写一篇关于短、中期手术结果的论著，目的是报道手术的安全性和可行性。

（三）临床短、中、长期手术结果

在进行大约 100 例时，应写一篇关于手术短、中、长期手术结果的论著，目的是找出手术的长远疗效、并发症和手术病死率。

如手术长远结果好，应进行一个比较性研究。

（四）比较性研究

比较这个新手术与传统手术的优、缺点。比较性研究可包括非随机性或随机性的临床研究。

对于新设计的治疗仪器使用于手术治疗中的研究，也可以使用与首创外科手术的研究方式相同的方法进行。

四、一个新的医疗测试

一个新的医疗测试，可通过不同的研究方法来进行。所谓医疗测试，包括新发明的测试仪器、新的测试方法或新的试剂等，都可以使用表 2-6-1 的不同研究方法来测试。

表 2-6-1　进行新的医疗测试的不同研究方法

测试内容	研究方法
结果可否复制	观察者间或观察者内的变异性
准确性	使用横向、队列或病例对照研究来比较一个金标准

测试内容	研究方法
测试结果如何影响临床决定	诊断结果研究或研究比较测试前和后的临床诊断
可接受性	前瞻性或回顾性研究,列出所需费用、研究工作的准确性和风险
测试对临床结果利与弊	随机队列或匹配病例对照研究,找出测试的猜测变量和结果间的关系

医疗测试常用的名词见表 2-6-2。

表 2-6-2 常用的医疗测试名词（中英文对照）

中文	英文
敏感度或灵敏度	sensitivity
特异度	specificity
真阳性	true positivity
假阳性	false positivity
真阴性	true negativity
假阴性	false negativity
阳性预测值	positive predictive value
阴性预测值	negative predictive value

如果使用于只有两个测试结果的研究，可以使用以下的 2×2 表格来分析（表 2-6-3）。根据该表可以计算并分析出有关敏感度、特异度以及阳性预测值、阴性预测值等评价指标，其具体计算和分析方法详见第五章第六节。

表 2-6-3 测试结果与真实疾病状况

测试结果	疾病	
	有	无
阳性	a （真阳性）	b （假阳性）
阴性	c （假阴性）	d （真阴性）

五、非劣效性试验

非劣效性试验（non-inferiority trial）是近年才开始被广泛使用的一种研究方法。由于现今标准治疗方法的疗效尚佳且稳定，新治疗方法的疗效比较难超越标准治疗方法的效果。若研究目的意在探索新治疗方法的疗效不差于现有标准治疗的疗效，但可能在其他方面，例如治疗毒性、副作用或治疗费用等方面更有优势时，适宜采用非劣效性试验进行研究。在统计学上，这是一种单尾假设检验的研究方法。若想进行此类研究，应找一位统计学者进入研究组内共同进行研究设计。

六、总结

本章节主要是表述新药物、新手术和新医疗测试方法。不同的药物、手术和测试方法都有其不同的研究方法。最后将一个现今较常用的研究方法——非劣效性试验做一简短的讨论。

第七节　列线图的设计方法及其意义

作者：李俊

列线图，又称诺莫图（nomogram）。nomogram 一词来源于希腊语，nomos 指"法律"，gramma 意思是"书写"。列线图的理论是由法国工程师 Philbert Maurice d'Ocagne（1862—1938 年）于 1884 年提出，最早见于工程学，用于将复杂的工程力学等计算公式以图形的方式，快速、直观、精确地展现出来。换句话说，列线图旨在以绘图的方法来阐述不同变量之间的关系。在医学领域，列线图多建立于多因素回归分析的基础之上，综合多个临床指标或者生物属性，并采用带有分数高低的线段，从而对某类医学结局或者事件发生概率进行预测。

一、基本原理

（一）图形要素

医学研究中常用的列线图主要包括以下几个要素：①变量，多位于列线图的左侧，每个变量的右边均有一条带刻度的线段，刻度说明在使用列线图时某个变量可取值的方式和范围。如图 2-7-1 中的紫色框所示，甲胎蛋白（AFP）为变量之一，按照 ≤ 20ng、20 ~ 400ng、≥ 400ng 三段式进行取值。②赋分，多位于列线图的上部和下部。如图 2-7-1 中的蓝色框所示，上部评分尺（points）用来对每个变量的不同取值进行赋分，下部总评分尺（total points）用来表示个体患者所有变量赋分的总和。③概率，位于列线图的最下部。如图 2-7-1 的红色框所示，用来表示个体患者发生结局或者事件的概率。

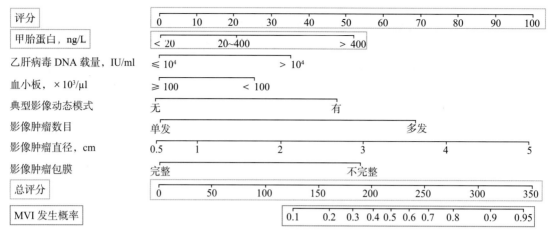

图 2-7-1　列线图的图形要素

（二）赋分原理

对列线图中各变量不同取值水平进行赋分的依据为各变量对结局 / 事件影响程度的大小（即回归系数的大小），然后再将各个赋分相加得到总评分。如示图 2-7-2 所示，变量"Symptoms（症状）"的回归系数（β）为 0.51，对结局 / 事件，即肾透明细胞癌（clear-cell histology in renal cell cancer, CC）的作用最强，将其赋分为 100 分；"Sex male（男性）"的回归系数为 0.12，那么其赋分则为 23.5 分（0.12/0.51 × 100）。

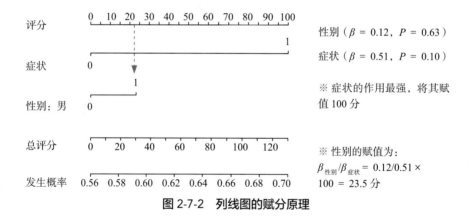

图 2-7-2　列线图的赋分原理

（三）使用方法

列线图的本质是将复杂的回归方程转变为简单且可视化的图形，使得预测的结果具有更强的可读性和更高的使用价值。具体使用过程中多以直尺做垂线的方式来估算结局 / 事件的发生概率。我们仍然通过图 2-7-1 的列线图来进行说明。

图 2-7-3 采用了七个肝切除术前的临床指标来预测肝细胞癌患者的肿瘤组织中出现微血管侵犯（microvascular invasion, MVI）的概率，这些指标为 AFP、乙肝病毒 DNA 定量（HBV-DNA）、外周血的血小板计数（PT）、肿瘤在动态增强磁共振中的典型影像学表现（typical dynamic pattern）、影像学检查所见的肿瘤数量（tumor number）、肿瘤直径（tumor diameter）和肿瘤包膜（tumor capsule）。根据各变量的取值方式和范围，假设一个患者这七个变量的取值分别为术前 AFP 为 220ng/L、HBV-DNA 为 2.1×10^3IU/ml、PT 为 150×10^3/μl、出现典型的影像表现（presence）、多发肿瘤（multiple）、肿瘤直径为 4cm 和肿瘤包膜不完整（incomplete）。在 AFP 这个变量的刻度尺上找到其值为 20～400ng/L 的刻度，然后垂直画条竖线到最上方的 points 评分尺，从而得到对应的分值，为 21 分。同理其他六个变量对应的分值分别为 0 分、0 分、48 分、68 分、76 分和 54 分，将所有的分值加起来总共是 267 分。下一步在图下方的 total points 评分尺上找到 267，向下方的 probability of MVI presence 作垂线，对应的值约为 0.8，我们则可预测该患者肿瘤组织内出现 MVI 的概率约为 80%。

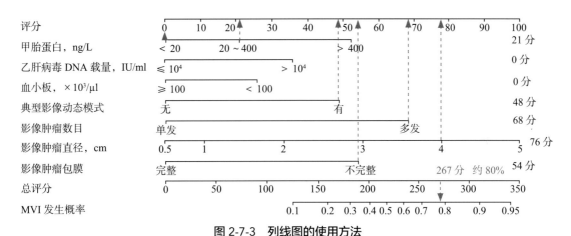

图 2-7-3　列线图的使用方法

二、构建流程

完整的列线图构建流程如图 2-7-4 所示，包括准备工作、统计分析以及展示应用三大部分。通俗地讲，构建一个临床列线图就如准备一顿晚餐，其主要步骤对应的为决定吃什么、预备食材、选择烹饪方法、食材合理搭配、调味直至最后摆盘上桌这一整套过程。

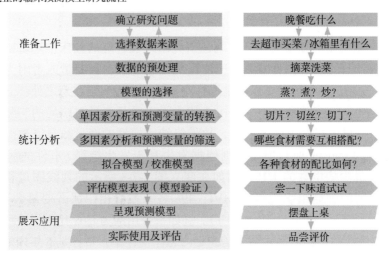

图 2-7-4　列线图的构建流程

（一）准备工作

准备工作中主要包含了确立研究问题，选择数据来源和对数据进行预处理三个方面。

1. 选定一个好的研究问题是构建列线图中最重要的一步 在实践中，并不是所有的临床问题都需要列线图来协助解决。例如，在腹部外科手术中，鉴于常规行鼻胃管减压并未使患者明显获益，故临床上，尤其在快速康复外科理念的指导下，鼻胃管的常规使用在逐渐减少。有研究者建立了一个预测鼻胃管插入距离的列线图，可以预计该列线图的临床价值十分有限。因此，那些关注度高，与临床处理密切相关，而且需要通过数学模型来探究的问题才是真正适合通过列线图的方式进行研究。

2. 选择数据的来源是构建列线图的基础 数据的来源，也就是建立模型的病例队列，要尽可能代表大部分实际病例的特点。对所研究的疾病，用来采集数据的病例需描述清晰，方便使用者评估列线图在其他病例队列中的实用性。单中心队列的数据多较完整，但亦存在研究中心偏倚的先天劣势，多中心队列或大型数据库来源的数据则普适性更佳。其次前瞻性收集的数据较回顾性的更准确。

3. 预处理数据是构建列线图的关键一环，可使数据的关系被简化或去除遮蔽，从而改善列线图的精度 数据的预处理取决于可用的数据和拟采用的回归模型，一般包括数据导入，数据清洗（发现并纠正数据中的错误，如检查数据的一致性、无效值及缺失值等）和数据划分（如将原始数据分成不同部分，一部分用于建立模型，一部分用来验证或测试模型）。

（二）统计分析

统计分析包括确立预测结局、选择模型、选择变量、评估准确性和验证模型五个方面。

1. 被预测的结局通常都是某类事件（event），其必须有一个明确的，且广为接受的定义，诸如罹患某种恶性肿瘤的可能性，固定时间点内的累计复发率或者死亡率（或病死率）等。

2. 根据被预测的结局来选择对应的统计模型，一般常用的模型为 logistic 回归模型和 Cox 比例风险回归模型。如结局是诸如病灶是否恶性、有无转移等二分类事件，则选用 logistic 回归模型；诸如 5 年总体生存率等时间事件（截尾结局），则用 Cox 比例风险回归模型。

3. 选择预测所用的变量要建立在既往研究结果及合理的临床推理基础上，必须兼顾临床和统计两方面的意义。要避免单纯依据统计意义来选择变量或者因为原始数据不完整，排除某类变量这两种情况。以下是选择变量时的两个另需注意之处：

（1）因为变量的统计意义（一般用 P 值表示）受到变量对结局的实际作用、样本量和原始数据的变异度三个方面的影响，故最终纳入模型的变量数量需遵循一定的原则：①如果采用的为 logistic 回归模型，则依据发生和未发生结局/事件的病例数，变量数不能超过其中最少病例数的 1/10。例如在建立图 2-7-3 所示的列线图过程中，在 707 名病例中有 211 名的肿瘤组织中检出 MVI，496 名未被检出，那么变量数不可多于 21 个（211×1/10），而不是 50 个（496×1/10）。②如果采用的为 Cox 比例风险回归模型，则变量数至多为事件数的 1/10。例如结局是 5 年内总体生存率，事件是 5 年内发生死亡，变量数则不能超过 5 年内死亡病例数的 1/10。

（2）变量的统计意义还受到一些统计相关因素的影响：①混杂／共线性，是指某类因素与被研究因素和结局／事件均有关，若在比较的人群组中分布不匀，可以歪曲（掩盖或夸大）被研究因素与结局／事件之间真正联系。比如影像学上出现坏死区域，与另一个预测因素（多病灶生长）和结局（病灶为恶性）均有关，拟合模型过程中发现出现坏死区域是预测效能突出的因素，而多病灶生长却无意义。按照临床常识，多个病灶多预示病灶为恶性，这说明在分析过程中，多病灶生长这个因素的作用被影像学上出现坏死区域这个因素混杂了。临床医生需和统计学专家密切合作，通过临床价值和统计评估（方差膨胀因子和特征值计算）来处理此类问题，取舍因素。②交互作用，是指一个因素各个水平对结局的作用随其他因素的不同水平而发生变化的现象，说明同时研究的若干因素的效应非独立。如图 2-7-5 所示，阳性淋巴结数量对于复发的作用，随患者是否接受辅助治疗以及肿瘤的 T 分期这两个因素的状态而变化。交互作用和混杂的根本区别在于混杂因素的变化可以同时引起结局和其他被研究因素的变化，所以在研究中要尽可能地控制混杂因素，使其保持不变。具有交互作用的两个因素之间则不存在这种关系，一个因素的变化并不会引起另一个因素的改变，研究者要根据临床知识，通过研究来发现这种作用，并融合至模型中，增加其实用性和精确性。③线性转换。logistic 回归模型和 Cox 比例风险回归模型所基于的假设均为变量不同水平对结局／事件的作用呈线性分布，当该假设不满足时，就要对变量进行线性转换，如不转换可能导致模型的过拟合。如图 2-7-6 所示，在 5cm 以内，肿瘤直径对肝内胆管癌肝切除术后生存率的影响递增；超过 5cm 时，其影响几乎维持不变，不再随直径增大而明确增加。故需对直径这个变量进行转换，将其分为 ≤ 5cm 和 > 5cm 两个水平，然后分别按照不同的线性关系进行建模。

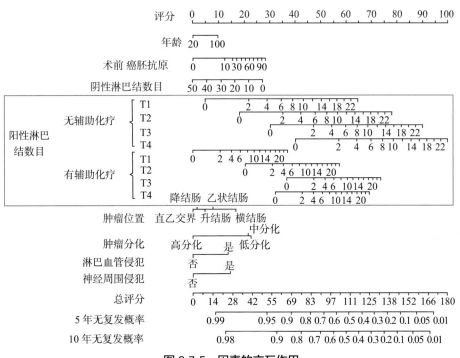

图 2-7-5　因素的交互作用

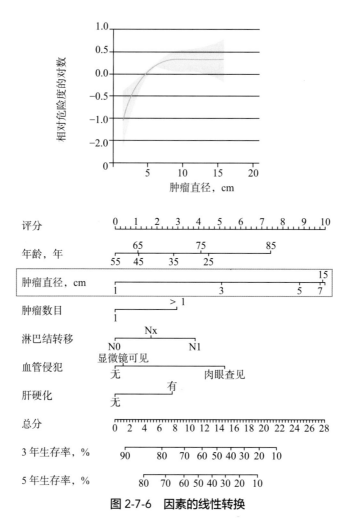

图 2-7-6　因素的线性转换

4. 列线图的准确性评估主要指标为区分度（discrimination）和契合度（calibration）。

（1）区分度是指列线图将发生和未发生结局 / 事件的研究对象区分开的能力，以一致性指数（concordance index, c-index）进行度量。一致性指数的计算方法是把所有的研究对象随机地把两组组成对子，然后计算预测结果与实际结果一致的对子占所有对子的比例。以生存分析为例，对于一个对子，其中生存时间较长的患者利用列线图预测其生存概率高于生存时间较短的患者，则称之为预测结果与实际结果一致，反之则为不一致。一致性指数的范围为 0.5 ~ 1.0，高于 0.7 则可被认为预测能力良好。

（2）契合度是指列线图预测的结果与实际结果的吻合度，以校准曲线进行呈现。校准曲线的基本思想是：首先利用列线图预测出每位研究对象发生结局 / 事件的概率，并由低到高排列。然后根据不同分位间距（如四分位间距）分组并分别计算每组研究对象预测概率和实际概率的中位值（也可以是均值）。最后将这两个值结合起来作图得到校准曲线。如图 2-7-7 所示，预测结肠癌患者术后 5 年无复发率的校准曲线中包含了 4 个校准点，说明将患者根据预测复发概率的四分位间距将患者分为 4 个组。每个点的横坐标代表利用线图预测复发率的中位值，纵坐标代表这组患者实际复发率的中位值。蓝色虚线表示预测的理想状态，即预测概率和实际概率完全吻合，因此校准曲线与蓝色虚线越贴近，说明列线图的准确性越好。

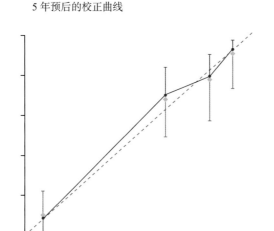

5 年预后的校正曲线

列线图预测的无复发生存率（%）

图 2-7-7　校准曲线

5. 在最后确定列线图之前，其准确性必须得到无偏倚的验证。验证的方法包括外部验证法和内部验证法。

（1）外部验证法简而言之即使用一组数据去建立列线图，再使用另外一组独立的数据（即外部数据）去验证列线图预测效果的准确性。两组数据必须来源于不同的病例队列，最理想的状态为来源于不同的中心。外部验证法是验证列线图准确性的金标准。

（2）如外部数据不易获取，则可采用内部验证法，即为利用建模组自身的数据来验证列线图的预测效果。内部验证法包括交叉验证和 Bootstrap 自抽样等方法。①交叉验证法有简单交叉验证、S 折交叉验证（S-folder cross validation）和留一交叉验证（leave-one-out cross validation）三种形式。简单交叉验证的原理为将样本数据随机分为两部分（比如：70% 作为训练集，30% 作为测试集），然后用训练集来建立模型，在测试集上验证模型。该过程可以重复，最后选出参数最优的模型。后两种方法的原理都是将样本数据随机分成 S 份，每次随机选择 S-1 份作为训练集，剩下的 1 份做测试集。当一轮完成后，重新随机选择 S-1 份来训练模型。若干轮（小于 S）之后，评估最优的模型和参数。② Bootstrap 自抽样法是指对样本人群进行有放回的重复抽样，每次抽样样本数相同，这样同一个个体就有可能被抽中多次。利用 Bootstrap 自抽样产生的新样本去评价列线图模型的准确性。

（3）一般而言，列线图在验证数据集中的准确性会略低于在建模数据集中的。如果差距较大，可以通过减少变量数量来改善模型过拟合的状态。需要强调的是，在外部验证中的表现大幅下降并不意味着该列线图不可采用，只要其准确性尚处于临床可接受的范围，仍可推荐使用。至于临床可接受的范围，因病而异，目尚无固定的标准。从另一个角度而言，列线图准确性在不同数据集中的差异有助于研究者考虑选择的模型有无不妥，以及发现建模和验证数据集之间的差别，从而有助于改进列线图。

（三）展示应用

列线图的展示，首先要保证所有图形要素完整规范，尤其是需对变量进行准确、简洁的说明，方便读者应用；其次作图要美观，线条、刻度和文字的比例和间距需协调，如图2-7-8所示，上面的列线图较下面的列线图整体要好，另外下面的列线图中"Tumor diameter（imaging）"这个变量缺少单位。

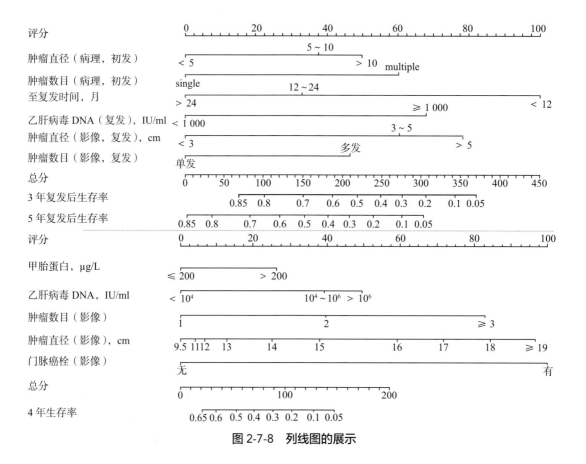

图 2-7-8　列线图的展示

虽然区分度和契合度在列线图性能的评估中同等重要，但在相当数量文献的摘要中，研究者仅报道与区分度相关的结果，而忽略了契合度的描述，原因可能在于展示契合度必需的图形无法放在摘要中。另外在绘制契合度的校准曲线时，仅标识了校准点，而未展示其置信区间，使用者无法评估列线图预测的概率与实际概率的差距。

列线图的应用，最终目的是希望通过利用列线图辅助决策从而改善临床结局。首先要根据建模人群的特点，在类似的患者群体中应用，然后再更大范围地验证。其次要保证应用过程中，列线图中所包含的变量被完整收集，尽量避免数据缺失的情况。从证据等级而言，如需客观地评价列线图的应用价值，最好开展前瞻性的研究，即将患者随机分为基于列线图辅助临床决策和无列线图辅助临床决策两组，并对两组临床结局改善程度进行比较。显然对每个列线图都进行前瞻性验证是不切实际的，故需采用其他方法来实现。

决策曲线分析（decision curve analysis, DCA）是方法之一，其基于风险阈值（threshold probability, Pt）对列线图的临床实用性进行预估。采用 DCA 默认的前提为，设定风险阈值后，如根据预测模型（或诊断方法），个体的预测风险大于风险阈值就要接受处置，低于风险阈值则不接受处置。风险阈值的设定受到疾病种类、处置的有效性和副作用，以及医生或患者个体接受度的影响。如果某种疾病治疗方法比较有效，而且便宜，漏诊的危害大于过度诊疗，那么阈值就可能会被设定得低一点，使更多的患者接受治疗；如果某种疾病目前没有太有效的治疗方法，过度诊疗的危害要大于漏诊，就可以设定得高一点，实施治疗更为谨慎。决策曲线的纵坐标是净收益（net benefit），计算方法为真阳性率 - 假阳性率 ×Pt/（1-Pt），代表的是正确预测并接受处置获得的收益减去过度处置的危害（假阳性导致的）；横坐标是风险阈值。以净收益对风险阈值作图即得到决策曲线。利用该曲线，可以评估在不同风险阈值，利用列线图辅助决策的净获益是否优于假定所有患者都接受或都不接受处置的净获益。如果一位医生认为在进行根治性前列腺切除时，即便精囊侵犯的概率低于 5% 也要切除之，或者高于 50% 才行切除，此时利用列线图辅助决策就无必要了，因为此时净获益与假定所有患者都接受或都不接受切除的净获益相同（图 2-7-9）。

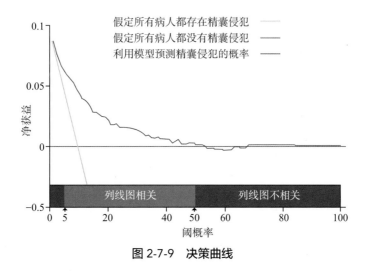

图 2-7-9　决策曲线

三、局限性

（一）时间假设

1. 我们利用列线图进行预测的一个前提是认为在人群中某结局 / 事件发生的概率是相对恒定的，不会随时间的推移而变化。比如有学者利用 SEER 数据库收录的 1994—2005 年 12 900 例的数据，建立了预测结肠癌接受根治性手术切除后生存率的列线图。该列线图基于的假设就是 2005 年以后的结肠癌患者切除后的生存水平与 1994—2005 年类似。事实上，从 SEER 数据库的资料分析，结肠癌患者的总体病死率年均下降约 2.9%。这就意味着随着时间的推移，当治疗水平进步，早诊率提高，用基于 1994—2005 年病例的列线图来预测 2005 年以后患者的生存率，其预测的准确性会下降。

2. 大多数列线图都无法对个体的预后进行实时预测。比如一位 60 岁的男性结肠癌患者，术前癌胚抗原水平为 10ng/ml，肿瘤 T 分期为 T_2，有 10 个阳性淋巴结，接受了辅助治疗，那么其术后 5 年复发率预计为 9%。但是如果其术后 1 年复查时，癌胚抗原水平升至 60ng/ml，那么因为列线图未纳入随访过程中动态变化的变量指标，故利用其对预测该患者的复发率也无法得到实时更新。

（二）变量选择

选择变量是构建列线图中十分重要的一环，但是选择了合适的变量就能保证列线图的性能在使用过程中相对稳定吗？事实并非如此，变量的测定方法也会影响列线图的性能。在一项研究中，研究者使用三个基于前列腺特异性抗原（PSA）水平的不同列线图来预测同一患者罹患前列腺癌的风险，结果差异较大，采用不同的商业试剂盒检测 PSA 水平是造成此结果的原因之一。除此之外，如果列线图中纳入诸如肿瘤细胞的恶性程度和组织亚类之类的变量，其性能势必会受到病理学医生专业能力的影响。因此，列线图中的变量并不是多多益善，过多的变量只会使得列线图中包含的潜在误差增多。

（三）满意度和结局改善程度

如前所述，在列线图准确性的评估中，区分度和契合度都很重要，但是想将其包含的信息简洁准确地传递给患者却并不简单。在医学领域内，列线图的使用已呈指数级别的增长，但有关患者对列线图各种参数的理解，使用过程中的满意度以及列线图辅助医疗决策对结局的改善程度等资料仍非常匮乏。另外，鲜有前瞻性研究结果证实列线图辅助决策的方式确实较其他决策工具可改善结局。因此，在报道一个列线图时，我们可以得到利用列线图预测的准确性优于医生依赖于个人经验判断这样的结论，但这并不等同患者或医生对列线图的满意度就高，也不能认为使用列线图肯定可改善患者的结局。

（四）准确性和临床实用性

在一项纳入 2 130 名患者的前瞻性研究中，研究者通过两个列线图来预测患者罹患前列腺癌的风险，并据此判断是否要对患者进行穿刺活检。两个列线图的区分度（一致性指数分别为 0.72 和 0.67）和契合度相似。当风险阈值为 30% 时，相较所有患者都接受活检，使用列线图辅助决策不能产生净获益，其中一个列线图的净获益甚至为负值，说明使用其不仅无益而且有害。这个例子说明有些列线图尽管准确性良好，但是临床实用性不足，而且也缺乏对其是否有助于改善患者临床结局的评价。

四、学习资料推荐

在了解了列线图设计的各个环节和要点之后，读者最为关注的是如何利用自己的数据绘制出实用、美观的列线图。因为目前列线图的绘制主要通过 R 软件实现，读者不仅要有使用 R 软件的基本经验，还需在绘制过程中结合临床数据对程序代码进行反复调试，单凭文字描述无法对这些内容进行直观地展示，需要读者自学和反复实践。为了方便自学，在本节最后推荐了一些资料，有兴趣的读者可参考。

（一）R 软件

《R 语言实战（第 2 版）》（图 2-7-10）。作者：Robert I. Kabacoff，出版社：人民邮电出版社，原作名：*R in Action*，译者：王小宁、刘撷芯、黄俊文等，出版时间：2016 年 5 月，ISBN：9787115420572。

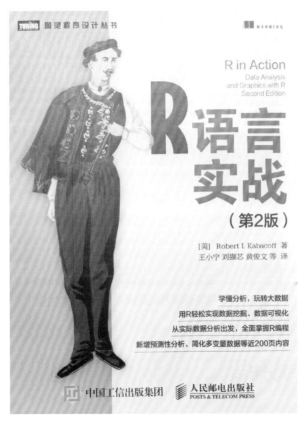

图 2-7-10　《R 语言实战（第 2 版）》的封面

（二）列线图的原理和实际操作视频

列线图 nomogram 原理及 R 语言实现讲解。来源：哔哩哔哩视频网站。

视频编号为 BV1CJ411u7N8，视频标题为：【生存分析】Nomogram 原理及 R 语言实现 # 统计学专业博士讲解。

（三）临床预测模型

《临床预测模型：建模、验证和更新的实用技术》*Clinical Prediction Models: A Practical Approach to Development, Validation, and Updating (Second edition)*（图 2-7-11）。作者：Ewout W.

Steyerberg，出版社：Springer Nature Switzerland AG，出版时间：2019 年 12 月，ISBN：978-3-
030-16398-3。

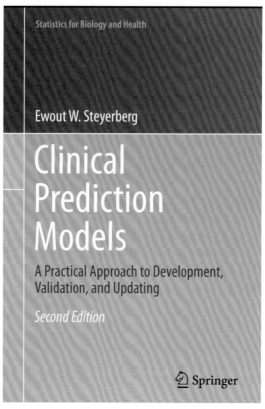

图 2-7-11 *Clinical Prediction Models* 的封面

第八节 荟萃分析

作者：刘允怡 林伟棋

一、引言

荟萃分析需要在系统性综述的背景下进行。两者开展研究初期的步骤可能相同，但最后进行的步骤有所不同，而且不是所有系统性综述的研究，最后都可以进行荟萃分析。

系统性综述是采取一个科学化和透明的手段，使用详细系统的方法来检索、收集、选择、排除已发表在文献中的文章，通过评稿、分析，综合回答一个明确定义的问题。

荟萃分析就是经过在系统性综述所使用的方法后，再通过一个统计程序，组合来自多个独立研究的数据，来进行统计学上的分析，做出总结。

总的来说，如果在文献中没有足够的独立的研究数据，或只有质化没有量化的数据，都不能进行荟萃分析。

二、荟萃分析的进行

简单来说，是通过系统性综述研究的科学方法，检索出有关回答问题的文章，把这些单独研究做出来的数据做出组合，通过统计学分析，得出一个结论，该结论应比任何一个已发表的独立文章的数据要强。

荟萃分析能增强已发表的独立文章的可信性的原因：

1. 数据量加大，增加统计学上的检验效能（statistical power）。
2. 增加患者的多样性。
3. 增加研究在统计学上的有效性（statistical effect）。

三、进行荟萃分析的目的

1. 集合和总结多个不同独立研究的结果。
2. 分析不同研究中的区别。
3. 克服小样本研究不能检测治疗有效性的短板。
4. 透过分析较大样本找出独立小样本研究不足之处。
5. 增加评估治疗有效性的准确度。
6. 可做小组分析。
7. 可用作决定未来新研究方案的方向。
8. 可为未来研究提出新假设。

四、荟萃分析的优、缺点

（一）优点

1. 结果可以普遍用于较大人群。
2. 因较多数据结果，准确性和精密度可以增强。
3. 较大数据可能在统计学上检测出小数据研究中检测不到的疗效。
4. 不同研究得出来的结果可以量化和分析。
5. 可能检测出一些研究中的取样误差或在不同研究方案中的差别。
6. 假设检定可以透过合并效应值（summary estimate）进行。
7. 调节变数（moderators）可以加入分析中解释不同研究的不同结果。
8. 可检测已发表文章中的偏倚。

（二）缺点

1. 只可用于有量化数据的研究，研究数据一定要能量化，不能质化。
2. 如不同研究使用不同原因把一些独立研究排除在荟萃分析之外，得出来的结果可以不同。
3. 很多使用荟萃分析作研究的人员对研究的定义和研究方法不够了解，引致错误。
4. 在有些研究领域中，很难找到足够和有关资料作分析。
5. 如加入一些差的研究数据，可以把整个分析完全摧毁。

五、荟萃分析的主要步骤

可分为以下 9 个步骤：

（一）提出研究课题

1. 在提出研究课题时，主要考虑以下两点。

（1）这项研究课题对临床医学的实用性　对临床医学是否重要？这课题有没有争议性？在不同医学中心治疗方法是否不同？有没有需要做一个研究澄清以上几点？

（2）这项研究得出来的结果有没有创新性？　最近有没有人做过这类课题的荟萃分析？最近在这个领域中有没有重要研究出现？

2. 如通过考虑以上两点后觉得荟萃分析应该继续进行，随后要执行的医学步骤为：

（1）组织一个团队，包括统计学专家、懂设计荟萃分析设计专家和相关课题研究专家。

（2）写一个详细的研究方案。

（3）在网上登记研究方案。

3. 如何从一个临床课题，提出一个临床问题，写成一个临床研究方案？在国际上很常用的方法是使用 PICO 原则：

P（patient/population）= 患者或研究目标，例如：可切除肝癌患者（成年 > 18 岁），尝试找出标本内有 / 没有微血管侵犯。

I（intervention or exposure）= 干预治疗，本例：解剖性肝切除。

C（comparison）= 对照比较，本例：与非解剖性肝切除比较。

O（outcome）= 结果（结局指标），本例：长远总生存率或无瘤存活率。

（二）检索文献

1. **在适当文献库（PubMed/Medline）使用适当检索词（search terms），包括使用：**

（1）MeSH（Medical subject headings，医学主题词）。

（2）Boolean Logic（布林逻辑）；"AND" "OR" "NOT"。

（3）Fuzzy Logic（模糊逻辑）；"NEAR" "Within 5 words of"。

（4）使用 * 或 $ 缩短字句，或找出相关字，如 Med*，可找出 Medicine, Medical, Medication。

2. **扩大检索：**

（1）可使用 MeSH 合并其他名词检索。

（2）更可检索文章题目、摘要，甚至全篇文章。

使用这些不同方法，可充分找出您所要找出来的文章。

（三）选择文章用做荟萃分析

1. 阅读文章题目和摘要前，要先建立一套纳入、排除标准决定文章应否进入分析，和应排除什么文章：

（1）与荟萃分析课题无差别，文章可进入分析，包括：①研究人群；②干预治疗或暴露因素；③比较组；④研究结果。

（2）应排除进行荟萃分析的文章：①文章不符合纳入标准，不适合分析；②发表使用不可翻译的外国语言；③研究发表在荟萃分析时段之外；④重复发表数据：如一中心发表多次数据，只用一次该中心发表最后和最大的数据。

通常做法是找两个人分别进行文章筛选。如果有不同意见，两人商谈找出双方可以接受的结果。应使用 PRISM（preferred reporting items of systematic review and meta-analysis chart）来进行。

2. 筛选后把整篇文章从头细读，再次使用排除标准决定是否需要再排除一些文章。阅读文章也是通过两个人分别阅读，如有需要，经过商讨后达成一个统一意见。

3. 把纳入荟萃分析文章中的每一篇文章所引用的文献细读一次，从中找出有无相关文章没有检索出来。如有疑问，写信给有关作者查询他们是否在这个领域中曾发表文章，如有则要求打印一份寄给您。

（四）从入选文章中提取数据做荟萃分析

每一篇文章的内容，最少要记下的资料应包括：

1. 第一作者姓名。
2. 文章发表在哪一年。
3. 研究患者人群。
4. 研究种类（RCT？哪种队列研究？）。
5. 干预治疗的措施是什么？（简略介绍）
6. 比较治疗的措施是什么？
7. 研究结果是什么？如何度量？
8. 入治疗组人数？
9. 入对照组人数？
10. 在连续性的数据中，治疗组的平均数是多少？其标准差是多少？
11. 在连续性的数据中，对照组的平均数是多少？其标准差是多少？
12. 在二分性的数据，治疗组一共有多少患者达到预定的研究结果？
13. 在二分性的数据，对照组一共有多少患者达到预定的研究结果？
14. 研究有没有质量上的比较？

关键性批评研究优劣的详情见第六章第七节"作为读者如何关键性阅读文章"。

（五）对决定入选文章中的数据质量如何关键性地评审

简单地说，对每一篇文章需要评审的内容应包括：

1. 研究假设是什么？
2. 研究样本量是否足够？
3. 研究员如何排除偏倚？
4. 如是 RCT，有没有单盲或双盲？
5. 随机分组方法是否正确？

6. 有没有进行治疗意向分析（intent-to-treat analysis）？

7. 如是队列研究，研究员如何排除选择偏倚？

8. 排除入组患者有没有引入重要偏倚？

9. 如何控制混杂变量（confounding variables）？

一个非常有用的可以用来评审荟萃分析的研究质量的工具是 2006 年由国际指南制定小组发布的用于证据质量等级和推荐强度评估的推荐等级评估、制订与评价（grading recommendation assessment development and evaluation criteria, GRADE）系统。

（六）决定文章中的异质性

荟萃分析与系统性综述最大的区别是荟萃分析假定不同研究的群组有相当接近的干预治疗和结果，由此假定可以引出两种不同的可能性：

一种可能性是这些研究来自同一总体，各个研究间具有较高的同质性，因此可把数据直接合并，采用固定效应模型（fixed effects model）来分析。

另一种可能性是这些研究来自不同的总体，各个研究间的异质性较大，不可以把数据直接合并使用。但可认为这些研究是在众多研究中被随机选择的，因此可使用随机效应模型（random effect model）来分析。

1. 检验异质性的常用方法有两个

（1）Cochran Q test（Q 检验）：该量度是使用卡方检验（chi-square test）。假定所有研究均来自同一总体（homogeneous，同质性）。采用固定效应模型做荟萃分析时，若卡方统计量小，提示研究间具有同质性；反之，若卡方统计量大，则提示不同研究间存在异质性。

（2）I^2 评估：另一个统计学评估荟萃分析的异质性的方法是使用 I^2 评估。一个高的 I^2 评估等同于大的异质性。一个低的 I^2 评估，被认同为同质性。常用的低界线有些人划定在 < 30%，但也有划在 < 50%。

2. 如何处理异质性差异太大　在人群群组中，干预治疗或治疗结果中如发现异质性差异太大，就只好放弃使用荟萃分析，改用系统性综述来代替。但有一种情况，即如果大部分研究十分相同，只有一或两个研究在分析后发现有较大差异，就可以假定那并非同质性的研究，而只是来自一个十分大样本的研究库，我们就可以使用随机效应模型来做荟萃分析。

（七）评估合并效应值（summary effect estimate）

首先使用固定效应模型或随机效应模型来做合并效应值评估，然后使用 Forest 图和通过视力检查来决定每一研究的效果评估的分布情况，看看他们与空值结果和合并效应值的关系如何。

Forest 图是用来显示每一研究效果的评估。是以一个四方来代表，每一四方大小跟研究加权比重（weight）相对应。而加权比重是用方差（variance）来评估，方差越高，四方面积越小。每一个研究效果评估都有一条横线，线的长短跟该研究效果的 95% 置信区间成正比。Forest 图的 X 轴用来表达效应值。一条垂直线在中心显示中性。线右方显示有利于治疗，左方则有利于对照组。图中菱形代表合并效应值评估。菱形的宽度等同于 95% 置信区间（图 2-8-1）。

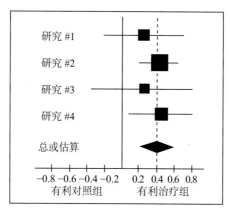

图 2-8-1　Forest 图

（八）评估发表偏值

发表偏值最常见的例子是发生在有些研究应进入荟萃分析而却没有进入。原因是一些有正面结果的大型研究相比较一些有负面结果的小型研究被杂志接受刊登的机会要高，但也有其他不同的原因。

发表偏值发生的主要原因：

（1）医学杂志总编喜爱接受有正面结果的研究刊登，因文章引用的机会大。

（2）研究资助医学研究的机构较倾向支持大型而且会有结果的研究。

（3）研究人员对小型研究，或虽然研究做出来但没有正面结果的研究，写作和投稿到医学杂志刊登的兴趣较低。

（4）小型研究往往被医学杂志拒绝较多，最后就算是被接受刊登也会较迟。

因此，一些非常常见的现象可出现在 Forest 图中：①大型而有影响力的研究的治疗效果评估十分接近合并效应值评估线；②大型有影响力的研究十分少，通常只有 1～2 个；③小型研究会有很大差距的治疗效果，它会平均地分布到合并效应值评估的不同地方；④研究越小型，以上差距和分布越大。

Funnel Plot 漏斗图：最常用于检查有没有重大发表偏值。该图的命名是因如果发表的文章中没有重大发表偏值的话，图看起来像一漏斗（图 2-8-2）。

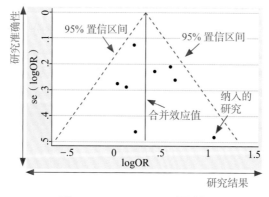

图 2-8-2　Funnel Plot 漏斗图

通常来说，大型研究和有小方差的研究，会较接近中线的合并效应值评估。小型研究和有大方差的研究会较接近漏斗底部（图 2-8-3）。

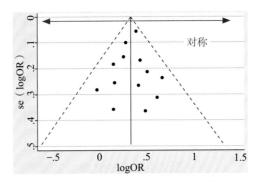

图 2-8-3　没有严重发表偏倚的漏斗图

如有严重发表偏倚，漏斗图底部的右或左角会缺乏代表研究的点（图 2-8-4）。

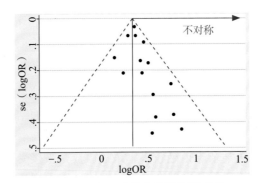

图 2-8-4　有严重发表偏倚的漏斗图

（九）进行小组分析或回归分析

这在荟萃分析中不一定要进行，但如果数据足够，则可以进行。进行可以帮助检测合并效应值的结果是否因研究的种类不同或参与研究群组的不同而有所改变。

六、不同种类的荟萃分析

传统的荟萃分析是比较两种不同治疗的疗效。网络荟萃分析（network meta-analysis）是用于比较多种不同治疗的疗效。

也有其他不常用的荟萃分析，包括：诊断或评估预后荟萃分析；多变量荟萃分析；遗传学荟萃分析。本节不做详细介绍。

七、荟萃分析用于不同类型的临床研究

（一）随机对照研究

传统上荟萃分析是用于随机对照研究。分析的随机对照研究越多，以及患者进入荟萃

分析的人数越多，荟萃分析得出来的结果越可靠。

但对于荟萃分析能否将随机研究合并观察性研究一起进行，或荟萃分析能否单独在观察性研究中进行，尚有争议。本节在下文进行讨论。

（二）随机对照研究合并观察性研究

如在随机对照研究中，加入观察性研究的数据，合并一起做荟萃分析，引起最大的关注和批评点是荟萃分析得出来的结果，有可能会误导读者，因为观察性研究可以引入不同偏倚。

1. 有一些专家使用以下四条问题，尝试解答能否合并随机对照研究与观察性研究一起做荟萃分析：

（1）有哪些种类的研究可以做出研究结果来回应荟萃分析提出的课题问题？

（2）这些研究会带来哪些偏倚？

（3）这些研究的偏倚是否会影响荟萃分析的结果？

（4）引进这些研究进入荟萃分析是否会带来好处？

这些问题的结果，直接影响应否在随机对照研究中加入观察性研究来进行荟萃分析。

2. O'Commor 和 Sargeant 在 2014 年发表了一篇文章，并做出了以下分析。把荟萃分析在四种不同情况下，回应以上提出的 4 种不同问题：

（1）比较治疗结果，应该使用 PICO 回应问题，P = population（入组人群），I = intervention，C = comparator，O = outcome of interest。

（2）比较暴露效果和疾病发生率，应该使用 PECS 回应问题，P = population，E = exposure，C = comparator 和 S = study design。

（3）有关患病率（prevalence）和结果，应该使用 PO 回应问题，P = population，O = outcome of interest。

（4）有关诊断准确性，应该使用 PIT 回应问题，P = population，I = index test，T = target condition。

作者在本文中讨论了观察性研究在荟萃分析中的作用，以及在决定应否把观察性研究的结果加入荟萃分析时需要考虑的一些因素。作者提议在计算汇总效果结果时，只应纳入不会引入高危偏倚风险的研究。同时，研究设计可能是评估研究结果异质性的一个有重要意义的变量。

换言之，在随机对照研究中加进观察性研究的数据来进行荟萃分析，要非常小心。但现今已有越来越多荟萃分析使用这些合并的数据。

（三）单独使用观察性研究的数据

这在流行病学上是可以进行的。MOOSE（meta-analysis of observational studies in epidemiology）guideline 和 checklist 是特别为流行病学观察性研究用于系统性研究和荟萃分析而设。除了流行病学研究外，其他种类的荟萃分析文章的发表也开始出现。无论如何，进行这种荟萃分析，一定要非常非常小心。引进偏差进入荟萃分析，可产生错误的结论。

在荟萃分析中，每一篇研究进入分析中，无论是什么类型的研究，包括随机对照、非随机比较性或观察性研究，都要小心找出引入分析的风险。在非随机研究应使用ROBINS-1或Cochrane risk来找出这些种类的研究可能引入的偏倚，包括：

1. **混杂偏倚。**
2. **选择偏倚**　领先时间偏倚和流行数据偏倚。
3. **信息偏倚**　回忆偏倚；测量偏倚，尤其使用主观测量结果。
4. **发表偏倚**　选择性发表部分结果，分析方法或小组分析，而不发表没有统计学上意义差别的研究。

详情见第五章第九节"误差、偏倚及其控制方法"。

在随机对照研究中，应使用ROB 2.0 tool。这一种类的偏倚和如何查找的方法见表2-8-1。

表2-8-1　随机对照研究偏倚和查找方法

偏倚	查找方法
选择偏倚	如何分组
治疗情况偏倚	单盲、双盲 治疗人员经验
测量偏倚	盲测人员 同一测量方法
损耗偏倚	入组后患者排除出组？随访流失？
发表偏倚	选择性发表

在关键性阅读荟萃分析和系统性综述文章时，要使用医学工具：① CASP checklist、Systematic review/meta-analysis；② AMSTAR 2。详情见第六章第七节"作为读者如何关键性阅读文章？"

八、总结

荟萃分析现今使用越来越普遍。使用或阅读这些分析性研究要非常小心，因分析时引来的偏倚可影响分析性研究结果而产生错误总结。

第九节　多中心研究

作者：刘允怡　林伟棋

一、引言

在讨论多中心研究之前，首先要做出一个清晰的定义。其实定义十分简单，即在临床研究中，有多个医疗中心参与进行的医学研究。

在临床研究中，多中心研究尤为普遍。但在基础研究中，也有多个医学中心合作研究的例子，例如，不同中心有不同的基础研究特长，因此决定合作，可以取长补短，做出创新性的研究成果。

二、临床多中心研究的分类

本章节主要讨论临床研究的多中心研究。可分为：

（一）国内多中心研究

可再细分为：

1. 龙头医院带领其下的医院。
2. 兄弟医院合作进行，无分大小。
3. 由国家或省市统筹的全国性或区域性研究。
4. 在疾病高发区的跨地域性研究。例如肝包虫病，有些地域高发，有些地域没这种疾病。

（二）国际性

在国际上需要进行临床多中心研究的原因如下：

1. 可提供更多患者，在较短时间内完成患者入组的数目要求。
2. 不同人群进入研究，可使研究结构更具普遍性。
3. 不同中心利用不同科技特长，相互合作，互补长短。
4. 有些临床研究，如果不用多中心研究是找不出答案的，例如：

（1）流行病学的数据，包括某一种病的患病率，不同地区分布情况，不同地区治疗方法和水平。

（2）较常见病，但不同地区有不同致病原因。

（3）罕见病，尤其有关家族遗传病。

（4）较常见病，但罕见的临床表现或并发症。

三、进行多中心研究可以带来什么好处

无论是国内或国际进行多中心研究，其好处包括：

1. 研究能在合理的时段内找到足够的患者进入临床研究。
2. 研究结果能普遍地和适宜地用于真实世界中，而不再是一项只在顶尖中心最有经验的医师做出来的结果。
3. 促成有共同兴趣、不同水平层次的医师联合起来一起解决问题，即由有经验的医师带领经验不足的医师进行医学研究，使科研可以在不同地区一代一代地传承下去。
4. 研究计划通常是由一些有科研经验的医师设计，然后经过多方面参与的讨论和改善；这个步骤可带来相互学习的机会，获得互助互利的好处。
5. 现今不少优秀的国际和国内指南，都是基础于高素质的临床研究，而多中心研究是一种可以使用大样本量来探讨一个临床研究问题的好方法。

6. 可通过高研究水平的中心的参与，带动起一些普通水平的医学中心的工作，使之不论在医学研究还是在临床治疗水平方面都得以提升。

7. 可监查通过数据收集和患者随访资料，增强监查不同研究中心患者的临床表现，使参加研究的中心能早期发现问题而加以改善。

8. 能增加所有参与研究的中心和研究人员发表文章的能力和次数，并能增强其在国内、外的科研影响力。

四、多中心研究的缺点和限制

多中心研究，尤其是国际多中心研究的实施，最困难是在进行前要解决以下问题。

1. 语言问题，这在国内多中心研究不是问题，但在国际多中心研究却是一个大问题。主要需要解决的是如何能准确地翻译研究中的知情同意书、表格和问卷。

2. 在药物研究中，如何适时地运送药物、安慰剂或其他有关研究的物资到不同国家？

3. 在外科手术中，如何保证不同中心的设施、手术方式和患者入组标准能统一和达标而不脱离最初定下的标准，以及如何统一外科医师的经验和水平，可保证患者不会受到不必要的伤害？

4. 如何能通过不同地区，尤其不同国家的审批来进行研究？

5. 如何能找到足够的研究基金来支持该研究？

6. 如何能预防有些中心只报喜不报忧？只报结果好的病例而不报差的病例。如何保证所有患者入组后一定要分析？

7. 在分析不同地区或国家的结果时，如结果差异很大，就要进行分析和作出以下决定：

（1）这些差异如何解释？

（2）地方社会结构、文化和医疗体制是否是影响医疗结果的重要因素？

（3）是不是人群差异所引致？如果是，为什么在研究前不知道？如知道，为什么不在研究方案中首先提出来？

（4）最后要决定是否合并报道这些来自不同地区或国家、文化背景有差异的不同人群的研究结果和报道是否适宜？

五、开展多中心研究的准备工作

多中心研究通常都是大型的研究，是一种十分昂贵、费时的研究。如进行顺利，则回报丰厚。

在开展前，一定要做好准备工作，包括：收集资料；制订执行计划；找到适宜的合作伙伴。准备就绪，方可开筹备会议。

在此笔者想提醒参加国际多中心临床研究的我国单位领导人，参加这些国际多中心研究，在发表文章时很少有机会能把我国的研究人员列为第一或通信作者。这可能跟语言和书写 SCI 文章的能力有关。如果在提供加入研究的患者例数多的情况下，这就十分吃亏了。如有能力且相关病例多，就应在我国自己开展一个多中心研究。这也是本书最大的目的，即如何改善我国临床研究水平和学懂如何投稿到国际的 SCI 杂志。

（一）召开筹备会议

目的是探讨该项多中心研究的可行性和如何进行研究的筹备工作。会议可能要开多次才能取得多个合作中心的共识。进行步骤如下：

1. 首要的工作是要决定在一个特定的科研题目中，应否进行这一多中心研究，以及参加研究的中心应有多少。

2. 在同意进行研究后，要评估进入研究的患者数量（通常每一中心在评估该中心能进入研究患者的数量都是高估的），然后要决定进行什么类型的临床研究。

3. 在药物研究中，统一治疗方案比较容易，但还是要决定是否使用安慰剂。在外科手术研究中，要决定统一手术的入路、步骤和切除范围，例如：只进行传统或扩大淋巴结清扫，或在 Whipple 手术中进行哪一种胰肠吻合方法。

4. 要决定如何收集资料和使用特定设计的研究表格（详情见第三章第三节"如何制订一份周全的临床试验观察表"）。

5. 建立一个中央数据库（详情见第四章第一节"中央数据库的建立"）。

一个多中心研究的中央数据库与一个单独研究单位的中央数据库的设计有点不同，但也有相同的地方。最大的不同点是要防止任何人都可以随意进入数据库拿取其他中心的数据作为个人用途。

单个中心和多中心的中央数据库的主要异同点为：在单个中心的中央数据库，全部数据只有领导研究的人才可以获取，其他个别研究员只可获取自己收集的数据；同样地在多中心研究的数据库，全部数据只有研究计划的带头人才可以获取，其他个别中心的领导人只可以看自己单位收集的数据。这样就可以确保不同单位的数据得到有效的保密。

6. 在多个单位同意参与这项多中心研究后，要决定研究基金的来源：①申请国家级、省级、市级研究基金；②各医院单位支持；③慈善团体捐助；④药厂或仪器制造商捐助。

7. **解决作者排序问题**　以往人们常常误以为，由多中心做出来的研究，在刊登出来文章中，如第一作者和通信作者都出于同一单位，这篇文章才算是出自该单位。这大大妨碍了多中心研究的发展，其他不是第一作者和通信作者的单位研究人员就会觉得参加多中心研究对他和他的单位好处很少，这会减低他们参加的积极性。解决方法可以从以下方面入手：

（1）由多中心研究的文章，或发表在高影响因子杂志的多中心研究，应认同每一作者的贡献，可以根据作者排序给予不同的评分。

（2）在"果树式"的研究中，一个研究题目可制造出多次"果实收成"，而每一"果实收成"可根据多中心研究不同单位贡献的患者例数的比例做出排序。例如，把文章的第一作者和通信作者给予一个单位，排序第一的单位放弃的话，排序第二的单位再做出决定要不要，如此类推。如本次排序第一的单位不要，下次再发表文章时，再由这个单位来决定要不要。

（二）筹备委员会做出决定后需要进行的工作

决定了进行多中心研究和什么类型的研究后，随后要进行的工作包括：

1. 设计研究表格。
2. 建立中央数据库。
3. 建立监查制度。
4. 建立数据管理制度。
5. 签合作同意书。
6. 研究方案提交伦理委员会审批。
7. 做临床登记。

（三）成立一个协调中心

在开展执行多中心研究前，要建立一个协调中心，该中心的主要工作为：

1. 成立一个多中心联络网络。
2. 书写研究手册、表格。
3. 建立高品质的数据采集制度。
4. 培训和教育不同中心研究人员。
5. 分析数据。
6. 统筹写作文章。

该协调中心成立的目的是保证所有研究中心使用相同步骤，收集相同数据。使数据可以被准确地分析和做出总结。

有些人可能会提出疑问，为什么在开展研究前还要进行人才培训和教育不同中心的研究人员？主要原因是研究人员可能来自不同医疗水平的中心，在筹备委员会内单靠领导人的同意和支持研究方案是不足够的，决策可能不能彻底地下达到每一位前线研究人员。因此开展研究前必定要做好下述工作：①教育：研究为什么重要？②培训：如何去做好？③统一研究步骤：保障数据分析的准确性。

（四）成立一个制度委员会

其目的是确保和提高该多中心研究的执行力。该委员会的成员应包括首席研究员和所有研究中心的代表。

委员会的主要责任：

1. 保证研究质量。
2. 审查不同研究中心表现，如有需要，进行定期现场探访。
3. 监查研究入组人数和不同中心研究活动情况。
4. 审批发表文章、会议报告。

（五）多中心研究适用范围

多中心研究适合用于：

1. 任何形式的使用原始数据的临床研究。包括：

（1）观察性研究。

（2）比较性研究。

（3）实验性研究。

2. 尤其适用于实验性研究。

3. 在非实验性的研究中，最常用于：

（1）流行病学。

（2）罕见病例。

（3）较常见但有罕见的临床表现或并发症。

（4）较常见病例，但不同地区有不同致病原因。

（5）需要临床多中心研究才有足够病例以便找出结果的研究。

（六）多中心研究不应随便开展

笔者想强调的是临床研究是一种非常昂贵、费时和设计复杂的研究。多中心研究、国际性多中心研究则更昂贵，更费时，更复杂。因此多中心研究不应随便开展。

六、总结

多中心研究应否开展，主要取决于：

1. 研究结果是否重要？

2. 研究假设是否建立于坚实的证据上？

3. 研究是否可行？

开展多中心研究不能一步到位。在没有建立好其他比较简单的研究基础时，领导者很难带领一个好的团队进行一个好的多中心研究，而且需要考虑到参加多中心研究的其他中心可能缺乏医学研究的有关经验。

第十节　临床研究中的因果关系推断

作者：金雪娟　陈灏珠

高质量临床研究通过提供科学证据和其他客观信息来回答临床问题。常见的临床问题主要涉及疾病的病因或危险因素、诊断、临床疗效和预后判断。这些临床问题，除了诊断试验问题比较特殊外，其他临床问题讨论的几乎都是"因素 A 是否影响因素 B"的问题，本质上都是在研究因果关系。

针对不同的临床问题，有对应的研究设计规范。研究设计类型按是否人为设置干预措施（如治疗），可以分为实验性研究和观察性研究两个类，这两个大类可以继续细分（图2-10-1）。临床研究中最常见的疗效问题，对应的最佳研究设计是随机对照试验（randomized controlled trial, RCT），值得注意的是，除高质量的 RCT 外，其他研究设计类型都可能出现各种偏倚（bias）和混杂（confounding），两者都会影响研究结果的内部和 / 或外部真实性，使结论归于无效。在临床研究设计、实施、分析时，应该尽可能避免偏倚；在统计分析时，应找出混杂并加以控制。

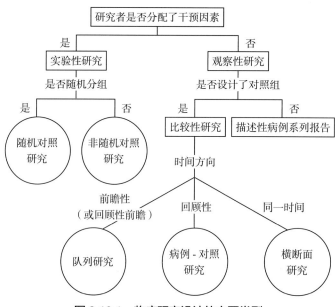

图 2-10-1　临床研究设计的主要类型

一、偏倚

（一）偏倚的定义

当样本人群所测得的某变量值若系统地偏离了人群中该变量的真实值时，即谓之存在偏倚（bias）。偏倚是人为的系统误差，它不能通过统计学方法估计大小和方向，只能通过合理的研究设计与实施加以避免。

（二）临床研究中常见的偏倚

"偏倚"和人们通常所说的"偏见"在英文语境中是同一个单词——"bias"，偏见指基于先入为主的主观臆断，不能以事实依据为基础，客观公正地看待某个问题。引申到医学研究中，偏倚涵盖了各种致使研究样本产生偏差的情况，它可能发生在观察性研究和非随机对照研究的设计、实施及分析阶段，环节繁多，方式各异。目前文献列出偏倚清单已经多达 70 多种，而且潜在偏倚的清单还在不断增加。事实上，这些名目繁杂的偏倚可以归纳为两大类：选择偏倚（selection bias）与信息偏倚（information bias）。

1. **选择偏倚（selection bias）**　产生于研究的设计阶段，由于选取样本人群方法上的错误，导致样本人群的有关变量不能代表总体人群者；或者样本人群中两变量的关系不能代表总体人群中此两变量的关系。选择偏倚可能导致虚假联系，使得实际上根本没有逻辑联系的两个事件或变量，可以找到统计上显著的相关性；或者削弱或者增强两个相关事件或变量之间的联系强度。

产生选择性偏倚的原因，通常是在研究设计阶段，被入选研究的对象，具有某些与研究结果有关的因素，而这些因素又难以为研究者注意或知晓。临床研究中常见的选择性偏倚有：①入院率偏倚：在医院为基础的病例比较研究中，由于病例组和对照组入院率的不同从而导致的偏倚，也称为伯克森偏倚（Berkson's bias）；②存活者偏倚（survival bias）：在病例比较研究中，收集的都是某种疾病的存活者，他们的致病因素或暴露因素有可能同死亡病例不同，会导致存活者偏倚；③时间差偏倚（immortal-time bias）：评估治疗效时，对照组起始时间如果从入组开始计算，而治疗组时间计算的起点是从服药或者手术开始，就可能产生时间差偏倚；④无应答偏倚（nonresponse bias）：在前瞻性研究中，当失访不是随机发生时，会导致无应答偏倚；⑤确定偏倚（ascertainment bias）：当对研究组的个体比对照组的个体进行更严格的结果监测时，或对结果进行差异记录时，可能会产生确定偏倚；⑥转诊偏倚（referral bias）：当转入研究导致异常结果发生的可能性增加时，就会发生这种情况。例如从一级医院转诊到三级医院的患者更有可能遭受与社区医院人群不同的预后。还有诸如诊断偏倚、成员偏倚等等，名称众多，不一而足，有兴趣的读者可以查阅相关书籍或文献进行阅读。

案例 1　越来越多的证据表明疟疾与侵袭性非伤寒沙门氏菌（iNTS）疾病之间存在正相关。有研究者采用病例比较研究方法，对 2 家医院收集的数据进行分析。病例组均为 iNTS 阳性患儿。在第一个研究中，研究者把 iNTS 阴性且白细胞正常范围的其他疾病患儿作为对照；在第二个研究中，把 iNTS 阴性但有菌血症的其他疾病患儿作为对照。第一个研究结果显示疟疾与 iNTS 感染负相关 [比值比（OR）= 0.4；95% 置信区间（CI）为 0.3 ~ 7.7]；第二个研究结果显示，疟疾为 iNTS 疾病的危险因素（OR = 1.9；95%CI 为 1.1 ~ 3.3）。此案例中，在医疗机构内进行的研究，由于使用不合适的对照组，伯克森偏倚逆转了 2 项研究结果，由于入院率难以正确评估，这种情况下，需要开展基于社区的病例比较研究，予以评价。

2. **信息偏倚**（information bias）　产生于研究的实施阶段，指测量暴露、协变量或结果变量时的缺陷，这些缺陷导致比较组之间的信息质量（准确性）不同。信息偏倚也被称为观察偏倚（observational bias），来源很多，根据来源不同而有不同的命名。常见的信息偏倚包括：①回忆偏倚（recall bias）。在病例比较设计的病因研究中，危险因素暴露史的回忆可能会受到研究结果是否存在的影响。病例可能比对照会更全面地搜索记忆，以试图回忆起是否曾经暴露于危险因素之中；②调查者偏倚（interviewer bias or observer bias）；③错误分类偏倚（misclassification bias）；④测量偏倚（measurement bias）等。有兴趣的读者可以查阅相关书籍或文献进行阅读。

案例 2　有队列研究报告超重或肥胖的癌症患者预后更佳。仔细考察队列研究对象后发现，这是由于测量偏倚所导致的研究结果偏离真实情况。因为超重或肥胖与糖尿病和心血管疾病的发生密切相关。而此研究队列中的糖尿病和心血管疾病患者，更有可能接受各种体格检查项目，因此，无症状癌症被早期发现的概率更高。无症状癌症患者通常处于疾病早期，总体预后良好，研究者就会得到超重或肥胖的癌症患者预后更佳的结论。

（三）避免或者减少偏倚的措施

RCT 研究规范化的随机化和盲法过程是避免或者减少偏倚的最佳措施。在非 RCT 研究设计和实施时，需要更加慎重细致地考虑，避免或尽可能减少偏倚的发生。所谓知己知彼，百战百胜，首先要对各种可能出现的偏倚种类有所了解，预先采取措施，加以预防和避免。例如：

1. **对于选择偏倚**　选择合适的对照组，选择相同人群、同期的活性对照。考察各组除了干预因素以外，在所有重要的方面是否都同等对待。

2. **对于信息偏倚**　暴露与结局变量尽可能是客观指标，评价都应该保持"盲态"，如上文所述，依赖于回忆的指标，回忆偏倚是不可避免的。患者趋向于更加努力搜寻他们的记忆来找出什么可能导致了他们的疾病。

3. **其他措施**　如采用"新发病例"设计，研究仅纳入新诊断的病例。因为老病例通常是治疗后的"幸存者"，治疗的生物效应可能会随着时间的推移而发生变化；此外，老病例的临床特征往往受到既往治疗的影响，在这种情况下，对这些协变量进行的控制以解决混杂问题会引发偏倚。只纳入新病例的局限性在于样本量减少，导致治疗效果评估的精确度降低。

二、混杂

（一）混杂的定义

在临床研究中，一个或多个外部变量（或称为干扰因素）全部地或部分地掩盖了或夸大了所研究的暴露因子同研究结果间的真实联系，即谓之混杂（confounding），干扰因素称为混杂因素。

混杂与偏倚都是系统性误差，有时被称为混杂偏倚。但是混杂与偏倚不同：①偏倚是人为造成，应该尽量避免的，而混杂通常是背景因素，需要识别与控制；②混杂在分析阶段尚可通过分层、回归分析等加以消除，而偏倚不能用统计学方法估计大小和方向。

案例3　队列研究发现，个人拥有打火机的数量与罹患肺癌的概率之间存在显著的相关关系，这种关联，很可能是第三个潜在变量——吸烟所引起的，因为吸烟者拥有打火机的数量更多。因为吸烟这个"共因"，"拥有打火机的数量"和"肺癌"产生了关联，在这个案例中，吸烟是混杂因素。

从上述例子中可以看出，混杂因子与虚假相关不同，它必须同时满足3个条件：①混杂因素必须是结局的独立危险因素（吸烟是肺癌的独立危险因素）；②混杂因素必须与暴露因素有关（吸烟者拥有打火机的数量更多）；③混杂因素不能是暴露与结果之间的中间变量（吸烟不是由打火机数量引起的）。

打火机的数量与罹患肺癌的例子比较简单，研究者很容易从打火机联想到吸烟，从而找到真正影响肺癌的危险因素。但有些情形下，混杂因素并非容易被识别，因为遗漏了重要混杂变量信息的采集，从而导致错误地判断因果关系的例子有很多。

案例4　有研究发现运动与皮肤癌发生率之间存在统计学上的显著正相关，运动较多的人往往患皮肤癌的概率更高。而且这种相关性在不同研究者的多个研究中都得到了证实。如果不进一步研究，研究者可能会得出结论，运动会以某种方式导致皮肤癌。甚至可能提出一个合理的假设：也许运动压力导致身体失去一些抵御阳光伤害的能力。实际上，运动和皮肤癌的两个变量都受到第三个变量（混杂因素）"日照暴露时间"的影响，因为运动量增加，意味着每天日照暴露增加，使得皮肤癌的风险增加。

（二）临床研究中需要考虑的混杂因素

在疗效或预后研究中，RCT 以外的设计，每个患者的治疗分配不是随机的，而是由常规临床实践和临床适应证确定的，多种混杂因素可能会造成治疗 - 疗效结局关系的增强、减弱或完全逆转真实效果。通常情况下，性别、年龄、基线临床特征、合并症、合并治疗等有可能对预后产生影响的因素，都是需要考虑的潜在混杂因素。

除此以外，还有几种容易被研究者忽略的特殊混杂，值得关注。

1. **适应证混杂**（confounding by indication）　适应证混杂也称为病情严重程度混杂（confounding by severity），出现在治疗方案的选择与研究结局相关联时。例如，临床上，病情较重的患者通常会接受更强化的治疗，使得强化治疗似乎会导致较差的结局，所以病情的严重程度会同时影响治疗选择和患者预后。在某些情况下，适应证混杂会导致非随机临床研究的失败。

案例 5　Andersen 等报道了气管插管对小儿心肺骤停发生率的影响，患儿基线临床状况（例如哮喘、囊性纤维化和上呼吸道阻塞）会影响预后，然而，存在上述临床状况病情较重的患儿更有可能接受气管插管治疗，在这种情况下，非随机研究设计是不合理的。

2. **禁忌证混杂**（confounding by contraindication）　禁忌证混杂可以视为适应证混杂的一种变化形式。

案例 6　在 Perneger 等研究了止痛药与肾脏衰竭之间的关系，病例组为肾脏透析患者，对照组为没有肾脏疾病者，比较两组止痛药的使用情况。因为阿司匹林对凝血功能有影响，临床实践中，医生通常会建议透析患者不服用阿司匹林，改用对乙酰氨基酚，这将导致病例组中阿司匹林的使用率低，而对乙酰氨基酚的使用率增加。结果是阿司匹林与透析的关联将被低估，而与对乙酰氨基酚的关联将被高估。

3. **体质虚弱混杂**（confounding by frailty）　体质虚弱混杂最常出现在以人群为基础的预防性治疗研究中，特别是老年人中的预防性治疗时。由于体弱者（接近死亡的人）不太可能接受多种预防性治疗，如果研究预防性治疗与结局（如死亡率）之间的关联，由于不论效果如何，未经治疗患者的病死率都会更高，这会使干预的效果看起来太好。在研究中，身体虚弱（混杂因素）常常难以定量衡量，导致这一混杂因素难以被控制。

4. **逆向因果关系**（reverse causality）　逆向因果关系是混杂中最复杂的情况，发生在研究结局与所研究的暴露存在因果关系的情况下。

案例 7　世界卫生组织的儿童喂养建议母乳喂养两年或以上，因为证据表明母乳喂养能够降低儿童死亡率。但是，有一些研究结果相反，得出母乳喂养增加儿童死亡率的结论。引起这个结果的原因在于在资源匮乏地区，由于其他食物来源最少，更可能接受至少两年的母乳喂养，而这些儿童生长面临的死亡风险最高。如果比较这些资源非常匮乏儿童和资源丰富地区儿童的生长发育，可能会得出母乳喂养组的不利于生长发育的结论。

（三）控制混杂的方法

设计阶段控制混杂的策略包括随机分配、限制和匹配；在分析阶段控制混杂的技术包括：分层分析、标化、多因素分析、倾向性评分和工具变量法。

1. **随机分配**（randomization） 在研究设计阶段，通过精心设计的随机化过程，可以控制已知和未知的混杂因素。

2. **限制**（restriction） 限制也称为排除（exclusion），在研究设计阶段，通过排除标准限制研究对象。例如，在研究糖尿病与冠心病的关系中，怀疑高血压是一个混杂因素，可以在研究中只纳入没有高血压的对象。然而，研究对象排除了高血压患者，研究结果就不能推广到高血压患者中，限制以损失外部真实性为代价。

3. **匹配**（matching） 匹配也被称为配对。在许多研究中，年龄和性别是两个非常重要的混杂因素，通常在研究设计阶段进行匹配的。例如，病例和对照以年龄相差小于 5 岁配对。尽管这一方法研究者很常用，但匹配也存在局限性。①如果对多个混杂因素进行配对，研究对象纳入过程会很困难，如果对照选择范围小，加上信息缺失，一个病例可能找不到配对的对照；②过度匹配通常会降低研究的效率；③配对的变量的效应是不能研究的。一般而言，在病例比较研究中不应常规进行匹配。

4. **分层**（stratification）**分析** 在研究的分析阶段，将一个研究对象分成几个亚组。例如，年龄 < 60 岁和 ≥ 60 岁。分层的局限性在于，随着分层的混杂因素数量的增加，分层的数量呈指数增长，这会导致某些分层中的数据稀疏或没有数据。

5. **多因素分析**（multivariable analysis） 在研究的分析阶段，用数学模型在同时控制多个混杂因素。例如，研究者用多元 logistic 回归或多元 Cox 回归分析来研究口服避孕药与卵巢癌发生率的关系，可以同时控制年龄、种族、家族史、产次、基因等潜在的混杂因素。

6. **倾向性评分分析**（propensity-matched analysis, PSM） PSM 已经成为控制混杂因素的常用统计学方法之一。估计倾向性评分最常用的方法是以处理因素（即分组）为应变量，混杂因素为自变量来构建 logistic 模型，得到倾向性评分函数，表示多个混杂因素共同作用的结果。所以，PSM 实际上是通过"降维匹配"的思路对混杂因素进行配对和校正，使筛选出来试验组与对照组研究对象在临床特征（潜在的混杂因素）上具有可比性，数据达到"接近随机分配数据"的效果。

7. **工具变量法**（instrumental variable method） 多因素分析和倾向性评分控制混杂的前提条件是预计到会有混杂而且已经收集了必要的信息，未知的或无可用信息的混杂因素无法纠正。而工具变量分析是一种可以控制未测量混杂因素的方法。在病因研究中，尤其是关于慢性疾病的病因研究中，何为"因"，何为"果"的问题常常令人困扰，比如，心房颤动和心力衰竭发生概率之间相互影响的关系，不容易分清楚到底是谁影响谁，有点像"鸡生蛋"和"蛋生鸡"的关系。工具变量法就是一种过滤器，它只能通过一个方向的因果关系，而把反向的因果关系隔离在外。工具变量法分析最大的挑战是找到合适的工具变量。

（四）混杂残留问题

尽管研究设计和统计程序可以消除混杂，但观察性临床研究中仍可能存在不完全控制的残留混杂（residual confounding）现象。因为：①混杂因素常常受当前的知识水平所限，在控制研究设计和 / 或分析中时，未能识别残留混杂，没有收集相关数据，因而也不可能在统计分析过程中调整解决；②存在无法测量混杂变量，以致无法将其包括在统计分析中（例如，适应证混杂和反向因果关系）；③对混杂变量无法准确捕捉特征的度量（例如，体质虚弱混杂）；④混杂因素太多，导致样本量不足。

三、效应修饰

效应修饰（effect modification），往往也被称为交互作用（interaction），是指当两个或两个以上因素共同作用于某结果时，它们加大（增效作用或正交互作用）或减少了（拮抗作用或负交互作用）当各因子单独存在时所应有的作用。效应修饰的变量，称为效应修饰因子（modification factor）。

交互作用不是偏倚，也不是混杂，混杂和偏倚是临床研究中力求避免的，而交互作用则是研究中亟待发现，确认交互作用的存在后，需要进一步探究和描述。存在效应修饰时，对合并数据的分析可能会产生误导。在分层分析中，必须小心以确保样本量足以提供有意义的分析。

案例 8　Figueiredo 等研究发现，*XRCC1-R399Q* 基因型与乳腺癌显著相关（ $P < 0.05$ ）。对数据进行更仔细分析发现，*XRCC1-R399Q* 多态性除非伴有乳腺癌家族史，否则不会发挥作用。有乳腺癌家族史与 *XRCC1-R399Q* 基因型之间存在交互作用（ $P = 0.01$ ）。从生物学意义理解效应修饰，*XRCC1-R399Q* 多态性可能会通过改变诸如乳腺癌家族史等危险因素来影响乳腺癌风险。

四、因果推断

因果推断最行之有效的方法是做随机对照试验，然而，由于伦理上或实践上的限制，许多临床研究不可能进行完全随机的试验，需要采用其他研究设计类型。在非 RCT 研究设计中，相继发生的因素 A 与事件 B 在未经证实为因果关系之前，这种相伴的关系只能称之为"联系"，需要经过统计学检验，如统计学检验结果有显著性差异（通常采用 $P < 0.05$ ），这种联系被称为统计学联系。值得注意的是，如果研究的样本量足够大，即使微小的差异都有统计学意义（尽管通常临床上没有意义）。有统计学意义与临床意义的联系，还需要排除随机误差、虚假联系、间接联系后，因果关系的存在才有可能（图 2-10-2）。

因果联系的判断有时候非常困难。Hill 最早提出的判断因果关系的九个准则标准，包括：时序性（"因"必须早于"果"）、关联的强度（关联强度越大存在因果关联的可能性越大）、关联的可重复性（不同研究观察到同一结果）、剂量效应关系、生物学合理性等等，然而，除了"时序性"是因果关系无可争辩的因果推断原则外，其他标准也仅仅提供

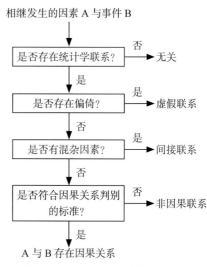

图 2-10-2　因果联系的推断过程

了对因果关联的支持，并非确定无疑的证据。现代因果推论准则认为，因果关系的推断，首先应基于目前所有有关的知识与基础，总体而言，满足 Hill 的标准越多，因果关联成立的可能性越大。

五、小结

总之，大部分临床研究的目的本质上是评估因果关系。只有 RCT 可以做因果推断，观察性研究不能进行因果推断，这是一个常常被遗忘或忽略的事实。RCT 由于受成本或伦理约束，其他研究设计类型日益受到临床研究者关注。非 RCT 临床研究，主要挑战是混杂的控制与偏倚的避免问题，从设计、实施、数据分析每一步，都是与偏倚与混杂因素作斗争的过程，偏倚避免与混杂控制的水平决定了不同研究水平和证据级别的差异。

第十一节　数字学科和数字医学研究

作者：刘允怡　林伟棋

一、引言

人类发展历程，无论是古今中外，数字都做出巨大贡献和影响。人的一生更离不开数字，如我们的年龄、身高、体重、银行账号、手机号码、门牌地址等，无一不与数字息息相关。

数字化更是人类使用数字的一大改进。数字化指的是将信息转换成数字格式的过程。通常是使用二进制在电子计算机中进行处理，把物体、图像、声音、文字或信息转换成一系列由数字表达出来的点，或通过样本离散集合形成的数字文件、图像或声音。

数字化对数据的处理、储存和传输有许多好处，包括：

（1）它可以让所有种类和所有类型的数据在相同的格式下混合传输。

（2）可以无限传输数据而在传输的过程中数据没有损失。

（3）保存数据信息比较容易，而储存空间容量较大。

（4）储存信息容易翻查。

二、数字卫生医疗和数字临床医学

数字卫生医疗是通过使用信息技术，电子构造媒介、服务、程序来提高卫生医疗服务。

数字临床医学也是通过使用这些科技来提高临床医疗服务水平。

无论是卫生医疗或临床医疗服务的提高，都是要经过研究，才能通过实践获得改进。换言之，只有通过今天的科研，才能改善明天的医疗水平。

三、数字医学的发展

数字医学大约于 21 世纪初兴起，发展至今只有大约 20 年，但其发展十分迅速。主要得益于以下几个因素：

1. 日渐成熟的数字学科，使数字医学得到萌芽的优良种子。

2. 近代科技发展是其成长的肥沃土壤。

3. 医学、数字研究和发展人员以及信息投资者是悉心照顾其成长的园丁。

4. 国家各级领导和相关组织机构高度重视，为投入资源和培训人才进行了规划，并做了大量的开拓性工作。

四、推动医学数字化发展的主要元素

当前，推动医学数字化发展的元素主要包括大数据、人工智能、自动化、现代机器人、5G 技术、物联网等。

以下讲述这几点不同元素及其推动我国医学研究发展的现状。

（一）大数据

大数据是指传统数据处理软件不足以处理的巨大或复杂数据。

这是一个非常新的领域。传统数据处理软件和硬件，近年经过不断改良，能处理的数据越来越大，也越来越复杂，但尚不足以满足成功处理现代庞大数据的需求，因此要发展大数据的收集、储存、分析和提取等各方面的研究和改善。通过数字化，可以使得一个系统能处理多方面收集的数据，包括文字、信息、声音、图像等。

1. 在医疗领域中，大数据具有很多优势，包括：

（1）有更强大的统计能力。

（2）能做出复杂的分析。

（3）能找出普通数据中因低发生率而不易被发现的情况。

（4）能分析罕见病例或不常见的并发症。

（5）能把图像数字化，因此可收集、储存、提取和分析医疗影像中的所有信息，比肉眼更能清晰地看见在图像中的轻微差别，并能把二维图像重建为三维图像。

（6）图像数字化有远大发展空间，目前已经实现包括应用三维打印、虚拟手术或介入导航系统等技术指导手术操作，甚至发展为虚拟现实技术，用于临床培训和指导学员施行新技术。

2. 在收集大量数据前，要解决以下不同的问题，包括：

（1）收集什么数据？

（2）如何储存数据？

（3）如何做出数据分析？

（4）怎样搜索？

（5）如何共享？

（6）有什么方法传输数据？

（7）谁有权查询或检视数据？

（8）如何修改和更新已经储存的数据？

（9）信息私隐和数据如何保护？

上述诸多问题中，有三个最重要的问题，在收集数据前一定要考虑得非常清楚：①数据收集数量多大？②数据种类？③要求数据指令周期。

这三点在临床研究领域中尤其重要。研究者应先定好处理收集大数据的目的，才能做出正确决定，例如，使用什么软件和硬件来处理收集到的数据和如何做出适当的分析。

现今医学领域发展一日千里，要收集的有关数据也越来越多，范围也越来越广。根据评估，全世界要收集的医疗数据每两年增长一倍。即从2011年到2020年，数据收集增加50倍。

在国际上，不少先进国家，包括美国、英国、瑞典等国，都已开展数字化卫生医疗领域的大数据收集，并开始在临床医学上做出应用方面的尝试。对我国来说，建立良好的大数据在卫生医疗领域上尤为重要。我国人口众多，需要有一个覆盖范围相当广阔和完善的全民保健制度。2016年6月，国务院已决定将在卫生医疗系统中收集大数据作为一个重要策略。此后，国家级和地区性的大数据中心相继成立，不同的中心收集不同的数据，包括糖尿病、肾病、心血管病、慢性阻塞性肺疾病等。

目前，我国已开展了多种疾病的临床医学大数据采集、整理、分析工作。尤其是在抗击新冠肺炎疫情的工作中，我国的医学大数据发挥了重大的作用，包括对全国乃至各个地区疫情的分析，对感染人员特别是危重患者的远程病情分析、会诊和指导联合救治，从农村到城市、从医院直至社区的病源筛查，对抗疫医务人员奔赴抗疫第一线参加紧急救援的科学调度、分配等。手机"健康码"的普及应用，使国家卫生健康委员会和各地抗疫机构能对全国每一个地区、每一个公民的健康状况随时、瞬时、科学地掌控，对流行病学调查情况做出快速分析和预警报告，对疑似患者实施必要的防御措施和隔离观察，有效控制疫情的传播。我国通过应用医学大数据技术建立起一个科学的、维护人民群众身体健康的公共卫生防御体系网，受到世界各国的赞叹。

临床研究方面，数据库的建立也开始了有序地推进。例如：有关肝脏疾病的临床诊断和治疗的大数据采集整理工作，虽然目前尚没有大规模的大数据中心收集全国性的肝癌资料，但已有不少大型肝癌中心进行联网，通过多中心研究，发表大样本肝癌研究。这些多中心联网，已向全国或区域性大数据中心的建立迈出了重要的一步。

另一个发展得比较好的是体内器官三维可视化平台的建立。广州南方医科大学钟世镇院士团队在20世纪末、21世纪初即开展了有关"数字虚拟人"研究，2002年在中国研发首套中国虚拟人数据集，实现了人体解剖结构数据可视化。但虚拟人数据来源于尸体，该技术难以在临床工作中实现个体化疾病的诊治。南方医科大学珠江医院方驰华教授团队在此基础上，在多项国家级基金课题项目的资助下，经过十多年多领域交叉学科相互融合的刻苦钻研，创新性地提出"数字智能化"概念，研发了"数字智能化"诊疗核心技术，将数字人技术成功转化为三维可视化技术，建立了一套腹部医学图像三维可视化系统（medical image three-dimensional visualization system, MI-3DVS），该系统通过对采集的来源于实体病例的大量医学影像数据进行分析，将二维CT图像重建为三维图像，解决了"数字人"为临床服务的技术难题，突破了三维可视化依赖人工分割的难题，实现了同质化三维可视化研究，不但可清楚地"裸眼透视"辨析不同器官中病灶的分布情况及其与相邻重要脉管的相互关系，而且建立了虚拟手术技术，可进行术前模拟切除，制订个体化手术方案，还可进行仿真手术训练，用以培训学员和指导临床手术，为将三维可视化技术服务于精准外科临床实践、实施三维打印、策划术中精准导航系统奠定了基础。

（二）人工智能

人工智能是数字学科中发展出来一个非常重要的环节。建立人工智能的目的，主要是通过人工智能制造出能够执行具有人类智能的机器。

机器能获取人工智能，主要是通过以下两个不同的学习阶段得以实现：

1. **机器学习**　这是一个比较低层次的学习方法。目的是采用不同方法教导机器在完成学习后，可以执行人类的工作。

2. **深度学习**　这是机器学习的深层次学习，目的是通过不断学习而得到不断改善，从而达到高精准程度，甚至具有超越人类水平的性能。

Jeremy Achin 在 2017 年日本人工智能大会上指出，人工智能在以下两方面最大可能取代人类进行服务：①进行一些人类不喜欢做的工作，例如琐碎无聊或十分危险的工作；②通过深度学习，能提供更优于人类所能提供的服务。很多人可能对人工智能在深度学习所能达到的水平尚有怀疑。举两个简单例子，就可以帮助我们清楚地看到人工智能如何能超越人类：2017 年 AlphaGo 在围棋比赛战胜世界排名第一的棋手柯洁；2018 年 5 月歌星张学友在国内举行的演唱会中，人面识别系统在进场听演唱会的群众中找出了三名被通缉的在逃罪犯，警方将其当场擒获。

我国早于 20 世纪 80 年代就开展了医疗卫生领域的人工智能研究。在起步初期，研究水平落后于其他先进国家。随后经过快速发展，到 21 世纪初，已走向国际前列，现今在医疗卫生领域的研究水平已排在国际前三名之内。

近年来，我国积极将数字医学、人工智能技术用于临床诊治，尤其在医疗影像方面，大力发展和应用医学影像三维可视化技术，用以协助分析病情，撰写报告，提供意见供临床医师参考和拟定诊治计划，用数据储存技术解决大量图像资料的储存问题，亦能帮助解决影像诊断医疗人员不足的问题，减低误诊率和提升偏远地区影像医疗人员的水平。

在临床领域中，人工智能可用作辅助临床诊断，协助找寻药物研究和发展方向，预测疾病的发生，评估疾病不同治疗的预后结果，并协助制订整体的医疗系统行政管理和改善策略。

（三）自动化

自动化指的是使用最少的人工协助下执行一个工作过程或一个工作步骤的技术。

目前，自动化技术从控制家电器具等日常生活应用到控制复杂大型设备（如飞机、轮船、铁路、桥梁等制造）的工业制造应用均已十分广泛。

过去几十年，我国在工业上快速发展，现今已是公认的世界制造工厂。自动化在工业快速发展中是非常重要的一个环节。

当前，在医疗卫生领域中，自动化系统也已开始用于改善医疗服务，例如：使用网上导航系统指示救护车在繁忙的城市街道中如何用最短的时间到达目的地；在上海市内医院使用自动分配系统，把患者适当地分流到不同医师进行诊治，增加医疗效率，减少患者等候时间；在浙江省内，把病理报告和医学影像资料结合起来作辅助诊断；国内已有不少医院开展配药自动化，即从医师开方配药到药物到达患者手中的过程已全部自动化，由此减少在整个配药流程中可能发生严重错误的概率；自动化药物制造和研发的开展，有望把我国药物制造业推向国际领先地位等等。

（四）现代机器人

现代机器人指的是具有一定程度能自主运行、四处走动或有自身操作行为而可以代替人类行为的机器。

现代机器人远比现今在外科手术中常用的达芬奇机器人复杂得多。达芬奇机器人只能达到主从技术（即 master/slave technocology）的阶段，因该系统只能通过外科医师（即主人）操作机器人（即仆从），才能进行手术治疗。这与现代机器人操作的概念距离差别很远。

现代机器人，在现代生活中，已经在多个方面取代人类工作，如在工业、服务、教育、军事、危险工作，甚至是现今常用于不同领域中的无人机、无人船、无人车等方面。

在医疗卫生领域，尤其在近期新型冠状病毒流行期间，现代机器人在国内多间医院代替人类进行了以下工作：

1. **进行病毒消毒**　在武汉和上海的医院，不少采用了机器人进行消毒。机器人内藏消毒药水，可自动运行到要消毒的地区，连续喷出消毒气体不停地进行消毒数小时。

2. **运送食物和医疗物资**　在广东省人民医院，使用两部不同机器人为隔离病房的患者运送食物和医疗物资。

3. 处理高危医疗废物。

4. 在医院大堂自动化运行并提供医疗服务讯息，引领患者到医院不同服务部门等。

（五）5G 技术

5G 即第五代移动通信技术，相比 4G 通信具有高数据速率、减少延误和系统容量大等优点。

5G 技术已在我国卫生医疗领域中开展使用，通过 5G 通信网络，可实施以下的医疗程序：

1. 医师为患者进行远程诊断，提供治疗方案，进行监查病情、随访、特别护理指导和建议不同药物治疗。

2. 在杭州已开展为急症患者在救护车运送患者到医院途中，对医护人员急救工作进行指导，完成入院前医疗步骤。

3. 医疗发达地区的医护人员可为落后地区的医护人员进行医学技术培训，由此快速提升偏远落后地区的医疗临床水平。

4. 开展远程外科手术，已成功进行的远程手术例如：

（1）2019 年 1 月 8 日，由北京的中国人民解放军总医院为福建省的动物进行远程肝脏切除。

（2）2019 年 3 月，由北京的中国人民解放军总医院为一位远在 3 000 公里外的海南省三亚市的帕金森病患者进行远程介入治疗。

（3）2019 年 8 月，北京市的骨科医生为一位远在天津市的女患者进行了一台长于 4 小时的骨科手术。

（4）2019 年 4 月，广东省人民医院的专家，指导距离 400 公里外的高州市人民医院的外科医师为一个 41 岁的女患者进行先天性心脏病手术。

（5）2019 年 5 月 10 日，安徽医科大学附属第二医院的专家们指导远在石台县人民医院的医师们进行腹腔镜手术。

（六）物联网

物联网指的是一种把计算设备、机器、数字化等设施相互联系起来的系统。该系统通过使用唯一的辨别码，通过网络传输数据，而无需通过人与人或人与设备的互动就可以应用。

上述数字化医学发展，从大数据、人工智能、自动化、现代机器人到 5G 技术，每一环节的开展，最初都是独立发展。但当各个环节发展得越来越成熟，越来越好时，就产生环环相扣式发展，使一环发展带起另一环的发展，不断地互相影响，向前推进（图 2-11-1）。当再发展时，环环相扣就变成环环融合一起共同发展，产生一个区块链模式的大整体的共同发展。在这种情况下，就需要一个合适的辨别码来把每一环节顺利沟通，这就是建立一个物联网的基本原则（图 2-11-2）。

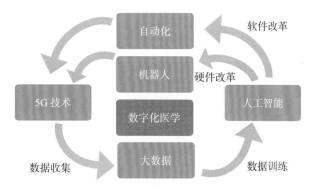

图 2-11-1 数字化医学发展

举一个简单的例子解释互联网如何把数字化发展的不同环节相互融合一起来发展，即很多人都听过的自动汽车导航驾驶系统。

如要设计一辆能不经人手操纵即可从起点自动驶至指定的终点的汽车，一定要能满足以下三个要求：①有全球定位导航系统，能设计和导航汽车从起点走到终点的道路；②有一自动驾驶系统，可掌控驾驶一件工具（即汽车）安全地在道路上行走，更能掌控如何避免其与其他车辆和行人碰撞，能根据交通规则和安全指示，适当地在道路上根据交通信号灯指示开车和停车；③一个特别设计的汽车驾驶工具。这汽车能接收全球定位讯号，能跟随自动驾驶系统安全地在道路上行走。整个自动汽车导航驾驶系统需要融合所有的数字化学科的现代发展。全球定位导航需融合大数据、人工智能、5G 技术。自动驾驶系统需融合大数据、人工智能、自动化和 5G 技术。自动汽车需融合大数据、人工智能、现代机器人和 5G 技术。而物联网能提供一个共通的辨别码，把所有的不同数字化元素联合起来。相信在不久的将来，该系统可应用于日常生活。

应用区块链信息技术，可以将不同数字化要素整合构建成"物联网 + 医疗健康"的新型医疗服务体系，推动医疗领域数字化社会网络的构建和数字经济的发展。浙江大学医学院附属邵逸夫医院应用该技术已经在全国首创了电子病历与科研数据的区块链应用，开创了国内医学研究工作中科研成果可信溯源的先河，提高了整个行业的诚信度。

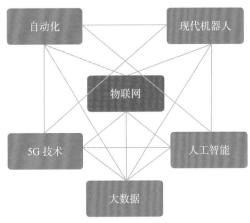

图 2-11-2　应用区块链技术把多源的医疗数字化元素整合成为更高效、更大规模的"物联网 + 医疗"系统

五、结语

数字学科通过数字化，把数字医学发展起来。数字医学是由大数据、人工智能、自动化、现代机器人和 5G 技术所推动的，应用区块链技术可使用一个通用的标识符把这些数字学科联合起来成为"物联网 + 医疗健康"系统，做出共同融合的发展。

数字医学现今处于一个初始阶段，尚有很大的发展空间，但可以肯定地说，今天进行的数字医学研究，就是为了将来数字医学的发展和应用打好坚固的台阶，为人类医疗发展做出伟大贡献。

第十二节　真实世界研究

作者：刘慧　程昊悦　李宏　朱益民

随着医疗行业数字化、信息化水平的显著提升，大量的医疗相关数据储存在各级医疗机构、医保部门和医药监管部门系统中；同时，医疗信息数据库的电子化、电子设备的普及化，均有利于运用医疗数据资源开展真实世界研究。与此同时，由于随机对照试验（randomized controlled trial, RCT）存在外部效度较低、获取证据的效率较低、研究成本高及实施难度较高等限制，也推动了真实世界研究的蓬勃发展。

一、基本概念

真实世界数据（real world data, RWD）是指在患者就诊过程中收集到的与患者健康状况或医疗保健服务相关的数据。真实世界医疗数据来源非常广泛，可划分为：以健康档案、电子病历、医学影像、检验检查等为主的医疗服务数据；以基因测序为主的生命科学数据；医疗保险数据；医药研发与管理数据；以疾病监测、传染病报告为主的公共卫生数据；以卫生资源与医疗服务调查为主的统计数据；以计划生育为主的人口数据；以空气污染、气候状况为主的气候环境数据；以智能穿戴设备、健康应用程序、社交网络收集的行为及健康数据。

真实世界证据（real world evidence, RWE）是指通过对 RWD 的分析获得的关于医疗产品的使用情况和潜在获益或风险的临床证据。

真实世界研究（real world study, RWS）是指在 RWD 的基础上，开展分析以获得 RWE 的研究过程。因为 RWS 不是一种特定的研究方法，对其定义尚不明确，强调的是数据来源的常规化及研究场景的日常化。广义地讲，是在真实的临床、社区或者家庭环境下，评价某种治疗措施对患者健康影响的科学研究。

RWS 分为试验性研究和观察性研究。试验性研究即实效性 / 实用性临床试验（pragmatic clinical trial, PCT），指在符合临床实际情况下，对患者进行干预和长期随访，从而评价一种干预措施在实际临床操作中的效果。观察性研究在 RWS 中被广泛使用，即利用常规临床数据和患者相关信息，运用流行病学方法分析获得 RWE，以解决临床医疗和决策问题。

二、真实世界研究的特点

1. **纳入标准方面**　进行 RWS 没有严格的研究对象纳入排除标准，它所针对的人群真实、广泛；RCT 研究需要制订严格的纳入排除标准，目的是确保纳入的研究对象具有高度的一致性，进而常常导致需要排除其中年龄过小或过大、病情过轻或过重、合并其他疾病以及同期联合使用可能对所研究疾病产生影响的药物的患者。但是，通过 RCT 研究所排除的该部分患者在临床实践工作中并非少数或者罕见者，有些甚至为真实世界中的重要研究群体。研究发现，RCT 研究中所纳入的研究对象仅能代表临床实际就诊患者的10%。这表明在样本代表性方面，RWS 比 RCT 研究具有显著的优势。

2. **数据来源方面**　开展 RWS 时，所收集到的有效数据必须全部来自于现实场景中患者诊疗数据，从而反映实际医疗诊治过程中疾病与健康的具体情况。如前所述，数据来源十分广泛，包括电子病历、健康档案、医保信息、健康行为、生命科学等等；RCT 的研究数据完全来自于以研究目的为主的临床数据。这表明在数据覆盖面方面，RWS 比 RCT 研究更广泛。

3. **研究设计方面**　非随机化在 RWS 中被广泛地使用，但随机化也可用并同样重要；在 RCT 研究中，随机化是用于控制混杂偏倚的重要手段，通过平衡各个不同治疗组间所存在的潜在风险以达到控制混杂的目的。

4. **效率方面**　RWS 是在真实的临床实践基础上开展的研究，具有外部效度高、无需严格的条件设定、研究易于组织开展等效率方面的优势；RCT 是在特定的环境下以及特定的人群中开展的效力研究，该研究方法仅具有较高的内部效度，但是用于获取证据的效率较低。

5. **可行性方面** RWS 在个人电子设备普及化、应用软件多元化和各类电子数据库建立的基础上，能够获取的与健康相关的 RWD 呈指数增长趋势，为真实世界研究的可行性提供了重要的保障；尽管我国一直致力于降低疾病治疗费用成本，并积极补贴民众疾病治疗过程中的费用花销，但我国在 RCT 费用方面的花销依然呈逐渐上升的趋势，给 RCT 研究的实施增加了难度。这表明在可行性方面，RWS 比 RCT 研究具有显著的优势。

RWS 和 RCT 研究虽然在研究目的、研究人群、样本量、研究结果等各方面有很大的差别，但二者并非互相对立，而是互相补充。二者各方面的比较详见表 2-12-1。

表 2-12-1 真实世界研究与随机对照试验比较

特点	真实世界研究	随机对照试验
研究目的	以效果为主	以效力为主
研究人群	真实世界人群,较为宽松的纳排标准,异质性高	理想世界人群,严格的纳排标准,同质性高
样本量	根据真实数据环境或统计学公式推算获得,样本量可大可小	根据统计学公式推算获得,样本量较小
研究时间	短期或长期	短期
评价指标	可以多个	主要指标只有一个
研究结果	外部效度高	内部效度高
研究设计	前瞻性研究、回顾性研究	前瞻性研究
设计原则	非随机、非干预、开放性	随机、对照、盲法
偏倚主要来源	信息偏倚	选择偏倚
研究实施场景	真实世界:医疗机构、社区、家庭	理想世界:高度标准化的环境
数据来源	来源多样	标准化,收集过程较严格规范

三、真实世界研究实施中需注意的问题

（一）样本量计算

RWS 样本量的估算需要基于相关数据和临床信息的支持，根据研究类型选择合适的统计学公式计算得到（详见第五章第一节"临床研究的样本量考虑"）。效应量和把握度是影响样本量的重要因素：预计的效应量越小，所需样本量越大；把握度的设定值越高，所需样本量也越大。在 RWS 中，由于其研究对象为真实世界人群，应尽可能确保较大的样本量以保证样本的代表性。

（二）真实世界研究伦理评估

RWS 做到了将临床与科研相结合，参与研究的人员除科研工作者外还有临床医生的

加入。从医生的角度来看，RWS 的研究目标与常规诊疗相近，可与临床工作相结合；从患者的角度出发，其承受的风险一般不大于临床医疗带来的风险，其权益不会受到侵害。由于 RWS 仍属于临床研究，可依照原国家食品药品监督管理总局（China Food and Drug Administration, CFDA）发布的《药物临床试验伦理审查工作指导原则》进行管理。

（三）患者随访管理

保证 RWS 质量的关键环节之一为患者随访管理。与传统研究相似，为保证随访质量，需在研究开始前制订规范的患者随访方案，并及时对患者进行宣教。一般情况下，RWS 的样本量大，且研究数据来源于临床患者的真实诊疗记录，长期随访的难度较大。在实际研究过程中，可通过适当缩短随访间隔、采用线上线下等多渠道获取信息、合理运用临床诊疗系统手段等来保证随访质量。

（四）数据管理

良好的数据质量是确保研究结果可靠的基础，因此需确保所收集数据的真实完整、准确可信。由于 RWS 具有数据规模较大，数据来源于真实临床记录等特点，其数据管理的侧重点与传统 RCT 研究有所不同。参照 CFDA 于 2016 年颁布的《临床试验数据管理工作技术指南》，RWS 需从数据管理人员，数据管理系统，数据标准化和数据管理工作流程四个方面对数据质量进行把控。

四、基于真实世界数据的统计分析

RWS 中常用的统计学方法与传统临床研究间基本无差异，常用的分析方法包括参数检验、非参数检验、回归分析、生存分析和聚类分析等。但是，鉴于 RWD 的特殊性，在进行分析时需注意以下内容。

（一）RWD 的整合

RWS 一般会纳入不同来源、不同格式的数据。在开始统计分析之前，需要对原始数据进行整合，主要需做到以下几点：①评估原始数据的真实性与可溯源性，以及不同来源数据间的相关性。核查数据是否能够反映干预措施或暴露因素对研究人群的效应；②整合不同来源的数据，合并成统一的格式，确保分析结果的可重复性。

（二）偏倚及其控制

目前 RWS 常以回顾性数据库或患者登记注册的观察性研究为主，相比 RCT 研究，更容易产生偏倚。利用统计分析手段尽可能减小偏倚对研究结果的影响，是 RWS 统计分析的核心及难点。

1. **选择偏倚** 尽管 RWS 研究人群的选择接近于真实世界，但并不等同于样本有着较好的代表性。在样本人群的选择、抽样方案的制订、目标疾病的诊断和研究实施过程中，依然容易出现选择偏倚。常见的选择偏倚有现患 - 新发病例偏倚、入院率偏倚和检出症候偏倚等。如何避免研究人群的选择偏倚是研究设计中需考虑的重要问题。在 RWS 中，控制选择偏倚的方法与传统相似：①提供研究对象的筛选流程图，明确纳入排除的具体流程与操作；②按干预措施或暴露因素分组后，分组描述并比较研究人群间的基线特征；③比较纳入人群和排除人群的基线特征是否存在差异。

2. 信息偏倚 针对在收集、整理资料阶段由于测量暴露和/或结局的方法有缺陷造成的系统误差，可以通过提取重复测量信息，用以评估重点变量的测量误差或个体变异程度，从而减少其对研究结果的影响。

此外，在RWS中，特别是基于回顾性数据库的研究，异常值的现象较为普遍。常用的异常值检测方法有绘制散点图，以均数±3倍标准差为范围（适用于正态分布的变量）进行判断等。对于异常值的处理，需要研究者与临床医生共同判断异常值的存在是否合理。随意剔除或修改异常值，可能会改变变量分布，进而影响数据的真实性。

3. 混杂偏倚 与RCT研究的设计不同，大多数RWS中未实施随机化（除实效性临床试验外），需要运用恰当的统计分析方法来控制或消除混杂偏倚。与传统研究相似，可采用分层、标准化、多变量分析方法来控制混杂偏倚，具体内容详见第五章第九节误差、偏倚及其控制方法。此外，RWS研究还可以采用变量选择和因果推断模型来控制混杂偏倚。

（1）变量选择：RWD中往往涵盖了多种变量，除去与暴露和结局相关的变量外，选择合适的变量是统计分析过程中控制混杂因素影响的关键步骤。一般情况下，变量选择的策略有以下几种：①基于相关背景知识选择可能对暴露因素和/或结局有影响的混杂因素予以调整；②基于组间基线差异选择与暴露和/或结局有关的混杂因素；③依靠统计学自动高维迭代或机器学习的算法进行变量选择，如Lasso回归；④将前几种方法结合使用。

（2）因果推断模型：除多变量分析方法外，基于因果推断的模型在统计分析中的运用逐渐增多，如倾向评分、工具变量、结构方程模型等。其中，倾向评分的运用最为广泛，该方法采用了对多个协变量进行调整的降维分析策略，尤其适用于暴露常见而结局罕见，或有多个结局变量的研究。但是，多变量分析方法和倾向评分仅能控制可观测到的混杂，对未知或无法测量的混杂无法进行调整。此时一般采用工具变量来控制未观测到的混杂因素，进而估计出暴露与结局的因果效应。

（三）数据缺失

若RWD来源于回顾性数据库，数据缺失的可能性大幅上升。RWS与传统研究的缺失数据处理方法一致。数据的缺失机制分为完全随机缺失、随机缺失和非随机缺失三类。常见的缺失数据处理方法有基于完整数据集的分析、插值填补法（单一填补或多重填补）和不要求完整数据集的分析方法（如基于极大似然法）。在RWD的数据分析方案中（尤其是来源于回顾性数据库的RWD），应预先制订对缺失数据的处理策略。建议针对缺失数据进行敏感性分析，并提供完整数据集及应用不同缺失数据处理方法后所得的结果。

（四）敏感性分析

在RWS评价研究中，敏感性分析是评估研究结果稳健性的重要手段。常见的敏感性分析方法有：①选择暴露因素的不同定义方式（连续或分类）；②分析混杂因素对结局的影响；③评估研究人群的选择是否存在偏倚；④分析研究结局时选择不同的变量或采用不同的定义方式；⑤采用不同类型的研究设计；⑥使用各类统计学分析方法；⑦运用不同的缺失数据处理方法；⑧分析不同来源数据库的数据质量对结果的影响（矛盾数据的处理方法等）；⑨在模型中采用不同的数学函数形式（如非线性模型）；⑩分析违背模型假设时可能产生的影响（如采用时依据模型的结果）。

五、局限性

由于 RWS 是在真实的临床环境中开展的研究，不设置严格的纳入排除标准，能够更加真实地反映研究因素在实际临床过程中的安全性、有效性以及经济性等方面的具体问题，具有样本代表性好、外部效度高、可行性强、研究效率高等优势；但 RWS 也存在局限性，面临着巨大的挑战。

（一）数据采集问题

由于真实世界研究所需要的样本量远远超过传统 RCT 研究，只有在足够大样本量的基础上，才能满足 RWS 研究的组织和开展，所以其通常涉及大量的治疗过程中和治疗后的数据。由于仅通过就诊记录和病例报告无法全面满足对患者真实诊疗和疾病情况的充分掌握，比如服药情况、不良反应以及生活质量等，需要研究人员开展严密的随访工作，以完善数据采集工作。单纯地依靠人工采集，不仅耗费时间，耗费人力，也十分容易出现人为因素方面的错误，对结果研究产生偏倚。此外，多数医疗数据系统由于信息孤岛，关键数据不连通，存在数据可及性差等问题。

（二）数据质量问题

无论是前瞻性研究，还是回顾性研究，以及基于数据库的研究，均面临着数据混杂和数据缺失的问题。如何从庞大的数据中挖掘出与研究目的契合，可供分析的数据集是 RWS 研究所面临的共性问题。数据准确性、可靠性和完整性是决定一个 RWS 研究质量的关键因素。隐私和数据安全问题也需要得到重视。

六、解决策略

对于数据采集及数据质量问题的解决，必须加强以下三个方面的工作。

1. **建立高质量的数据平台**　医疗大数据平台的建立需要依托顶层设计，进行统一规划，从数据仓库建设、个人隐私数据安全保障等多方面着手；以临床诊疗数据为基础，以基因组学、电子病历报告（eCRF）表单及随访数据等为辅助，形成全量的专病数据库。高质量的研究数据是高质量研究证据产生的基石。

2. **完善的数据整理分析策略**　面对庞大的数据，如何进行标准化的数据提取，并转化为可分析使用的数据是 RWS 研究的难点之一。由于 RWS 研究中涉及的数据存在大量文本数据，因此，使用自然语言处理技术来分析、挖掘电子病历中的重要内容就显得十分必要。通过对电子病历的研究分析，寻找相对应的逻辑规则，并在此基础上进一步提炼出特有的算法和模型，形成基于医疗大数据模式的文本信息识别方法，实现病历文本分析由通用的标签分词到语义分析的转化，为数据的高度利用奠定了坚实的基础。

3. 推进 RWS 研究的透明化　在研究方案注册、数据清洗方案的制订、结果报告的规范和数据共享等多方面建立统一规范的 RWS 研究流程，促进 RWS 研究透明化、规范化，保证数据质量，得出可靠的研究结论。采用 pragmatic-explanatory continuum indicator summary-2（PRECIS-2）工具，对研究方案的纳入排除标准、招募方式、研究环境、研究架构、干预方式的灵活性、研究对象的依从性、随访、主要研究结局、主要分析策略等九个维度进行评分，进而帮助研究人员从解释性和实用性两个维度对研究结果进行合理地解读。

RWS 纳入的研究人群较为宽泛，研究场景从 RCT 比较理想化的研究环境中转变为现实的临床诊疗环境中，很好地弥补了 RCT 研究纳入排除标准严格、外推性较低等不足，是对 RCT 研究的补充和延伸；同时，不能认为 RWS 就是完美的，它也存在一些挑战及局限性。应进一步通过建立医疗大数据平台，采用自然语言处理、机器学习等人工智能技术，规范 RWS 研究流程，保证 RWD 的采集、整合、处理以及统计分析和结果报告的准确性和可靠性，满足 RWS 在临床决策、新药开发、药物经济学、医保费用控制等多层次、多角度的需求。

七、案例分析

一篇题为"接受纳武利尤单抗和派姆单抗治疗的转移性非小细胞肺癌患者的真实世界特征"的研究。

引自：Characteristics of Real-World Metastatic Non-Small Cell Lung Cancer Patients Treated with Nivolumab and Pembrolizumab During the Year Following Approval. Oncologist, 2018, 23(3):328-336.

1. 研究背景　癌症患者临床试验的证据难以推广到现实世界的患者群体，但可以通过真实世界证据来补充。获批后的程序性细胞死亡蛋白 -1（PD-1）抑制剂在真实世界中的使用模式可以为临床试验中代表性不足的亚人群提供信息。

2. 研究方法　通过 Flatiron Health 平台收集患者常规治疗的电子健康病历数据进行多中心分析。自 2011 年 1 月 1 日至 2016 年 3 月 31 日期间，从有两次及以上就诊的 55 969 名非小细胞肺癌（NSCLC）患者中随机抽取接受纳武利尤单抗或派姆单抗治疗的转移性 NSCLC 患者 1 344 名。主要研究结局是队列的社会人口学特征和药物治疗特征。

3. 研究结果　患者开始使用 PD-1 抑制剂的中位年龄为 69 岁（IQR：61～75 岁）。患者中 56% 为男性，88% 为吸烟者，65% 病理组织学为非鳞状，64% 诊断时为Ⅳ期。在 1 344 位患者中，对 112 位（8%）进行了 PD-1 配体表达检测。总体而言，50% 的患者以纳武利尤单抗或派姆单抗作为二线治疗，但在 2015 年第四季度开始其作为三线及四线治疗的比例大幅下降。

4. 研究结论　在美国 FDA 批准 PD-1 抑制剂治疗 NSCLC 后的一年内，与临床试验研究相比，接受纳武利尤单抗或派姆单抗治疗的真实世界研究患者在治疗开始时的年龄较大，吸烟史的比例更高。需要对代表性不足的亚人群进行研究，以便为真实世界的治疗决策提供信息。

5. 实践意义　在常规临床试验中收集的用于评估新疗法的安全性和有效性的证据不

一定适用于接受这些药物的真实世界患者。来自电子健康病历数据的真实世界证据可以提供补充证据，以形成最佳的临床决策。本文以使用 PD-1 抑制剂获批后的一年内接受治疗的转移性非小细胞肺癌患者为例，分析了真实世界研究与临床试验的特征区别。

6. RWS 案例分析

（1）患者的纳入和排除标准

纳入标准：自 2011 年 1 月 1 日至 2016 年 3 月 31 日期间，至少两次就诊于 Flatiron Health 平台的社区癌症门诊的 NSCLC 患者，且接受了纳武利尤单抗或派姆单抗治疗。

排除标准：①在 PD-1 抑制剂治疗获批前已死亡或转入临终关怀的患者；②晚期诊断的时间比最早诊断的时间晚 90 天以上的患者；③正在接受其他治疗和 / 或支持治疗的患者，或者可能在研究窗口期后接受了 PD-1 抑制剂治疗的患者；④医生不建议进行 PD-1 抑制剂治疗的患者；⑤ Flatiron Health 数据库中信息不全的患者。

该研究对研究对象没有执行严格的纳入排除标准，为研究窗口期所有的目标癌症患者，仅排除了无法接受 PD-1 抑制剂治疗和信息不全的人群。研究所涵盖的 NSCLC 人群更加真实、广泛，样本更具有代表性。

（2）真实世界数据的整合：该真实世界研究属于观察性研究，数据来源于 Flatiron Health 的纵向电子健康档案数据库，原始数据包括了 260 多家社区癌症诊所的 160 余万癌症患者。数据的整体质量较高，主要体现在以下几方面：①研究所需数据由 Flatiron Health 负责集中处理、整合和管理，数据的真实性和可溯源性高，保证研究结果的可重复性；②采用了统一的数据记录格式，非结构化数据经由专业人士进行人工核查和登记，确保了数据的标准化；③采用电子病历报告（eCRF）系统，实现数据收集、核查和修正的同步进行；④对结构化和非结构化数据进行至少 10% 的关键变量重复抽样，以保证严格的质量控制。

（3）偏倚的控制

1）选择偏倚：真实世界研究的选择偏倚主要来源于样本人群的选择。该研究提供了研究对象的筛选流程图以明确人群纳入排除各阶段的具体流程与操作，且已尽可能涵盖全部的目标人群，对选择偏倚的控制较好。

2）信息偏倚：该研究数据涵盖患者的社会人口学信息、患病情况和就诊相关信息等结构化和非结构化的数据；同时对变量给出了明确的定义，较为主观的定性指标也有明确的判断标准，无明显的信息偏倚。

3）混杂偏倚：由于该研究旨在观察 PD-1 抑制剂在真实世界中的使用情况和患者特征，仅进行了描述性分析，未考虑混杂偏倚。

（4）数据缺失：作为观察性的真实世界研究，数据收集之初不是为了满足该研究的目的，所以不可避免地会出现信息缺失（如共病情况）；且该研究未对约 15% 的非鳞癌患者检测指标的缺失进行详细分析和处理。

第十三节　真实世界研究的执行

作者：刘允怡　林伟棋

一、引言

有关真实世界研究的基本概念、特点、实施中需注意的问题、局限性、解决策略和一个案例分析，已在第二章第十二节由刘慧团队写作的"真实世界研究"中做出了较详细的介绍。本章节主要是作者们从个人的观点，讨论真实世界研究应如何执行。本章节与上一章节主要谈论真实世界研究的理论基础和概念没有差别，但因讨论内容是同一个范围，因此两个章节难免部分内容有所重复。

二、名词定义

（一）真实世界数据（real world data, RWD）

真实世界数据是与患者健康情况和/或从各种不同的健康服务获得的相关数据，包括来自电子健康记录、索偿或计算赔偿活动、产品与有关疾病登记、患者基本数据或可获知患者健康情况的设备（例如移动设备）等来源获取。

（二）真实世界证据（real world evidence, RWE）

通过分析真实世界数据得出的疾病和/或其不同治疗得出的利益和风险的临床证据。真实世界证据可以从不同研究和分析而产生，包括比较性和观察性研究。

虽然目前对真实世界证据究竟是否应加入随机研究的数据尚有争议，如果细看真实世界证据的发展，现今美国食品药品监督管理局（FDA）已明确，这些数据应包括在内。

2016 年 12 月，美国政府通过 21 世纪医疗法案（21st Century Cures Act），要求 FDA 制订一套利用真实世界证据用作佐证和支持医药法规及审查决定（regulatory decision）的制度。FDA 随后公布使用真实世界证据用以支持医疗器材查验和登记指引（Use of Real World Evidence to Support Regulatory Decision Making for Medical Devices），正式把真实世界证据纳入 FDA 作为审核的参考依据，内容亦涉及资料搜集及其来源和数据处理的要求。当时有批评者担心这些审批过程会降低数据的科学性，因而提高患者使用 FDA 核准的药物和医疗器材的风险。其后 FDA 在 *New England Journal of Medicine* 发表一篇名为 "Real World Evidence – What is it and what can it tell us?" 的文章，文章中清楚指出真实世界证据不排除有计划干预性治疗（planned intervention）和随机分派（randomization），而且在审批过程中着重科学性的研究设计、验证及标准来做出结论，并指出随机研究与真实世界证据中的最大差别在于获得数据的情况有所不同，虽然前者是在严格受控下的临床研究，而后者为真实世界中的医疗场所或家中治疗的情况，但两者的数据都必须经过严谨的研究设计、数据分析才能得到结论。

其实 FDA 在推出使用真实世界证据时其中一个主要原因，是希望通过使用这些证据，加速药物和医疗器械的审核和降低有关临床研究的成本。在传统医疗研究中，随机对照试验（randomized controlled trial, RCT）是评估药物与医疗器械的有效性和安全性的黄金标准。RCT 有以下的限制性：①非常昂贵；②因狭隘的入选研究标准使研究结果难以外推至更广大的组群；③长期的疗效及安全性亦难以从有限的追踪获得。使用真实世界数据研究而产生的真实世界证据，可以用于补充 RCT 研究的不足，也可在审批前降低临床研究的成本和时间。

但我们在前章节讲述 FDA 发表"使用真实世界证据用以支持医疗器材查验和登记指引"，推广至药械查验后，引起一片如浪潮般的反对声音。主要在于是否应把 RCT 的研究证据也纳入其中重要的考虑因素。正如本书第二章第十二节表 2-12-1 列出，真实世界和随机对照试验的特点差异太大。因此，FDA 后来也做出澄清，干预性治疗和随机分组都不排除作为重要考虑因素。

因此，目前对于"真实世界证据"，不同研究人员有不同定义：

（1）狭义：真实世界数据只应来自非实验性研究之数据，即只有从电子数据库或病历数据等方面获得的数据才算是真实世界数据。

（2）较广义：真实世界数据来自随机对照试验以外所搜集得到的数据，包括患者健康状态、常规医疗保健服务、医院或保险公司的行政或病历数据库、电子健康记录、患者自己提供的信息（包括自居家监控设备、穿戴式监控科技设备、健康追踪器等），以及各种因照护患者或研究为目的而设立的注册系统。此外，单臂临床试验（single arm trial）的数据也纳入为真实世界数据。

（3）广义：如上述，真实世界包括所有干预性治疗和随机研究。

本章节使用较广义的定义，并不包括（1）和（3）的定义。

（三）真实世界研究（real world study, RWS）

研究的设计使用真实世界数据（RWD）用以获取真实世界证据（RWE）。

（四）实用性临床试验（pragmatic clinical trial, PCT）

实用性临床试验的目的，旨在对真实世界中进行干预措施之有效性的评估，即对最佳或在控制下的情况进行干预性措施，来找出其干预是否有效。此有别于实验性、比较性或观察性研究。

三、目前真实世界研究文章发表情况

笔者近期（2021 年 2 月 5 日）在 PubMed 上查询到以上四个有关真实世界研究已发表的文章篇数，结果如表 2-13-1：

表 2-13-1　已发表的真实世界研究文章数

检索词	已发表的文章数
real world data	26 932
real world evidence	10 032

检索词	已发表的文章数
real world study	37 468
pragmatic clinical trial	2 445

从上述数字可见，国际的真实世界临床研究开展已十分普遍，我国在这方面一定要迎头赶上，在该领域中占据重要的位置。

四、真实世界证据可以应用的范围

今天的大数据时代，累积了大量医疗上的原始数据。这些数据需通过加工处理，才能产生有用的信息，再将这些信息加以汇聚、分析，才能产生有用的医学证据。只有良好的医学证据，才能科学性地回应临床遇到的问题。可以说，真实世界研究的目的和其出发点，并不单是为了解决药品和医疗器械应否获得较便宜的价格和被快速批准上市的许可，而是为了获得这些产品在真实世界中临床实践中的真正疗效和风险，即获取真实世界证据。

目前较为广泛应用的真实世界研究，主要用于三大范围，而每一范围可再延伸到多个领域。

（一）收集随机对照试验以外的数据（随机对照试验只能收集有限人群和有特定临床背景的短、中期数据）

1. 真实世界研究比随机对照试验成本低，因此比较容易推广到广泛的人群和检测药物或器械的长远疗效及安全性。

2. **能用于研究罕见病治疗药物**　罕见病药物随机对照临床研究的难点，不但是病例稀少，且招募入组十分困难。而更大的困难来源于对对照组患者的选择，因罕见病通常没有或只有很少的可选治疗方式。因此，从真实世界中获得的自然疾病队列的数据，就可以作为用于比较的外部对照。

3. **修订适用病症范围**　无论国内国外，在临床实践中，常有临床随机研究入组范围的扩大，例如在儿童或老人群组用药，或在合并其他一些慢性疾患者群用药时。利用真实世界证据，可扩大适应证人群。

4. **评估其他联合用药**　同样地，临床实践中有不少患慢性病者长期接受其他药物治疗，利用真实世界证据，也可找出联合使用不同药物的情况。在理想的情况下，可能发展成为联合药物治疗的一种策略。

5. **上市后药物的继续评价**

（1）探索真实世界扩大人群长远接受治疗后的实际疗效和经济效益。

（2）探索罕有的药物不良反应。

（3）探索长期服药有没有出现抗药性。

（二）开展不同领域的临床研究

真实世界研究是在日常的背景下进行，旨在衡量一种干预措施对某一种疾病的治疗效力或其副作用，或研究在没有治疗的情况下疾病的自然发展情况。由于样本量大，有利于观察关键结果指标有没有差异；如有差异，发现差异相差有多大。研究结果或可进一步将药物或器械推广到不同群组。

主要应用范围如下：

1. 开展综合治疗以及中西医结合治疗、新型中药制剂研发的临床研究　这些研究的开展策略可通过以下两种途径进行：

（1）观察性研究与随机对照试验相结合的途径（图 2-13-1）。

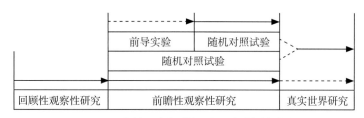

图 2-13-1　观察性研究与随机对照试验相结合的途径

（2）观察性研究与实用性临床试验相结合的途径（图 2-13-2）。

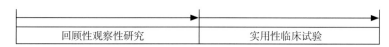

图 2-13-2　观察性研究与实用性临床试验相结合的途径

2. 开展研究找出不同致病因素　在采用不同干预手段（包括只提供舒缓治疗）对疾病不同分期患者的疗效和风险进行比较性研究时，探讨其临床结局是否与不同的致病因素有关。

3. 指导临床研究设计方向　参照真实世界证据设计不同临床研究方向，包括疾病自然发展史、疾病在不同目标人群的患病率、标准治疗的疗效和副作用，以及与疗效和有效性的相关的关键协变量在不同目标人群中的分布和变化等等，为下一阶段的研究提供证据。

4. 协助科研人员精准地定位可进行研究的目标人群　利用不同的数据，包括对人群队列研究中获得的组合数据、公共基因库中得到的信息，以及从所有相关的临床数据中得到的真实世界数据，通过多种人工智能方法有目标地进行分析，使用分析后的真实世界数据，精确定位适当的患者组群，开展新的治疗方法。

（三）用于不同层面辅助决策

1. 国家药械监管和审批决定　真实世界证据能进一步帮助国家监管机构做出科学性的决策和提供更有力的参考数据和不同思路。以前用于决策的唯一黄金标准——大型随机对照研究成本昂贵，所花费时间长。正如本章节前述，在大数据时代，真实世界证据可提供有关产品在实践中的疗效和风险，更能提供一些随机对照试验也得不到的附加信息。

2. 医疗卫生体系领导的决策　领导层在医疗卫生体系中做出使用药物和器械的决策

时，除了考虑有关产品的有效性、安全性外，还要考虑其他不同因素，包括经济效益、治疗程序复杂性、是否容易推广和治疗产生的收益/风险比率等不同因素。很多这方面的数据都只能通过真实世界证据才能获得足够和有效的资料。

3. **国家或商业领导层对新药物、新器械研究定位**　真实世界研究数据可以为目前应用的药物或器械的实际缺陷和特别需求改进的研究方向提供证据依据。

综上，如何把真实世界数据发展到应用如图 2-13-3 所示。

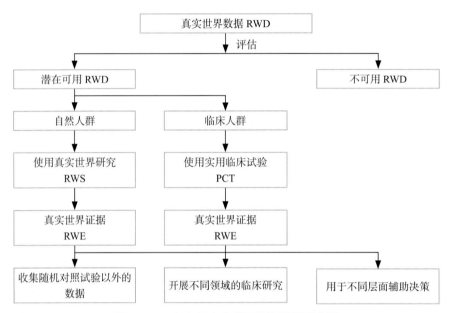

图 2-13-3　如何把真实世界数据发展到应用

五、真实世界研究和实用性临床试验

真实世界研究（real world study, RWS）是广泛地把所有研究获取的真实世界数据（real world data, RWD）经过整理/分析和总结后得出的结果，变成为真实世界证据（real world evidence, RWE）。而实用性临床试验（pragmatic clinical trial, PCT）是真实世界研究的一种。PCT 产生出的 RWE 其步骤与 RWS 相同，唯一的差别是 PCT 只集中于通过临床研究找出药物和器械的实际疗效和风险。因本书是集中讨论临床研究，所以以下主要讨论 PCT。

PCT 是一种科学性的研究。PCT 与本书第二章"临床研究的种类和执行"所讨论的其他各种类临床研究有很大的不同。

1967 年，Schwarty 和 Lellouch 把不同类型的用于治疗疾病的临床研究分为解释性（explanatory）和实用性（pragmatic）两种。虽然作者们觉得使用这两个名词来形容临床研究不太适宜，但现今大部分文章讨论该类型的临床研究都引用这两组名词作为比较。首先要明确，解释性和实用性的临床研究，都在同一个层面上，PCT 是在该层面上较接近实用性的一端，而传统性用于治疗患者的临床研究则在该层面较接近解释性的那一端。

在进行任何一种临床研究前，研究人员通常会问以下几条问题：①该研究尝试找出什么结果（What）？②为什么要进行该研究（Why）？③如何进行该研究（How）？④研究哪些患者（Who）？⑤执行研究使用的方法（Method）？表 2-13-2 可以简单地回应这五个问题，比较清晰地区分开解释性和实用性临床试验。

表 2-13-2　解释性和实用性临床试验比较

问题	解释性临床试验（RCT）	实用性临床试验（PCT）
What?	治疗是否有效？ 在假设理想情况下进行	治疗是否能起作用？ 可比较多种不同治疗 在日常临床情况使用
Why?	找出药物使用与其结果的因果关系	为决策者提供临床证据
How?	严格执行计划——尽量减低变动	执行计划反映日常临床操作—— 概括性地包括治疗的不同程度
Who?	患者选择性地进入研究	患者广泛性地进入研究
Method?	重视收集特定数据 研究主要目的为证实研究假设	收集日常临床数据 研究结果可临床应用

注：解释性临床试验与实用性临床试验在同一个层面上。

正如作者们在这书中的第二章第一节"临床研究的概念和主要类型"中所描述，在开展任何一项临床研究前要为探讨不同课题方向作出考虑，通过检索文献，定下目标，然后才决定应否进行。PCT 是临床研究的一种，所以也不能例外。要考虑范围包括找出研究方向，明确研究目标，在文献中查阅研究背景及其重要性，决定研究患者群组，决定研究时段，进行资料搜集后做出总结分析，比较在文献中不同的结果，并做出正确总结。

同时，由于实用性临床治疗研究有其独特性，跟其他传统常用的研究还有所差别。因此，2015 年，Loundon 等人将已发表的一个名为 PRECIS 的工具再改良为 PRECIS-2 工具，发表在英国内科杂志中，此后又经过多次更新。PRECIS 为 pragmatic explanatory continuous indicator summary 的缩写。该工具能把九个不同维度中的研究加以评分，总分可用作评估该研究的解释性和实用性以确定该研究所在的层面。此外，该工具可用于对参加临床研究的人员进行技术培训，以及对数据库存储的数据资料的评分研究。这九个不同维度为：适合入组人群，招募进入研究患者，研究环境与日常临床环境的差别，执行研究机构与提供日常治疗机构的差别，提供治疗不同方案是否有足够弹性，依随治疗方案是否有足够弹性调整，随访计划是否与常规临床方法接近，主要研究终点是否跟常规使用的临床结果相符，所有有关数据是否使用治疗意向作为分析。根据上述九个维度做出评分后，就能将研究的解释性和实用性进行评估，找出其侧重。详情请参看 Loundon 发表的有关 PRECIS-2 工具的原文。

六、如何进行实用性临床研究？

1. 美国国立卫生研究院（NIH）在其 CDCT Quick Start Guide 中指出研究人员从计划到实施 PCT，有九个重要步骤（在此笔者只能简单描述，详细情形请参考原文）：

（1）学习 PCT 与其他类型研究的不同点。

（2）建立良好合作关系确保研究成功施行。

（3）在开展 PCT 前，计划好研究的可持续性。

（4）选择适当的研究结果。

（5）计划好研究的设计和数据分析。

（6）考虑设立监督和管理机制。

（7）测试研究的可行性。

（8）做好事前准备工作才开展研究。

（9）准备好如何传播和实施得到的研究证据。

2. 开展 PCT 还应注意以下几个重要环节：

（1）在开展 PCT 前，要先定下重要的研究课题方向。

（2）研究团队中应纳入多学科成员，例如流行病学学者、内科、外科、肿瘤科、影像科等相关研究范围里有研究经验的医师。

（3）尽早纳入优秀的统计学人才。因为真实世界研究可能引进很多偏倚。如不纠正偏倚，很容易得到错误的研究结论。

（4）成立全国性的中央数据库，跨省市的大型多中心数据库。

（5）设立监督和管理机制，执行确定的研究计划，收集、分析和总结随访数据。

七、实用性临床研究的优点和限制

（一）实用性临床研究的优点

1. **实用** 这类研究主要设计探索何种治疗方案在日常医疗中可对什么疾病有疗效。

2. 容易推广。

3. **包容性强** 研究对象为日常治疗的患者群组。

4. 研究设计容易融入日常治疗的医疗机构、医疗服务提供商、患者。因为这些不同人群也参与数据采集、分析和决定治疗方案。

5. 研究结果可直接回馈到管理人员、医疗决策者、医疗提供者和患者，其研究结果与日常医疗治疗有密切关系。

（二）实用性研究的限制

1. 一定要有良好的研究设计，否则容易引入偏倚，造成错误结论。

2. PCT 需要有大样本的数据和长远的随访资料，可带来长远的财政负担。

3. 有时在常规治疗组和在不同治疗方法组的对比中找出一些有疗效的治疗方法，而由于往往这些有效治疗是合并了大于一种以上的治疗方法，导致不能确定该治疗方法有效。

4. 有些临床数据不能用于 PCT，例如研究用于评估新治疗指征或用于评估不同剂量对患者治疗效果的反应的试验，因为这些治疗方法不是日常使用的治疗方法。

5. PCT 用于某一国家 / 地区 / 种族的结果能否应用于其他国家 / 地区 / 种族，还需要通过外部验证的手段才能确定。

八、真实世界研究在世界各地和我国的进展

虽然目前真实世界研究尚处于早期阶段，但全球的真实世界数据和使用这些数据用于评估药物和医疗器械产品的有效性、安全性的实践经验已经累积了不少。

研究人员真正开始对真实世界的研究大约在 2008 年，当年美国 FDA 启动"哨点计划"，主动将当时已经使用的电子医疗数据用于上市后医疗产品安全性的监查。其后，2009年美国通过基于 CER 的真实世界研究的背景的实效比较研究（Comparative Effectiveness Research, CER）法案（见《美国复苏与再投资法案》），该法案大大推动了真实世界研究的发展，使其获得了更广泛的应用。

在欧洲，2013 年欧洲药品管理局（European Medicines Agency, EMA）参加一项命名为 GetReal Initiative 的项目。该项目主要发展、收集与综合真实世界数据（RWE）的新方法，作为药物研发和医疗保健决策之用。2014 年，EMA 启动试点项目，探讨使用真实世界研究获得的数据的可行性，用作监管和策略决定。

2016 年 12 月，美国通过《21 世纪治愈法案》，FDA 积极开展真实世界研究来获取证据作支持药物和其他医疗产品的监管和决策，目的是加快医疗产品的批核和减低科研的成本。在2017 年，欧盟药品注册数据库（Heads of Medicines Agencies, HMA）与 EMA 联合成立一个大数据工作组，目的是通过大数据来提高证据标准，从而改进监管和策略。从 2017—2019 年，FDA 先后发布了"使用真实世界证据支持医疗器械监管决策""临床研究中使用电子健康档案数据指南""真实世界证据计划的框架"和"使用真实世界数据和真实世界证据"，要求研究者按照上述证据文件的要求，向 FDA 递交药物和生物制品证据资料。2018 年 12 月，FDA 发布了一项 2019 年的战略框架，推进将真实世界证据作为一个战略重点用于监管决策。

2018 年，日本医疗器械审评审批机构（PMDA），从该机构作为目标人用药品注册技术协会的层面，提出更高效地使用真实世界数据，开展药物上市后的流行病学研究的新的要求和议题。

相对于先进国家，我国真实世界研究开展稍晚。2018 年 7 月，国家药品监督管理局仿制药质量与疗效一致性评价办公室发布了《关于征求 289 种基药目录中的国内特有品种评价建议的通知》，该通知在对甲状腺素片（40mg）的评审中，首次把真实世界研究证据写在正式的国家文件中。2018 年 8 月，第八届中国肿瘤临床试验发展论坛中，首次发表了由吴阶平医学基金会和中国胸部肿瘤研究协作组共同整理的《中国真实世界研究指南（2018 年版）》。2018 年 11 月，国家药监局和相关部门组织了一个课题组，起草有关利用真实世界证据之前药物研发与评价的指导文件。2019 年 5 月，国家药品监督管理药品审评中心（CDE）发布《真实世界证据支持药物研发的基本考虑（征求意见稿）》。2019 年10 月中国中药协会真实世界研究专业委员会成立，在之后三年，陆续落实制订了《中国中成药真实世界研究技术指导原则》，构建中成药真实世界研究数据库，并建立中成药区域及医疗数据资源库。

九、总结

在当前的大数据时代，如能很好地通过真实世界研究（RWS），对真实世界数据（RWD）做出适当的收集、整理、分析和总结，就能产生有意义的真实世界证据（RWE）。这些真实世

界证据，已在国际上先进国家用于辅助寻找传统医学研究难以找到的重要临床证据，可发展一些新的临床治疗领域的研究，提供有效的临床证据，辅助不同层面的领导阶层作出监督和审批药品和医疗器械，在医疗卫生系统或在新药物、新器械研究领域中做出贡献。

真实世界研究尚在起步阶段，但却有无限的发展空间。

第十四节 常见的临床研究类型选择错误案例分析

作者：杨田　梁磊　李超　刘允怡

一、引言

临床研究，无论在研究执行的任何期间，资料收集和数据分析都很难做到十全十美，往往在已接受刊登的文章中，无论刊登文章的杂志在影响因子或在该医学杂志领域中排名多高，都能找到一些缺失。当然，能被医学杂志刊登的文章，都是经过主编和评稿员严格把关后，认定该文章中有亮点、有创新性或对医学改进有贡献的研究，才获接受刊登。可以说，研究中的优点多于缺点，才会有机会发表。

本章节主要是希望在已发表的文章中，使用"鸡蛋中挑骨头"的方法，找出一些已发表文章中，研究方法有选择错误的临床研究作为例子来分析。希望通过这些案例，让本书的读者们能更深入了解作者犯的错误在哪些地方。了解自己和别人所犯的错误，得以避免和改正，是在医学研究领域中最好的学习方法。

这些案例，有来自英文和中文杂志，文章刊登的杂志其影响因子也高低不同。希望这些文章的有关作者们、评稿员和杂志主编不要介怀于我们对这些文章的批评。我们的目的是对事不对人，希望所有人都能从评语中得到学习和改善。

最后，笔者想提的是在国际医学杂志中，如 *JAMA Surgery* 和 *International Journal of Surgery*，在每一篇论文接受刊登时，都会在该文章领域中找一些专家为文章做一些评语（invited commentary）来刊登，这些评语通常指出文章中的优劣点，而这些评语是十分被作者和读者们欢迎的。

二、案例一

（一）案例介绍

一篇自述研究类型为前瞻性对照研究，题目为"1 型糖尿病患者与正常人群发生心房颤动风险的差异"的文章。

引自：Risk of atrial fibrillation in people with type 1 diabetes compared with matched controls from the general population: a prospective case-control study. Lancet Diabetes Endocrinol, 2017, 5:799-807.

1. **研究背景**　已知 1 型糖尿病与一些心血管疾病有直接关联，但它与心房颤动有没有关系尚不清楚。

2. **研究方法和结果** 这项研究从某一个国家糖尿病登记库中，采集了自 2001 年 1 月 1 日至 2013 年 12 月 31 日的数据：

（1）36 258 例 1 型糖尿病患者，中位随访 9.7 年（四分位数间距：5.2 ～ 13.0），749（2%）例诊断患心房颤动。

（2）179 980 例对照人员，中位随访 10.2 年（四分位数间距：5.7 ～ 13.0），2 882（2%）例诊断患心房颤动。

3. **统计分析两组比较**

（1）1 型糖尿病患者患心房颤动亚组的比较对照人员：

1）男性：调整后风险比值 1.13（95% *CI*：1.01 ～ 1.25，*P* = 0.029）。

2）女性：调整后风险比值 1.50（95% *CI*：1.30 ～ 1.72，*P* < 0.001）。

（2）1 型糖尿病患者患心房颤动的亚组分析结果：

1）与血糖控制好坏和有没有泌尿并发症有关。

2）当患者尿液蛋白正常，1 型糖尿病患者的心房颤动发生率不会增加：男性 HbA1c 低于 9.7%（或 < 83mmol/L）或女性 HbA1c 低于 9.8%（或 < 73mmol/L）。

4. **研究结论** 1 型糖尿病患者与正常人群对比：男性患心房颤动风险轻微上升，女性患心房颤动风险上升 50%。但患者在血糖控制不好或有泌尿系统病并发症时，该风险就大为升高。

（二）问题

这是不是如文章所称，是一个前瞻性病例对照研究（prospective case-control study）？如果是，为什么是？如果不是，为什么不是？该研究究竟是哪一种类型的研究？

（三）答案

1. 这不是一个前瞻性研究，因为研究是从一个已经开始收集的资料库中找出来的。虽然这个资料库是前瞻性收集数据，也只能说是一个从前瞻性收集数据中进行一个回顾性研究（a retrospective study on prospectively collected data）。

2. 这不是一个病例对照研究。病例对照研究跟其他种类研究最大的不同是，这种研究是从"果"（心房颤动），去找"因"（1 型糖尿病）。但这项研究是从"因"（1 型糖尿病）去找"果"（心房颤动）的关系。因此这不是一个病例对照研究。

3. 这项研究是使用队列的方法，使用匹配找出 1 型糖尿病与对照组患者作比较。

严格地来说，这是一个回顾性使用前瞻性收集的数据，进行一个病例队列匹配比较性研究（retrospective study on prospectively collected data to conduct a case-matched comparative cohort study）。

三、案例二

（一）案例介绍

一篇自称研究类型为先导研究，题目为"MELD 评分和谷草转氨酶 - 血小板比率指数预测小肝癌患者接受非肝移植治疗后的远期存活率"的文章。

引自：MELD score and AST-to-platelet ratio index predict long-term survival in patients with a small hepatocellular carcinoma following non-transplant therapies: a pilot study. Hepatoma Res, 2017, 3:79-85.

1. **研究背景**　肝移植是帮助小肝癌患者长期存活的最佳手段。但在严重缺乏供肝的情况下，作者尝试找出一些可以预测小肝癌患者在接受非肝移植手术后远期存活率接近肝移植的有关因素。

2. **研究方法**　作者指出这是一个回顾性研究，在一个前瞻性收集的 1 050 个患肝癌数据库中，找到 94 例肝癌单个 < 3.0cm 的随访超过 5 年的患者，其中接受：①肝移植（LT）23 例；②肝部分切除（HR）16 例；③经皮射频消融（RFA）55 例。

作者评估在接受肝部分切除或经皮射频消融治疗的患者后的总存活率和比值比（OR, odds ratio）与以下因素的关系：① MELD 评分；②血小板数目；③肌酐；④白蛋白；⑤谷草转氨酶 / 血小板比率指数（APRI）；⑥国际标准化比值（INR）；⑦总胆红素。

3. **研究结果**　患者 3 年和 5 年总存活率：①肝移植（LT）：82.6% 和 73.9%；②肝部分切除 / 经皮射频消融（HR/RFA）：40.8% 和 33.9%。

最强预测 HR/RFA 的远期存活的因素：① MELD 评分 < 10（OR：4.43，95% CI：1.85 ~ 10.58）；② APRI ≤ 0.5（OR：4.25, 95% CI：1.63 ~ 11.08）。

假如 HR/RFA 患者同时存在 MELD < 10 和 APRI ≤ 0.5 的情况，其 3 年和 5 年的总存活率分别为 77.3% 和 72.7%。

4. **研究结论**　对于单发 < 3.0cm 的小肝癌患者而言，若其 MELD 评分 < 10，APRI < 0.5，在接受 HR/RFA 后，他们的远期存活率非常接近接受肝移植的患者，该研究做出来的好处是供肝可分配给其他有需要的患者。

（二）问题

这是一个什么类型的研究？是否正如作者所述是一个先导研究（pilot study）？

（三）答案

这肯定是一个回顾性的队列研究，目的是通过用不同的介入手段（LT、HR、RFA）治疗后，找出影响患者远期存活的不同因素（在这里找到的因素是 MELD 评分 < 10，APRI < 0.5），在接受 HR 和 RFA 后的患者远期存活率与接受 LT 的患者没有统计学差异，因此作者提出可使用这些因素找出这些患者来，不用进行肝移植，而可以使多一些捐肝用在别的患者身上。这个想法非常好，但因作者在本研究中的样本量很少，所以他们提出这是一个"先导研究"，指出将来可使用大样本继续研究和作为前瞻性的研究方向。

可惜的是，这不是一个"先导研究"。一个先导研究的主要目的不仅是先为一个大型的研究找出该研究是否可行，而且还包括应该如何进行。因此，先导研究通常都是前瞻性的，并有特别设计的特征。进行方法是做一个小型的研究，为将来大型研究铺路，改善将来研究的素质、研究结果效率，找出治疗安全性，计算样本量，解决如何进行随机分组和单 / 双盲选择等问题，使参与研究人员熟悉研究方法和内容。

　　先导研究与可行性研究有点不同，可行性研究是查询一些设计中的研究是否可行、应否进行和如何进行。而先导研究虽是查询同一问题，但其具有特别设计的特征。先导研究是模拟将来的大型研究进行一个小型的研究，或进行这大型研究中的一个部分。可以说，所有先导研究都是一种可行性研究，但不是所有可行性研究都是先导研究。

　　严格来说，这是一个回顾性队列研究加上不同介入治疗方法进行的一个可行性研究。

四、案例三

（一）案例介绍

　　一篇自称为随机对照研究，题目为"分析比较低剂量 64 层螺旋 CT 双动脉多期扫描与超声造影诊断小肝癌"的文章。

　　引自：低剂量 64 层螺旋 CT 双动脉期多期扫描与超声造影诊断小肝癌随机对照分析. 中国 CT 和 MRI 杂志，2015, 13(7):64-68.

　　1. **研究背景**　目的是研究使用低剂量 64 层螺旋 CT 扫描和超声造影诊断小肝癌。

　　2. **研究方法**　在研究的 2 年期间，找到 38 例小肝癌患者：①男性 23 人，女性 15 人；②年龄：22 ~ 65 岁，平均 42 岁；③甲胎蛋白：50 ~ 1 000μg/L，平均 600μg/L；④肿瘤直径：1 ~ 3cm，平均 2cm；⑤肿瘤病灶：1 ~ 2 个；⑥合并肝硬化：20 人；⑦乙型肝炎背景：28 人。

　　诊断肝癌的金标准：①通过手术或超声引导穿刺；②消融术后 AFP 降至正常；③确诊 23 例共 27 个病灶。

　　检查方法：①A 组：超声造影结果，$n = 38$；②B 组：CT 扫描诊断结果，$n = 38$；C 组：超声 + CT 结果，$n = 38$。

　　阅片方式：由 3 名专家阅片，通过协商找出统一观点。

　　3. **研究结果**　如表 2-14-1 和表 2-14-2 所示。

表 2-14-1　三组患者病理检查结果

	肝癌患者数	增生性结节/再生性结节	局部结节增生	肝腺癌	血管瘤
A 组	16(18 个病灶)	18	2	0	2
B 组	17(20 个病灶)	18	2	1	0
C 组	21(25 个病灶)	15	2	0	0

表 2-14-2　三组检查分析结果

	n/例	灵敏度/%	特异度/%	准确率/%
A 组	38	81.6	79.0	76.3
B 组	38	79.0*	84.2†	73.8#
C 组	38	98.2*	100.0†	94.7#

注：A:B *P、†P、#P 均 > 0.05；C:A *P、†P、#P 均 < 0.05

4. 研究结论　CT 合并超声比单独使用 CT 或超声都较好。

（二）问题

1. 这项研究有什么重大缺点？
2. 这是否是一个如作者所称的随机对照分析？
3. 如果不是，究竟这是一个什么种类的研究？

（三）答案

1. 这项研究有以下重大缺点

（1）入组患者数太少，只有 38 个患者。

（2）诊断肝癌金标准模糊不清。作者写"主要通过手术或在超声引导下进行穿刺病理组织活检，部分病例为消融术后 AFP 降至正常，共确诊为小肝癌 23 例（共 27 个病灶）"，即"确诊"比例只是 23/38，占 60.5%。

（3）超声图像是不可靠的。如进行超声的人看不见病灶，肯定没有这些病灶的图片，如何可以由 3 名专家进行图片诊断？

（4）现在在国际上常用的多期扫描是四期扫描：无显影剂期、动脉期、静脉期和延迟期，而非在这项研究中用的双动脉期。

（5）没有清楚地指出分析不同影像时，是否另一种影像的结果也一致，这会影响诊断的判断。

2. 这项研究肯定不是作者所称的随机对照研究。这是一个典型的诊断性研究，可能是一个前瞻性的研究，但作者未清楚表明。

3. 这项研究是不同影像诊断小肝癌的比较。

总的来说，这是一个前瞻性进行医疗影像诊断早期肝癌的比较性研究。

五、案例四

（一）案例介绍

一篇自述为病例对照研究，题目是"行肝切除治疗的乳腺癌肝转移患者预后的倾向性配对分析"文章。

引自：Survival analysis of breast cancer liver metastasis treated by hepatectomy: A propensity score analysis for Chinese women in Hong Kong. Hepatobiliary Pancreat Dis Int, 2019, 18: 452-457.

1. 研究背景　乳腺癌肝转移的预后非常差，作者旨在分析肝切除对于治疗该疾病的预后如何。

2. 研究方法　这项研究从某单中心多年以来前瞻性收集的病例数据库中，纳入了从 1995 年 1 月至 2014 年 12 月行根治性切除的乳腺癌肝转移的女性患者，共 21 例。

研究者采用倾向性配对的方法，按照 1 : 3 的比例，选取了 63 例行根治性切除的结直肠癌肝转移的女性患者作为对照组，分析两组队列的手术后短期结果（围手术期并发症发生率和围手术期病死率）和长期结果（总生存率）。

　　此外，在这个 21 例乳腺癌肝转移患者的队列中，作者采用多因素 Cox 回归分析的方法，探讨影响乳腺癌肝转移行肝切除术后长期生存的独立危险因素。

　　作者特别强调指出，他们的本项研究采用的是病例对照研究的方法，因为本研究为 21 例乳腺癌肝转移患者按照 1 ：3 的比例，匹配了 63 例结直肠癌肝转移患者作为对照组。

　　3. 研究结果　在研究结果方面，作者先是将 21 例乳腺癌肝转移患者和结直肠癌肝转移患者的基线特征、术后短期结果、术后远期预后做了比较分析：

　　（1）基线特征：尽管作者声称采取了倾向性配对的方法对两组中影像预后的变量进行平衡，但在两组基线特征的对比中，乳腺癌肝转移组和结直肠癌肝转移组的两组患者在癌胚抗原（中位数：5.1ng/ml vs. 12.0ng/ml，$P = 0.041$）、总胆红素值（中位数：6μmol/L vs. 8μmol/L，$P < 0.001$）、凝血时间（中位数：10.8s vs. 11.3s，$P = 0.016$）这三项中仍存在显著性差异，说明两组间的部分基线特征仍未得到统计学的有效平衡。

　　（2）术后短期结果：两组在术后总并发症发生率（23.8% vs. 19.0%，$P = 0.875$）、严重并发症发生率（Clavien-Dindo 3 级以上，9.5% vs. 4.8%，$P = 0.790$）以及各种亚类型的并发症发生率的比较中均无显著性差异。

　　（3）术后远期预后：两组在术后 1 年、3 年、5 年的总生存率比较中也不存在显著性差异（$P = 0.572$），前者分别为 100%、58.9% 和 58.9%，后者分别为 95.0%、57.2% 和 39.7%。

　　在 21 例乳腺癌肝转移患者的队列中，作者采用单因素和多因素 Cox 回归分析的方法做了影响肝切除术后远期总生存率的危险因素分析，如表 2-14-3 所示：

表 2-14-3　21 例乳腺癌肝转移患者影响肝切除术后远期总生存率的危险因素分析

变量	单因素分析		多因素分析	
	OR（95% CI）	P 值	OR（95% CI）	P 值
肝转移瘤切除时年龄 > 49.1 岁	5.152（1.033 ～ 25.689）	0.046		
乳腺手术时年龄 > 45.2 岁	5.152（1.033 ～ 25.689）	0.046		
总胆红素 > 6.6μmol/L	1.605（0.40 ～ 6.44）	0.504		
国际凝血单位 > 0.96	1.759（0.339 ～ 9.120）	0.501		
白蛋白 > 42.9g/L	2.978（0.596 ～ 14.873）	0.184		
孕激素受体阳性	0.135（0.016 ～ 1.153）	0.067		
雌激素受体阳性	0.159（0.030 ～ 0.848）	0.031		
HER2 受体阳性	0.337（0.040 ～ 2.809）	0.315		
病理三阴状态	6.411（1.351 ～ 30.435）	0.019	6.411（1.351 ～ 30.435）	0.019
合并术后并发症	1.485（0.353 ～ 6.244）	0.589		
微血管侵犯	1.267（0.300 ～ 5.348）	0.750		
多发转移瘤	1.696（0.423 ～ 6.797）	0.456		
肿瘤直径 > 3cm	3.288（0.779 ～ 12.882）	0.105		
乳腺手术至肝转移时间 > 4 年	0.323（0.064 ～ 1.626）	0.170		

注：OR. odds ratio，比值比；CI.confidence interval，置信区间。

多因素 Cox 回归分析结果表明，病理三阴状态（即雌激素受体、孕激素受体和 HER2 受体均为阴性）为导致术后总生存时间短的独立危险因素（*OR*：6.411，95% *CI*：1.351 ~ 30.435，*P* = 0.019）。

4. 研究结论　对于乳腺癌肝转移患者而言，根治性肝切除术是安全可行且有效的。因此，作者建议，对乳腺癌肝转移患者的多学科诊疗中应积极考虑行肝切除术。

（二）问题

1. 这项研究真的像作者认为的那样，是一项病例对照研究吗？作者想要深入研究的乳腺癌肝转移患者的病例组共 21 例，作者按照 1 : 3 的比例，采用倾向性配对的方法，为其匹配了 63 例结直肠癌肝转移患者作为对照组，这是不是所谓的"病例 - 对照"？

2. 文中说采用的倾向性配对分析的方法，在本研究中是否可取？

3. 作者在 21 例乳腺癌肝转移患者的队列中做了单因素和多因素 Cox 回归分析，病例数是否满足统计学需要？

4. 作者针对危险因素采用的是 OR（比值比），对吗？

5. 病理三阴状态的单因素分析和多因素 Cox 回归的结果完全一致，这可能吗？

（三）答案

1. 这只是一项回顾性队列研究（由因及果），不能算病例对照研究（由果推因）。作者用了倾向性配对的方式，为这组行肝切除的乳腺癌肝转移的 21 例女性患者选取了同时期同样行肝切除的结直肠癌肝转移的 63 例女性患者，然而不得不说的是，尽管都是肝转移瘤患者，但是拿两种完全不同性质类别的肿瘤去比较手术预后，就好比拿苹果和梨去做比较，风马牛不相及，这个研究思路本身就是存在严重问题的。实际上，本研究只是一项队列研究，将乳腺癌肝转移患者和结直肠癌肝转移患者放在了一个队列里，同样实施了根治性肝切除术，然后去观察他们的术后短期结果和远期预后。

2. 作者没有给出如何进行倾向性配对的过程，到底是基于哪些基线特征的变量进行了匹配，在文中没有给出具体说明。而在基线特征中，还是存在没有平衡的变量，这说明了配对的失败，足够让人质疑竟有没有进行真正的配对。按照大多数的文献报道要求，一般都需要给出配对前和配对后的基线特征，这样更容易让读者了解匹配的过程和意义。

3. 在一个仅有 21 例的队列中去做单因素和多因素 Cox 回归分析，病例数实在太少，导致统计学的可信度和稳定度很低。从文中的表 5 可见，在单因素分析中至少有 4 个变量的 *P* 值小于 0.05，那么，按照 1 : 10 的最小病例数原则，满足多因素回归分析需要的样本量应该在 40 例以上。显然，拿仅有 21 例的这个队列来做多因素回归分析，显然是非常不可靠的。

4. 此处的比值比（OR, odds ratio）也是不正确的，比值比对应的研究变量一般情况下是分类变量，且与时间无关。与时间有依赖性的研究变量，对应的应是危险比（HR, hazard ratio）。

5. "三阴状态"在单因素分析中和 Cox 回归分析中的 *OR*（95% *CI*）都是 6.40（1.35 ~ 30.5），*P* 值都是 0.019，这几乎是不可能发生的事情。

六、案例五

（一）案例介绍

研究者标明为"全国开展的一项多中心腹部外科手术后手术部位感染的横断面研究"。

引自：全国多中心腹部手术后手术部位感染的横断面研究.中华胃肠外科杂志,2018, 21(12):1366-1373.

1. **研究目的** 了解全国范围内腹部手术后手术部位感染（SSI）的发生情况，并探讨其发生的影响因素。

2. **研究方法** 采用多中心横断面研究方法，收集30家医院2018年5月所有腹部外科手术的成年患者的临床资料，包括患者的基本特征、围手术期相关结果及切口微生物培养结果。①主要结局终点：术后30天内SSI发生率。SSI的定义是根据美国疾病控制与预防中心（CDC）标准分为浅表切口感染、深部切口感染和器官/间隙感染；②次要结局终点：ICU住院时间、术后住院时间、总住院时间、30天病死率及治疗费；③采用多因素logistic回归logistic回归分析SSI发生的独立危险因素。

3. **研究结果** 该研究共纳入1 666例腹部手术患者，全组男性1 019例，女性647例，年龄（56.5±15.3）岁。

（1）术后80例（4.8%）患者发生SSI，其中浅表切口感染39例，深部切口感染16例，器官/间隙感染25例；大肠埃希菌是SSI的主要病原菌，其阳性率为32.5%（26/80）。

（2）与未发生SSI的患者相比，发生SSI的患者ICU入住率（38.8% vs. 13.9%，$P < 0.001$）、术后住院时间（中位数：17天 vs. 7天，$P < 0.001$）及总住院时间（中位数：22天 vs. 13天，$P < 0.001$）均显著延长，治疗费用也明显升高（中位数：7.5万元 vs. 4.4万元，$P < 0.001$）。

（3）多因素回归分析显示，男性、术前血糖水平、手术时间和手术切口等级是SSI发生的独立危险因素；而腹腔镜手术和行机械肠道准备是SSI发生的独立保护因素。

4. **研究结论** 我国腹部外科手术患者术后发生SSI的概率为4.8%；术前控制患者血糖和进行机械肠道准备是预防SSI的重要措施。

（二）问题：

1. 这项研究是横断面研究吗？如果不是，那是什么类型的研究？
2. 横断面研究的定义是什么？
3. 横断面研究的目的是什么？
4. 是否可以举例说明，一项研究到底是病例对照研究、队列研究，还是横断面研究？

（三）答案

1. **这不是横断面研究**（cross-sectional study），**而是一项多中心的回顾性队列研究**（cohort study） 之所以认为本项研究是回顾性队列研究，是因为本研究纳入了既往一个时间段内的所有行腹部外科手术的患者，旨在调查这些患者进行手术后发生SSI的发病率，这是一项由因及果的研究，而不是由果推因的研究。只不过，本项研究纳入患者的时间段很短，只有 1 个月时间，不像大多数的此类研究，一般都是纳入几年的患者。而正因为是多中心研究，所以本项研究的病例数还是非常多的，多达 1 666 例，但即便如此，仍然不能掩盖这项研究是回顾性队列研究的事实，而不是横断面研究。另外，横断面研究只能计算患病率，而不能计算发生率，从这一点上说，也说明这项研究是队列研究，而不是横断面研究。

2. **横断面研究**　是指通过对特定时点、特定范围内人群中的疾病或健康状况和有关因素的分布状况进行资料收集、描述，从而为进一步的研究提供病因线索。它是描述流行病学中应用最为广泛的方法。

3. **横断面研究的目的**　①描述疾病或健康状况的三间分布情况。通过对某一地区或人群的调查，获得某种疾病在时间、地区和人群中的分布，从而发现高危人群或发现有关的病因线索，为疾病的防治提供依据。②描述某些因素或特征与疾病的关联，确定危险因素。如通过对冠心病及其危险因素的调查，发现高血压、高血脂、超重、吸烟及有关职业与冠心病的关系，从而为降低危险因素、减少冠心病发生提供依据。③为评价防治措施及效果提供有价值的信息。如在采取措施若干时期后，重复进行横断面研究，根据患病率差别的比较，可以考核前段时期所施行措施的效果。④为疾病监测或其他类型流行病学研究提供基础资料。

4. **举例说明三种不同类型的观察性研究之间的区别**　①病例对照研究：从患者出发回头看，例如：收集一群肝癌患者和一群没有肝癌的，对比他们饮酒史的区别。②队列研究：从暴露情况向后看，例如：收集一群大量饮酒的和一群未大量饮酒的患者，对比他们日后发生肝癌的概率。③横断面研究：发病及暴露史的"快照（snapshot）"，例如：选择某一个地区的所有居民，在某一天收集他们所有人的信息，了解他们的既往饮酒史以及现在是否患有肝癌，从而研究两者的联系。此处提供给读者一些关于横断面研究、病例对照研究、队列研究各自不同之处的解释，供大家参考借鉴。

参考文献

[1] LEI Z Q, LI J, WU D, et al. Nomogram for preoperative estimation of microvascular invasion risk in hepatitis B virus-related hepatocellular carcinoma within the Milan criteria [J]. JAMA Surg, 2016,151(4):356-363.

[2] IASONOS A, SCHRAG D, RAJ G V, et al. How to build and interpret a nomogram for cancer prognosis [J]. J Clin Oncol, 2008,26(8):1364-1370.

[3] NELSON R, EDWARDS S, TSE B. Prophylactic nasogastric decompression after abdominal surgery [J]. Cochrane Database Syst Rev, 2007(3):CD004929.

[4] ELLETT M L, BECKSTRAND J, FLUECKIGER J, et al. Predicting the insertion distance for placing gastric tubes [J]. Clin Nurs Res, 2005,14(1):11-27.

[5] WEISER M R, LANDMANN R G, KATTAN M W, et al. Individualized prediction of colon cancer

recurrence using a nomogram [J]. J Clin Oncol, 2008,26(3):380-385.

[6] HYDER O, MARQUES H, PULITANO C, et al. A nomogram to predict long-term survival after resection for intrahepatic cholangiocarcinoma: an eastern and western experience [J]. JAMA Surg, 2014,149(5):432-438.

[7] GOLD J S, GÖNEN M, GUTIÉRREZ A, et al. Development and validation of a prognostic nomogram for recurrence-free survival after complete surgical resection of localised primary gastrointestinal stromal tumour: a retrospective analysis [J]. Lancet Oncol, 2009,10(11):1045-1052.

[8] ZOU Q F, LI J, WU D, et al. Nomograms for pre-operative and post-operative prediction of long-term survival of patients who underwent repeat hepatectomy for recurrent hepatocellular carcinoma [J]. Ann Surg Oncol, 2016,23(8):2618-2626.

[9] LI Y T, XIA Y, LI J, et al. Prognostic nomograms for pre- and postoperative predictions of long-term survival for patients who underwent liver resection for huge hepatocellular carcinoma [J]. J Am Coll Surg, 2015,221(5):962-974.e4.

[10] VICKERS A J, ELKIN E B. Decision curve analysis: a novel method for evaluating prediction models [J]. Med Decis Making, 2006,26(6):565-574.

[11] WEISER M R, GÖNEN M, CHOU J F, et al. Predicting survival after curative colectomy for cancer: individualizing colon cancer staging [J]. J Clin Oncol, 2011,29(36):4796-4802.

[12] STEPHAN C, SIEMSSEN K, CAMMANN H, et al. Between-method differences in prostate-specifi c antigen assays affect prostate cancer risk prediction by nomograms [J]. Clin Chem, 2011,57(7):995-1004.

[13] NAM R K, KATTAN M W, CHIN J L, et al. Prospective multi-institutional study evaluating the performance of prostate cancer risk calculators [J]. J Clin Oncol, 2011,29(22):2959-2964.

[14] TUTTLE B D, VON ISENBUR M, SCHARDT C, POWERS A. PubMed instruction for medical students: searching for a better way [J]. Med Ref Serv Q, 2009, 28(3):190-210.

[15] ROBINSON K A, KICKERSIN K. Development of a highly sensitive search strategy for the retrieval of reports of controlled trials using PubMed [J]. Int J Epidemiol , 2002,31(1):150-153.

[16] O'CONNOR A M, SARGEANT J M. Meta-analyses including data from observational studies [J]. Prev Vet Med, 2014,113(3):313-322.

[17] Kenneth F. Schulz, David A. Grimes. 临床研究基本概念 [M]. 2 版 . 王吉耀，译 . 北京：人民卫生出版社 ,2020:1-95.

[18] 李立明 . 流行病学 [M]. 3 版 . 北京：人民卫生出版社，2015:86-444.

[19] KRUMKAMP R, KREUELS B, SARPONG N, et al. Association between malaria and invasive nontyphoidal salmonella infection in a hospital study: accounting for Berkson's bias[J]. Clin Infect Dis, 2016,62(Suppl 1):S83-S89.

[20] LENNON H,SPERRIN M,BADRICK E, et al. The obesity paradox in cancer: a review[J]. Curr Oncol Rep, 2016,18(9):56.

[21] KYRIACOU D N,LEWIS R J. Confounding by indication in clinical research[J]. JAMA, 2016, 316(17):1818-1819.

[22] ANDERSEN L W, RAYMOND T T, BERG R A, et al. The association between tracheal intubation during

pediatric in-hospital cardiac arrest and survival[J]. JAMA,2016 ,316(17):1786-1797.

[23] PERNEGER T V, WHELTON P K, KLAG M J. Risk of kidney failure associated with the use of acetaminophen, aspirin, and nonsteroidal anti-inflammatory drugs[J]. N Engl J Med,1994,331(25):1675-1679.

[24] MARQUIS G S, HABICHT J P, LANATA C F, et al. Association of breastfeeding and stunting in Peruvian toddlers: an example of reverse causality[J]. Int J Epidemiol,1997,26(2):349-356.

[25] FIGUEIREDO J C, KNIGHT J A, BRIOLLAIS L, et al. Polymorphisms XRCC1-R399Q and XRCC3-T241M and the risk of breast cancer at the Ontario site of the Breast Cancer Family Registry[J]. Cancer Epidemiol Biomarkers Prev,2004,13(4):583-591.

[26] 刘允怡，林伟棋，杨重光．从工业革命（工业 1.0）到外科 4.0[J]．中华消化外科杂志 ,2020,19(9):919-924.

[27] 刘允怡，杨重光．我国肝癌诊断与治疗是否已到达外科 4.0 [J]．中华消化外科杂志 , 2021,20(1):35-39.

[28] 方驰华，李克晓，范应方，等．医学图像三维可视化系统在精准肝切除中的应用价值 [J]．中华消化外科杂志 ,2011,10(1):29-32.

[29] SHERMAN R E, ANDERSON S A, DAL PAN G J, et al. Real-world evidence - what is it and what can it tell us?[J]. N Engl J Med, 2016, 375(23): 2293-2297.

[30] 杨松，马龙腾，张菁菁．中国临床医学真实世界研究施行规范 [J]．解放军医学杂志 , 2018, 43(1): 1-6.

[31] 柏柳安宁，夏结来，王陵，等．真实世界研究中的常见偏倚及其控制 [J]．中国临床药理学与治疗学 , 2020, 25(12): 1422-1428.

[32] 高培，王杨，罗剑锋，等．基于真实世界数据评价治疗结局研究的统计分析技术规范 [J]．中国循证医学杂志 , 2019, 19(07): 787-793.

[33] D'AGOSTINO R B. Propensity score methods for bias reduction in the comparison of a treatment to a non-randomized control group[J]. Stat Med, 1998, 17(19): 2265-2281.

[34] 金昌晓，计虹，席韩旭，等．大数据科研分析平台在临床医学研究中的应用探讨 [J]．中国数字医学 , 2019, 14(2): 37-39.

[35] LOUDON K, TREWEEK S, SULLIVAN F, et al. The PRECIS-2 tool: designing trials that are fit for purpose[J]. BMJ, 2015, 350: h2147.

[36] [10] KHOZIN S, ABERNETHY A, NUSSBAUM N C, et al. Characteristics of real - world metastatic non - small cell lung cancer patients treated with nivolumab and pembrolizumab during the year following approval[J]. Oncologist, 2018,23(3): 328-336.

[37] MAKADY A, DE BOER A, HILLEGA H,et al. What is Real-World Data? A review of definition based on literature and Stakeholder interviews [J]. Value Health，2017; 20(7):858-865.

[38] YUAN H, ALI M S, BROUWERES, et al. Real-world evidence: What is it and what can it tell us according to the International Society for Pharmacoepidemiology (ISPE) Comparative Effectiveness Research (CER) Special Interest Group (SIG)[J]. Clim Pharm Ther，2018, 104(2):239-241.

[39] MAKADYA, HAM R T, DE BOER A, et al. Rlicies for use of Real-World data in Health Technology Assessment (HTA): A comprehensive study of six HTA Agencies. Value Health，2017，20(4): 520-532.

[40] BERGER M, SOX L H, WILLKE R J, et al. Good practice for real-world data studies of treatment and/or comparative effectiveness: Recommendations from the joint ISPOR-ISPE Special Task Force on real-world

evidence in health-care decision making [J]. Pharmacoepidemiol Drug Saf，2017, 26(9):103-1039.

[41] AUDRE E B, REYNOLDS R, CAUBEL P, et al. Trial designs using real-world data: The changing landscape of the regulatory approval process [J]. Pharmacoepidemiol Drug Saf, 2020, 29(10): 1201-1212.

[42] PETROPOULOS N A.A pragmatic view on pragmatic trials [J]. Dialogues Clin Neurosci, 2011,13(2): 217-224.

[43] SCHWARTZ D, LELLOUCH J. Explanatory and pragmatic studies in therapentic trials [J]. J Chronic Dis, 1967,20:637-648.

[44] IEONG N Y. Pragmatic Clinical trials for real-world envidence: concept and implementation [J]. Cardiovase Prev Pharmother, 2020, 2(3):85-98.

[45] IN J. Introduction of a pilot study [J]. Korean J Anesthesiol, 2017, 70(6): 601-605.

[46] ELDRIDGE S M, LANCASTER G A, CAMPBELL M J, et al. Defining feasibility and pilot studies in preparation for randomised controlled trials: development of a conceptual framework[J]. PLoS One, 2016, 11(3): e0150205.

[47] WILSON D T, WALWYN R E, BROWN J, et al. Statistical challenges in assessing potential efficacy of complex interventions in pilot or feasibility studies[J]. Stat Methods Med Res, 2016, 25(3): 997-1009.

[48] HAUKOOS J S, LEWIS R J. The Propensity Score[J]. JAMA,2015,314(15):1637-1638.

[49] PEDUZZI P, CONCATO J, FEINSTEIN A R, et al. Importance of events per independent variable in proportional hazards regression analysis. Ⅱ. Accuracy and precision of regression estimates[J]. J Clin Epidemiol, 1995, 48(12): 1503-1510.

[50] ESCRIG S J. On how to analyze the credibility of a clinical trial or meta-analysis whose main result is expressed in odds ratio, relative risk or hazard ratio[J], Cir Esp, 2005,78(6):351-356.

[51] THIESE M S. Observational and interventional study design types; an overview[J]. Biochem Med (Zagreb), 2014, 24(2): 199-210.

[52] BELBASIS L, BELLOU V. Introduction to epidemiological studies[J]. Methods Mol Biol, 2018, 1793(7): 1-6.

[53] SETIA M S. Methodology series module 3: cross-sectional studies[J]. Indian J Dermatol, 2016, 61(3): 261-264.

[54] SETIA M S. Methodology series module 1: cohort studies[J]. Indian J Dermatol, 2016, 61(1): 21-25.

[55] SETIA M S. Methodology series module 2: case-control studies[J]. Indian J Dermatol, 2016, 61(2): 146-151.

[56] HARTUNG D M, TOUCHETTE D. Overview of clinical research design [J]. Am J Health Syst Pharm, 2009, 66(4): 398-408.

[57] Loudon K, Treweek S, Sullivan F, Donnan P, Thorpe KE, Zwarenstein M. The PRECIS-2 tool: designing trials that are fit for purpose[J]. BMJ.,2015,350:h2147. doi: 10.1136/bmj.h2147.

第三章

开展临床研究前的
几项重要准备工作

第一节　明确进行临床研究的道德规范

作者：王一帆　刘允怡

一、临床研究的概念

临床研究包括利用现代中西医学知识、技术、心理学、药学、生物学、物理学和化学等方法针对个体的病理生理现象、心理行为、病因和发病机制，对疾病的预防、诊断、治疗和康复进行研究的活动；全新医疗技术以及医疗新产物在人体上进行试验研究的活动；利用心理学、流行病学、社会学等方法采集、记录、分析、应用、汇报或者储存有关个体的行为、样本、就诊记录等科学研究资料的活动。简言之，它从疾病的诊断、治疗、预后、病因和预防出发，以患者为相应研究对象，以相关医疗机构为主要研究场所，由单或多学科研究人员共同参与的科学研究活动。由于其包含着主动和被动，自愿和强迫，个人的利益和科学、社会利益的矛盾，常常引起不道德行为。

二、临床研究的特殊性

临床研究不同于其他研究，有其自身的特殊性，它更为复杂，风险性更高，道德性更强。人体的规律和现象不能笼统地用一般规律来解释，人的疾病病理过程由于其复杂性和个体的差异，在某些情况下使用实验研究手段会有困难，临床研究会产生多种偏倚。其特殊性包括以下四个方面：研究对象的特殊性，即以人（生物和社会属性）为研究对象；研究目的的特殊性，旨在发现规律，治疗疾病，增进健康，直接服务于人；研究方法论的特殊性，通过人体试验；研究成功标准的特殊性，需要符合事物本身发展的规律，符合社会发展的规律和伦理道德要求。

三、临床研究道德规范的意义

道德规范在临床研究中具有非常重要的意义，它可以保证医学科研的正确方向，激发医学研究者的创造性和奉献精神，创造良好的科研环境，增强公众的信任度，同时它也是评价医学科研成就的重要标准。

四、临床研究中存在的道德问题

人类历史上发生过无数次违背人类伦理的事件，成为人类人体试验史上的惨痛教训。《世界医学大会赫尔辛基宣言》中提到："仅当没有其他的治疗方法可资采用时，安慰剂才可以在新药的临床试验中被用来作为对照。如果市场上已经有了一种合适的药物，那么临床试验就应该以这种已经在使用的药物来作为对照。也就是说，参与临床试验的患者志愿者将不再冒仅得到安慰性治疗而可能导致病情加重的危险。"

以开颅戒毒术为例，这是一种通过手术的方式损毁人脑中与毒品成瘾有关的"奖赏系统"，进而解除患者毒瘾的戒毒方法，在 2004 年被原卫生部紧急叫停。原因是存在多个开颅戒毒手术的伦理及道德问题，分析如下：违背不伤害原则，即无论试验或是医疗均不能对试验人群、试验者及他人造成伤害；开颅戒毒手术当时还处于临床试验阶段，对手术相关损毁位点、适应证、预后等没有完全得出结论；除了手术方式，存在其他更多更安全的戒毒方法，不符合"预测实验价值和利益高于预测实验风险原则"；向患者收取相关手术费用；侵犯患者知情同意权。

研究者在开展临床研究时尤其需要注意存在下列问题的研究：

1. **有效性、安全性等尚需进一步验证的医疗技术**　例如：利用克隆的治疗技术、基因治疗技术、中枢神经系统相关手术戒毒、用于精神病的立体定向手术等。

2. **涉及重大伦理问题，但是有效性及安全性确切的医疗技术**　例如：变性手术等。

3. **风险性高的技术**　例如：人工心脏植入技术。

4. **其他需要特殊管理的医疗技术**　例如：与断骨增高相关的外科治疗、异种器官移植技术等。

因此，在临床研究中，研究者需要细心完成工作，在研究过程中保护动物伦理以及受试者权益，保持研究的客观性，诚实正直地报告研究情况。在遵循保护有关敏感信息（如患者记录）的指导原则的前提下还应确保研究数据的可开放性，尊重知识产权与合法性，并对出版物负责。

五、临床研究中常见的学术道德规范错误

论文署名是最容易出现学术道德规范错误的地方，如论文署名不完整或者夹带署名、论文署名排序不当、第一作者或通讯作者数量过多、冒用作者署名等。其次是一稿多投，直接导致期刊版面浪费，同时浪费了编辑和审稿人的时间，搅乱学术奖赏机制。此外，未能正确使用致谢方法来表达参与科学研究的其他人的工作、研究内容和资金资助的来源利益相关，未正确署名所属的机构，不使用所属单位联系方式，未引用相关的重要文献等也是容易发生的学术道德规范错误。

六、医学研究的人道主义规范性文件

医学研究的人道主义规范性文件包括《纽伦堡法典》《人体生物医学研究国际道德指南》《临床试验管理规范指导原则》《世界生物伦理与人权宣言》《世界医学大会赫尔辛基宣言》《涉及人的生物医学研究伦理审查办法》等。这些文件主要涉及医学研究的基本原则、研究者对风险及收益评估的责任、对弱势群体的保护措施、科学性要求、研究伦理委员会、研究对象的隐私保密、知情同意、安慰剂使用原则、试验后保障、注册发表宣传的规范及研究中的干预措施等。

我国也制定了多个规范性文件，如《中华人民共和国药品管理法》《药物临床试验质量管理规范》《医疗器械临床试验规定》《医疗技术临床应用管理办法》《干细胞临床试验研究管理办法（试行）》《医疗器械临床试验质量管理规范》《人类遗传资源采集、收集、买卖、出口、出境审批行政许可事项服务指南》等，这些规范一方面保证了涉及人的生物医学研究良性发展，为人类造福，另一方面也避免了医学研究对受试者的不必要、不道德的伤害，保护人类受试者的安全和权益。

对于临床药物研究，我国制定了《药品临床试验管理规范》。该规范根据《中华人民共和国药品管理法》并参照国际公认的原则制定。目的是保护药品临床试验的受试者，监

督管理药品临床试验申办者、研究者，规范试验过程，规范明确了药品临床试验前所需的准备与必要条件，研究者、申办者、检查者的职责。规范内容涉及对受试者的权益保障、试验方案的内容、试验药物的管理、统计分析及数据处理等。

七、临床研究道德的基本原则

1. 基本原则

（1）自主与知情同意原则（知情同意、隐私保密等）：对受试者人格尊严和自主性的尊重。在进行试验之前，将试验的目标、方法、程序、预期的治疗效果、相关的协作、后续的安全措施、不良反应和后续行动告知受试者。从而让其决定是否想要参与本次试验。试验方及同意者需要签署知情同意书。还应在事前告知试验者可以在任何时间选择退出试验，同时不予以歧视。

（2）不伤害原则：不伤害原则就是要求医务人员最大限度地降低对服务对象的伤害。现代医疗实践中伤害是客观存在的，判断医务人员是否做到了不伤害，就是对其医疗行为进行受益与伤害的权衡。不伤害原则与有利原则是善待患者的两个方面，决定着医疗活动须至少不要对服务对象造成伤害，或将不可避免的伤害降至最低。

（3）有利原则：有利原则要求医务人员实施对服务对象有利的医学行为。有利于患者既是对医务人员提出的最基本的要求，也是中西方医学界的鼓励传统。随着医学的发展，有利原则从最初有助于患者本人转换到还需考虑现实的社会保障能力、他们家庭的经济承受能力、社会公共利益以及人类相关长远利益。

（4）公正与公益原则：分配的公正、回报的公正、程序的公正。公正与公益原则能够在分配医疗好处和坏处时平等对待每个人，特别是在分配医疗资源时，考虑人人机会平等。需要相同时，相同对待；需要不同时，不同对待。公正原则从来不否认每个人都有的生命与健康的权利，但也并不是指每人都应平均地得到这种医疗资源。对需求不同的患者给予平均的医疗待遇不能说是一种公益，公益是更大的公正。公益原则本身是宏观生命价值原则的体现。公正原则涉及临床中每个患者；公益原则牵涉到社会所有人的健康。在卫生资源分配中，公正和公益是第一位的。有一个放弃救治列表：2008 年，由美国著名大学、美国国土安全部、美国疾病预防控制中心、美国卫生和公共服务部等共同编写的疫情暴发等紧急群体伤害时选择性救治的指导方针，即放弃治疗名单，目的就是在流行病暴发或疫情蔓延的时候，医务工作人员可以以此作为凭据，迅速统一，选择放弃部分患者的救治工作，从而能够确保物资供应满足需求。

2. 维护受试者利益原则　当这一原则与人体试验的其他原则发生矛盾的时候，应该遵循这一原则。人体试验首先应该保护受试者的利益。首先，需以大量以及可靠的动物实验为相关基础；其次，需使可预测的试验利益高于预测的试验风险，这些是人体试验首要的道德前提；最后，在试验中必须保证受试者自身的人身安全。

3. 医学目的性原则　进一步了解疾病和健康问题，为了医学的发展和更好地为人服务。它通过研究人类的生理机制，从而研究疾病的发病原因及机制，进而优化对疾病的诊断、治疗和相应的预防措施，来维护并进一步促进人类的健康以及医学的发展。临床试验必须对医学发展和文明进步有利，同时也要保护受试者本人的利益。杜绝出于政治、军事、经济、个人成功等非医学目的的人体试验。

4. **严谨的科学态度原则**　第一，要对试验的可行性以及合理性等进行论证；第二，需有严谨和周密的试验计划及相应应急的措施；第三，试验前必须通过严格的审批的程序；第四，必须采用相应的实验对照原则，如安慰剂和双盲法等；第五，试验结束后必须做相关的科学报告。临床试验严谨的科学态度还体现在以下两点：人体相关试验是建立在对相关的理论基础、文献资料全面系统地理解完善及动物实验等前期试验"正结果"之上；人体试验之前，需要全方位考虑试验目的、拟解决的问题、预期治疗效果以及考虑到可能产生的危害，前提是所产生的效益需要超过有可能出现的危害。

5. **受试者知情同意原则**　研究者需告知受试者本研究的目的和方法、受试者参加研究的时间；合理地预期研究最终将会给受试者、研究者和其他人带来哪些收益；参加研究会给受试者带来哪些可预见的风险和不适；对受试者可给予的有益的替换治疗方法；对能够识别出受试者资料的保密程序；因研究而导致的某些伤害所提供的免费治疗；因研究而导致的残疾或死亡，是否为受试者本人、受试者家庭或其亲属提供赔偿；被试者有相关的拒绝参加研究的权利，能在不被惩罚以及不失去相关既得利益的情况下，在任何时候退出研究。与此同时，受试者的自主选择权也要求具有自主决定和承担责任的权利和义务。

八、临床研究的伦理审查

医院伦理审查委员会是对本院开展的涉及人的各临床研究试验项目、临床新技术应用进行合法性、科学性、伦理性审查、批准、监督和咨询的独立机构，其职责是维护人的尊严，尊重和保护受试者的合法权益。未设伦理委员会的机构不能开展临床研究工作，研究项目未经伦理审查批准不得开展研究工作，医学学术期刊发表临床研究成果时应提交通过伦理委员会审查批件及受试者知情同意书，基层社区卫生服务中心开展科研可委托上级医院伦理委员会审查。此外，伦理委员会不受理已经开始或已经完成的科研项目的伦理审查申请。

伦理委员会设主任委员 1 名，副主任委员 1 名；设伦理委员会办公室。委员应包括：医药专业、非医药专业、伦理学、与研究项目的组织者和研究机构（医院）不存在隶属关系的外单位人员、相关的法律方面专家，委员之中性别各异，相关人数不得少于 7 人。医院伦理审查委员会必须独立于发起人和研究人员运作，拥有批准 / 不批准临床研究、跟踪审查已批准的临床研究、终止或暂停已批准的临床研究的权利。

伦理审查形式包括全体会议审查、紧急会议审查、快速审查，审查类别包括初始审查、跟踪审查和复审。伦理委员会应对本院开展的药物 / 医疗器械临床试验、科学研究项目、新技术（受限医学技术）的应用进行伦理审查，并对特定医学技术（人类辅助生殖技术、移植、干细胞）进行伦理审查。对设组长单位的多中心临床研究，分中心伦理委员会接受组长单位的审查结论，以提高审查效率；各分中心仍是独立的伦理监督主体，有权暂停或终止本机构的项目研究，有权退出研究，可向组长单位提出不同观点、合理建议。不设组长单位的各中心仍是独立的审查主体。

对于国际合作研究项目，伦理审查时还需要注意是否存在以合作的名义非法获取我国人类遗传资源、向他国转嫁风险等问题。

第二节　进行相关文献检索的策略和具体实施

作者：杨田　梁磊

开展临床研究时，在对研究主题和研究假设有一个大致的想法后，要做的事情就是进行相关文献的检索，其目的有几个方面：①了解拟施研究的主题是否已有发表过，是否已形成较为一致的研究结论和学术观点，值不值得再去开展此类研究；②拟施研究的研究假设与既往研究结论是否一致、相近或相反，是否会有值得深入的研究亮点（highlights）存在，是否可以作为既往研究的一个补充或挑战；③既往类似研究是如何做的，这些发表文献的研究类型、研究方法、研究结果、研究结论、存在争议、研究的局限性究竟是怎样的，是否有值得借鉴或挑战的地方；④通过文献搜索和阅读后，一旦确定拟施研究值得开展，这些相关文献就很有可能在拟施研究的背景介绍、相关讨论中用到；⑤一些主题相近的发表文献，其研究方法、整体框架和英文表达均是很好的研究素材，可以参考和借鉴。因此，如何既全面又精准地检索到与研究主题高度相关的既往发表文献，对于开展临床研究而言，是一个非常关键和重要的操作步骤。"全面"是保证对研究主题既往发表文献没有遗漏，而"精准"是剔除掉相关度不高的文献，避免浪费时间和精力去阅读和研究一些不需要的文献。

目前医学文献检索数据库众多，其中常用的中文医学文献数据库主要包括：①中国知网（CNKI）；②万方数据库；③维普数据库；④中国生物文献数据库（CBM）；⑤中国生物医学文献服务系统（SinoMed）。常用的英文医学文献数据库主要包括：① PubMed 数据库；② Web of Science 数据库；③科考蓝图书馆（Cochrane Library）；④ Embase 数据库。此外，一些网络搜索引擎，如百度（Baidu）、谷歌（Google）中都有相关的"学术搜索"，也可以作为文献搜索来源的很好补充。

PubMed 系统是目前全世界最常用的医学文献检索的文摘数据库，是广大医学工作者应用最多的数据库。因此，本章节主要就 PubMed 的检索策略和具体实施加以论述。

一、PubMed 基本概况

PubMed 是由美国国立生物技术信息中心（NCBI，http://www.ncbi.nlm.nih.gov，图 3-2-1）开发的用于检索 MEDLINE、PreMEDLINE 数据库的网上检索系统，其旧版的网址是 https://www.ncbi.nlm.nih.gov/pubmed（目前已停用，图 3-2-2），2019 年 11 月推出的新版网址是 https://pubmed.ncbi.nlm.nih.gov（图 3-2-3）。

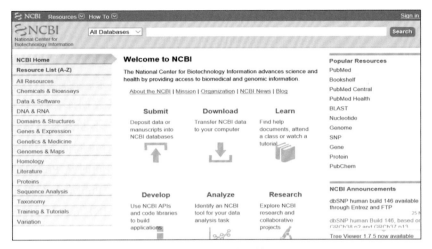

图 3-2-1　NCBI 的网站界面

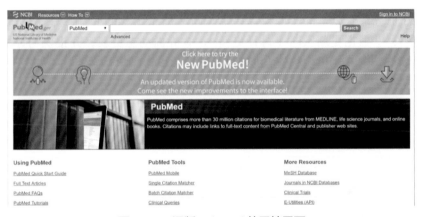

图 3-2-2　旧版 PubMed 的网站界面

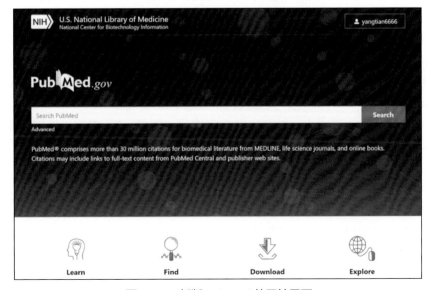

图 3-2-3　新版 PubMed 的网站界面

其中，MEDLINE 数据库是美国国立医学图书馆（U.S. National Library of Medicine）最重要的书目文摘数据库，内容涉及基础医学、临床医学、护理学、牙科学、兽医学、卫生保健和基础医学，它收录了全世界 70 多个国家和地区的 5 000 余种生物医学期刊自 1966 年发表的生物医学文献，现有书目文摘条目超过 1 000 万条，记录标注为 [PubMed - indexed for MEDLINE]。PreMEDLINE 是一个临时性医学文献数据库，收集未正式给予 MeSH 词、出版类型等深度标引信息的期刊文献。它每天都在不断地接受新数据，可为用户提供基本的文献条目和文摘，其文献条目在标引和加工后每周向 MEDLINE 移加一次。这些文献被标引了 MeSH 词等信息后，转入 MEDLINE，同时从 PreMEDLINE 中删去。Pre Medicine 的记录标注为 [PubMed - in process]。此外，PubMed 还通过电子通信方式接受出版商提供的文献条目数据，这种条目带有 [MEDLINE record in process] 的说明，其记录标注为 [PubMed - as supplied by publisher] 的标识。这种条目每天都在不停地向 PreMEDLINE 数据库中传送，而且若有部分未被 MEDLINE 收录，PubMed 仍保存，如 NATURE、SCIENCE 这些综合性期刊上刊登的非医学专业的文献。

PubMed 系统具有以下的主要特点：①免费（适用于 Internet 用户，新版也适用于手机用户查看）；②数据更新及时（每日更新）；③界面动态更新，并提供与原文的网址链接（部分免费获取）；④提供检索词实现自动转换功能（智能检索）；⑤广泛的链接功能（NCBI 数据库和整个互联网）；⑥界面简洁，操作简便，新版尤其突出；⑦个性化功能（My NCBI）。

二、PubMed 检索途径

（一）常用的检索方式

1. **主题概念检索** PubMed 系统可自动转换匹配检索词，使用者所输入的检索词都将自动被转换对应至 MeSH，但系统会同时以 MeSH 及 Text Word 方式进行检索，例如检索 vitamin h，系统将以 Biotin[MeSH] OR vitamin h[Text Word] 进行检索。如果需找特定词汇，可在词汇间加入引号，如："single cell"。

2. **刊名检索** 输入刊名全称、缩写或是 ISSN 号，如 Cancer Research、JAMA、0741-5400；系统将自动对应至刊名检索，例如，输入 new England journal of medicine，将被转换成 N Engl J Med[Journal Name]，其意义同 N Engl J Med[ta]。

3. **作者查询** 输入形式为：姓名字的首字缩写，例如，Lau WY。使用者亦可用指令方式查询作者名，例如，lau WY[AU]；或是在「limit」功能中指定查询作者名。

4. **日期或日期范围检索** 可以在检索框中键入日期或日期范围，然后回车或点击 Go，系统会按日期段检索，并将符合条件的记录予以显示。日期的录入格式为 YYYY/MM/DD；如：2010/04/17；也可以不录月和日，如：2020 或 2010/12。

5. **检索带文摘的记录** 检索的格式为：检索词 AND has abstract，如：liver cancer AND has abstract。要注意的是在 1975 年前出版的文章，其 MEDLINE 记录中没有文摘。

（二）截词检索

如英美文字的拼法或是词尾的变化而需要模糊查询时，可使用 * 作为切截符号，如：flavor*，可找到以 flavor 开头的字，如：flavored、flavorful..，最多可显示 150 笔以此字开头的资料。但是 * 是以单字词为主要使用对象，如查询：infection* 可以找到 infections，但无法找到 infection control。

（三）布林逻辑运算

PubMed 接受 AND、OR、NOT 布林逻辑语法，但需以大写输入，如：vitamin c OR zinc，如欲同时使用两个以上的布林逻辑语法，则可利用括弧 [（ ）] 以利系统判定执行之先后，如：common cold AND（vitamin c OR zinc），括弧中的主题概念之组合将先被运算后视为一个概念再与括弧外的主题概念进行布林逻辑之运算。

AND 提供的运算方式即不管所输入的两个关键词语所出现的位置在哪，只要他们都出现在索引文章的某一处，就将其列出。

OR 则是将出现至少一个关键词的文章列出，这种运算在想将相似主题的文章罗列在一起时，显得十分有效。

NOT 运算可以在检索范围内将某些不需要的部分提出，但是在使用的时候需要特别注意，因为有可能将一些你所需要的文章漏掉。比如当你的检索词为 Lead poisoning NOT Children 时，除了会删除掉那些仅讨论儿童的文章，同时也会删去那些同时讨论儿童及其他年龄组的文章。

（四）字段限定

检索词后方，可加上 [字段名]，例如：liver cancer[TI]，这样在搜索到的所有文献里，标题就会都包含 liver cancer。字段名共有 50 多个（图 3-2-4），其中最常用的有 Affiliation[AD]、Author[AU]、Journal[TA]、Language[LA]、MeSH Major Topic[MAJR]、MeSH Subheadings[SH]、MeSH Terms[MH]、Publication Date[DP]、Publication Type[PT]、Title[TI]、Title/Abstract[TIAB] 等。例如，在检索栏里键入 Law WY[AU] and HongKong[AD]，就是搜索作者单位名称包含"香港"，同时包含作者名叫"Law WY"发表的所有文献。

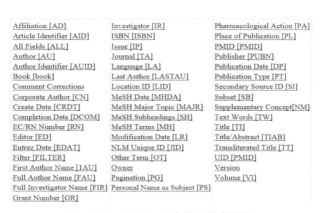

图 3-2-4 PubMed 中常用的字段名

三、PubMed 基本检索

为了方便理解，本节以"术后胆漏发生的危险因素"为例进行新版的 PubMed 检索操作，兹分述细项功能如下：

1. 明确所要检索的内容。如果要查询的问题是"术后胆漏发生的危险因素"，首先应分析这一问题中的关键词语，主要由"胆漏"和"危险因素"构成，即"Bile leakage"和"risk"。

2. 分析所要检索的两个相关词语的关系。根据日常生活经验，可以将两个关键词之间的关系定义为"AND"，于是可在检索框内键入"Bile leakage AND risk"（此处的 AND 也可以省略，检索结果是一致的），然后点击"Search"，进行检索（图 3-2-5）。

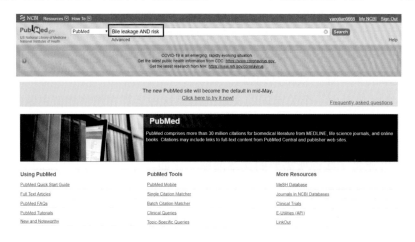

图 3-2-5　术后胆漏发生的危险因素的 PubMed 检索

3. 图 3-2-6 和图 3-2-7 即为经过上面检索过程后所得到的相关结果呈现，图中数字 1 ~ 8 对应下文（1）~（8）。

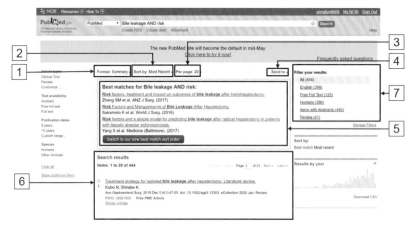

图 3-2-6　检索后呈现的结果列表

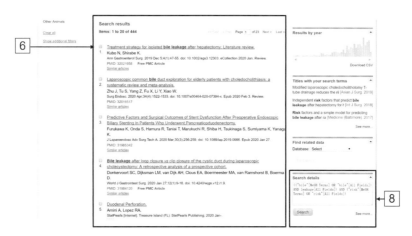

图 3-2-7　检索后呈现的结果列表

（1）展示：可选择以一般格式（Summary）、简要格式（Brief）、含摘要格式（Abstract）、XML 格式、显示是否有 LinkOut（提供相关的网络资源链接）等格式显示所有的书目记录。若选择摘要格式（Abstract），可以看到本馆收录电子全文的馆藏图示，并可直接链接全文。

（2）排序：可选择以作者或刊名或出版日期排序。

（3）显示笔数：可选择每页欲显示的检索结果之笔数，系统预设为 20 笔。

（4）Send to（发送到）：使用者可勾选欲储存的检索结果，如未勾选，系统预设为全选，再选择下拉清单中 Save 键，并输入"自定义文档名 .txt"，可将检索结果储存在 local 端的电脑中。如按下"Text"键，将以纯文字档显示当页检索结果。此外，也可发送到 Clipboard、E-mail 等。PubMed 系统允许最多可保存 5 000 条记录。要保存全部检索结果时，打开 Summary 下拉菜单选择其中一种格式，然后点击 Save 键；要保存特定记录时，点击记录左边的选择框予以标记后，再点击 Save 键。使用浏览器的打印功能，即可把感兴趣的内容打印出来。系统允许每页最多显示 500 条记录。如果想打印成文本格式，请先点击 Text 键，然后再打印。

（5）最佳匹配结果：此处会显示与搜索内容进行智能匹配后相关性最高的文献，方便用户可以最准确地查看到既往已经发表的文献。

（6）检索结果：在检索结果中，每一篇文献都标示着"Similar Articles 相似文献"，相关文献以同一主题概念在不同文章中出现的频率为计算基准，两篇文献有愈多相近的主题概念表示愈相关，PubMed 据以评量提供"相关文献"。

如按下作者姓名的超链接，可显示该笔书目附摘要的详细记录，记录旁亦有"Similar Articles"及"Links"。"Links"提供"Books"及"LinkOut"两种选择，其中"Books"为从摘要中撷取主题概念并列出相关的 MeSH 主题词，可连至相关的电子书全文；"LinkOut"为线上电子全文、书目资料库清单、消费者健康资讯、研究资料等外部链接资料。此外，每笔书目记录均会标示 PMID，如：PMID：32021958，表示这篇文献在系统中的流水编号为 32021958，每一篇文章的 PMID 号是唯一的。

（7）过滤条件：此栏显示的是查找到的文献列表中的类型或内容，如本项搜索中，共搜索到 444 篇文献，其中英文文献 399 篇，有免费全文的是 125 篇，关于人类研究的是 386 篇，带有摘要的是 440 篇，综述类型的有 41 篇。分别点击对应的链接，可以进一步精简搜索结果。

（8）检索策略优化：此处呈现的是 PubMed 检索依据的检索式，其职能检索是按照"自由词 + MeSH 词"来进行的。点击该处的"See more…"可进行检索策略的优化，可以修改后再检索（图 3-2-8）。

Search Details

Query Translation:

(("bile"[MeSH Terms] OR "bile"[All Fields]) AND leakage[All Fields]) AND ("risk"[MeSH Terms] OR "risk"[All Fields])

Search   URL

Result:
444

Translations:

| Bile | "bile"[MeSH Terms] OR "bile"[All Fields] |
| risk | "risk"[MeSH Terms] OR "risk"[All Fields] |

Database:
PubMed
User query:
Bile leakage AND risk

图 3-2-8　检索策略可进行修改和再检索

四、PubMed 高级检索

如图 3-2-9 所示，点击"Advanced"，可进入到 PubMed 的高级检索界面（图 3-2-10）。点击"Edit"，即可扩展和限定检索策略，以进一步精准查找到需要的相关文献。如图 3-2-11 所示，可以在下拉菜单中进行选择限定。

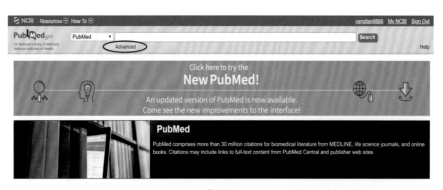

图 3-2-9　点击"Advanced"进入 PubMed 的高级检索界面

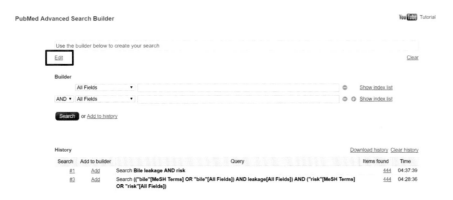

图 3-2-10　点击"Edit"进行高级检索的编辑

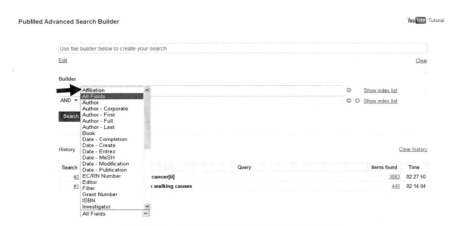

图 3-2-11　在下拉菜单中进行检索内容限定

另外，在检索结果界面的左侧，有"检索结果过滤器"一栏，具有限定功能，进一步精简检索结果（图 3-2-12）。

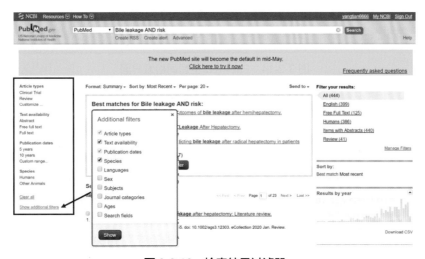

图 3-2-12　检索结果过滤器

【练习题一】（本节末可查看参考答案）

1. 中国研究者发表的有关肝内胆管癌研究的文献（2010—2018 年）。

2. 有关肝细胞癌（限定在题目字段）的英文综述文献。

五、PubMed 主题词检索

PubMed 的主题词检索，也是更加精确地搜索到相关文献的一大利器。在 https://pubmed.ncbi.nlm.nih.gov/ 点击 PubMed 的下拉菜单（图 3-2-13），选择"MeSH"便可进入主题词检索界面，如图 3-2-14 所示。

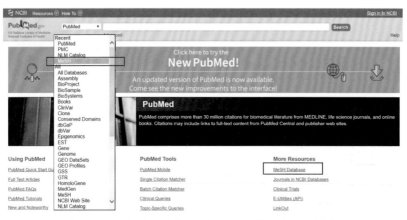

图 3-2-13　点击下拉菜单选择 MeSH 进入主题词检索

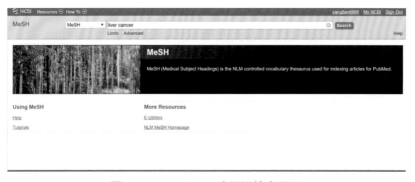

图 3-2-14　PubMed 主题词检索界面

此处，我们以"肝癌的外科治疗"的检索为例，进行 PubMed 主题词检索的演示。

1. 在上面的 PubMed 主题词检索界面中键入"liver cancer"，进入图 3-2-15 的界面。此处，可看到"liver cancer"的最常用的主题词是"Liver Neoplasms"，点击该代表肝癌的 PubMed 正规主题词。

2. 如图 3-2-16 所示，点击"Liver Neoplasms"后，可见相关许多副主题词（Subheadings）。勾选"Surgery"选项，加入"Add to search builder"，然后就可以进行"Search PubMed"了，得到的界面即为通过主题词检索的"肝癌的外科治疗"相关文献（图 3-2-17），实际上就是对"Liver Neoplasms/surgery"[MeSH] 的自由检索。

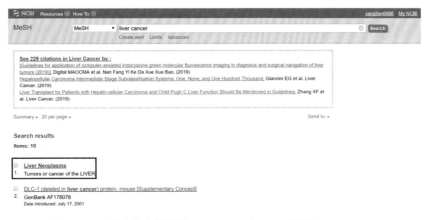

图 3-2-15　肝癌的主题词是 Liver Neoplasms，而非 Liver Cancer

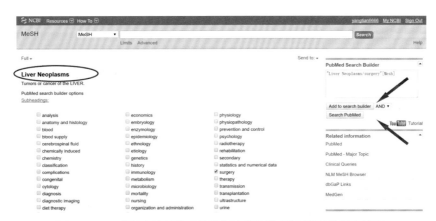

图 3-2-16　"肝癌外科治疗"进行主题词和副主题词的限定检索

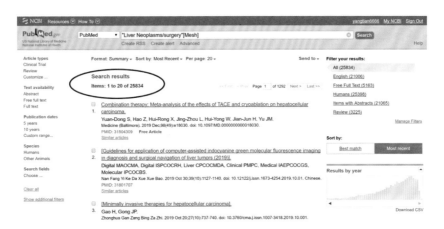

图 3-2-17　"肝癌外科治疗"主题词检索后得到的检索结果展示

此外，还可以勾选"Restrict to MeSH Major Topic"选项，进行加权检索 [Majr]，如图 3-2-18 所示。加权检索同布尔检索、截词检索等一样，也是文献检索的一个基本检索手段，但与它们不同的是，加权检索的侧重点不在于判定检索词或字符串是不是在数据库中存在、与别的检索词或字符串是什么关系，而是在于判定检索词或字符串在满足检索逻辑后对文献命中与否的影响程度。运用加权检索可以命中核心概念文献，因此它是一种缩小检索范围、提高检准率的有效方法。

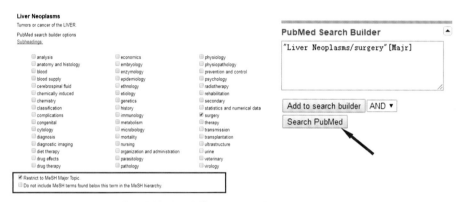

图 3-2-18　"肝癌外科治疗"进行加权检索，得到的结果会有所精简

值得提醒的是，主题词检索会排除"In Process"和"Supplied by publisher"等子集中的文献。

六、PubMed 相关链接

如图 3-2-6 和图 3-2-7 中所示，点击检索到的每一篇文献，即可进入该文献的界面。我们点击"Treatment strategy for isolated bile leakage after hepatectomy: Literature review"（PMID: 32021958）这篇文献，进入该文献的界面展示（图 3-2-19）。

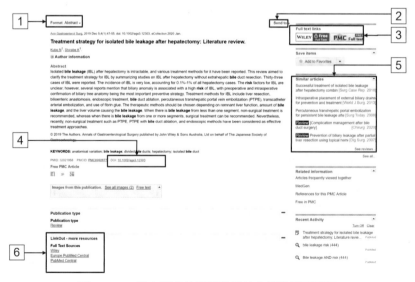

图 3-2-19　进入搜索结果到的相关文献的展示界面

图中 1~6 与下文 1~6 对应。

1. **展示形式** 可选择多种展示形式，如 Summary、Abstract、MEDLINE、XML、PMID List。

2. Send to 检索到的文献可以以多种形式进行发送，如文件夹、参考文献引用目录、Email 等。

3. **全文链接** 该文献的出处期刊的相关链接，如有 Free 标志，则可免费下载全文。

4. **数字对象标识符**（digital object identifier, DOI） 每篇文章对应的 DOI 也是唯一固定的，通过此链接可以直接进入刊发该文章的杂志出版平台上查看相关信息。

5. **类似文章** "Similar articles" 是与该篇文章类似的相关文章，通过此版块可以查看与其类似的研究，方便拓展对相关领域已发表文章的了解。

6. LinkOut 在这里可以找到可能有该篇文章对应的其他来源，可供尽可能查找到全文，如链接到 PMC、网上免费资源、期刊网站、Elsevier 等全文数据库中的全文。

七、My NCBI 个性服务

在图 3-2-2 所显示的 PubMed 界面的右上角，有一个 Sign in to NCBI 选项，进入该选项后，便可登录 My NCBI，实现 PubMed 的个性化功能服务（图 3-2-20）。第一次登录需要先注册。

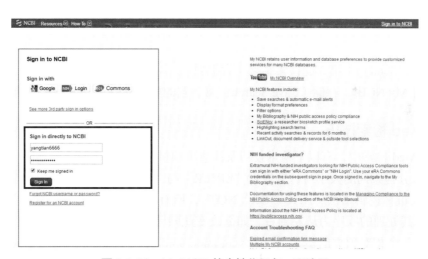

图 3-2-20 My NCBI 的个性化服务，需注册

登录个人用户界面后，便可进入 My NCBI 界面（图 3-2-21），其中有不少非常实用的功能，如优先选项（Preferences）、个人收藏夹（Collections）、保存检索式（Saved Searches）、定制信息（Saved Search Settings）、创建 RSS Feed 以获得可供订阅的地址、生成提醒（Create alert）等。通过保存检索策略式后，可以个性化设置 EMAIL 提醒。

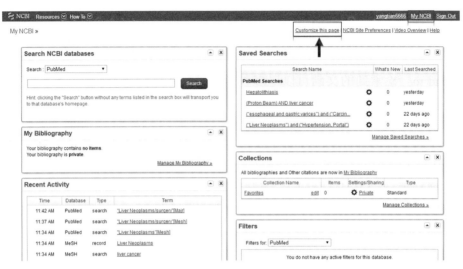

图 3-2-21　My NCBI 界面

【练习题二】

1. 刘允怡院士与中国内地学者联合发表的所有文献（高级检索）。

2. 中国学者以第一单位发表在 Ann Surg、JAMA Surg、Br J Surg 这几本外科顶级期刊上的文献（高级检索）。

3. 关于腹腔镜肝切除治疗肝细胞癌的原创性论著的所有文献（主题词加权检索，Filter）。

4. 存储（Send to）第 3 题检索结果（含摘要）。

5. 注册 My NCBI，存储（Save Search）第 3 题的检索式，设置 Email 推送新文献。

八、PubMed 检索技巧

在 PubMed 检索中，有以下检索技巧及注意事项供读者参考：

1. 不区分检索词的大小写，即检索 "LIVER" 与 "liver" 是一样的。

2. 输入布林逻辑语法（AND、OR、NOT），所有字母必须大写。当输入多个布林逻辑语法时，其处理的顺序为从左到右。如欲改变此顺序，则可用括号将需要组合的检索式括起来组成一个相对独立的检索项，如 <common cold AND（vitamin c OR zinc）>。加上括号后，PubMed 会优先检索括号中的内容，再将其内容与括号外的检索内容进行相应的组合，以得到检索者所需要的特定检索策略结果。

3. 在对一些特定内容（如作者姓名、期刊名称）进行检索时，应当养成用双引号将其括起来的习惯，以提示 PubMed 系统 "这是一个特定的检索词"，让它自动地按照 "术语自动匹配" 原则对检索词识别后再检索，如当检索的期刊名为 "Gene Therapy, Science, Cell" 时，PubMed 会自动地将其标记为 MeSH 后再检索，而不是按照期刊名来检索。为了避免这种情况发生，检索式应当为 <"Gene Therapy"[JT]>，<"Science"[JT]> 或 <"Cell"[JT]>。

4. 进行特定短语搜索时，可用双引号将其括起来，不过这样会丧失 "术语自动匹配" 功能。

5. 利用通配符 <*> 进行检索。在一个单词之后加上该通配符后，PubMed 可检索以通配符前字母开头的至少 150 笔相应单词，但当使用这一功能时，就不能使用其“术语自动匹配”功能了。如 <flavor*> 可检索到“flavor, flavored, flavorful, flavoring”等。

6. 当使用检索标签（search tags）限定检索词属性时，检索标签应用方括号括起来，且对检索标签字母大小写不敏感（不影响检索结果），且检索标签与检索词之间是否有空格亦不敏感（不影响检索结果）。

总之，“工欲善其事，必先利其器”，PubMed 系统就好像一把功能强大的枪，你决不能仅仅满足于知道扣动扳机就可以发射子弹，更重要的是，你要知道如何利用准星瞄准，如何把这把枪的功能发挥到极致。只有充分利用好医学文献检索策略和技巧，才能精准有效地查找到需要的相关文献，这是做好临床研究的基石和必由之路。

【练习题一参考答案】

1. 中国研究者发表的有关肝内胆管癌研究的文献（2010—2018 年）。

答案见图 3-2-22。

History and Search Details　　Download　Delete

Search	Actions	Details	Query	Results	Time
#4	...	>	Search: **(#3 AND (#1 OR #2))** Sort by: **Most Recent**	3,533	23:24:29
#3	...	>	Search: **China[Affiliation]** Sort by: **Most Recent**	1,624,351	23:23:34
#2	...	>	Search: **Severe Acute Respiratory Syndrome coronavirus** Sort by: **Most Recent**	8,020	23:22:48
#1	...	>	Search: **COVID-19** Sort by: **Most Recent**	9,918	23:21:38

Showing 1 to 4 of 4 entries

图 3-2-22

2. 有关肝细胞癌（限定在题目字段）的英文综述文献。

答案见图 3-2-23。

History and Search Details　　Download　Delete

Search	Actions	Details	Query	Results	Time
#4	...	>	Search: **#1 AND #2 AND #3** Sort by: **Most Recent**	4,620	23:27:49
#3	...	>	Search: **myocardial infarction[Title]** Sort by: **Most Recent**	75,534	23:27:23
#2	...	>	Search: **Review[Publication Type]** Sort by: **Most Recent**	2,644,613	23:26:40
#1	...	>	Search: **English[Language]** Sort by: **Most Recent**	26,242,684	23:26:16

Showing 1 to 4 of 4 entries

图 3-2-23

【练习题二参考答案】

请根据文中描述练习即可。

| 第三节 | 如何制订一份周全的病例报告表 |

作者：程树群　王康

病例报告表（clinical record form, CRF）是临床研究中记录受试者详细信息，包括纳入研究的受试者的基本情况、检查指标，干预措施的安全性和有效性，不良反应或事件评估等，用于开展临床试验的表格。病例报告表有多种使用目的：确保按照研究方案收集数据；确保满足研究监管机构对数据收集的要求；促进有效、全面的数据处理和分析及结果报告，并促进研究小组与研究机构其他部门之间的安全数据共享。

病例报告表质量的高低直接关系到临床试验的数据是否全面、准确。病例报告表需要研究团队的组织者及成员根据研究目的、可行性方案等综合设计，必要时可咨询相关的临床流行病学和统计学专家。此外，为保证病例报告表记录内容的准确性，除试验负责人和主要研究者外，该表还需由临床试验监查员审核。

目前，病例报告表还存在设计不规范、填写记录不全面等问题，且这些问题随着近年来临床研究的广泛开展愈加突出，这直接影响了临床试验结果的准确性和可靠性。因此，本章节将从临床病例观察表填写说明、临床试验流程图、受试者知情同意书、受试者筛选、基本资料和检查指标、治疗期和随访期的疗效评价和安全性评估等方面阐述病例报告表的设计要点，旨在为临床研究者提供参考。

一、病例报告表的封面设计

病例报告表的封面一般应包含以下几个方面内容：课题项目名称、编号及等级；受试者姓名、编号、门诊号或住院号、姓名汉语拼音缩写、联系电话、家庭住址及邮编；主要研究者的信息如观察医师的姓名、职称；研究单位或试验中心的名称及表格设计日期；受试者入组时间和结束研究时间。病例报告表的封面内容需要研究者认真填写，因为这是获得受试者随访信息的关键，造成受试者失访的部分原因与入组时基本信息填写错误有关。此外，通过受试者的门诊号或住院号，研究者能迅速从院内病历系统或数据库中查询到受试者在干预措施应用前及治疗后的相关检查指标，便于病例报告表后续内容的录入和填写。

二、病例报告表填写说明的要点

病例报告表填写说明的目的是让研究人员规范、正确地填写表格。它主要包括以下几个方面内容：筛选合格的受试者填写病例报告表，若临床试验为前瞻性随机对照研究，则需先根据中央随机分配系统的分配结果，填写受试者的顺序号、随机号码和入组情况，再填写正式的病例观察表；资料填写要求，即资料填写需准确、清晰、完整，不得随意涂改；受试者姓名缩写填写要求；表中有方格的项目需在规定的条目上打钩，所有栏目均应填写相应的文字或数字，不得留空，若个别项目未查或漏查则需填写"ND"或"NK"；干预措施的疗效指标和安全性指标由试验单位的检测中心报告，随访情况由主要研究者和检测中心共同完成；受试者不良事件填写要求，即记录不良事件的发生时间、严重程度、持续时间、采取的措施及转归等；严重并发症导致的住院时间延长、影响工作能力的伤残或危及生命及死亡等严重不良事件的报告路径；临床试验需按照试验方案的要求进行，试验不同时期需完成的检查和需记录的项目，需对照临床试验流程图严格执行；试验负责单位的名称，项目负责人、试验监查员及试验负责单位伦理委员会的负责人的名字及信息。

三、临床试验流程图

临床试验流程图是研究小组在研究开始前设立的实施计划，能客观反映治疗前首诊、治疗后不同时间、治疗结束后随访观察期、试验病例完成后总结等不同阶段的诊疗、观测指标、试验评价及病例报告表的书写等不同工作的完成情况，对指导临床试验的开展、筛选最终合适的研究对象具有重要意义。

该流程图主要包含以下几个方面：①治疗前：研究人员是否采用纳入排除标准筛选病例；符合入组标准的受试者是否签署知情同意书；随机对照试验中对受试者是否采取随机的方法分配至干预组和对照组；受试者一般资料、既往病史与治疗史、合并疾病和合并用药情况、症状与体征、实验室与影像学检测指标等的采集；分发研究产品的种类及数量；②治疗后不同时间或疗程：受试者症状体征、检测指标及变化；疗效评价、不良事件记录；回收研究产品的种类及数量；③治疗结束后随访期：包括疾病控制情况、不良事件评估、随访依从性评价、是否失访及失访原因分析等；④研究完成后总结：即研究负责人和质控人员在每一研究周期结束后是否对研究进行审核。相关人员需在试验的相应阶段对以上工作完成情况作出综合评估，并在相应的栏目打钩确认。

四、受试者知情同意书

知情同意制度是保障医学实验伦理和保护研究对象权利的重要内容之一。知情同意是受试者在被告知研究的所有方面后，自愿确认是否愿意参加临床试验的过程。知情同意应以书面、签名和注明日期的知情同意书（informed consent form, ICF）方式记录。

临床试验需要遵循相关的人体研究伦理规定和《世界医学大会赫尔辛基宣言》，目的是充分保障受试者的知情权、隐私权和生命健康。研究实施者需通过知情同意书向受试者介绍该研究的具体实施方法、分组依据、给受试者带来的临床获益、存在的潜在风险和副作用。知情同意书需介绍该临床试验是否通过研究单位及其伦理委员会的批准和备案。知情同意书还需描述受试者所有的权利：①若由于试验因素给受试者造成任何不良影响，受试者将得到及时、必要的治疗，并会根据有关规定得到相应赔偿；②受试者有权在任何时间咨询有关该研究的任何问题；③受试者参加研究完全自愿，有权在任何时间退出研究，且不会在任何时候影响医生对疾病的后续治疗；④受试者所有的资料均是保密的，所获得的临床病理、治疗效果、不良反应、预后结局等资料仅用于总结报告或文献发表，不会用于任何商业用途，有关受试者的个人资料将严格保密。志愿受试者应声明按照临床试验方案的要求参与研究，按时复诊和随访，及时报告出现的不良反应。受试者有权随时退出该试验，但在无特殊情况下，尽可能完整地接受本次临床研究。知情同意书需由受试者和研究者共同签字证明。

五、受试者首次就诊

（一）病例筛选及纳入排除标准的制订

纳入排除标准确定了该项研究包括哪些受试对象，排除哪些不合适的对象。纳入标准描述了可能从干预措施中获益的患者，如糖尿病患者采用新型口服降糖药或胰岛素治疗，抑郁症患者采取积极的心理干预或抗抑郁药物治疗。排除标准可鉴别干预不合适或存在潜在危险的，或存在可能掩盖干预效果的合并症的受试者，如临床试验一般对受试者年龄和状态有要求，婴儿、儿童或孕妇、哺乳期妇女一般不适合纳入研究，因为药物或干预措施可能对这类人群产生不良影响，伴有严重的心血管呼吸系统疾病、肝肾功能不全的患者一般也不适合纳入研究。

研究者需在研究开始前制订病例筛选标准，主要考虑受试者年龄、一般身体状况、对治疗的耐受程度、所研究的疾病的诊断标准、与干预因素无关的且可能对观察结局产生影响的混杂因素、受试者对治疗的依从性和配合程度、是否签署知情同意书且自愿受试等。以手术切除对小肝细胞癌的治疗效果为例，患者的入组标准可有：①年龄适合（18～75岁）；②肝细胞癌有明确术后病理诊断，且肿瘤大小符合小肝癌的诊断标准；③患者的一般状况和肝功能良好，Child-Pugh 为 A 或 B 级，能耐受手术治疗；④可切除性肿瘤局限于肝内，无大血管及淋巴结侵犯，无远处转移；⑤患者神志正常、言语清晰、行为配合；⑥患者自愿参与研究，签署知情同意书，随访依从性好。患者的排除标准可有：①肝癌的病理类型不符合肝细胞癌，如肝内胆管细胞癌；②肝癌最大径超过小肝癌范围；③患者整体情况不良，如严重黄疸、大量腹水、曲张静脉出血风险高，不能耐受手术切除，肝功能Child-Pugh 为 C 级；④肿瘤发生肝内播散或远处转移，或伴有大血管侵犯；⑤患者接受过其他术前辅助性抗癌治疗。根据临床试验方案中合格受试对象的入选标准，受试者纳入标准均为"是"，排除标准均为"否"时，方可入选为临床试验的合格受试者。纳入排除标准是否完善直接关系到纳入病例及研究质量的高低，是整个研究设计的关键一步。

（二）受试者一般资料和病史特征

受试者一般资料和病史特征的采集应符合临床诊治规范。一般资料主要包括受试者姓名、性别、出生日期、年龄、籍贯、民族、工作单位、家庭住址、联系电话、职业、教育、婚姻状况、是否吸烟饮酒、身高体重、药物过敏史等。病史特征主要包括患者的主诉、病程、现病史、现有疾病的既往治疗情况，若既往有相应治疗，应描述治疗药物的名称、剂量、用药时间、用药途径、治疗后效果等。对于不同的研究目的，受试者一般资料和病史特征关注的点有所不同。同样以手术切除治疗肝癌为例，研究者应当重点关注受试者有无肝癌或其他恶性肿瘤家族史，有无肝癌发生的暴露或危险因素如乙肝病毒感染、长期肝硬化病史，患者术前是否采用抗病毒药物治疗，术前是否应用放疗、经肝动脉化疗栓塞等辅助性治疗。

（三）受试者的临床症状、体征、治疗前实验室和影像学检查

临床研究者需详细记录受试者治疗前的临床症状、体征、实验室和影像学检查等基线

资料，为后期分析研究结果、总结报告和文献撰写提供数据支撑。以肝细胞癌患者为例，患者在初次就诊时可有右上腹痛、腹胀、黄疸、食欲不振、体重下降等症状，可出现肝大、腹水、腹壁静脉曲张等体征；血生化检查可有白蛋白、转氨酶、胆红素、碱性磷酸酶、异常凝血酶原等水平的变化，肿瘤标志物检查可有甲胎蛋白的升高；CT 等影像学检查可发现肝内低密度实质影。

（四）干预因素相关的指标

干预是指研究者对受试对象及其所处环境所施加的任何操作，如药物治疗（包括安慰剂）、微创介入操作、手术、心理干预、佩戴支持设备（如血管支架、心内起搏装置）、两种及以上治疗的组合。如临床试验为观察某种药物对受试者的治疗效果，研究者需详细记录该药物的商品名或通用名，每日使用的剂量及次数，使用的间隔时间，开始用药时间及结束用药时间。如临床试验为研究手术对某一疾病的治疗效果，则需详细记录手术过程、手术时长、术中失血及输血量等相关指标。这在衡量干预因素的疗效及安全性上有重要的参考价值。

六、不良反应或不良事件

不良事件（adverse event, AE）是指服用药物、使用研究设备治疗或参与研究的患者或受试者发生的任何不良医疗事件。不良事件可能与研究无关，也不一定与治疗存在因果关系。受试对象的主要研究者最有能力判断不良事件是否与研究方案、实验性药物或设备、外科操作或受试者自身潜在的疾病相关。

在临床研究中，研究者应收集受试者签署知情同意书后发生的所有不良反应。如患者因肺炎住院，可能会导致发热、白细胞计数高、低氧血症，甚至插管呼吸支持；所有这些医疗事件都应作为不良事件收集在受试者的医疗记录中。

研究者应详细记录与干预因素相关的不良事件的名称、表现、特点；不良事件的开始日期和结束日期；不良事件是否经过及时的临床治疗，如有，应记录具体治疗经过，填写伴随治疗记录表；不良事件的转归如完全康复、康复但伴后遗症、持续性存在、加重；不良事件对进行的临床试验的影响，如继续临床试验、暂停试验、终止试验；不良事件的发生与治疗措施有无关系；受试者是否因此不良事件而退出试验。此外，研究者应确定该事件是否为严重不良事件。国际协调理事会（Council on International Harmonization）对严重不良事件做了详细的定义，主要包括以下内容：①死亡或危及生命；②需要住院或延长住院时间；③导致持续或严重残疾或丧失工作能力；④导致先天畸形或出生缺陷；⑤其他，如新得癌症、滥用试验药物或在上述情况下发生自杀倾向。所有的严重不良事件必须在发现后 24 小时内向研究主要负责人、研究中心及其伦理委员会报告。如果主要研究者认为某一事件意义重大、后果严重，也可在"其他"标题栏下将事件报告为严重不良事件。最后，还应确定不良事件的强度或级别（轻微、中度或严重）。轻度不良事件容易耐受；中度不良事件会干扰正常活动；严重的不良事件是指受试者在日常活动中丧失工作能力或无法正常发挥功能的事件。

以肝癌手术治疗为例，术后不良事件包括肝功能衰竭、胆瘘、腹腔内出血、胸腹水、切口或腹腔感染、发热等，这些并发症会影响患者治疗后的短期及长期生存结局。一些轻度的并发症如发热经过合理的治疗往往能在短期好转，一些并发症如胆瘘或腹腔内出血若经保守治疗无效，往往需要行二次手术；另一些严重的并发症如术后重症肝功能衰竭往往提示预后不良，围手术期死亡的风险大大增加。不良事件是评估治疗措施安全性的重要方面，研究者应当认真评估记录，力求准确完整，反映治疗措施的真实情况。

七、受试者随访记录

对于某些急性发作、病程较短的疾病，受试者在采取特定治疗后，干预措施的效果往往能在较短时间内出现（有效或无效），疾病状态也能在较短的观察期内发生变化（好转或加重），在疗程结束时即可收集到受试者的全部相关资料，不需要治疗后较长时期的随访。然而，对于某些慢性或反复发作、难以治愈疾病，如慢性持续性哮喘、高血压、慢性溃疡性结肠炎、慢性乙型肝炎；或某些恶性疾病如肺癌、肝癌等，干预措施的治疗效果需经过一定的随访期才能体现。例如研究术后辅助性化疗栓塞对肝癌患者的作用，受试者完成指定疗程的介入治疗后，需定期至门诊复查随访，如出院后第一、二年内每三个月复查一次甲胎蛋白（AFP）和 CT 或 MRI，从第三年开始每半年复查一次 AFP 和影像学，以早期监测术后复发转移。因此，研究团队在研究开始前就应建立完善的随访制度，并按随访计划密切观测和记录每一名受试者的疾病状态，尽可能降低受试者脱落率，以期为疗效评价提供可靠的结局指标。

八、干预措施的疗效评价

干预措施的疗效评价是临床试验的重要一环，是评估该治疗措施是否能使受试者受益的参考指标。对于不同类型的疾病，疗效评价标准不尽相同。如研究吸入性糖皮质激素对慢性持续性哮喘的疗效，临床常用的效果评价指标有用药数天后日间、夜间症状缓解，哮喘发作频次明显减少，数周后第一秒用力呼气容积（FEV_1）改善，数月后呼气峰流速（PEF）改善；临床上有简易的哮喘症状评分表和哮喘控制水平表供受试者自我评估。肝硬化伴脾大和脾功能亢进患者行脾切除术后的疗效观测指标可有术后血常规指标（红细胞、白细胞、血小板）明显改善，术后食管静脉曲张破裂出血的次数或风险降低等。

疗效评价指标会因疾病的性质而有所区别。如慢性支气管炎、慢性阻塞性肺疾病等慢性疾病，常用疾病控制率作为疗效判定指标；如急性上呼吸道感染、急性胃炎等病程较短的疾病，常采用痊愈、显效、有效、无效、加重等不同等级来评定；对于肿瘤等恶性疾病的研究，常用的疗效评价指标有长期生存结局如总生存期（率）、无复发生存期（率）、复发后生存期（率）、肿瘤特异性生存期（率）等。因此，研究者在选取疗效评价指标时应考虑疾病的性质，避免误用。

九、试验方案规定外的治疗记录

为了研究某一特定的干预措施对受试者的影响，原则上受试者不应采用试验方案规定外的其他治疗，因为其他治疗方式可能对疗效和安全性评估产生潜在的影响。如研究某一新药对慢性肾功能不全的疗效，但受试者因高血压同时服用某一降压药，该降压药对肾功能产生潜在影响。因此，研究人员应详细记录受试者在治疗过程中是否合并使用其他治疗药物或治疗手段，若有，应记录治疗药物的名称或治疗方式、用药剂量或治疗频次、用药或治疗时间、治疗途径等。

十、记录提前终止试验及脱落失访的受试者

研究者应详细记录受试者提前终止试验或脱落的日期和原因。受试者提前终止临床试验或脱落的原因主要有：①未完成研究方案规定的试验周期；②受试者认为疗效未达到预期，主动提出退出临床研究；③受试者依从性较差，未按规定接受治疗，违背了实验方案；④除接受干预措施外，受试者还接受了其他影响疗效结局判断的治疗；⑤受试者出现严重不良事件，经积极治疗无好转，不能继续耐受临床试验；⑥受试者随访依从性较差，未按规定时间随访或失访。

十一、临床试验完成情况总结

在研究者完成对每一例受试者的治疗前筛选入组、给予干预措施、治疗后疗效和安全性评估及随访期观察后，应及时对该受试者的临床试验完成情况进行总结。主要包括以下几个方面：①受试者末次治疗时间；②受试者完成随访时间或终止试验、脱落时间；③终止试验或脱落的主要原因；④试验总体疗效的判定。

十二、病例报告表的审核

为了保证临床试验按照制订的研究方案进行，以及各项观察指标的真实完整，每一份病例报告表均需由主要研究者、研究负责人和临床试验监查员三方在试验开始前、进行过程中和试验结束后的不同阶段共同审核。若审核过程中发现错误，应及时更正。若研究负责人或试验监查员对记录结果有疑问，意见不一致时，主要研究者应及时查看原始病历档案、治疗记录，对受试者展开回顾性调查，确保试验结果准确无误。

附：病例报告表（范例）

课题编号	受试者姓名	受试者姓名拼音缩写	受试者编号	封面

病例报告表
（Case Report Form）

负责单位： _____.

日期： _____._____

_____的临床试验

受试者编号：_____

受试者姓名：_____

汉语拼音缩写：_____

联系电话：_____

门诊／住院号：_____

家庭住址：_____

工作单位：_____

邮政编码：_____

观察医师：_____

观察医师职称：_____

受试者进入研究时间：_____

受试者结束研究时间：_____

注：请用钢笔或签字笔填写

病例报告表填写说明

在填写病例报告表前请认真阅读以下说明

1. 筛选合格者填写病例报告表。

2. 资料填写务必准确、清晰、完整，不得随意涂改，错误之处纠正时需用横线居中画出，并在改动处的右上方签署修改者姓名及修改时间。

3. 填写记录一律用钢笔或碳素签字笔。

4. 患者姓名拼音缩写四个需填满，两字姓名填写两字拼音前两个字母；三字姓名填写三字首字母及第三字第二字母；四字姓名填写每个字的首字母。如：张三 ZHSA，王小二 WXER，申屠小宁 STXN。

5. 表中凡有 "□" 的项，请在符合的条目上画 "√"。表格中所有栏目均应填写相应的文字或数字，不得留空。

6. 所有检验项目因故未查或漏查，请填写 "ND"；具体合并用药剂量和时间不明，请先写 "NK"。

7. 试验期间应如实填写合并用药记录表、不良事件记录表。记录不良事件的发生时间、严重程度、持续时间、采取的措施和转归。如有严重不良事件发生（包括临床研究过程中发生需住院治疗、延长住院时间、伤残、影响工作能力、危及生命或死亡、导致先天畸形等事件），主要研究者必须在第一时间通知负责单位及其伦理委员会。

（1）临床试验负责单位：

项目负责人：

（2）试验监查员：

（3）试验负责单位伦理委员会

主任：

秘书：

8. 临床试验应严格按照临床试验方案要求进行。试验不同时期需完成的检查和需记录的项目，请对照临床流程图执行。

临床试验流程图

治疗阶段	治疗前	治疗后	治疗后	治疗后	治疗结束后
天数	第 0 天	第 10 天	1 个月	2 个月	6 个月
CRF 书写					
诊疗					
病例筛选					
签署知情同意书					
病史采集及书写					
疗效观察					
临床症状、体征评分					
理化指标检查					
影像学检查					
其他指标					
疗效评定					
试验评价					
合并用药情况					
不良事件评估					
随访依从性评价					
失访原因分析					
临床试验审核					
研究负责人审核 CRF					
监查员审核 CRF					

注：根据不同治疗阶段的完成情况在相应栏目内打"√"。CRF 病例报告表。

受试者知情同意书

敬爱的患者：

我们现在正在进行一项临床研究，该项临床研究是经_____备案的，研究的目的是评价_____的疗效和安全性。

在临床观察过程中，请您在可能的前提下积极配合临床医生按方案要求进行临床试验观察。本研究是安全的，无任何风险和副作用，医生和使用单位将会尽力防止由于本试验可能带来的伤害，如果产生由于本次试验因素给您带来任何不良影响，您将会得到及时、必要的治疗，所需要的费用由本研究单位承担，并将会按有关规定得到相应的补偿。

绝大多数患者能从本研究中获益。您将有权在任何时间询问有关本研究的任何问题。您参加本研究完全是自愿的，您将有权决定在任何时间退出本研究，将不会在任何方面影响医生对您的治疗，您的权利将得到充分的保障。医生和研究单位将尽力防止由于本研究可能带来的伤害。

本研究的所有资料将是保密的，有关您的个人资料不会出现在总结报告或发表文献中。伦理委员会将公正此项研究是安全和合乎道德的，并在《世界医学大会赫尔辛基宣言》指导下进行。

志愿受试者声明：

作为受试者，我已了解以上情况，同意参加本研究，按照临床试验方案的要求，按时参与研究和用药，按时复诊，及时报告出现的不良反应。我有权随时退出该项试验。但在无特殊情况下，尽可能完整地接受本次临床试验研究。

受试者签字：_____ 　　　研究者签字：_____.

日　　　期：_____ 　　　日　　　期：_____.

病例筛选

纳入标准： 根据病史和体格检查，请确认以下内容，并在"□"内打"√"。	是	否
(1)研究疾病符合西医诊断标准。	□	□
(2)受试者年龄 18 ~ 70 岁。	□	□
(3)受试者神志正常，言语清晰，能积极配合临床试验。	□	□
(4)受试者自愿参加且签署知情同意书。	□	□

如果以上任何一项回答"否"，则受试者不能进入研究。

排除标准： 根据病史和体格检查，请确认以下内容，并在"□"内打"√"。	是	否
(1)妊娠期或哺乳期妇女。	□	□
(2)合并严重心脑血管或呼吸系统疾病，肝肾功能不全，无自主行为能力的精神病患者，其他严重影响受试者生存的严重疾病。	□	□
(3)除干预因素外还采用其他治疗方式，如采用其他药物治疗同一疾病。	□	□
(4)同时参加其他临床试验的受试者。	□	□

如果以上任何一项回答"是"，则受试者不能进入研究。

观察医师：＿＿＿＿＿＿＿＿　　　　　日期：＿＿＿＿＿＿＿＿．

一般资料

受试者性别： □女　　□男

受试者年龄：＿＿岁　　出生日期：＿＿＿＿年＿＿＿＿月＿＿＿＿日

工作单位：＿＿＿＿＿　家庭住址：＿＿＿＿＿　联系电话：＿＿＿＿＿

职业：＿＿＿＿＿＿＿.

教育程度:□小学或初中　□高中或中专　□大专或本科　□研究生及以上

就业情况:□在业　□下岗　□退休　□自主创业　□其他

婚姻状况:□已婚　□未婚　□再婚　□离婚

身高：＿＿cm　体重：＿＿kg　BMI：＿＿kg/m^2

是否吸烟:□是　□否　　是否饮酒:□是　□否

病史特征

主诉：＿＿＿＿＿＿＿＿＿＿＿＿＿＿＿＿＿＿＿＿＿＿＿＿

病程:□□月□□日

西医诊断：＿＿＿＿＿＿＿＿＿＿＿＿＿＿＿＿＿＿＿＿＿

病情程度:□轻　　□中　　□重

治疗史:有□　　无□　　若有治疗,请说明

治疗药物或治疗手段	剂量	用药时间	用药途径	疗效

过敏史:无□　　有□　　如有,请详细记载如下：＿＿＿＿＿＿＿

＿＿＿＿＿＿＿＿＿＿＿＿＿＿＿＿＿＿＿＿＿＿＿＿＿＿＿＿＿

临床观察指标与疗效判定

临床观察指标	治疗前	治疗后第 10 天	治疗后 1 个月	治疗后 2 个月	治疗结束后 6 个月
临床症状、体征					
症状评分					
实验室检查					
影像学检查					
心电图（ECG）					
疾病状态 *					
其他					

*.疾病状态指治疗后疾病痊愈、显效、稳定、进展等不同的状态。

（如果为肿瘤学治疗的研究，可评估受试者在不同随访期的生存结局。如生存状态和总生存期、复发状态和无复发生存期、复发部位、复发后治疗等，用于评估某一治疗措施或联合治疗对特定肿瘤的疗效高低。）

观察医师：＿＿＿＿＿＿＿ 日期：＿＿＿＿＿＿＿

不良事件（adverse event, AE）与安全性评价

不良事件名称			
不良事件表现			
不良事件开始时间	年　月　日 ：　（24 小时）	年　月　日 ：　（24 小时）	年　月　日 ：　（24 小时）
不良事件消失时间	年　月　日 ：　（24 小时）	年　月　日 ：　（24 小时）	年　月　日 ：　（24 小时）
不良事件的严重程度	□轻　□中　□重	□轻　□中　□重	□轻　□中　□重
是否采取措施 （如是，请记录伴随治疗）	□是　□否 记录：	□是　□否 记录：	□是　□否 记录：
不良事件的转归	□消失； □消失但有后遗症； □继续；□加重	□消失； □消失但有后遗症； □继续；□加重	□消失； □消失但有后遗症； □继续；□加重
对研究的影响	□继续临床试验 □暂停试验 □终止试验	□继续临床试验 □暂停试验 □终止试验	□继续临床试验 □暂停试验 □终止试验
与干预措施的关系	□肯定有关　□可能有关 □可能无关　□无关 □无法判定	□肯定有关　□可能有关 □可能无关　□无关 □无法判定	□肯定有关　□可能有关 □可能无关　□无关 □无法判定
根据研究者的判断是否符合严重不良事件定义？			
1. 死亡或威胁生命			
2. 住院	□是　□否 （如是，请立即报告研究主要负责人，研究单位及其伦理委员会） 报告日期：年 月 日	□是　□否 （如是，请立即报告研究主要负责人，研究单位及其伦理委员会） 报告日期：年 月 日	□是　□否 （如是，请立即报告研究主要负责人，研究单位及其伦理委员会） 报告日期：年 月 日
3. 住院时间延长			
4. 持续或严重残疾 / 能力丧失			
5. 先天性异常或出生缺陷			
6. 其他重要医学事件 （如抑郁、自杀倾向）			
患者是否因此不良事件退出试验？	□是　□否	□是　□否	□是　□否

观察医师：＿＿＿＿＿＿＿＿＿　　　　日期：＿＿＿＿＿＿＿＿．

试验方案规定外治疗记录

治疗过程当中是否合并使用其他治疗药物或治疗手段： 是□　　否□　　（若为是，请具体说明）				
时间	治疗药物或治疗手段	剂量或频次	用药或治疗时间	治疗途径

观察医师：＿＿＿＿＿＿　　　　　日期：＿＿＿＿＿＿

试验提前终止 / 脱落记录表

试验提前终止 / 脱落日期：＿＿＿＿年＿＿＿＿月＿＿＿＿日

试验提前终止 / 脱落原因：

□受试者符合研究入选标准，签署知情同意书，但未完成研究方案规定的试验周期。

□受试者不愿继续进行临床试验，主动提出退出临床研究。

□受试者依从性较差，未按规定接受治疗措施，违背实验方案。

□受试者除接受干预措施外，还接受了其他影响疗效结局判断的治疗。

□受试者出现严重不良事件或严重不良反应经积极临床治疗无好转，不能继续耐受临床试验。

□受试者随访依从性较差及失访。

□研究者认为受试者不适合继续参加试验的其他情况。

若受试者不是因上述原因退出试验，请描述：＿＿＿＿＿＿＿＿＿＿＿＿＿＿＿

请记录以上提前终止、脱落受试者的相关随访结果：＿＿＿＿＿＿＿＿＿＿＿＿

观察医师：＿＿＿＿＿＿　　　　　日期：＿＿＿＿＿＿

试验完成情况总结

受试者末次治疗时间：___年___月___日

受试者完成随访时间：___年___月___日

受试者终止试验或脱落时间：___年___月___日

终止试验或脱落的主要原因：

□不良事件　　□缺乏疗效　　□违背试验方案

□失访　　　　□其他

试验总体疗效判定：

①对于良性疾病：□痊愈；　□显效；　□有效；　□无效；　□恶化

②对于恶性疾病：　是否死亡　□是　□否

若死亡,请记录时间　___年___月___日

是否复发　□是　□否

若复发,请记录时间　___年___月___日

病例报告表（CRF）审核声明

　　经主要研究者、试验负责人及临床试验监查员共同审核，本病例的临床试验完全按照原制订的研究方案的要求进行，此病例报告表中所有记录的项目都是真实完整、准确可靠的。

观察日期：_____年_____月_____日 至_____年_____月_____日

主要研究者签名：

试验负责人签名：

临床试验监查员签名：

单位盖章

年　　月　　日

第四节 如何撰写一份科学合理的临床研究设计书

作者：沈锋

在开展临床研究之前，研究者通常需要撰写一份临床研究设计书，尤其是对于临床随机对照试验（RCT），精心撰写设计书是一项必备的工作。

临床研究设计书应对为什么和如何开展某一项研究进行科学的论述和详尽的规划。设计书反映研究项目的各个重要方面，是书面化的总体研究方案，全体研究者的行动指南，因此必须具有简明、清晰、易懂、可操作性强的特点。

临床研究设计书的使用对象主要是参与研究的全体人员，同时也是学术委员会进行学术讨论和伦理委员会进行伦理审查的依据，是某些研究中第三方审核、质控和监管的必备文件。对于临床研究的发表，尤其是对于临床随机对照试验，完整的临床研究设计书通常是要求递交的附件材料之一。

临床研究设计书的撰写需要专家团队的参与和反复讨论，不断修改和完善。这些专家应当有丰富的临床经验，对所研究问题深刻了解，对相关领域前沿信息有良好掌握，熟悉临床研究的规律和规范，尤其是接受过良好的药物临床试验质量管理规范（good clinical practice, GCP）培训。涉及多学科的研究，或者是多中心研究，参与讨论的人员范围应随之扩大，例如一些大型的国际多中心临床试验，在设计阶段通常会邀请全球该领域的专家参与讨论，对研究方案达成共识。此外，形成的设计书需要通过伦理委员会的伦理审查，并可能根据审查结果做出进一步修改。因此，一份临床研究设计书的版本会有不断更新。临床研究需在伦理委员会批准后开始实施，但在实施过程中如需对研究方案进行修改，修改后的方案仍需递交伦理委员会审查，获得批准后方能继续进行研究。

但对于不同性质的临床研究，设计书的撰写既有相似之处，也有各自特点。本节以临床随机对照试验的设计书作为重点，适当兼顾其他类型研究，讨论设计书的撰写要点。对于其内容和排列顺序，可根据实际情况进行调整和增减，总体请参考本节文末附件 1 所列的条目。

一、项目名称

项目名称应简要、准确地反映研究对象、研究设计、干预措施和观察指标。项目名称主要包含如下要素：①研究的是何种疾病，或某种疾病的何种阶段或分期；②采用何种干预措施，包括某一种措施，或是两种或多种措施的比较等；③采用何种研究设计，包括随机对照试验、队列研究、病例对照研究等；④主要终点指标等。

一个临床研究通常只能解决一个或少量几个临床问题。在实际撰写时较常出现的问题是名称"过广"和"过大"，即名称中包含的研究范围远远超出该研究试图解决的问题，以及刻意拔高或夸大研究的意义和价值。项目名称应与实际将进行的研究内容一致，就事论事，实事求是，做到一目了然。

此外，项目名称中涉及的疾病、诊断、治疗技术或药物等的名称及分类，应符合国际上规范化的分类方法或最新国际指南的定义。

二、研究人员

临床研究设计书中一般应介绍研究团队的组成，包括主要研究者，共同研究者和研究助理等。视各种研究情况的不同，团队中纳入临床流行病学和生物统计学专家，对研究设计、样本量计算、随机分组和结果分析有较大帮助。对涉及多学科的研究或多中心研究，在团队人员构成中应有充分考虑。

在临床研究设计和设计书的形成阶段，应充分吸取团队成员的各种意见和建议。设置学术委员会的单位，也可将设计书递交该委员会讨论和审议，以提高方案的科学性、前沿性和可操作性，并且符合相关伦理与法规的要求。对于拟开展的大型临床研究，取得主管单位行政部门的支持和配合，对完成研究任务至关重要。

设计书中通常附有研究团队全体成员的信息和在该研究中承担的义务和责任。有些设计书将任务分解并落实到具体人员，有助于提高方案的可操作性。

三、研究概述

用精练的文字清晰、准确地描述研究目的、研究方案、实施步骤和终点指标。研究概述应体现临床研究设计书的精华部分，做到既简洁明晰，又较为全面地反映研究设计的要素，使读者在较短时间内了解研究项目的概要。

四、研究背景

临床研究设计书应充分阐述为什么要开展此项研究，借此提出科学假说。

研究者应在发现临床问题的基础上，通过全面的文献检索、阅读和分析，结合自身的临床经验，对所研究问题的研究价值、研究现状、存在问题、国内外动态有充分和准确的了解。设计书中应良好地回答哪些问题已经解决，哪些问题尚未解决，哪些问题存在争议。团队内外充分的学术讨论对此极为有益。此外，应在注册网站检索国内外同行是否已在进行类似的研究，评估在今后可预期的时间段内自己的工作是否具有先进性，避免不必要的工作重复。

研究背景中也应体现工作基础。例如对于一项即将开展的临床随机对照试验，研究者如在之前进行和发表过相关的回顾性研究，应当将其作为工作基础。此外，研究背景也应反映实施此项研究的资源和保障条件。

通过阅读研究背景，应使读者了解开展此项研究的必要性、创新性和可行性。

五、研究目的

临床研究设计书应有简洁、明确的研究目的，阐述通过何种研究设计和干预措施，评价何种终点指标，解决哪个（些）科学问题。

确定研究目的时也应避免"过广"和"过大"。临床研究的主要目的通常为一个，次要目的一般不超过 2~3 个，过多则可能导致重点不突出，过大则不符合拟解决的临床实际问题和现有的资源条件，给读者留下"大"和"空"的印象。

对于较大型的临床研究，尤其是具有转化医学意义的课题，可以设置个别探索性研究目的，但必须与研究内容紧密关联。

六、总体研究方案

临床研究设计书可对研究方案作一概述，主要体现研究的类型、目标人群的确定、研究对象的筛选、知情同意、随机化分组、终点指标、样本量计算和简要统计分析计划等。有些设计书提供表格化的总体研究方案，配有流程图，可以更直观地反映总体研究过程和方案要素。

随后，设计书中可将总体研究方案进行如下较详尽的阐述。

七、研究类型

临床研究设计书中须明确所开展研究的类型。

临床研究根据研究对象是否被给予干预因素分为实验性和观察性研究。实验性研究又分为随机对照和非随机对照研究。观察性研究根据有无设置对照组分为比较性研究和描述性研究。比较性研究根据研究时间方向的不同，分为从暴露因素追寻结局的队列研究，从结局回溯暴露因素的病例对照研究，以及同时检测暴露因素和结局的横断面调查。描述性研究主要分为个案报告和病例系列报告等。

美国预防服务工作组（United States Preventive Services Task Force, USPSTF）评估系统将临床研究证据分为3级5等：Ⅰ级证据：来自至少一个良好设计的随机对照试验中获得的证据；Ⅱ-1级证据：来自良好设计的非随机对照试验中获得的证据；Ⅱ-2级证据：来自良好设计的队列研究或病例对照研究（最好是多中心研究）的证据；Ⅱ-3级证据：来自多个带有或不带有干预的时间序列研究得出的证据。非对照试验中得出的差异极为显著的结果有时也可作为这一等级的证据；Ⅲ级证据：来自临床经验、描述性研究或专家委员会报告的权威意见。加拿大预防保健工作组（Canadian Task Force on Preventive Health Care, CTFPHC）评估系统将证据强度分为5级，与USPSTF系统基本相似。

从证据的等级而言，随机对照试验是最值得推荐的一类研究，但对具体的临床问题还需具体分析，根据伦理学要求、研究现状、病例样本量等资源条件进行综合考虑，选择合适的研究类型，以最大限度地降低研究风险和成本，提高效率。

八、目标人群

目标人群是筛选研究对象的基础。临床研究设计书须详细阐述目标人群的定义和来源。

目标人群主要根据所研究的疾病和研究目的而确定，其要点一是保障科学性，即目标人群良好地覆盖研究对象；目标人群定义中涉及的疾病或分期等的诊断和分类标准，均应符合国际规范和相关指南；二是充分考虑到病例数等资源条件和成本效益。最常用方法是通过估算研究对象在目标人群中所占的比例，以及在现有资源条件下完成病例入组的难易程度，确定需要多大范围的目标人群才较为合理和经济。如果所研究的疾病并不常见，多中心研究可拓展目标人群的来源。

设计书中应说明目标人群来源的医学中心或科室；目标人群是全部样本中随机选出的还是一个时间段内的连续样本；是否使用志愿者或其他疾病的患者作为对照等。

九、分组计划

临床研究设计书应明确体现分组计划。

临床研究通常根据研究的类型和目的决定是否设置对照组。为比较干预措施/暴露因素的存在与否对研究终点的影响有何不同，需设置对照组与试验组相比较。根据研究目的的不同，对照组接受的干预措施可包括安慰剂、常规疗法、姑息疗法等。

设置对照组时有两个常被忽视的问题，一是研究者"先入为主"的思想，将自己在临床上的"常用疗法"当作"常规疗法"作为对照组的干预措施，而忽视了该疗法是否符合规范或指南；二是虽然知道试验组与对照组除干预措施/暴露因素之外其他处理应该相同，但在设计时忽视了某些合并治疗对两组预后比较的影响（见"十七、合并治疗"）。上述两种情况均可导致研究质量降低和资源浪费。对某种或某期疾病的"标准"治疗和合并治疗的深入了解和掌握，对保证研究质量至关重要。

对于一些探索性临床研究，也可设计为单组临床试验（或称单臂临床试验），即只设试验组，不设对照组。试验组的研究结果可与既往的报道相比较，也称为"外部对照"或"历史对照"。对于主要终点已有共识或"金标准"的研究，更适合单组临床试验设计，结果只需与标准值相比较，可节约研究成本。

十、研究对象

临床研究设计书应详尽阐述纳入标准和排除标准，以此选择研究对象。

在纳入和排除标准中，首先必须明确所涉及的疾病名称、诊断标准和分类方法是否具有权威性和通用性。

制订纳入标准的目的是从复杂的人群中选择临床特点相对单一、基线资料具有共性的对象进行研究。纳入标准过于宽泛，可能导致诸多临床病理因素在试验组和对照组中分布不均衡，成为混杂因素，对研究的因果关系产生影响。纳入标准过于苛刻则导致入组困难，而且影响研究结果的外推性或普适性。

制订排除标准是为了防止非研究因素对研究结果的干扰，反映研究因素的真实效应，提高结果的可靠性。在一些高影响力文献中常可见到很多条目的排除标准，可从另一个侧面反映研究者对保障研究质量所进行的细致考虑。

在纳入和排除标准中常可见到的问题是两者"重复"或"冲突"，以前者更为多见，例如在纳入标准中已限定为"年龄不超过60岁"，而在排除标准中又有"年龄超过60岁"的条目。科学和准确地设置纳入排除标准，是保障临床研究质量的关键因素之一，因此必须逐条讨论和完善。

临床研究还需有退出试验的标准，当发现研究方案严重危及研究对象利益和安全时，必须使该研究对象退出试验，甚至终止整个研究。

临床研究设计书中需附有纳入、排除和退出标准中所涉及的定义、解释、诊断治疗标准、产品特征、药物剂量和其他说明，方便研究者和读者准确理解和掌握这些标准。

十一、知情同意

临床研究设计书应阐述知情同意的重要性和具体实施方法。

设计书中应明确表明知情同意的时间点，使读者易于了解研究对象的筛选过程。

知情同意的主要内容包括：①研究的目的、预期开始和结束的时间，以及需要招募的人数；②研究的类型和参与研究后分配到不同组别的概率；③各个组别的具体干预措施；④预期的获益和可能的风险，尤其是对不良反应的预防和处理；⑤研究对象的权利，包括可自愿不参与或自愿中途退出，不影响其后续治疗等；⑥参与研究后需要接受的临床处理和随访、可能使用的生物标本、需要提供的数据等，以提高研究对象参与研究的依从性；⑦相关费用的支出安排；⑧保护研究对象隐私的具体措施；⑨发生损害时的赔偿；⑩伦理委员会的审查和批准等。

设计书中应要求研究者尽量使用通俗易懂的语言进行知情同意；确认潜在研究对象完全理解后，方可签署知情同意书；知情同意书也同样力求使用通俗易懂的文字。

十二、终点指标

临床研究设计书中应有明确的终点指标，可以分为主要和次要终点。设定的终点指标必须紧扣研究目的。

终点指标可以为客观或主观指标，例如有临床证据的肿瘤复发和患者死亡等可以认为是客观指标，但也有较多研究采用患者报告的结局（patient-reported outcomes, PROs），替代性终点或复合性终点作为终点指标，其中常包含有主观性指标。研究者应针对所需解决的临床问题，大量和仔细阅读高质量文献，找到最能说明研究目的，同时在现有条件下可获得、可评估的终点指标。

设计书中应对各个终点指标进行明确的定义，基于科学性和公认性列出终点指标的评价方法和标准。

设计书中还应对评估各个终点指标的分析子集进行明确的定义，例如是意向性治疗（intention-to-treat, ITT）、按方案（per protocol, PP）和安全性分析（safety analysis, SA）子集等。

十三、样本量计算

合理的样本量是获得可靠的临床研究结果的基础。

较大的样本量可减少统计错误的机会，并增加发现组间存在差异的可能性。但盲目扩大样本量可导致研究成本明显提高，而且可能因为研究对象和研究者的增多，引起系统误差风险升高。较小的样本量可简化设计，降低成本并缩短研究周期，并使较少的研究对象面临干预所带来的风险，符合研究对象的利益。但样本量过小可能产生抽样误差，即研究对象不一定能代表目标人群，并且降低统计学检验的效能和结论的可靠性。

临床研究设计书应当清晰表明何为该研究的主要终点，以及该研究是优效性、等效性还是非劣效设计；充分说明样本量计算的依据、计算的方法和结果。计算获得最适合的样本量，既能保证样本的总体代表性，又能保证临床研究方案实施的可行性。

十四、随机化和隐藏

临床研究设计书应详细阐述随机分组的方法。

随机化主要有随机抽样和随机分组两种形式。随机抽样指的是采用随机化的抽样方法，使目标人群中合格的研究对象，具有同等的被抽取参加研究的机会，使研究对象具有良好的代表性，反映目标人群的总体特征。随机分组是指将抽取的样本按照随机化的方法分配至试验组或对照组，并接受相应的处理。

随机化分配可使随机误差达到最小化，在样本量足够大的前提下，使研究对象的绝大部分临床特征在不同的分组中保持组间均衡，消除相关混杂因素的干扰，避免研究者有意或无意地将特定研究对象纳入特定的分组，从而避免组间的系统性差别。

随机化分配是可视情况设置分层因素，即先根据某种因素对研究对象进行分层，再随机分组，可以保证该因素在组间均衡，从而增强组间的可比性，使研究终点的差别更好地归因于各组不同的干预措施。

尽管随机化方法可以减少选择偏倚、混杂偏倚等，但如果研究者或研究对象从一些迹象中获取到分组的规律，就可能降低随机化的效果。为避免这种情况，随机化需要配合使用分配隐藏，指的是采用一定的方法使研究者和研究对象不可预知研究对象将被分在试验组或对照组，从而减少选择偏倚。

十五、盲法

临床研究设计书应明确表明是否设盲和如何设盲。

盲法与分配隐藏有所不同，前者旨在防止研究过程中发生的偏倚。临床随机对照试验的设盲方法主要分为单盲和双盲。

单盲定义为仅研究对象不知道分配的组别和具体干预措施，而研究者了解这些情况。单盲可减少研究对象因获知自己接受新的治疗方案或安慰剂方案而产生额外的心理效应，即患者偏倚，也可使其更容易遵守试验方案；研究者观察到的临床现象和研究终点不受研究对象的主观因素所影响，保证结果的真实性；此外，研究者知晓具体的分组及干预措施，可尽早发现和处理干预措施相关的不良反应，保证安全性。单盲的缺点是研究者潜意识中可能期望试验组的结果好于对照组，往往对试验组投入更多关注，容易出现测量性偏倚，又被称为研究者偏倚。

双盲定义为除了研究对象外，研究者和结果分析者在整个研究过程中对试验分组及具体干预措施不知情。双盲可使研究者和研究对象不会将倾向性信息传递给对方，避免偏倚。对结果分析者设盲可以减少其对研究结局的测量性偏倚以及差异性评估。

盲法是有效减少各种偏倚，提高研究结果准确性的重要办法，尤其是对于某些以主观判断作为终点事件的研究。

对于一些治疗方法和技术的临床研究，例如试验组和对照组接受的不同干预措施极易分辨，此时对研究对象或研究者均不可能设盲，因此可采用开放标签（open label）设计，即研究对象或研究者都知晓分组情况和干预措施。

十六、干预措施及安全性考虑

临床研究设计书应详细描述各组的具体干预措施。如果干预为手术措施，应详细和完整说明手术步骤和围手术期处理；如果干预为药物，应说明生产厂家、批次、剂量、使用方法、使用频次和疗程等。另外还需说明有无设置对照组：如干预为手术措施，有无设置假手术组、无手术保守治疗组、姑息性手术组等；如干预为药物，是否设置安慰剂组、未治疗组、活性药物组、不同试验药物剂量组等对照组。详尽的描述可保证研究结果的可重复性。

任何干预措施都存在一定的风险。临床研究设计书应列出与干预措施相关的风险类型、可能的程度和后果、防治措施和终止干预的标准，供研究者在实施知情同意时和研究过程中使用。

十七、合并治疗

在探索干预性措施的研究中，有些合并治疗可能对研究终点产生重要影响，成为终点评估的混杂因素。例如以总体生存作为主要终点的研究，除了所研究的干预措施之外，其他合并治疗也可能影响到总体生存，而这些治疗在试验组和对照组之间可能并不均衡。因此，设计书中应列出除了本研究设定的干预措施之外，参与研究的对象可接受哪些治疗，不可接受哪些治疗，减少其他因素对终点指标的影响，减少方案违背的概率。

合并治疗问题是临床研究设计和具体执行中的难点问题。对于回顾性研究，可以通过优化纳入和排除标准以及统计学分析手段减少合并治疗对研究结果的影响。对于前瞻性随机对照研究，设计时就需要对合并治疗进行仔细、综合的评估，既要减少其对终点指标的影响，又要遵循相关的伦理学原则和诊治指南。一旦出现与伦理学原则相冲突的情况，宁愿改变研究设计，也不可损害研究对象的利益。

十八、安全性评价

安全性指标常是临床研究的终点之一。

临床研究设计书中应包含干预措施的潜在不良反应及其定义；不良反应的程度分级及其定义；不良反应的预防措施和发生后的处理；不良反应的记录、报告和对继续研究产生的影响等。尤其是对于严重不良反应的防治，设计书中应有充分阐述。设计书应相当于不良反应预防、诊断和处理的预案，应强调研究者对不良反应防治的重要职责。同时，设计书中需明确对严重不良反应上报的程序和时限，将保障研究对象的安全作为首要任务。

干预措施产生的不良反应有些是可以预见的。但对于某些新的干预措施，部分不良反应难以预见，研究者应当从相似的其他治疗措施中获得启发，将安全性问题考虑得更为全面。

十九、随访计划

临床研究设计书中应明确随访计划，包括随访的时间、频次、推荐的地点、每次随访需要进行的检查和记录的数据等。

设计书中可以明确专门的随访人员，及时提醒研究对象参加随访，并保证研究随访数据的完整性和准确性。研究对象的失访可能引起偏倚，失访率超过10%时会影响研究结果的真实性和可推广性；大于20%可能严重影响试验内部真实性，导致失访偏倚。

根据临床研究的不同情况，设计书中也可提出保障研究对象依从性的具体措施。

二十、数据收集和管理计划

临床研究设计书应清楚描述如何获取和记录数据，包括收集数据的工具、种类和收集的时间节点，并将收集数据的责任落实到研究者、研究助理或其他指定人员。研究数据的缺失将对临床研究造成不可弥补的损失。问卷调查、实验室检查、影像学检查等数据收集应有规范，以保障可靠性和准确性。

计划书中应描述如何安全、完整地保存数据，并详细描述数据录入、编码、保密和储存方案，包括任何用以提高数据质量的相关措施，如双重录入、资料值的范围检查、数据准确性的随机抽查等。

计划书中应提出对数据质量的质控要求，包括数据完整性、异常值以及是否符合研究方案的要求等。特别是在研究早期及收集数据人员出现变动时，这些措施可及时纠正错误。

如果数据量较大，建议使用专业的临床试验电子数据采集管理系统，其不仅拥有多种形式的数据采集功能，也有很强的数据质疑功能，还能保留所有数据操作痕迹，保障数据的可追踪性和溯源性。

二十一、统计分析计划

临床研究计划书中应有较为详尽的统计分析计划。

计划书应阐述各种临床变量的定义、表达方式和统计分析方法。对于主要和次要终点指标，应分别阐述统计分析的子集和具体的统计分析方法。

计划书中也可指定具体进行统计分析的人员。统计学专家加入研究团队，对及早进行符合统计学原理的临床研究设计，提高研究质量具有重要作用。

二十二、研究周期

临床研究计划书应列出整体实施的时间表，包括撰写研究方案、研究对象的招募、知情同意、随机分组、干预措施的具体实施、研究对象的随访和评估、数据收集、数据分析、研究结果讨论等。应明确研究起始时间、年度计划、中期审查以及截止日期。

二十三、质量控制

临床研究计划书应列出保障研究质量的具体措施，例如培训人员的计划，对纳入排除标准的准确理解和执行情况的调查，建立专门的实施过程检查和数据核查等，以保障研究者按计划书的各项要求实施研究。尤其是对于多中心研究，各种质控措施应落实到位。由第三方实施的质量控制也应在计划书中充分表达。

二十四、伦理要求

临床研究计划书应强调医学伦理要求和具体实施要点，尤其重要的是对知情同意过程进行较详细的规定，并附有知情同意书模板。

计划书必须经伦理委员会的审查，进行必要的修改和补充，获得伦理委员会通过后方能成为临床研究的指南，并开始实施临床研究。

二十五、研究者职责

临床研究计划书应列出所有参与人员的职责。对于多中心研究，应将各个中心承担的任务进行合理分配。

此外，设计书中应申明参与人员与该研究是否存在财政或研究成果等利益冲突的情况等。

二十六、参考文献

临床研究设计书应附有必要的参考文献，体现与该研究相关的国内外研究现状，各种学术观点、定义和技术规范的出处，以及其他需要说明问题的文献来源。

二十七、附件

可将知情同意书（请参考附件2的样例）、病例报告表（case report form, CRF，附件3）、伦理审批表（附件4）等列入附件。为方便研究者的工作，一些药物使用说明、临床标准和技术规范等也可列入附件。

总之，一份科学合理的临床研究设计书，对于反映该研究的创新性、规范和统一实施过程，方便研究者的阅读和具体操作，体现研究者的临床科研素养，提高研究质量都具有重要作用。

附件 1　临床研究设计书的常用条目

条目名称	内容
1. 项目名称	明确临床研究设计的题目
2. 研究人员	介绍临床研究团队的人员组成
3. 研究概述	简明描述研究目的、研究方案、实施步骤和终点指标
4. 研究背景	阐述为什么要开展此项研究,借此提出科学假说
5. 研究目的	阐述通过何种研究来解决哪个(些)科学问题
6. 总体研究方案	详细描述临床研究的具体实施过程
7. 研究类型	明确所开展研究的类型——实验性还是观察性研究
8. 目标人群	明确研究目标人群的定义和来源
9. 分组计划	根据研究的类型和目的决定是否设置对照组
10. 研究对象	阐述目标人群的纳入标准和排除标准,以此选择研究对象
11. 知情同意	阐述知情同意的重要性和具体实施方法
12. 终点指标	根据研究目的确定临床研究的终点
13. 样本量计算	合理地计算临床研究的样本量
14. 随机化和隐藏	阐述临床研究中随机分组的方法
15. 盲法	明确临床研究中是否设置盲法和如何设置盲法
16. 干预措施及安全性考虑	描述研究中各组的具体干预措施及相关的风险情况
17. 合并治疗	评价研究对象可能接受的其他治疗措施对研究终点的影响
18. 安全性评价	阐述干预措施的潜在不良反应及其定义
19. 随访计划	明确临床研究的随访计划,包括随访的时间、频次等
20. 数据收集和管理计划	描述如何获取、记录和管理临床研究的数据
21. 统计分析计划	详细地描述临床研究中统计分析计划
22. 研究周期	列出临床研究整体实施的时间表
23. 质量控制	列出保障临床研究高质量完成的具体措施
24. 伦理要求	阐明医学伦理要求和具体实施要点
25. 研究者职责	列出所有参与人员的职责
26. 参考文献	列出临床研究中重要的参考文献
27. 附件	临床研究中的书面表格、报告和批准文件等可列入附件

附件 2　知情同意书签字页（样例）

研究名称：×× 临床随机对照研究			
信息告知页版本号		版本日期	
研究者姓名		研究中心	
患者姓名			

患者的声明和签名　　　　　　　　　　　　　　　　　　*由患者填写完成*
如果您同意相关声明,请在下列每个方框内画"√"

□我已经阅读并充分理解信息告知页的内容。我有充分的时间考虑是否参加本研究,不理解的问题已得到满意的回答。

□我已知晓参加本研究完全出于自愿;我有权不参加,或者参加过程中无需任何理由,随时撤回我的知情同意,这些决定都不会对我今后的治疗和护理产生任何影响。

□我已知晓如果研究者为了保护我的利益有权让我退出本研究。

□我理解我将被随机分配至 ×× 治疗组和 ×× 治疗组。我已知晓各组实施治疗措施的流程。

□我理解无论我被分配至哪一个组,都不能保证我能从相应的治疗措施中受益。

□我理解我接受的治疗措施可能导致并发症,其类型和严重程度因人而异,有些并发症不可预测。

□我同意按照研究方案的建议,在 ×× 医院接受进行定期随访。如果我在其他医疗机构进行随访检查,应尽快将检查结果报告给研究者。

□我同意遵守研究方案的规定,并将与本研究相关的各种情况(包括接受其他任何治疗、任何并发症、任何不属于本研究方案规定的医生访视和住院观察、参加任何其他研究)及时告知研究者。

□我同意由 ×× 临床数据库保管我的医疗信息 / 记录,且在征得我同意和确认我的健康情况后方使用。

□我理解本研究涉及的任何医疗记录和数据可能会被独立伦理委员会或国家药品监督管理局的相关人员查阅。我允许这些人员查阅我的记录和数据。

□我已知晓与本研究有关的任何报告或出版物均不会披露我的个人信息及隐私。

□我同意我的临床数据可被 ×× 医院的研究者用于后续研究。

□我知道这项研究由 ×× 单位资助,经 ×× 医院组织,在 ×× 医院、×× 医院中实施。

□我已知晓研究团队中医生的联系方式,以及获得研究相关信息的渠道和途径。

□我自愿同意参加本研究。

我的签名表明我有权提出任何问题,且均获得了满意的答复。(本知情同意书的签字页一式两份,其中一份交由患者带走)

患者签名		患者签名的印刷体		日期	

研究者的声明和签名　　　　　　　　　　　*由具体实施知情同意的研究者完成*
我已经与该患者和 / 或他 / 她的法定代理人就本研究进行了详细的讨论。讨论过程中我尽可能使用了易懂和恰当的语言。我认为我已充分告知本研究的全部信息,也告知其参加本研究可能的受益和危害。我相信该患者已完全知情。

研究者签名		研究者签名的印刷体		日期	

附件 3　病例报告表（样例）

×× 临床随机对照研究

病例报告表
（ case report form ）

患者姓名： _____

受试者代码： _____

随机号： _____

联系电话： _____

医院名称： _____

研究者姓名： _____

主要研究者： _____

试验单位：

申办单位：

在正式填表前，请认真阅读下列填表说明

病例报告表填写说明

1. 筛选合格者填写正式病例报告表。

2. 病例报告表应用圆珠笔用力填写；在填写过程中，请将垫板垫在每页三联单下面，以避免此页笔迹印在下页。

3. 病例填写务必准确、清晰，不得随意涂改，错误之处纠正时需用横线居中画出，并签署修改者姓名缩写及修改时间。举例：58.6   56.8^{LGW 00 02 12}。

4. 患者姓名拼音缩写四格需填满，两字姓名填写两字拼音前两个字母；三字姓名填写三字首字母及第三字第二字母；四字姓名填写每一个字的首字母。

举例：张红 | Z | H | H | O | 李淑明 | L | S | M | I | 欧阳小惠 | O | Y | X | H |

5. 所有选择项目的□、○内用√标注。如：☑。表格中所有栏目均应填写相应的文字或数字，不得留空。如果此项"未做"则填入"ND"，"不知道"则填入"UK"，"不能提供"或"不适用"，则填入"NA"。

6. 各实验室检查的检查报告、化验单均应贴在病例报告表的最后附页上。

7. 试验期间应如实填写不良事件记录表。记录不良事件的发生时间、严重程度、持续时间、采取的措施和转归。如有严重不良事件发生（包括临床试验过程中发生需住院治疗、延长住院时间、伤残、影响工作能力、危及生命或死亡、导致先天畸形等事件），必须立即通知主要研究单位 ×× 医院、主要研究者 ×× 医生。

单位	联系人	联系电话	传真

（发生严重不良事件时需在 24 小时以内上报有关单位）

8. 临床试验应严格按照临床试验方案要求进行。试验不同时期需完成的检查和需记录的项目，请对照临床研究流程图执行。

×× 临床随机对照研究的流程表

阶段	入组	研究期							
访视次数	1								
单位时间数	0								
诊断									
纳入 / 排除病例									
签署知情同意书									
随机入组									
基线资料									
一般状况									
检验检查									
血、尿、便常规									
肝、肾功能									
评价									
终点事件评估									
不良事件评估									
脱落原因分析									
综合疗效评定									
试验病例完成后工作									
电子 CRF 整理	√								
负责人审核病例	试验病例完成观察后 3 天内将研究资料交负责人审核								
监查员审核病例	监查员定期监查，审核研究病历等记录								

				第 × 页
受试者代码	随机号	患者姓名拼音字母	就诊日期	
□□□□	□□	□□□□	□□□□ / □□ / □□	知情同意

××临床随机对照研究

患者知情同意书

尊敬的患者：

我们邀请您参加一项

此处插入研究的知情同意书

    我已阅读了患者知情同意书，并得到了医生完整的解释，因此，我自愿参加本研究，并愿意按要求与研究者合作完成本研究。

受试者签名：   年   月   日

研究者签字：   年   月   日

见证人签字：   年   月   日

研究医生签名：＿＿＿＿＿＿＿＿＿　　　　**签名日期：**＿＿＿年＿＿＿月＿＿＿日

受试者代码	随机号	患者姓名拼音字母	就诊日期	第 × 页 ＿＿＿＿ 入组筛查
□□□□	□□	□□□□	□□□□ / □□ / □□	

入选标准　　　　　　　　　　　　　　　　　　　　　　　　　　　　　是　　否
1. . . . . . .　　　　　　　　　　　　　　　　　　　　　　　　　　□　　□
2. . . . . . .　　　　　　　　　　　　　　　　　　　　　　　　　　□　　□
3. . . . . . .　　　　　　　　　　　　　　　　　　　　　　　　　　□　　□
……　　　　　　　　　　　　　　　　　　　　　　　　　　　　　　□　　□
如以上任何一个答案为"否"，此受试者不能参加试验

排除标准　　　　　　　　　　　　　　　　　　　　　　　　　　　　　是　　否
1. . . . . . .　　　　　　　　　　　　　　　　　　　　　　　　　　□　　□
2. . . . . . .　　　　　　　　　　　　　　　　　　　　　　　　　　□　　□
3. . . . . . .　　　　　　　　　　　　　　　　　　　　　　　　　　□　　□
……　　　　　　　　　　　　　　　　　　　　　　　　　　　　　　□　　□
如以上任何一个答案为"是"，此受试者不能参加试验

研究医生签名: _____   **签名日期:** ____年____月____日

				第 × 页 _____
受试者代码 □□□□	随机号 □□	患者姓名拼音字母 □□□□	就诊日期 □□□□ / □□ / □□	入组筛查

知情同意书签署情况

患者是否已经签署了患者知情同意书? □是　　□否　　签署时间:□□□□ / □□ / □□ （年 / 月 / 日）

人口学资料

出生日期　□□□□ / □□ / □□(年 / 月 / 日)　　性别: 男□　女□ 身高　□□□ cm　　　　体重　□□□ . □ kg　　　　血压　□□□ / □□□ mmHg 体温　□□ . □℃　　　心率　□□□ 次 /min　　　呼吸　□□□ 次 /min

个人及家族史

×× 特殊病史:　无□　　有□　　如有,病程:□□年
…

其他病史:

其他病史:　无□ 有□　　如有,请在下面记录:				
疾病名称	开始日期 年 / 月 / 日	痊愈日期 年 / 月 / 日	未愈	疾病详情 (如正在治疗,请填写合并用药表)
	/ /	/ /	□	
	/ /	/ /	□	
	/ /	/ /	□	
	/ /	/ /	□	
	/ /	/ /	□	

研究医生签名：＿＿＿＿＿＿　　　　　　**签名日期：**＿＿＿年＿＿＿月＿＿＿日

				第 × 页 ＿＿＿＿＿
受试者代码 □□□□	随机号 □□	患者姓名拼音字母 □□□□	就诊日期 □□□□ / □□ / □□	入组筛查

临床资料：

诊断

诊断			
诊断依据	临　床 □　病理学 □ 影像学 □　实验室 □	临床分期	

体格检查

正　常 □
异　常 □,请选择下列相对应的条目进行描述
一般情况　＿＿＿＿＿＿＿＿＿＿＿＿＿＿＿＿＿＿＿ 皮肤、毛发　＿＿＿＿＿＿＿＿＿＿＿＿＿＿＿＿＿ 头颈部　＿＿＿＿＿＿＿＿＿＿＿＿＿＿＿＿＿＿＿ 胸背部　＿＿＿＿＿＿＿＿＿＿＿＿＿＿＿＿＿＿＿ 心脏　＿＿＿＿＿＿＿＿＿＿＿＿＿＿＿＿＿＿＿＿ 腹部　＿＿＿＿＿＿＿＿＿＿＿＿＿＿＿＿＿＿＿＿ 脊柱与四肢　＿＿＿＿＿＿＿＿＿＿＿＿＿＿＿＿＿ 神经系统　＿＿＿＿＿＿＿＿＿＿＿＿＿＿＿＿＿＿

影像学检查

	项目	日期	描述(结果)
影 像 学 检 查	B 超(彩超)		
	CT		
	MRI		
	……		

注：通过照相方式保存患者影像学资料。

实验室检查

项目	测定值	单位	临床意义判定* 1 2 3 4
血常规	检查日期：___年___月___日		
血红蛋白		g/L	☐ ☐ ☐ ☐
红细胞计数		×10^{12}/L	☐ ☐ ☐ ☐
白细胞计数		×10^{9}/L	☐ ☐ ☐ ☐
中性粒细胞比例		%	☐ ☐ ☐ ☐
血小板计数		g/L	☐ ☐ ☐ ☐
…			☐ ☐ ☐ ☐
尿常规	检查日期：___年___月___日		
蛋白定性		（ + /－）	☐ ☐ ☐ ☐
葡萄糖定性		（ + /－）	☐ ☐ ☐ ☐
红细胞计数		/HP	☐ ☐ ☐ ☐
白细胞计数		/HP	☐ ☐ ☐ ☐
…			☐ ☐ ☐ ☐
肝肾功血液生化	检查日期：___年___月___日		
总胆红素		μmol/L	☐ ☐ ☐ ☐
直接胆红素		μmol/L	☐ ☐ ☐ ☐
谷丙转氨酶		IU/L	☐ ☐ ☐ ☐
谷草转氨酶		IU/L	☐ ☐ ☐ ☐
尿素氮		mmol/L	☐ ☐ ☐ ☐
肌酐		μmol/L	☐ ☐ ☐ ☐
…			☐ ☐ ☐ ☐
研究所需其他检查	检查日期：___年___月___日		
…			☐ ☐ ☐ ☐

注：临床意义判定：1.正常；2.异常但无临床意义；3.异常且有临床意义；4.未查。

其他辅助检查

项目	日期	描述(结果)
…		

研究医生签名：_____ 签名日期：____年____月____日

| | | | | 第 × 页 _____ |
| 受试者代码 □□□□ | 随机号 □□ | 患者姓名拼音字母 □□□□ | 就诊日期 □□□□ / □□ / □□ | 随访期 第 × 次 |

随访检查结果

体格检查

正　常 □ 异　常 □,请选择下列相对应的条目进行描述
一般情况　　_____
皮肤、毛发　_____
头颈部　　　_____
胸背部　　　_____
心脏　　　　_____
腹部　　　　_____
脊柱与四肢　_____
神经系统　　_____

影像学检查

	项目	日期	描述(结果)
影像学检查	B 超(彩超)		
	CT		
	MRI		
	……		

注：通过照相方式保存患者影像学资料。

177

实验室检查

| 项目 | 测定值 | 单位 | 临床意义判定 * |
			1　2　3　4
血常规	检查日期：___年___月___日		
血红蛋白		g/L	☐☐☐☐
红细胞计数		$\times 10^{12}$/L	☐☐☐☐
白细胞计数		$\times 10^9$/L	☐☐☐☐
中性粒细胞比例		%	☐☐☐☐
血小板计数		g/L	☐☐☐☐
……			☐☐☐☐
尿常规	检查日期：___年___月___日		
蛋白定性		（－）	☐☐☐☐
葡萄糖定性		（－）	☐☐☐☐
红细胞计数		/HP	☐☐☐☐
白细胞计数		/HP	☐☐☐☐
……			☐☐☐☐
肝肾功血液生化	检查日期：___年___月___日		
总胆红素		μmol/L	☐☐☐☐
直接胆红素		μmol/L	☐☐☐☐
谷丙转氨酶		IU/L	☐☐☐☐
谷草转氨酶		IU/L	☐☐☐☐
尿素氮		mmol/L	☐☐☐☐
肌酐		μmol/L	☐☐☐☐
……			☐☐☐☐
研究所需其他检查	检查日期：___年___月___日		
……			☐☐☐☐

注：临床意义判定：1.正常；2.异常但无临床意义；3.异常且有临床意义；4.未查。

其他辅助检查

项目	日期	描述（结果）
……		

研究医生签名：_____   签名日期：___年___月___日

				第 × 页
受试者代码 □□□□	随机号 □□	患者姓名拼音字母 □□□□	就诊日期 □□□□ / □□ / □□	_____ 合并用药

合并用药
（concomitant medication）

□无　　　□有　　　如有请填写下表

商品名或通用名	剂量/用法	使用原因	开始日期（年/月/日）	结束日期（年/月/日）	继续用药*
			/____/____	/____/____	□
			/____/____	/____/____	□

注：*.如试验结束后继续用药，请在□内画"√"

在不良事件终止或研究结束时填写以下部分			
所发生不良事件的结局	□仍存在　□已缓解 □不知道 缓解日期：___年__月__日	□仍存在　□已缓解 □不知道 缓解日期：___年__月__日	□仍存在　□已缓解 □不知道 缓解日期：___年__月__日
患者是否因此不良事件而退出试验?	□是　　□否	□是　　□否	□是　　□否

研究医生签名：＿＿＿＿＿＿＿＿＿＿　　　　　签名日期：＿＿＿年＿＿＿月＿＿＿日

				第 × 页 ＿＿＿＿＿＿＿＿
受试者代码 □□□□	随机号 □□	患者姓名拼音字母 □□□□	就诊日期 □□□□／□□／□□	不良事件

不良事件记录表

（用标准医学术语）记录所有观察到的和用以下问句"**自上次检查后，您有何不同的感觉？**"直接询问得出的不良事件。每一栏记录一个不良事件。

如果在试验期间有不良事件发生，请填写下表。无论有无不良事件发生均应在此表下方签名。

有无不良事件发生？　　　□有　　□无

不良事件名称 （填写字迹要清晰）			
开始发生日期	＿＿＿年＿月＿日	＿＿＿年＿月＿日	＿＿＿年＿月＿日
用药时间，名称、剂量	＿＿＿年＿月＿日 mg	＿＿＿年＿月＿日 mg	＿＿＿年＿月＿日 mg
严重程度[*]	□轻度 □中度 □重度	□轻度 □中度 □重度	□轻度 □中度 □重度
是否采取措施 （如是，请记录伴随用药和伴随治疗记录表）	□是　　　　□否	□是　　　　□否	□是　　　　□否
与研究药物的关系	□肯定有关 □很可能有关 □可能有关 □可能无关 □肯定无关	□肯定有关 □很可能有关 □可能有关 □可能无关 □肯定无关	□肯定有关 □很可能有关 □可能有关 □可能无关 □肯定无关
在不良事件终止或研究结束时填写以下部分			
所发生不良 事件的结局	□仍存在　□已缓解 □不知道 缓解日期： ＿＿＿年＿月＿日	□仍存在　□已缓解 □不知道 缓解日期： ＿＿＿年＿月＿日	□仍存在　□已缓解 □不知道 缓解日期： ＿＿＿年＿月＿日
患者是否因此不良 事件而退出试验？	□是　　　　□否	□是　　　　□否	□是　　　　□否

[*] 严重程度：轻度.不处理，不停药；中度.停药，不处理；重度.停药，对症处理。

不良事件与试验用药的相关性评价标准表

	肯定有关	很可能有关	可能有关	可能无关	肯定无关
与药物有合理时间顺序	+	+	+	+	-
为已知的药物反应类型	+	+	+	-	-
停药后反应减轻或消失	+	+	±	±	-
再次给药后反应复现	+	?	?	?	-
无法用其他原因来解释	+	+	±	±	-

研究医生签名：_____　　　　　签名日期：___年___月___日

				第 × 页 _____
受试者代码 □□□□	随机号 □□	患者姓名拼音字母 □□□□	就诊日期 □□□□/□□/□□	不良事件

严重不良事件记录表

严重不良事件（severe adverse event, SAE）　　　□有　　　□无
药物临床试验批件号：　　　　　　　　　　　药物编号：

报告类型	□首次报告　□随访报告　□总结报告	报告时间：	年　月　日
医疗机构及专业名称		电话	
申报单位名称		电话	
试验用药物名称	中文名称：		
	英文名称：		
药物类型	□中药　　□化学药　□新生物制品 □放射性药　□进口药　□其他	第　　类	
临床研究分期	□药代动力学　□生物等效性试验 □安全性评价	剂型：	
受试者情况	姓名：　　性别：　　民族：　　出生年月：		
疾病诊断			
SAE 情况	□导致住院　　□延长住院时间　□伤残　□功能障碍 □导致先天畸形　□危及生命或死亡　□其他		
SAE 发生时间	年　月　日	SAE 反应严重程度：□轻度　□中度　□重度	
对试验用药采取措施	□继续用药　□减少剂量　□药物暂停后又恢复　□停用药物		
SAE 转归	□症状消失(后遗症　□有　□无)□症状持续 □死亡(死亡时间：　　年　月　日)		
SAE 与试验药的关系	□肯定有关　□可能有关　□可能无关　□无关　□无法判定		
破盲情况	□未破盲　　　□已破盲(破盲时间：　　年　月　日)		
SAE 报道情况	国内:□有　□无　□不详　国外:□有　□无　□不详		
SAE 发生及处理的详细情况：			
报告单位名称：　　报告人职务/职称：　　报告人签名：			

研究医生签名： _____　　　　　　　**签名日期：** ____年____月____日

				第 × 页
				_____
受试者代码	随机号	患者姓名拼音字母	就诊日期	完成情况
□□□□	□□	□□□□	□□□□ / □□ / □□	

试验完成情况总结

患者末次随访日期：	□□□□ / □□ / □□ 年 / 月 / 日
该患者试验期间是否有不良事件发生？	□是　　　□否
患者是否完成了本次临床试验？	□是　　　□否
如否，请填写以下中止试验原因	
患者中止试验日期	□□□□ / □□ / □□ 年 / 月 / 日
中止试验的主要原因是：(选择一个)	
□不良事件(已填写不良事件表)	
□缺乏疗效	
□违背试验方案	
□失访	
□受试者撤回知情同意书	
□其他	
终点指标评价	
患者对治疗的感受：	
患者主观有无从本研究中受益？　□有受益　　　□没有受益(如果有受益请问患者的受益程度)	
□受益很多　　□受益很少	

研究医生签名：_____ 签名日期：___年___月___日

病例报告表（CRF）审核声明

主要研究者审核 CRF 声明

我证实由我签名的这位受试者的病例报告表的各页已由我检查，并确认所有信息是真实的、准确的并符合研究方案的要求。

试验中心主要研究者签名：_____ 日期：_____年___月___日

临床试验监查员审核 CRF 声明

经本临床试验中心监查员审核，本病例报告表的各页已由我检查，并确认所有信息是真实的、准确的并符合研究方案的要求。

试验中心监查员签名：_____ 日期：_____年___月___日

附件 4　伦理审批表（样例）

××医院

临床研究伦理委员会审批表

批准代码:

研究名称	
研究概况	类型: 目的: 分组: 样本量:总共 ×× 例,其中 ×× 组 ×× 例,×× 组 ×× 例 开展地点:
申请单位	
申请者	
审核文件	研究方案、知情同意书、病例报告表、受试者招募广告等
申请审核日期	
审核方式	快速审查□　　　　　　　　　　　会议审查□

审核投票结果:
　　　　参加投票人数＿＿＿人。同意＿＿＿票,不同意＿＿＿票,必要修改后同意＿＿＿票。

审核意见:
(一)同意;　　　　□　　(二)做必要的修正后同意;　　　□
(三)不同意;　　　□　　(四)终止或暂停已批准的试验。　□

　　　　　　　　　　　　　　伦理委员会主任:

　　　　　　　　　　　　　　　　日期:

　　　　地址:中国,××省,××市,××路××号　　邮政编码:××
　　　　　　　　　　　　　　电话:××　　　　　传真:××

第五节　开展临床研究前的工作

作者：刘允怡　王康

一、引言

本书章节内容及其次序的设计，是经过笔者仔细思考而决定下来的，整本书的设计概念，是为了指出怎样把一个临床研究，从选题到文章刊登于医学期刊的每一步骤的背后理念，如何把理念转化到研究的执行，到最后如何书写文章、投稿的每一个步骤，都清楚地显示出来。

其实开展每一个临床研究，都要经过以下的不同步骤阶段：

1. 选择研究课题（本书第一章内容）。

2. 选择一种适合临床研究方法来进行研究（本书第二章内容）。

从步骤 1 到步骤 2 都是在"纸上谈兵"，但没经过这两个阶段的设计，是不会做出高素质的临床研究。如一切顺利，临床研究就进入执行阶段。这个阶段可分为：

3. 开展临床研究的前期工作（本书第三章内容）。

4. 临床研究开展后的执行和监管（本书第四章内容）。简单统计学也包括在这步骤之内（本书第五章内容），因统计学用作分析临床研究数据的正确使用是医学研究的灵魂。没有好的统计学支撑的研究，永远做不出好的分析、总结，写不成一篇有分量的文章。

5. 发表临床研究（本书第六章内容），这包括写作技巧，投稿和修改投稿后退回的稿。完成了临床研究后，如何撰写一篇好的临床研究论文，也是十分重要。

在这里我想讲一讲一些题外话。第六章第七节"作为读者如何关键性阅读文章"我觉得是每一位临床医师必读的一节，而在第六章第八节"医学研究的罪行、欺骗与不适当行为"则是每一个进行临床研究的医师必读的章节。

之所以要详细讲述本书设计和章节排序的特点，是希望读者们能了解，每一个临床科研都是按部就班地一步一步进行，从研究课题选择（步骤 1、2）到研究实际执行（步骤 3、4），到文章发表（步骤 5），都是有一定程序的。

二、临床研究的执行和监管

引言中已详述，临床研究的执行可分为两个部分：

1. 开展临床研究的前期工作。

2. 临床研究开展后的执行和监管。

这一节主要集中讨论开展临床研究的前期工作，有关临床研究开展后的执行和监管会在本书中第四章讨论。

三、开展临床研究的前期工作

这是一个十分重要的阶段。很多不熟悉做临床研究的人员往往忽略了这一重要步骤，匆匆忙忙地找临床研究课题和选好临床研究的方法后，就一步跳到临床研究实际执行的一步，开始收集数据。

在实际执行临床研究后，因执行前考虑不周，可以产生以下不同的问题：

1. 病例数目太少，研究时间拖得太长。

2. 有部分治疗方法和水平不达国际标准。

3. 没有准确使用重要指标，或国际上认可的定义。

4. 研究纳入和排除标准没有清楚界定。

5. 没有计算样本大小。

6. 没确定好研究的主要和次要结果。

这些在临床研究开展后才发现问题，若不能找出好的解决方法，该项研究往往要重新再开始，而将以前所有付出的资源、患者例数、科研时间和研究的人力物力，完全浪费掉! 发现这些问题越晚，付出的代价越高。如果在投稿后才被评稿员指出问题，就更难挽救这项临床研究了。

所以，如能好好地执行开展临床研究的前期工作，就可以大大地减少以上情况的发生。

四、开展临床研究的前期工作是一个承先启后的关键步骤

为什么说开展临床研究的前期工作，是一个关键步骤，一个作为桥梁角色的步骤，是一个把临床研究从理论（选课题、选临床研究方法），连接到临床研究实际执行（临床研究开展后的执行、文章书写和刊登）从而达到承先启后的步骤?

（一）承先

在开展临床研究的前期工作之前，研究人员应该已经做好以下的工作，包括：

1. 选择好的研究课题。从阅读、研究、讨论、开会、检查病房或从患者身上找到一个可能作为研究的课题。

2. 经过文献检索和细读文章后，找到研究亮点或切入点。

3. 做出决定，选择合适的临床研究方法。

4. 经探讨后进行临床研究是否可行。

5. 写好一个临床研究的计划书。

在这五项承先步骤中，1 至 3 在本书的第一和第二章中已详细讨论，5 也在图 3-5-1 中列明计划书要包括的事项。只有第 4 项要多加一点讨论。

（二）探讨临床研究是否可行

限制临床研究能否进行的主要因素：

1. 是否有足够病例　如病例比较稀少，在 2～3 年间不能达到研究要求的样本量，就不应进行这项研究，或把这项研究改成为一个多中心研究。主要原因是研究如要超过 2 至 3 年才能收集足够的病例，再要等待 1～2 年的随访后才能够分析数据，到文章写成投稿时已超过 5 年时间。现今科技发达，医学进步神速，5 年后现有科技已有可能被淘汰，或已过时。另外长时间等待也会有人事变更而影响研究的进行。

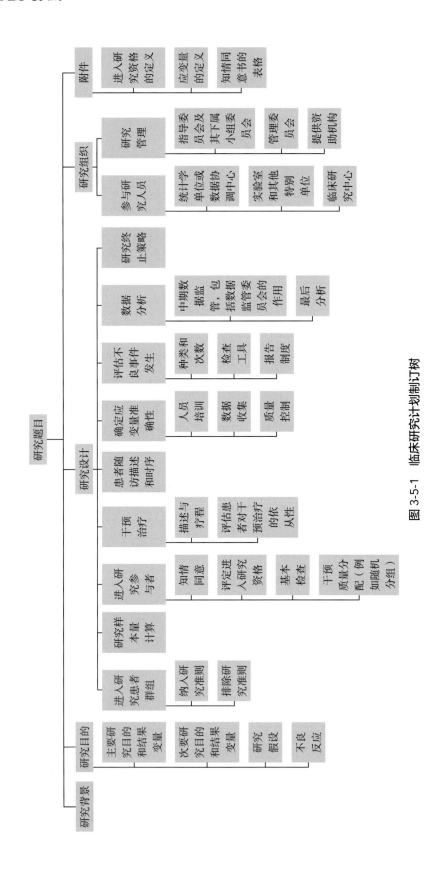

图 3-5-1　临床研究计划制订树

2. 医院设备是否足够支持这临床科研？

3. 医院人员有没有足够技术和经验进行这项临床研究？要知道，没有良好的临床医疗水平，就不能进行临床研究。两者是相辅相成的，以便构成一个良性循环。

4. 领导层是否支持这项研究？

5. 这项研究是否花费多而得益少？

特别要提出的是，如果这项临床研究需要多学科治疗的话，一定要与相关学科的领导人沟通好，例如放射、肿瘤、介入、医疗诊断、麻醉科等。如得到有关学科的领导层支持该临床研究的话，不但可以使临床研究能顺利进行，而且不同专科医师的参与设计治疗计划也会向进入研究的患者提供最现代化和最好的不同学科的治疗。

至此，研究可进入下一步，召开临床研究前会议。

五、开展启后工作：召开临床研究前会议

召开开展临床研究前会议，主要的需要做的工作如下：①准备研究方案以供会议中讨论；②会议的准备；③决定研究方案的要求；④会议后需跟进的工作；⑤开展临床研究。

（一）准备研究方案以供会议中讨论

如进行"种水稻"式研究，可提出单一方案作为讨论。但如果进行"种果树"式研究，可先提出一系列的研究方案，然后才提出构思中进行的第一个临床研究，与会人士要清楚被告知在"果树初长成"时，收获的"果子"质量会较差。例如要先做一些前导研究，找出一些结果或定义，文章的影响因子可能只能为 2~3。优秀的研究果实（影响因子 > 10），一定要等到"果树"成熟后才会有。很少临床研究能一步到位，第一篇文章的影响因子就超过 10。

研究方案的设计，可使用 PICOST 法则作为指引：

P = patient，选择患者；

I = intervention，干预方式；

C = control，对照；

O = outcome，研究结果；

S = setting，研究设计；

T = time，随访。

（二）会议的准备

会议要做出以下准备：

1. 确定研究参与单位和代表　初步研究方案在呈送给有意向参与研究的单位后，接受回馈，初步修订方案，然后确定正式的参与单位和代表。

2. 会前准备　通知所有有关人士行程安排，参会者住宿安排、会议场地，以及会议前主要参与者做小范围的碰头会等。

3. 会议召开　规定时间地点，讨论应围绕已初定的研究方案，与会者进行讨论，并

对所有提出研究方案的修改意见在讨论后作出决定。方案指出者最后再修改为正式的研究方案。

会议如有需要可能会进行多次准备会，直到达到一致同意。

（三）决定研究方案的要求

在经过会议中的讨论、整合、修改，再发送给有关人士再次审阅，直到达成共识后，研究方案就订成正式文件，然后发送给所有参与研究人士。

最后的共同研究方案，有以下的要求（简称 FINER 要求）：

F = feasible，方案可行 / 时间可行；

I = interesting，有趣；

N = novel，创新；

E = ethical，符合医学伦理；

R = relevant，有临床意义。

会议中除定下研究方案外，另一项非常重要的议程是在文章投稿时，如何决定作者名单和排序。通常来说，提出研究方案的人为第一作者，他的指导老师为通讯作者，其他参与研究人士按他对研究贡献多少在作者名单中作适当排序。如果是"种果树"式研究，可用轮流排序的方法解决问题。

（四）会议后需跟进的工作

在修订好研究方案和解决将来文章作者名单和排序后，尚有以下的工作要进行：

1. 把研究方案达成的共识文件提交到研究领导层备案。

2. 申请医院或医学院研究道德委员会审批此临床研究。

3. 进行国际上的网上研究注册。

（五）开展临床研究

在开展临床研究初期，尚要成立以下临床研究的委员会，指导或监督该临床研究的进行。

1. 指导委员会（steering committee） 主要工作为指导研究工作、分配资源和控制财务。

2. 监查委员会（supervisory committee） 主要工作为监查临床研究进展，是否根据国际认可道德和伦理标准进行，或研究人员有没有医学研究的罪行或不适当行为。

3. 数据管理委员会（data monitoring committee） 主要工作是建立适合的数据库，监查管理临床研究数据的收集、分析，并保障患者隐私。

六、总结

开展临床研究前有很多重要工作要做。这些工作往往被缺乏临床研究经验的人员忽略。做好这方面的工作，可以把一个从理论上能够进行的临床研究课题，发展成为一些有影响力的临床研究成果，最终使患者获益。

| 第六节 | 临床研究注册制度、意义及实施方法 |

作者：冯浩　刘允怡

　　临床研究的注册可以追溯到 1977 年，当时美国国家癌症研究所（NCI）建立了医师数据咨询（Physician Data Query, PDQ）和癌症临床试验注册中心（Cancer Clinical Trials Registry），开始对癌症临床试验进行注册。随后，ClinicalTrials.gov、ISRCTN、ACTR 等一大批临床试验注册库相继建立，临床试验的注册工作日臻成熟。2004 年 9 月，国际医学期刊编辑委员会（ICMJE）宣布，从 2005 年 7 月 1 日开始，其成员期刊只发表经注册的临床试验。这一举措使越来越多的医务人员和临床科研工作者意识到临床研究注册的重要性和必要性。2004 年 11 月，在墨西哥城举行的卫生研究峰会上正式决定由 WHO 牵头组织国际临床试验注册平台（ICTRP）；次年 5 月，WHO ICTRP 正式运行，澳大利亚 – 新西兰临床试验注册中心（ACTR）、美国国立医学图书馆（NLM）临床试验注册中心（ClinicalTrials.gov）、英国国际标准随机对照试验号注册库（ISRCTN）成为首批一级注册机构。2007 年 6 月，原卫生部正式确认中国临床试验注册中心（ChiCTR）为代表中国的 WHO 临床试验注册机构，并通过了 WHO ICTRP 认证，成为第 4 个 WHO ICTRP 一级注册机构，临床研究注册制度也开始在中国进一步规范。

一、临床研究的注册制度与目的

　　临床研究的注册是指新药（或药物的新适应证）或新干预措施在临床试验的起始阶段将设计信息、跟踪实验结果公开透明地登记于公共数据库，从而使所有相关人员均可通过网络查询和评价该临床研究。原则上任何以人为对象的干预性研究试验，都应当进行注册。

　　临床试验注册制度不仅有利于增加临床试验信息的透明度、减少发表偏倚，更有利于保障临床试验质量、增加试验过程的规范度和试验结果的可信度，并已成为当今临床试验发展的主流趋势。临床研究的注册不但符合医学伦理规定的义务，也能为临床试验参与者提供信息参考、为医学期刊提供收录参考、为基金委提供评审参考、为读者提供知识参考，并为其他伦理委员会提供决策信息，意义不言而喻（图 3-6-1）。从伦理学角度看，患者参与临床试验，有权获悉试验结果，以保障受试者权益。主办者有责任按照伦理学的原则进行研究并如实地报告临床试验的结果。

表 3-6-1　临床试验注册的目的及受益人群

注册目的	受益群体
履行对参与者和研究团体的责任	参与者，公众，研究团体
为潜在参与者和转诊医师提供信息	参与者，医师
减少发表偏倚	医学文献使用者

注册目的	受益群体
帮助编辑和其他人员了解研究结果	医学期刊编辑,医学文献使用者
推动更有效的研究基金分配	研究基金批准机构,研究团体
帮助机构审查委员会确定研究的适当性	审查委员会,伦理委员会

二、主要的临床研究注册平台

目前 WHO 的主要研究注册平台包括主要注册平台（primary registries）和合作注册平台（partner registries）。其中主要注册平台涵盖如下平台：

Australian New Zealand Clinical Trials Registry（ANZCTR）；

Brazilian Clinical Trials Registry（ReBec）；

Chinese Clinical Trial Registry（ChiCTR）；

Clinical Research Information Service（CRiS）, Republic of Korea；

Clinical Trials Registry - India（CTRI）；

Cuban Public Registry of Clinical Trials（RPCEC）；

EU.Clinical Trials Register（EU-CTR）；

German Clinical Trials Register（DRKS）；

Iranian Registry of Clinical Trials（IRCT）；

International Standard Randomized Controlled Trial Number（ISRCTN）；

Japan Primary Registries Network（JPRN）。

按照 ICMJE 的要求，所有临床试验在发表之前必须进行国际注册，否则研究成果将不会在其成员杂志中发表。ICMJE 承认的注册平台除了上述的 WHO 主要注册平台外，还包括 ANZCTR、ClinicalTrials.gov、ISRCTN、UMIN-CTR、NTR、EudraCT 等网上注册平台。本章节中，我们将详细介绍在我国最常用的 ChiCTR 和 ClinicalTrials.gov 的网上注册流程。

三、中国临床试验注册中心的试验注册程序

中国临床试验注册中心（ChiCTR）的注册程序相对简明。首先，在中国临床试验注册中心网站上建立申请者账户：点击 ChiCTR 首页右侧的"用户登录"区的"注册"；弹出个人信息注册表，将个人信息录入后点击"注册"；注册完成后即可返回 ChiCTR 首页进行登录（图 3-6-1）。

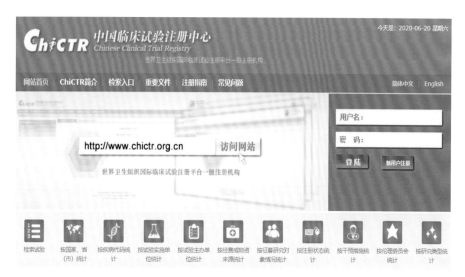

图 3-6-1　申请者账户建立与登录

　　点击用户页面上方的"注册新项目",则出现注册表网页,在第一行语言选择项选择"中英文"注册(图 3-6-2);按要求填写注册题目、题目简写等信息。

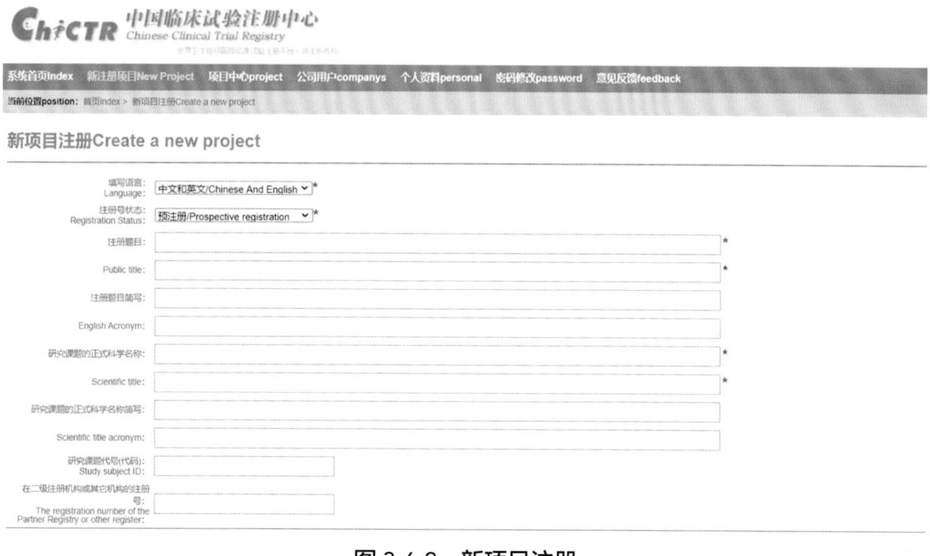

图 3-6-2　新项目注册

　　填写项目负责人、注册联系人等信息。试验的负责人可以是主要研究者(PI),也可以是主要申办者,应由双方协商后确定。对于多中心或多方共同申办的试验,负责试验注册的应该是关键的 PI 或关键的申办者。值得一提的是,新版《药物临床试验质量管理规范》(Good Clinical Practice, GCP)中对研究者的定义做出了更新——指实施临床试验并对临床试验质量及受试者权益和安全负责的试验现场的负责人。接着,填写伦理委员会相关信息并上传相关批件(图 3-6-3)。

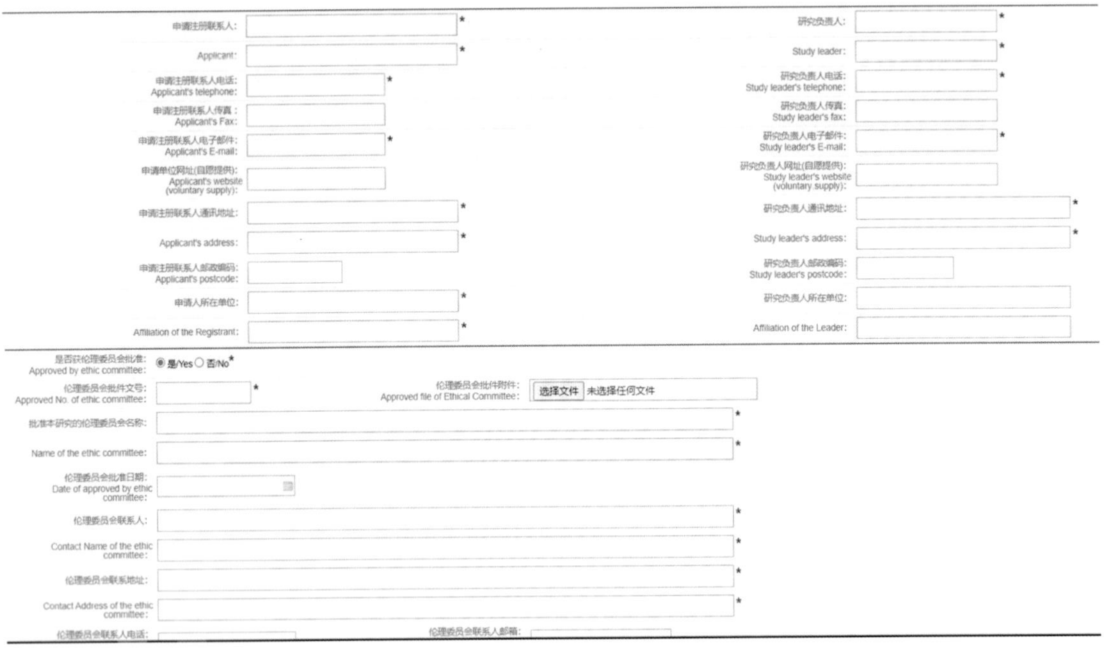

图 3-6-3　填写项目负责人和伦理委员会相关信息

接下来，则是对研究类型、研究设计、研究目的等进行梳理。研究类型在本书前面章节已有阐述，这里主要根据注册网站研究类型的选项简要说明如下（图 3-6-4）：

干预性研究：在临床试验中，研究者往往通过施加某个干预措施以观察一个或多个结局的效应。

预防性研究：针对健康人群的预防性治疗。

诊断试验：诊断试验是主要应用于疾病诊断、疾病随访、疗效考核以及药物毒副作用的监测。诊断试验行随机对照试验往往是不可行的，尤其是已经用于重症患者诊疗的诊断试验。

病因学/相关因素研究：病因学研究是用流行病学方法研究并验证危险因素是否与疾病发生有因果关系，且评估因果联系的强弱。

预后研究：预后研究包括预后评定、健康相关生命质量研究与预后因素研究等方面。结局变量涉及疾病的患者发生了什么，比如存活时间、并发症或需要什么额外治疗。

流行病学研究：流行病学调查是指用流行病学的方法进行的调查研究。主要用于研究疾病、健康和卫生事件的分布及其决定因素。

观察性研究：指研究过程中的不存在研究人为措施干预。观察性研究根据是否存在对照组又分为描述性研究和比较性研究。

此外，还包括筛查、卫生服务研究、治疗研究和基础科学研究等。

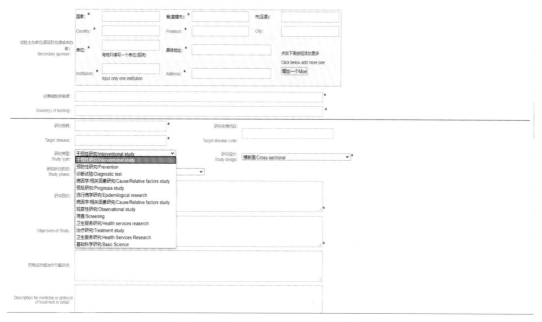

图 3-6-4　填写研究类型等相关信息

主要研究设计包括如下类型（图 3-6-5）：

横断面研究：横断面研究又称横断面调查，因为所获得的描述性资料是在某一时点或在一个较短时间区间内收集的，所以它客观地反映了这一时点的疾病分布以及人们的某些特征与疾病之间的关联。

队列研究：研究者在一段时间内对研究开始时即确定的一组参与者进行测量，追踪其各自的结局，比较不同亚组之间结局频率的差异，从而判定暴露因子与结局之间有无因果关联及关联大小的一种观察性研究方法。横断面研究和队列研究均为观察性研究。

随机对照试验：将研究对象随机分组，对不同组实施不同的干预，以对照效果的不同。在研究对象数量足够的情况下，这种方法可以确保已知和未知因素对各组的影响相同。

病例对照研究：适用于研究罕见结局、持续时间短、所需样本量小、花费较低、但仅限于研究单一的结局变量。

巢式病例对照研究：从整个队列中随机抽样，抽取不同病例组的相应对照。

诊断实验准确性研究：其设计类似于病例对照或横断面研究设计，在采用病例对照设计的诊断试验中，分别对患者和未患病人群进行抽样，然后比较两组的检验结果。

单病例随机对照研究：其中一个患者个体可以交替接受阳性和无活性药物，以观察对治疗的特异反应。

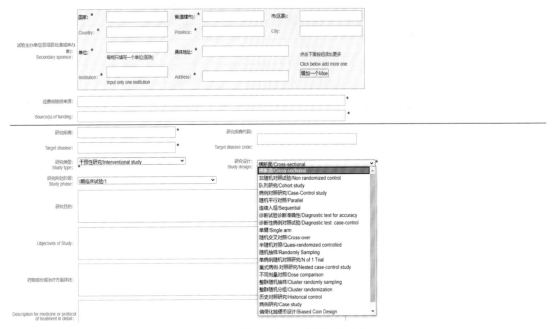

图 3-6-5 填写研究设计等相关信息

此后，则需填写研究实施地点（单中心/多中心）、测量指标（主要研究终点、次要研究终点等，图 3-6-6）、研究的随机方法与盲法等（图 3-6-7）、数据的采集和管理方式等（图 3-6-8）内容，仔细核对后保存并提交。

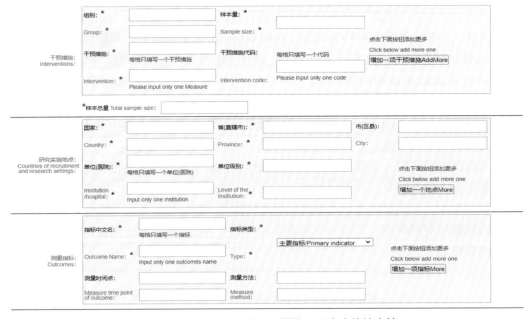

图 3-6-6 填写研究相关干预措施、研究实施地点等

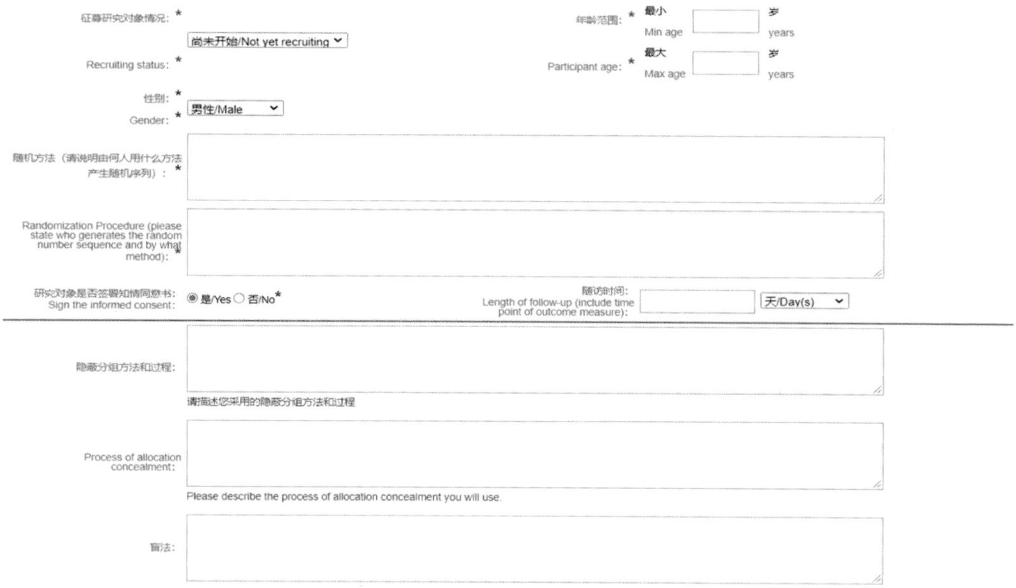

图 3-6-7　填写研究随机方法与盲法

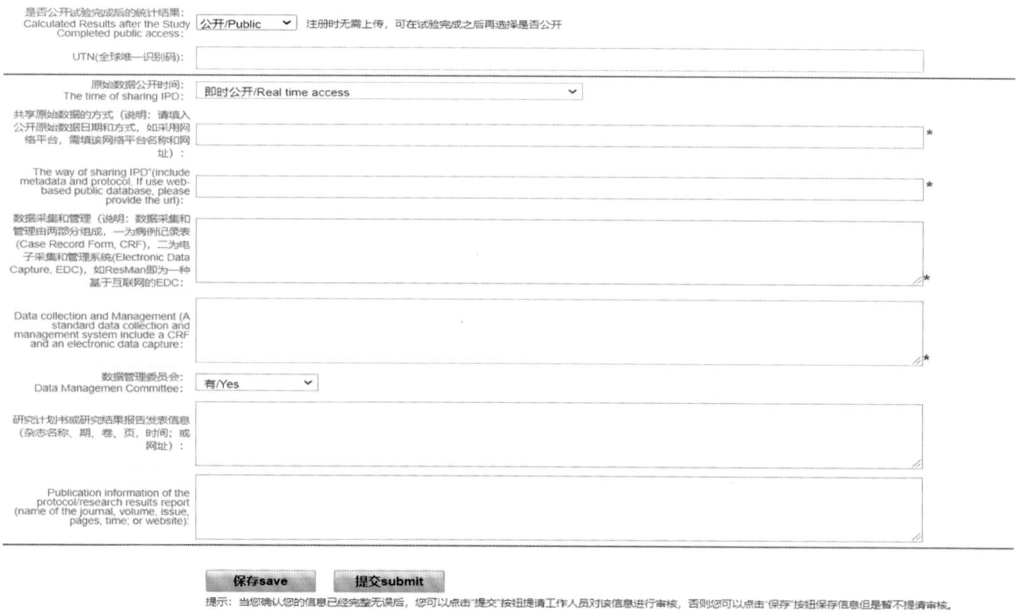

图 3-6-8　填写数据采集与管理相关数据

四、ClinicalTrials.gov 的试验注册程序

ClinicalTrials.gov 是美国国立医学图书馆（National Library of Medicine, NLM）与美国食品与药物管理局（U.S. Food and Drug Administration, FDA）于 1997 年开发，2002 年 2 月正式运行的临床试验资料库，是目前国际上最重要的临床试验注册机构之一（其注册和

查询临床试验均为免费）。在 ClinicalTrials.gov 注册成功的试验会有指定标识和该试验的唯一注册号，即临床试验注册号（NCT 码）。通过 NCT 码，任何个人均可通过链接查找到该试验，而且在临床研究发表后，PubMed 或其他数据库上的研究标识信息也包含该 NCT 码。这也是临床试验注册平台为患者、医生、科研人员等提供研究检索功能的途径之一。下面将以图例的形式简明介绍该平台的注册步骤。

1. 第一步　登录及注册。

联系本单位或上级院系机构的临床研究中心获取登录账号和密码；登录网站，填写注册信息（图 3-6-9、图 3-6-10）。

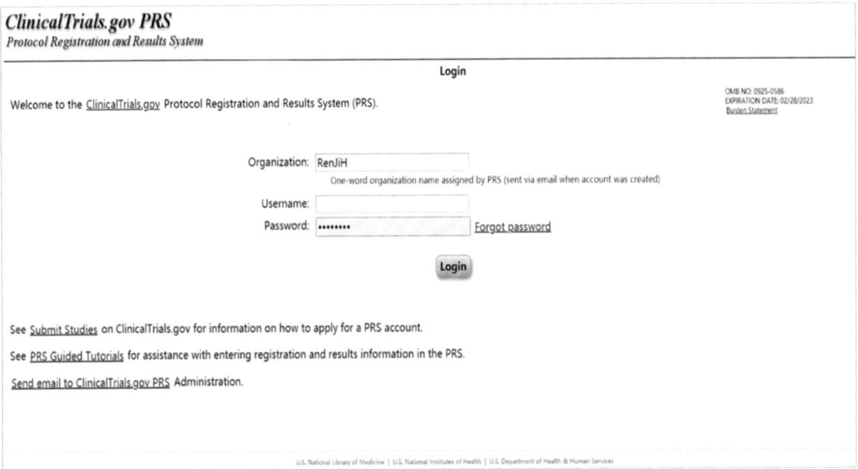

图 3-6-9　注册及登录界面

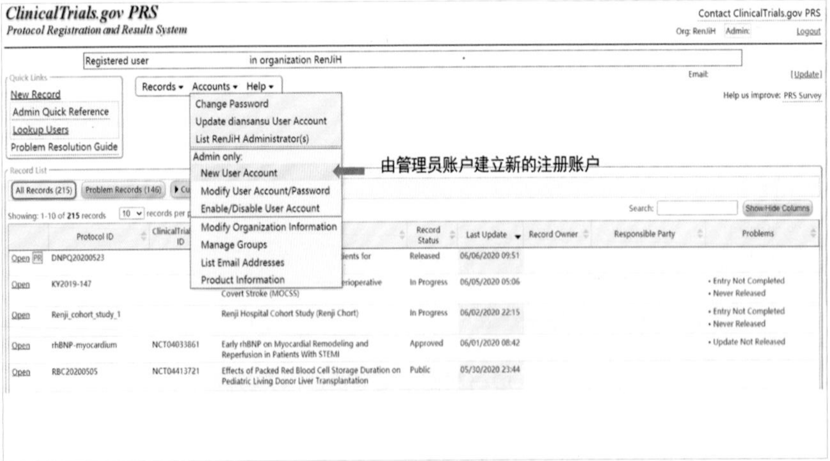

图 3-6-10　建立新的注册账户

2. 第二步 注册新的临床试验（图 3-6-11、图 3-6-12）。

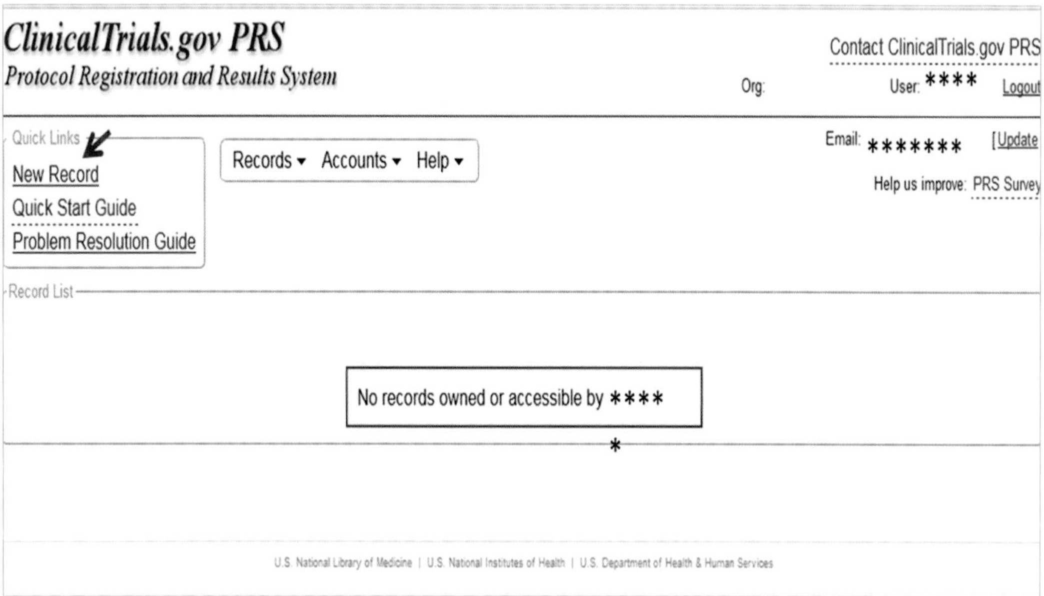

图 3-6-11 建立新的记录（Record）

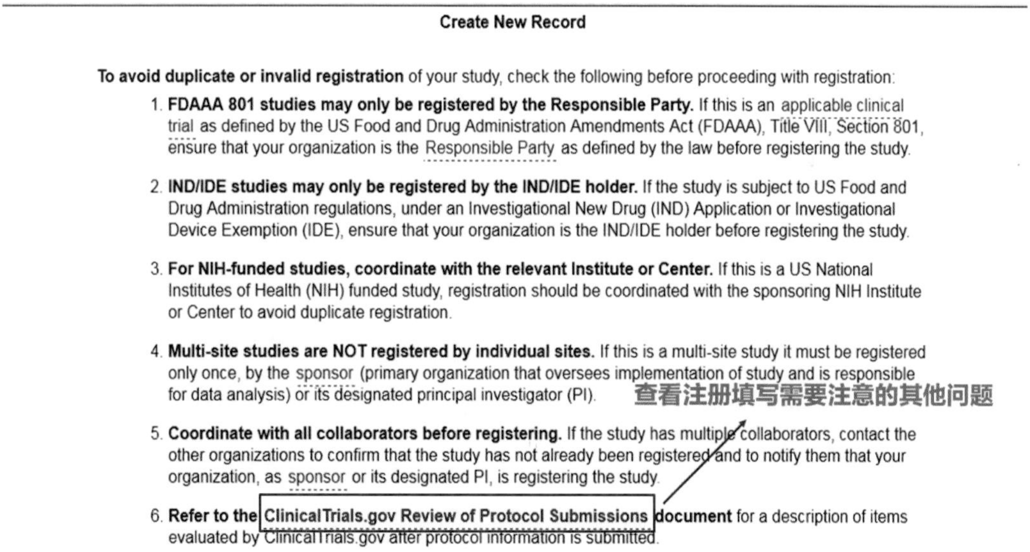

图 3-6-12 注册填写需注意的问题

3. 第三步 填写项目名称和研究类型（图 3-6-13）。

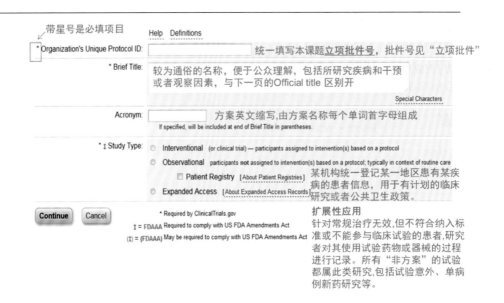

图 3-6-13　填写方案基本信息

4. **第四步**　准备好填写研究方案的内容（图 3-6-14）。

包括研究识别信息、研究进行状态、研究组织、合作者信息、研究监督部门、研究方案的描述、研究疾病、研究设计、干预措施、入排方案、联系方式、参考文献。

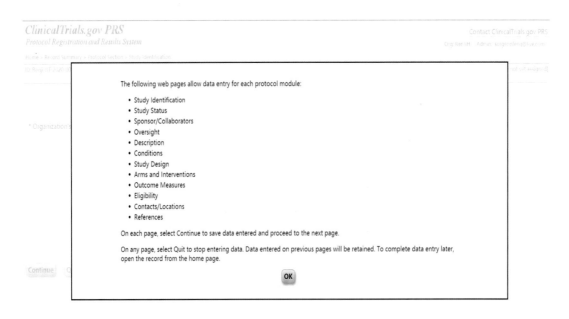

图 3-6-14　填写模块

5. 第五步 填写研究识别信息（图 3-6-15）。

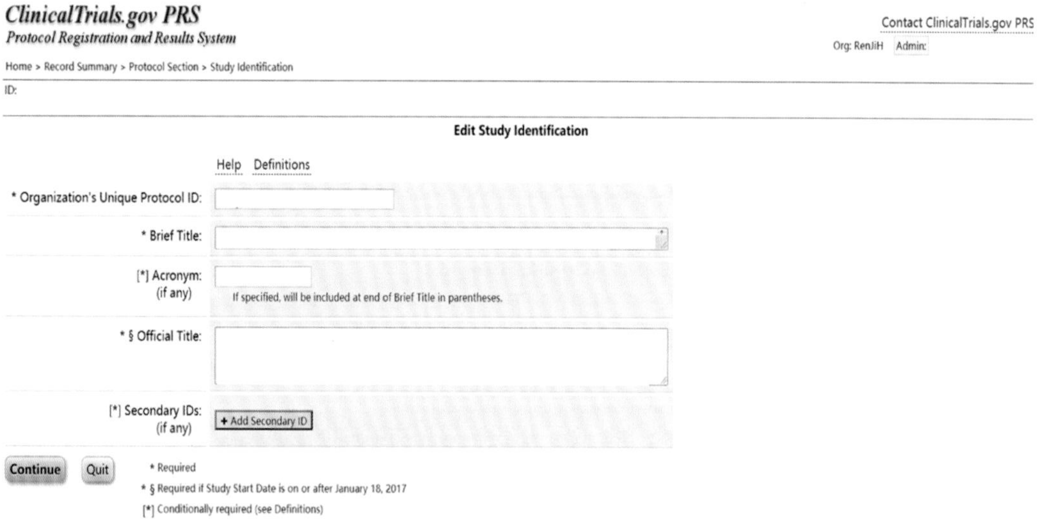

图 3-6-15 填写研究方案的名称

6. 第六步 填写研究状态（图 3-6-16）。

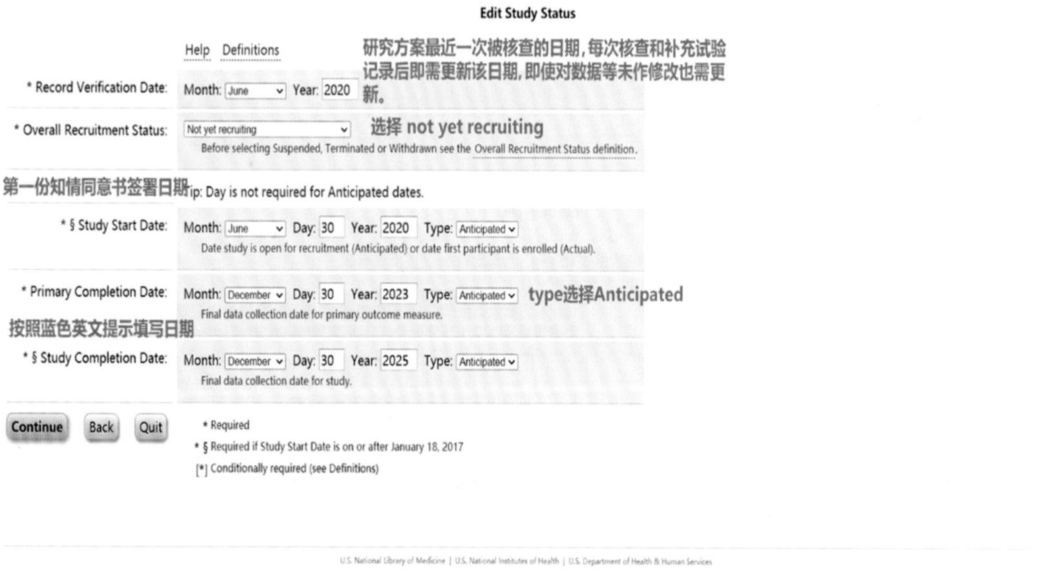

图 3-6-16 填写研究方案的相关时间节点

7. 第七步 填写主办方和合作方信息。

责任方：①临床试验的主办者；②试验的主办者、受让人、承包者、中标者指定的主要研究方。该方有责任指导试验、管理试验数据，有权发表试验结果，有能力更新试验信息。具有以上两个特征之一者即为责任方（图 3-6-17）。

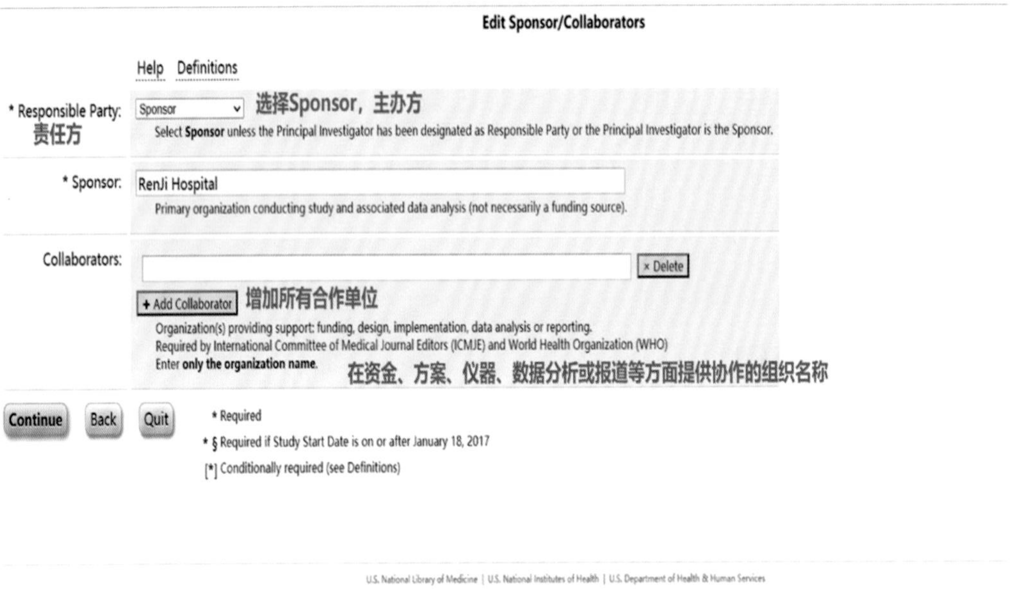

图 3-6-17　研究的主办方和合作单位

8. 第八步　填写监管信息（图 3-6-18、图 3-6-19）。

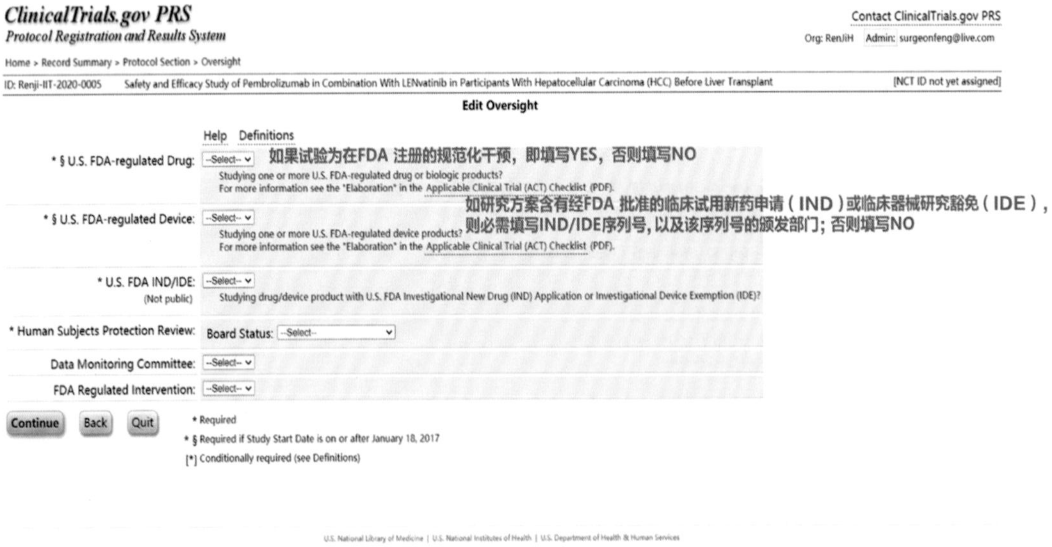

图 3-6-18　填写研究与 FDA 的相关信息

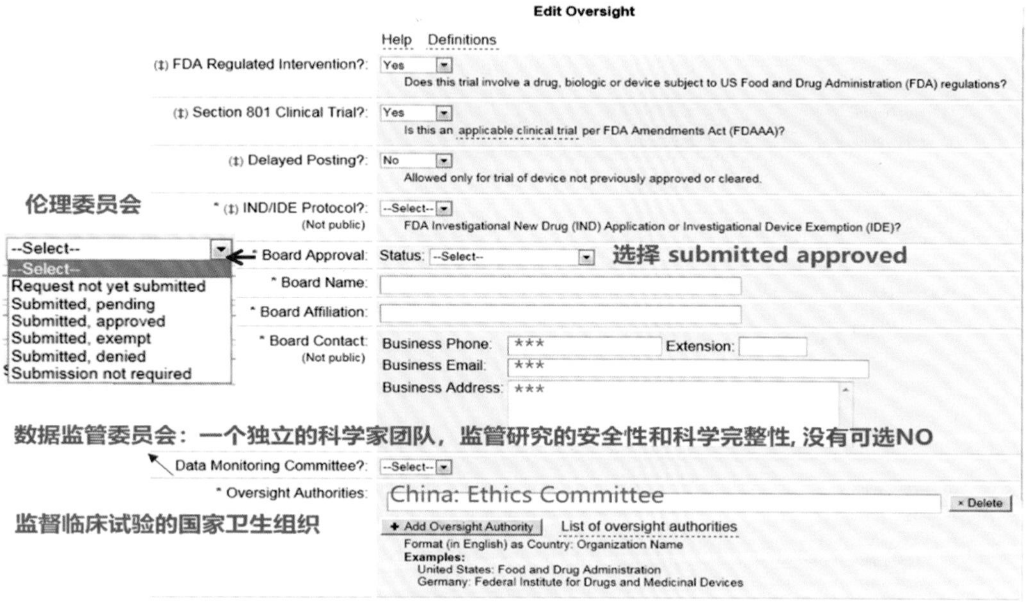

图 3-6-19　填写伦理委员会相关信息

9. 第九步　描述研究方案（图 3-6-20、图 3-6-21）。

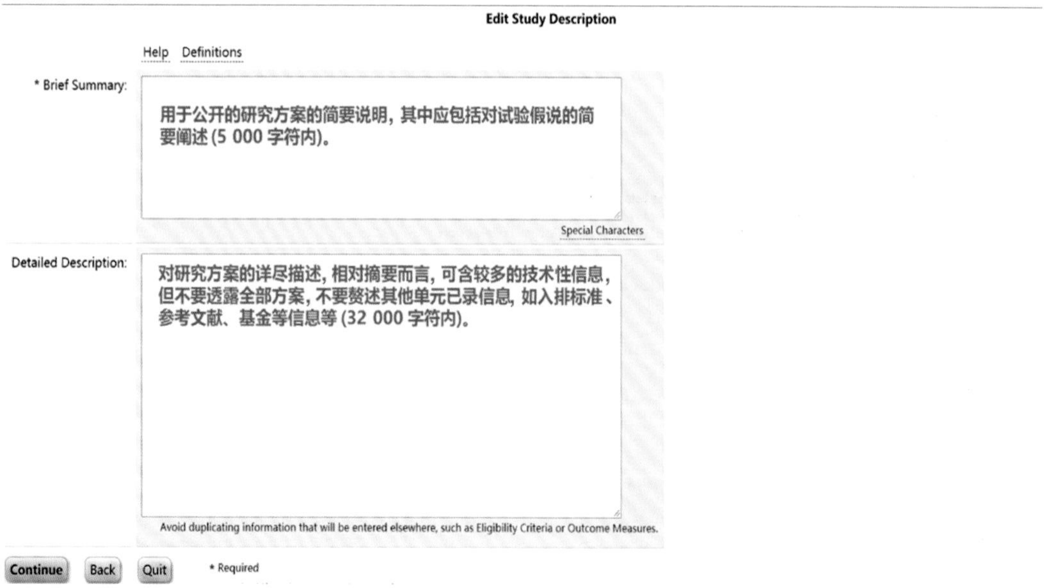

图 3-6-20　填写研究方案的摘要信息

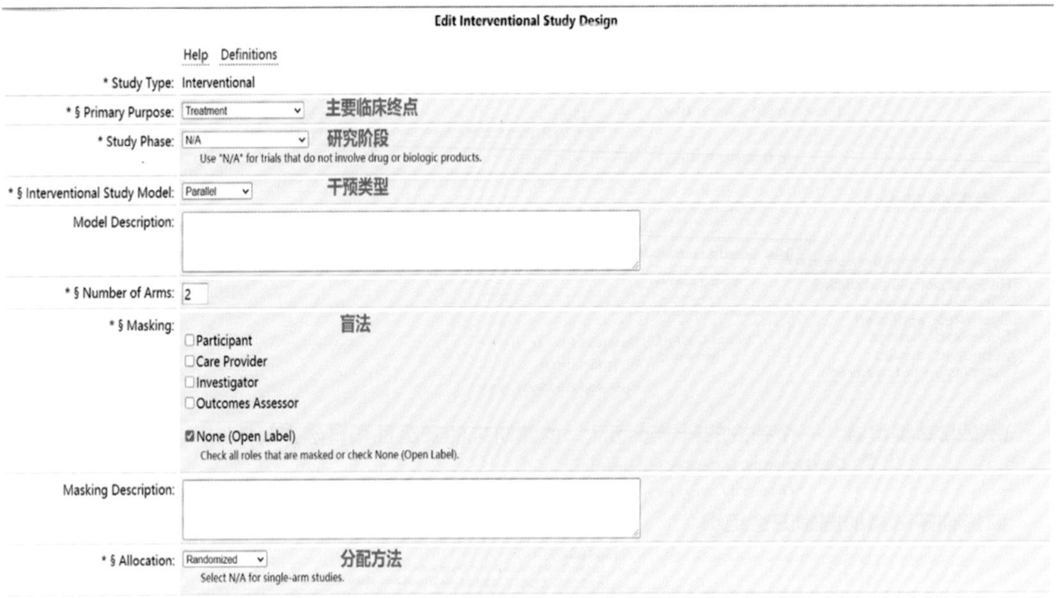

图 3-6-21　填写研究方案的干预类型

10. 第十步　填写研究的分组（图 3-6-22）。

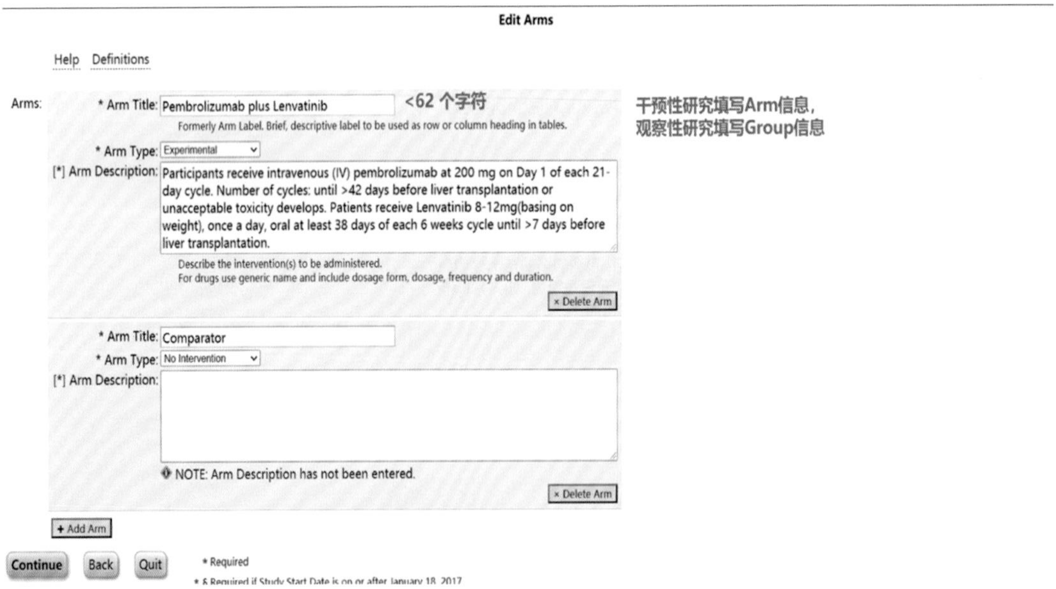

图 3-6-22　填写 Arm 或 Group 信息

11. 第十一步　填写干预措施（图 3-6-23）。

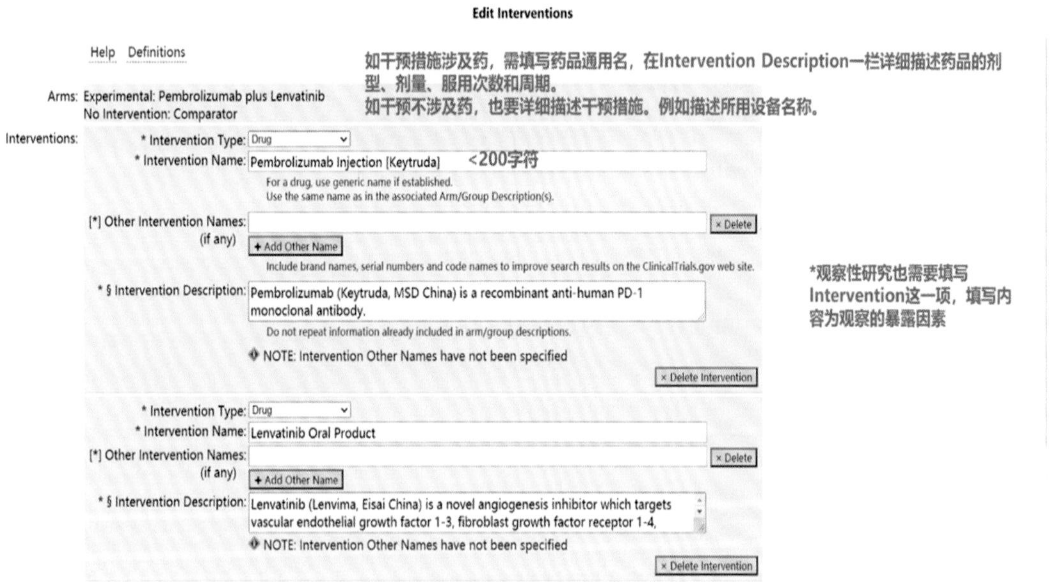

图 3-6-23 填写干预信息

12. 第十二步 填写研究终点（图 3-6-24）。

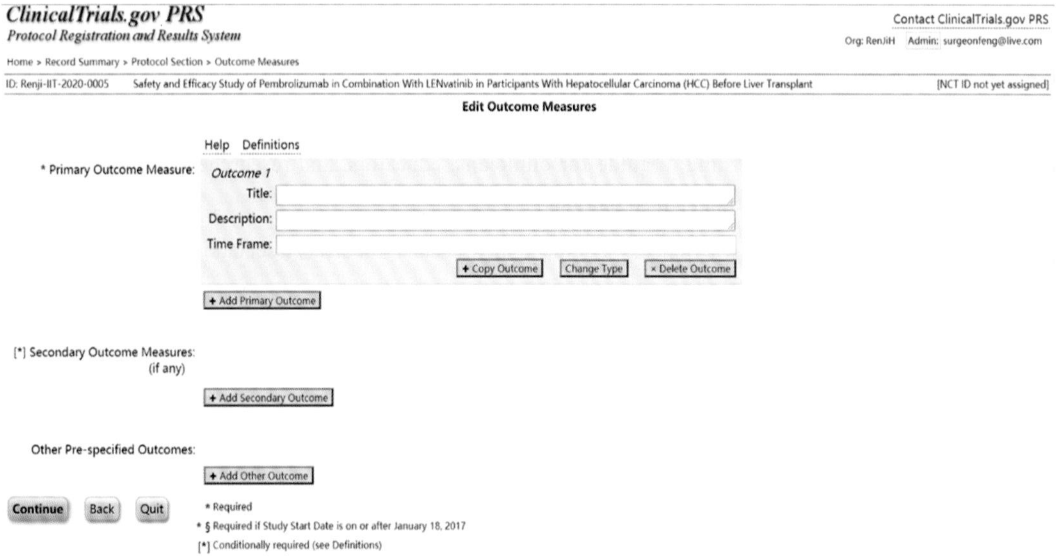

图 3-6-24 填写研究终点相关信息

13. 第十三步 填写研究者与联系人信息（图 3-6-25）。

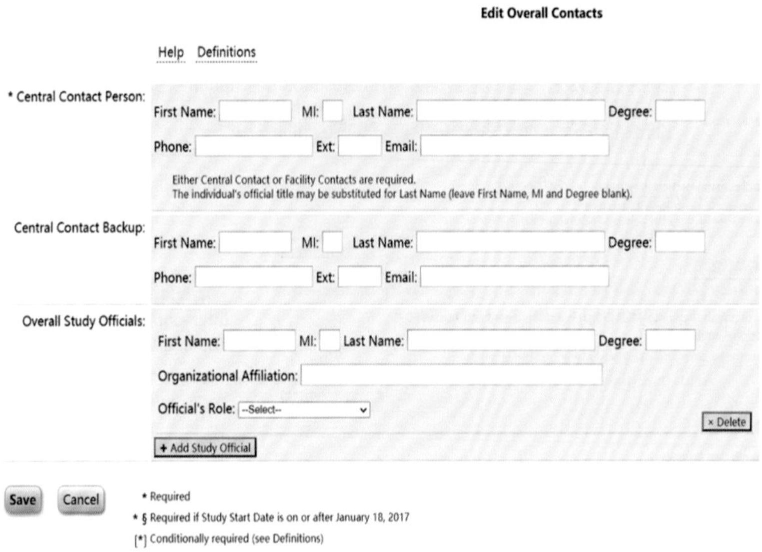

图 3-6-25　填写研究的联系人

参考文献

[1]　朱贻庭 . 伦理学大辞典 [M]. 上海：上海辞书出版社 ,2010.

[2]　BEAUCHAMP T L, CHILDRESS J F. Principles of biomedical ethics [M]. 8th ed. United Kingdom: Oxford University Press,2019.

[3]　TAYLOR R B. Medical writing: a guide for clinicians, educators, and researchers[M].3rd ed. Berlin: Springer International Publishing, 2018:239-260.

[4]　PALDA V A, DAVIS D, GOLDMAN J. A guide to the Canadian Medical Association handbook on clinical practice guidelines[J]. CMAJ, 2007, 177(10): 1221-1226.

[5]　王家良 , 王波 . 临床流行病学：临床科研设计、测量与评价 [M]. 4 版 . 上海：上海科学技术出版社 , 2009:81-84.

[6]　SCHULZ K F, GRIMES D A.《柳叶刀》临床研究基本概念 [M]. 王吉耀 , 译 . 北京：人民卫生出版社 , 2010:188-198.

[7]　GALLIN J I, OGNIBENE F P. 临床研究规范与准则：生物统计学与流行病学 [M]. 3 版 . 时占祥 , 王吉耀 , 译 . 北京：科学出版社 , 2014:26-36.

[8]　MUSAHL V, KARLSSON J, HIRSCHMANN M T, et al. Basic methods handbook for clinical orthopaedic research: a practical guide and case based research approach[M]. Berlin: Springer, 2019:65-73.

第四章

临床研究的监查和数据管理制度

第一节　中央数据库的建立

作者：沈锋

我国医院信息化经历了 30 多年的发展历程，信息化建设已达到较高的发展水平。当前，临床数据中心、基于电子病历的医院信息集成平台、区域电子病历共享平台、医疗卫生信息标准化以及"互联网＋医疗"在线医疗卫生新模式的建设，正引领医院信息化建设的新一轮发展。在这一过程中，产生了大量临床科研必需的信息，储存在电子病历、医嘱、检验、收费、药品、医学影像存储与传输系统（picture archiving and communication systems, PACS），以及手术记录等信息系统中。然而，多数信息处于"沉睡"状态，尚未在临床研究和教学中发挥应有的作用。

在传统模式中，临床试验主要依靠纸质的病例报告表（case report form, CRF）来完成数据的采集和管理过程。收集过程主要依靠 Excel 等本地软件，无法及时同步多家中心的数据，且无法保证数据的可靠性和安全性，而且数据采集和管理周期较长，拖慢临床研究进程。数据库系统的建立可以有效解决上述问题。本节就临床研究中数据库的建立进行阐述。

一、数据库概述

数据库系统（database system, DBS），简称数据库，是指在计算机系统中引入数据库后的系统，一般由数据库、数据库管理系统、数据库管理员及应用系统构成。

数据库（database, DB）是指长期存储在计算机内的、有组织的、可共享的数据的合集。与文献数据库不同，临床数据库，也被称为临床信息数据库、临床病例数据库、专科病例数据库等，全面而有序地记录患者诊治活动中所产生的信息，是数据的集合。

数据库管理系统（database management system, DBMS），即数据管理软件，其主要功能包括数据的定义功能、数据组织存储和管理、数据操纵功能以及数据库的运行和维护。需要指出的是，数据库的建立、运行和管理，仅仅依靠数据库管理系统远不足够，还需要专门的人员来完成，这些人员被称为数据库管理员（database administrator, DBA）。

建立临床数据库具有重要意义，一方面可对患者的病情变化一目了然，可便捷地帮助决定是否需要调整治疗方案及判断预后；另一方面，数据库中临床病例的积累有可能使研究者从不同的个案中找到规律性和共性的问题，从而推动临床研究的开展和进步。

二、数据库系统的功能

数据库系统是为适应数据处理的需要而发展起来的一种较为理想的数据处理核心机构。计算机的高速处理能力和大容量存储器提供了实现数据管理自动化的条件。其主要功能包括：

1. 数据录入功能　可以有效地录入患者的临床数据及特征。

2. 多病种／多项目管理功能　数据库可以进行单病种／多病种，以及多项目的同时进行。例如对于肝细胞癌和肝内胆管癌，或手术和介入治疗等项目，可以分别建立科研项目，进而实现差异化管理（图 4-1-1）。例如对于肝细胞癌或肝内胆管癌等不同疾病，或对于实施手术或放射介入等不同治疗，可以分别建立科研项目，进而实现差异化管理。

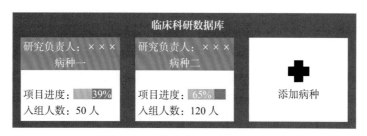

图 4-1-1　临床数据库管理中心

3. 统计分析功能　可在不同统计分析软件（如 R 语言、SPSS 及 SAS 等）之间实现数据转换，以进行复杂的统计分析。

4. 检索查询功能　输入住院号或姓名就可检索到单个患者的临床资料，也可任意连续多个子库，进行多重条件的综合查询，准确查找所需要的病案以进行决策或统计分析（图 4-1-2）。

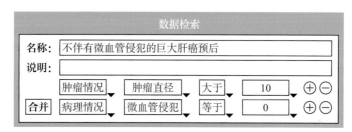

图 4-1-2　临床数据库的检索查询

5. 数据输出功能　可输出打印病历内容和统计分析结果。

6. 网络共享功能　通过互联网可实现与其他医疗中心的数据交流和资源共享，便于多中心、大样本临床研究工作。

7. 数据管理功能　可以查看到数据库录入人数，各位录入员的工作量和错误率等，以及具有对错误数据的更正功能。

8. 权限设置功能　可针对不同研究者进行权限设定。例如在一个科室中可以根据主任、医生和学生设置不同级别的账号，只有负责人才能导出数据，其他账号则只能进行录入（图 4-1-3）。

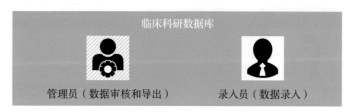

图 4-1-3　临床数据库权限设置

除了上述功能，临床数据库还具有随访提醒、数据备份、操作痕迹等功能，真正实现对数据的高效管理。

三、临床数据特点

临床数据繁多且形式不一，包括诊疗活动产生的数字、文字、图片、影像、视频、声光电数据等。具体有患者的基本资料、家庭信息、病史和健康摘要、预防接种史、过敏史、月经史、生育史、既往诊疗、检查和检验记录、诊断信息、诊疗记录等。这些数据一般除了保存在 HIS 病例系统中，还保存在数十甚至上百个子系统中，如影像、超声及功能试验子系统等，这些数据呈现孤岛化的特点。具备条件的科室，依托科研项目或其他途径建立了小规模的特色数据库，呈现"烟囱化"的特点，但医生甚至科室之间数据利用与共享流程复杂。

临床数据的主要特点包括：

1. **多样性** 临床数据包含了医务人员的文字描述、检查化验的数据结果、患者提供的证据材料、患者的法律授权材料等多种形式。

2. **滞后性** 由于疾病发生后才有证据，且提取证据需要时间。此外，临床上显示疾病治疗的效果也需要时间。

3. **非结构化** 用自由文本录入数据，模板可自由复制粘贴。

4. **缺乏规范** 由于临床实际中病情多样，数据复杂以及一线医务人员不遵循标准自由发挥，导致不同病例差异较大，数据提取困难。

5. **不完整** 由于不同疾病的情况不同，治疗和研究的导向不同，因此治疗过程中采集的数据难以全面，难于满足临床研究的需求。

6. **隐私、伦理和法律问题** 临床数据属于患者个人隐私，其中涉及伦理、法律和社会问题，需妥善保管，杜绝外泄。

四、传统临床数据库的建立过程

在传统模式中，临床试验主要依靠 CRF 完成数据的采集和管理过程（图 4-1-4）。收集过程主要依靠 EpiData 或 Excel 等本地软件，无法及时同步多个中心的数据，且无法保证数据的可靠性和安全性，而且数据采集和管理周期较长，拖慢临床研究进程。

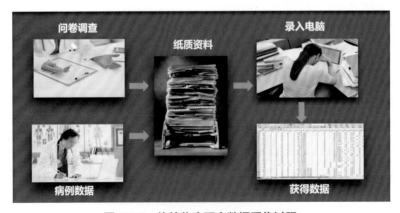

图 4-1-4　传统临床研究数据采集过程

以上仅是单个中心开展临床研究的数据收集。如果涉及多中心研究，常需要进行问卷的邮寄，数据的汇总等，过程更加复杂（图 4-1-5）。

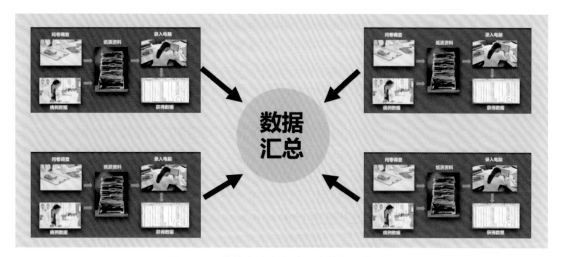

图 4-1-5　传统多中心临床研究数据采集过程

而最后得到的 Excel 数据库却常常不符合标准，甚至可能不同中心之间数据格式不一致，导致无法合并分析，以致前功尽弃（图 4-1-6）。

性别	年龄	有无黄疸		白蛋白
1	59	1	36	35.6
2	28	0	35	36.1
1	45	1	56	35.2
1	52	1	23	35.1
2	56	1	26	36.8
1	54	0	87	39.4
2	1	0	59	44.1
1	0	0	12	467
2	1	1	16	34
1	0	1	52	34.89
0	1	0	11	29.5
1	1	有	14	33.6
0	59	有	18	41.2
1	54	有	19	35.1
0	36	无	10	36.8
1	39	无	25	39.4

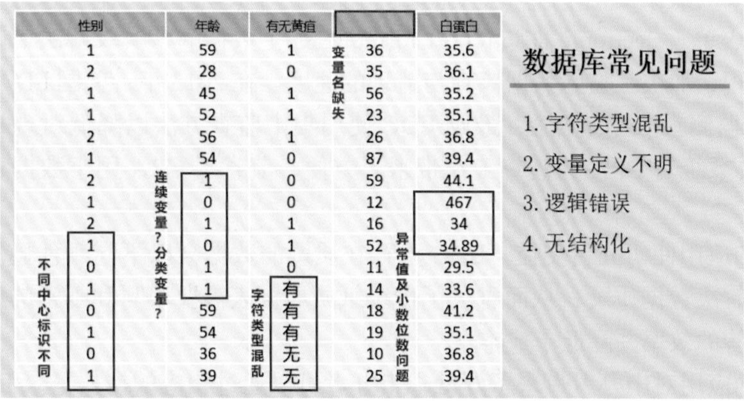

图 4-1-6　传统多中心临床研究数据常见问题

五、电子数据采集系统

电子数据采集（electronic data capture, EDC）是采用电子形式而非纸质的形式，将临床试验数据直接传送至申办者的数据采集技术[3,4]。即基于计算机网络的用于临床试验数据采集的技术，通过软件、硬件、标准操作程序和人员配置的有机结合，以电子化的形式直接采集和传递临床数据。

EDC 系统作为一种计算机化系统，由所有相关的软硬件及其配套环境组成，包括功能性软件、配套的硬件设施、研发和使用人员的资历和培训、设备运行管理（如标准操作程序、维护等）及系统应用环境（如变更管理和安全保障、后台数据存储要求和管理、不同系统间的数据交换管理及其程序）等。

在临床试验中，数据采集是一项重要环节。如果数据能被准确、及时、规范化地采集，可以显著提高研究质量，缩短研究周期。数据质量和真实性和完整性是对整个临床试验的有效性和安全性进行正确评价的基础。申办者在进行电子化临床试验数据管理的过程中，应建立完善的基于风险的质量管理体系，并遵循数据质量的 ALCOA 和 CCEA 原则，即可归因性（attributable）、易读性（legible）、同时性（contemporaneous）、原始性（original）、准确性（accurate），以及完整性（complete）、一致性（consistent）、持久性（enduring）和可用性（available）。

临床试验对数据质量和效率的追求促进了 EDC 的广泛应用。其主要优势如下：

1. EDC 系统可通过不同方式 [如互联网、电子手账（PDA）、互动语音电话系统（IVRS）等] 直接将临床研究数据从研究机构传送到数据管理机构，此过程省去了 CRF 的印刷、运输和分发等所需的时间和费用，同时数据由研究者在研究机构直接录入数据库，省去了纸质 CRF 的手工填写，以及纸质 CRF 传送所造成的时间延误，一方面避免了数据二次录入所需要的人力和时间，另一方面也避免了数据录入过程中可能出现的 CRF 字迹不清、书写错误等问题，从而降低数据录入错误的可能性。此外，数据错误或数据不一致的地方可以在数据录入后及时地被 EDC 系统的逻辑检验程序发现，并及时反馈给研究者，使得这些"问题"数据得到及时更正。

2. 临床监查员（clinical research associate, CRA）可根据 EDC 系统提供的实时数据了解各次监查之间的数据变化，同时对"问题"数据进行跟踪查询与跟踪核查。监查工作对电子病历报告表单（electronic case report form, eCRF）数据的核实及解决"问题"数据的无纸化传递过程，加快了临床数据核查与清理的速度。在 2013 年，美国 FDA 提出了"risk monitor（风险监测人）"的概念，鼓励 EDC 使用集中监查方法以降低对现场稽查的依赖程度，使 EDC 系统对 CRA 的监查工作带来了方便，节省了 CRA 用于数据核查的时间和费用。

3. EDC 的应用使研究者受益　EDC 上存在质疑的数据会以不同颜色显示，便于研究者查找和在线解决数据质疑，从而省去了传统纸质质疑表需要填写和邮寄的麻烦和时间，加快了质疑解答的效率并降低了成本。

4. EDC 的应用对申办者带来了好处　申办者可以通过相应的授权登录 EDC 系统，实时了解整个临床试验的受试者入组进度，了解数据收集和清理的进度。

5. 数据收集到 EDC 系统后，数据管理员、临床监查员、研究者、申办者均可使用自己相应权限的账号登录系统查看数据，使研究团队各成员之间的沟通更加及时和有效。

6. EDC 能更好地保护受试者的隐私　纸质的、记录有受试者的敏感数据和个人隐私的医疗记录如果泄露或破坏，对患者、医院甚至社会所造成的伤害往往无法弥补。在 EDC 中，通过电子签名系统分配每个试验参与者不同的权限，参与者只能行使自己权限范围内的功能，无法进行其他越权操作，从而防止了数据的扩散，保障了数据的安全。

7. 研究结束后，研究结构无需保留大量的纸质 CRF，而仅需保留其 eCRF 以及带有稽查痕迹的数据光盘（CD 或 DVD 等）。

以上这些优势均表明，EDC 的实施与应用可以提高临床数据的质量并缩短数据库锁库的时间，从而可以尽早开展数据分析、报告和结束研究。

六、临床 EDC 系统的建立及使用流程

临床 EDC 系统的建立及使用流程包括试验启动阶段、试验进行阶段及试验结束阶段
的管理（图 4-1-7）。

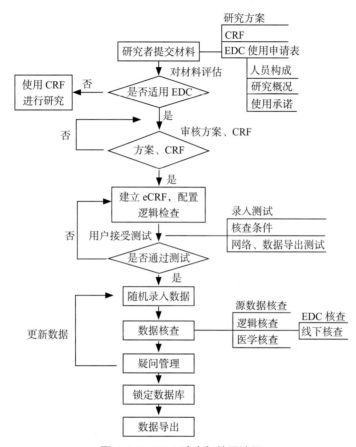

图 4-1-7 EDC 建立与使用流程

（一）试验启动阶段

1. 准备工作

（1）申办者的准备工作：在采用 EDC 系统开展试验启动阶段，申办者或其委托方应
做好相应的准备工作，确保参与研究的所有工作人员接受相应的培训以胜任所承担的工
作，保证临床试验的顺利实施和质量控制。

（2）研究机构的准备工作：临床研究机构应在试验开始前做好相应的准备工作，包括
机构的网络环境、计算机设备、硬件、软件的准备，EDC 操作人员的培训、与 EDC 相关
文档及其管理标准流程（standard operation procedure, SOP）的准备等。良好的网络环境是
临床机构使用 EDC 系统的前提。EDC 系统操作人员应受到培训，并具备足够的经验完成
在 EDC 中所承担的职责。

（3）用户技术支持：申办者或其委托的第三方应为 EDC 系统用户提供及时和有效的技术支持。EDC 系统操作人员能在第一时间联系到技术支持人员。技术支持在合理的时间内能够解决问题，如忘记密码、权限管理错误、无法解决的录入错误等。用户技术支持可以采用在线帮助和热线电话等方式。技术支持人员要在试验开始前签署系统技术支持服务协议或合同。

2. 数据库的构建与测试　数据库的建立及用户测试要在研究项目招募第一个受试者之前完成。研究机构的准备、用户权限设置、相关培训和用户技术支持等工作也需在招募受试者之前完成。

（1）电子病历报告表单（electronic case report form, eCRF）的构建及外部数据与 EDC 的整合：数据管理人员在设计 eCRF 时应严格依据研究方案采集与研究分析内容相关的数据点。eCRF 设计时应考虑到对受试者隐私的保护。数据管理人员对所需采集的数据点应预先定义，构建 eCRF 时应生成注释 eCRF，并形成 eCRF 填写指南。

EDC 系统的数据库构建应当依赖于临床试验方案，以项目的 eCRF 为依据。建库完成后应进行数据库测试，以确保相关程序正确运行。

临床试验中需要采集较多病例报告表之外的外部数据，这些数据可以通过第三方以电子化形式传输到数据库，因此在设计外部数据整合时需要定义数据传输所需的数据点及相对应变量，并确定完整的变量列表。变量列表应包括对每一个变量类型的定义，如数值型、字符型、日期型等。同时需要对特殊字符和绝对值进行明确定义。传输协议应约定传输的方法和频率，并且应对数据传输失败时如何进行重新传输有明确的规定。

（2）逻辑核查的构建：逻辑核查是 EDC 系统针对数据库数据的完整性、一致性和准确性而进行的核查方式，可采用自动逻辑核查与人工逻辑核查两种方式。数据管理人员需结合所应用 EDC 系统特点，并根据项目实际要求，进行逻辑程序的设计和测试。当遇到不合理数据时，系统可以提醒研究者进行录入数据的检查，但不能阻止数据的继续录入，也不能诱导研究者录入所谓"正确"的数据。

（3）用户接受测试：用户接受测试由申办者或其委托的第三方负责，由 EDC 系统的使用者，如数据管理人员进行测试，将模拟数据录入 EDC 系统，测试系统是否按照设计要求对所有数据正确储存、逻辑核查正确执行、外部数据能与 EDC 系统正确整合。在招募第一个受试者之前，数据管理人员需要完成全部测试。测试流程由下列步骤组成：准备测试计划书，输入测试数据，执行测试，签署、确认及归档测试结果。

1）数据库测试：数据管理人员应当在测试数据库之前制订测试计划书，测试系统功能是否与前期设计及说明书一致。测试内容包括：浏览及录入页面设计，各个访视顺序、访视中的录入表格顺序及每个数据点的顺序，不同用户浏览权限的准确性等。

2）逻辑核查测试：数据管理人员还需要测试 EDC 系统能否按照预先设计准确执行质疑提示的触发和关闭。测试时需考虑尽可能多的逻辑情况，用正确和非正确的数据反复测试触发功能；同时要测试质疑信息的文字与预先的设计是否一致。

3）外部数据与 EDC 系统整合测试：数据管理人员还需要测试外部数据与 EDC 系统整合的正确性，可能包括医学编码系统、交互语音/网络应答系统（IVRS/IWRS）、受试者报告结果（ePRO）、中心实验室数据等。数据管理人员需依据传输协议要求，测试外部数据能否正确完整地导入 EDC 系统。任何一种影响外部数据及 EDC 数据的关键变量的改变都可能导致数据整合失败，因此，任何外部数据库或数据库结构改变后，都应重新进行测试。

4）签字与存档：每一步测试内容及结果需要测试人员签字确认并存档。对每一次程序修改，测试人员都要对更改部分以及与更改内容相关的数据点重新进行全面测试并签字、确认及存档。全部测试结束后总负责人需要签字确认及存档。

（4）eCRF 填写指南：eCRF 填写指南是提供给研究人员有关如何正确填写病例报告表的填写细则。填写指南应清晰易懂，对每页表格及各数据点都应有具体说明，强调 EDC 系统的功能与安全、操作注意事项和技术支持信息，明确说明电子签名的使用方法和要求、数据填写及更改的正确方式，并明确有特殊要求数据的填写规则。

3. 上线使用　当电子病例报告表、逻辑核查和数据库的设计开发完毕，数据管理人员需确认所有设计开发步骤成功通过用户测试，确认所有设计文档和测试文档最终签字、存档。一切准备就绪后 EDC 系统即可上线。

（二）试验进行阶段

1. 数据来源　源数据包括研究者检查获取的、仪器自动采集的数据，以及受试者日志等，可以是纸质或电子来源。采集的方式包括通过终端的人工录入或自动载入数据库。

2. 数据录入要求　研究人员需按照药物临床试验质量管理规范（good clinical practice, GCP）和研究方案的要求采集受试者数据，同时依据申办者制订的填写指南准确、及时、完整、规范地填写 eCRF。

研究者必须保存研究记录和数据，包括电子源数据和电子文档。每个数据点都必须在研究机构有原始文档支持。凡被作为原始信息的记录或者文档（即受试者原始数据）需妥善保管以供申办者的稽查及监管部门的检查。

临床试验采集的数据需在每次访视后依据项目要求尽快录入数据库。具体的录入时限要求一般在数据管理计划中详细规定。

3. 数据核查　数据管理人员应根据预先制订的核查计划进行充分的核查以确保数据的正确性和完整性，具体内容与方式参见监管部门的相应技术要求。

对于采用 EDC 技术的临床试验，特别要注意确保外部数据及时整合至 EDC 数据库并在规定时间内完成数据一致性核查，常见的外部数据核查包括实验室外部数据、电子日志、交互应答系统的数据与整合后 EDC 数据库的核查等。

4. 源数据核查确认　研究机构应该根据监管要求保留源文件。源数据核查确认一般由临床监查员对试验采集数据和源文件的一致性进行检查，可以在现场或远程进行，并需 EDC 系统内标注和记录。

5. 变更控制　EDC 在使用中变更的原因一般来自两个方面：系统更新或研究方案的修订所导致的数据采集发生变化。变更过程须严格控制，详细记录变更内容、开始日期和结束日期，并确保原有数据无损。变更后的系统需进行充分测试，重新上线时应及时以适当的途径告知所有系统使用人员。

6. 研究者签名　在数据录入完成，并且所有数据质疑都已关闭后，研究者在 EDC 系统里对 eCRF 做电子签名。签名后 EDC 系统一般不再允许数据改动。如果签名后有任何数据改动，则电子签名无效。

7. 监管部门的现场检查 临床试验进行中的现场检查，应在 EDC 系统中为检查人员分配仅限浏览功能的用户权限，视察工作结束后应及时关闭该权限。

（三）试验结束阶段

1. 数据库的锁定 无论是基于纸质 CRF 或是基于 EDC 系统的临床试验，数据库锁定都是临床试验中的重要里程碑。数据库锁定前，必须完成既定的数据库锁定清单中要求的所有任务，同时要最终核实研究者的电子签名。

（1）核实电子签名：使用 EDC 系统的研究，要在数据库锁定之前，核实研究者在 eCRF 上的电子签名，以确认 eCRF 的数据是完整的和准确的。如果在已经签名的 eCRF 上改动某个数据，研究者必须在该 eCRF 上重新签名。

（2）数据库锁定：数据库锁定的条件和流程应遵守数据库锁定的 SOP。当完成了数据库锁定清单的所有任务，核实了研究者的电子签名，完成了数据质量评估，数据库锁定得到批准，并通知试验相关人员之后，方可正式进行整个数据库的锁定，取消所有用户对数据的编辑权限。锁定后的数据可以用作最终分析和归档。

（3）数据库解锁：EDC 系统应该具备解锁功能以允许对锁定后的数据进行必要的更改。数据库一般不得解锁，如需解锁，其解锁条件和流程必须执行相应的 SOP，且解锁的过程必须谨慎控制、仔细记录。

2. 归档 临床试验数据（包括原始病历，源文件等）的归档应当严格遵守 GCP 以及法规的要求。

在数据库最终锁定后，即可对 eCRF 进行归档。归档文件应包括整个试验过程中采集到的所有受试者的数据及其稽查轨迹，以确保自数据库创建后，在 EDC 系统中发生的所有数据的录入和修改都有保存和记录，以便稽查时数据的重建。

临床试验结束后将关闭 EDC 系统，如监管机构进行现场视察，应向视察人员提供所要求的归档文件，以重现试验的数据管理过程。

（1）研究机构的归档文件：研究结束后，申办者将归档的 eCRF 存储在比较持久的且不能进行编辑的储存介质中，交由研究机构保存。机构应以签名的方式确认接收，该签字文档也应归档备查。研究机构应按法规要求保存相关文档，基于 EDC 系统的临床试验应保存 PDF 格式的 eCRF，申办者要确保提供给研究机构的 eCRF 的质量，其他保存的文件参照 GCP 的要求。

（2）申办者的归档文件：采用 EDC 系统进行的临床试验，除了 GCP 对临床试验文件保存的要求外，还应保存以下文档：①数据管理计划书和数据管理总结报告；②数据核查计划；③用于统计分析的清洁数据库；④ eCRF 构建的全套内容，包含 eCRF 表单、逻辑核查、衍生变量等；⑤空白的 eCRF 和注释 eCRF（PDF 格式）；⑥每个受试者完整的 eCRF（PDF 格式）；⑦每一研究机构收到 eCRF 归档的确认函；⑧ EDC 用户手册、eCRF 填写指南；⑨与 EDC 系统和流程相关的 SOP；⑩ EDC 系统的验证文件；⑪ EDC 系统用户接受测试文件；⑫各机构研究者的电子签名声明；⑬研究过程中的 EDC 系统的变更（如系统升级，eCRF 版本升级等）的测试文件与再上线通告；⑭与 EDC 系统恢复有关的文件；⑮ EDC 系统技术支持服务协议或合同；⑯申办者和研究人员的培训材料与培训记录等培训证明文件；⑰锁定后研究数据的更改记录；⑱稽查轨迹；⑲用户权限历史记录（所有 EDC 系统用户的用户名，访问权限，及其发布、更改，或失活的日期）；⑳灾难恢复过程的相关文件及研究过程中的应急计划的相关文件。

由于归档 eCRF 中通常会包括多种不同格式的数据信息，因此归档文件也可能采用多种文件格式，并在不能进行编辑的储存介质中保存。

七、小结

EDC 系统的应用改变了传统的数据管理模式。临床研究机构对数据管理和数据质量的要求并没有改变，变化的是数据录入工作由机构的研究者直接负责，CRA 同时也分担了部分数据查询与管理工作。除此之外，数据管理工作并没有减少，数据管理员依然在数据收集、清理和数据质量管理中发挥作用。但是，在数据管理的细节方面，EDC 的应用使数据管理员担负起数据库（包括逻辑检验程序）的建立与验证、数据审查、数据质量检查与报告工作，以及对 EDC 用户的培训、用户管理与技术支持等工作。随着 EDC 的普及与应用，数据管理机构数据录入人员的工作将会消失。与此同时，对数据管理员的技术要求（如建立更为复杂的逻辑检验等）和素质要求（如交流沟通能力，项目管理能力等）将会更高。

第二节　临床研究的监查制度

作者：蔡秀军

临床研究监查是指申办者为保证开展的临床研究能够遵循临床研究方案、标准操作规程、现行法规管理要求，选派专门人员对临床研究机构、研究者进行调查评价，对临床研究所获得的数据进行验证、记录和报告的行为。监查促使临床研究按照既定研究方案严格进行，是保证临床研究质量的重要环节。

一、监查员

监查员（clinical research associate, CRA）由申办者直接委派，对申办者负责并为研究者所接受，是申办者与研究者之间的联系人。监查员应具有适当的医学、药学或相关学科学历，经过一定的专业培训，熟悉掌握临床研究有关法规，熟悉临床研究方案及其相关文件，具备正确监查所必备的科学和临床知识，以保证临床研究过程中受试者的权益及研究结果的真实可靠。监查员的具体职责如下：

（一）临床研究前

1. 选择或确认研究单位根据临床研究的应用范围和研究内容，对所有参与的研究中心进行详细了解，如研究单位人员资质与培训情况、实验室设备、以往承接完成的临床研究项目情况等，帮助申办者确定研究单位和研究者，或确认研究单位和研究者资质、研究设施条件和医疗条件等是否符合相关法规要求。

2. 准备文件材料协助申办者准备研究所需的文件和表格，如启动会培训记录、研究者履历表、受试者代码表、研究病历与病例报告表（case report form, CRF）等，并在研究开始前将相关材料送至各个临床研究单位。

3. 组织研究者会议在临床研究开展前组织研究者会议，对研究者或研究相关人员进行关于研究方案、标准操作流程、原始资料填写标准等内容的培训。

（二）临床研究过程中

1. 保障受试者权益监查员需核实每位受试者均已在入组前签署知情同意书，并核实研究者获得知情同意书的合理性。若发生不良事件或严重不良事件，确认研究者及时准确记录，且在规定时间内上报严重不良事件并对受试者进行必要的医疗措施。不良事件报告记录的内容应包括一般描述、发生和缓解的日期、持续时间、严重程度，以及与试验药物或其他药物关系及采取的措施。研究者如果认为不良事件比较严重，应及时通知患者家属，确保受试者立即退出临床研究，接受适当的治疗处理，并随访至正常。一旦出现任何的严重不良事件，研究者应在 24 小时之内迅速报告伦理委员会、当地药品不良反应中心以及申办公司，并填写由国家药品不良反应中心统一制订的严重不良事件报告表。此外，在研究中止或结束 1 个月之内，发生的死亡情况也应以电话形式或书面形式进行以上程序的报告。

2. 监查研究执行情况监查员需定期对每个研究单位进行监查，与研究者保持密切联系，跟进并确保研究进度。保证研究者及研究相关人员在研究过程中按照研究方案开展临床研究。

3. 核查原始资料监查员应保证所记录数据的真实性、准确性、完整性，应核查研究病历与 CRF 记录的一致性，并保证研究者按照要求填写及修改资料，还应确保所有原始数据的可溯源性。

4. 定期访视监查员需定期对各研究单位进行现场访视或电话访视，并在监查后及时完成监查报告交给申办者。监查报告应如实反映监查内容和监查所发现的问题，并提出相应的解决方法或建议。

（三）临床研究结束后

监查员需确保原始资料的规范性和完整性，并负责收集、核对、保存临床研究资料。

二、监查计划

监查员可依据临床研究方案与研究目的，临床研究单位的数量与分布，临床研究的难易程度等制订监查计划，对临床研究单位进行定期监查访视。监查计划的内容需包含以下 5 个方面：

（一）监查方法的阐述

1. 对临床研究中采用的监查方法进行描述，并说明该方法如何降低关键风险并保证关键数据的质量。

2. 明确用来确定监查时间、频度和监查程度的指标。譬如：①研究的复杂程度；②研究终点的类型；③研究人群的特殊性；④地理分布；⑤研究者的临床研究经验和申办方与研究者的合作经验；⑥是否使用 EDC；⑦临床研究的分期；⑧数据质量。

3. 明确临床研究中用到的监查方法的具体要求，包括要求使用的工具、表格和模板。

4. 明确在何种情况下需要对某个研究单位采取一定的措施以保证临床研究质量。例如，某研究单位的入组率、方案违背的数量、病例报告表的未完成率等，与别的研究单位有显著差别，就应该考虑对该研究单位进行一次有目的的现场监查。

5. 明确对临床研究质量产生重要影响的方案或错误，及出现方案违背或错误时的记录方法。

6. 确定各种监查（现场监查和中心化监查）的记录方法。

（二）监查结果的沟通

1. 明确监查报告的格式、内容、时间和归档要求。

2. 确保良好的沟通计划　包括：

（1）向管理部门（如数据管理部门）对常规监查结果进行汇报的计划。

（2）必要时向管理部门汇报监查中重要发现的紧急报告计划。

（3）管理部门与监查员的沟通计划。

（三）方案违背的管理

1. 明确监查中发现的未解决的问题或关键问题的处理方法。

2. 确保发现重要违背后对问题的根源进行分析，并且有相应的整改和预防措施。

3. 明确其他与临床研究相关的质量管理措施。

（四）监查质量的保证

1. 明确监查人员应接受的特殊培训，如内部数据监查、统计学监查。培训应涵盖临床研究的基本原则和受试者保护管理制度。另外，培训内容应包括研究设计的讨论、方案的要求、监查计划的制订、相关的标准操作流程、适当的监查技术和相关电子化管理系统的操作。

2. 开展有计划的稽查，保证申办方或合同研究组织（contract research organization, CRO）人员的监查工作是按照监查计划、相关法律法规、指导原则、申办方规定、程序、模板等进行。稽查是一种用于评估监查效率，确保受试者得到保护，试验数据真实完整的质量保证手段。

3. 采取协同访视的方法来评估监查员是否根据监查计划有效进行监查。例如现场监查由监查员和作为评估者的上级共同进行。评估者也可以是申办方或 CRO 公司指定的其他人员。协同访视可对随机抽取的监查员进行，也可基于监查访视的文件中发现的问题对某个监查员进行有目的地查验。

（五）监查计划的修订

申办方需要考虑哪些事件会导致监查计划的重新审阅和修改，并制订相关程序，以保证监查计划在必要时得到及时更新。例如研究方案的增补涉及重要方案违背的定义，或者发现影响数据真实完整的新风险，就需要及时修改监查计划。

三、监查方法

1988 年，美国食品药品监督管理局（FDA）公布了《临床试验监查指导原则》（Guidelines for the Monitoring of Clinical Investigations），该指导原则强调现场监查的重要性，指出临床试验监查最有效的方法是监查员和研究者直接进行沟通，即现场监查（on-site monitoring）。近些年来，临床研究数量呈现井喷式增长，这给临床研究质量控制带来了新的挑战，与此同时，随着信息化在数据记录与统计分析中的不断推广与应用，促使了新的监查方式的应用。2011 年 FDA 公布了临床监查的新指导原则草案《临床研究监督——基于风险进行临床监查的指导原则》（Oversight of Clinical Investigations—A Risk-Based Approach to Monitoring），并于 2013 年 8 月正式颁布。与 1988 年颁布的指导原则强调现场监查不同，此次 FDA 推荐申办者采用集中化监查（centralized monitoring），开展基于风险分析的监查（risk-based monitoring），通过关注临床研究中影响质量的关键问题，保障受试者的安全性，提高临床研究的效率和质量。

（一）现场监查

现场监查是指监查员到开展临床研究的机构进行原始资料的检查、核对、溯源与评估，确保研究中心的研究执行情况及研究进度的监查活动。在研究初期，特别是研究方案比较复杂，研究者对方案不是很熟悉时，采用现场监查还是非常有帮助的。定期的现场监查和 100% 原始数据核对是 FDA 早期推荐的监查模式。现场监查能够发现数据输入错误以及资料记录中数据的丢失，评估研究人员对方案和相关程序的熟悉程度以及对方案的依从性等。现场监查能够让申办者对一个研究单位的实施情况和质量有总体的了解。

现场监查的内容主要包括以下方面：

1. 确认受试者筛选入组情况　检查招募受试者的难易程度，受试者是否正确随机入组，是否正确设盲。

2. 统一知情同意书印刷版本及纸张　核查知情同意书上有受试者及主治医生的亲笔签名、日期和联系方式。由受试者保管其中一页，其余的粘贴于原始表中。知情同意书应在临床研究开始前取得，即知情同意书的签署时间应在 CRF 记录时间以前。

3. 确认标本采集、送检情况　各标本编号是否与受试者编号、采集次数相对应，是否按标准要求记录、保存标本。

4. 确认所有数据的记录与报告正确和完整，入组、随访、出组以及每次化验单所显示的日期无前后矛盾，如条件允许，可把原始表的信息与病案室大病历中数据进行核对，并随时关注重要数据的记录结果。

5. 确认对每一受试者的治疗变更、合并用药、检查遗漏等情况均已进行了记录，核实入选受试者的退出、失访情况均已在病例报告表中予以说明。

6. 确认所有不良事件均记录在相关表格中，严重不良事件已在规定的时间内用规定的方式进行了报告。

7. 确认所有病例报告表填写正确，并与原始资料一致；所有错误和/或遗漏均已更正或注明，经研究者签名并注明日期。

8. 确认研究者文件夹和全部资料保存在一起，无丢失、乱放现象，确认上一次监查报告中提出的问题已经讨论解决，若未解决，则在本次检查报告中明确记录。每次监查后做出书面报告，报告应述明访视的日期、时间、临床监查员姓名、随访的发现以及对错误、遗漏等做出的更正及更正说明等。

9. 向分中心负责人汇报、探讨本次访视中出现的问题，对未来试验进度达成一致意见，进行下次访视预约。

（二）集中化监查

所谓的集中化监查是相对于传统的现场监查而言的，指监查员不去研究单位对临床研究进行的远程监查。

1. 集中化监查的优势

（1）集中化监查作为常规现场监查的补充，用以减少常规监查的频度和程度。集中化监查通过电子CRF（eCRF）和电子数据采集系统（electronic data capture, EDC）等将数据进行集中分析，不仅可以对原始数据进行远程核对，而且基于风险分析的监查更关注对研究目的有影响的关键性数据及试验操作，因此还能发现现场监查难以发现的数据变化趋势异常、离群值、伪造数据、非常规的数据分布、高的筛选失败率和脱落率、高的方案违背率等情况，便于找出存在较高风险的研究机构，然后根据发现的风险因素进行现场监查，使现场监查更具针对性。在临床研究中，某些类型的错误是不能发生的，如一个与终点指标有关的错误，即使发生的概率很小，都会显著地影响到研究结果。

（2）100%标准的原始数据溯源在早期的临床试验中仍然重要，因为早期试验中每个数据点的价值都相对较高。而在后期的大样本的临床研究中，如Ⅱ_b期或Ⅲ期临床试验，则推荐采用基于风险分析的数据溯源，在提高数据质量的同时减少时间。集中化监查中应用统计的方法能够发现100%溯源后仍有可能遗漏的错误，中心化的统计数据能够指导现场监查，提高现场监查的质量。

（3）与只采用现场监查相比，采用集中化监查方式可以节约20%的研究经费。过去我国大多数CRO公司采用现场监查作为主要的监查方式，耗费大量的人力物力，监查效率欠佳，监查成本占临床研究费用的很大比例。随着EDC系统在我国的应用，使得我国集中化监查的实施成为可能。但是由于集中化监查很大程度上依靠完善先进的电子数据系统，对数据管理专业人员要求较高，我国CRO公司可以根据自身实际情况，采用集中化监查与现场监查结合的形式，提高临床研究监查的效率。

2. 基于风险分析的集中化监查的一般步骤

（1）鉴别需要监查的关键数据和过程：FDA认为，知情同意书的签署过程、纳排标准、药品的计数和管理、研究终点和不良事件相关的记录等都是监查的关键数据和过程。

（2）风险评估：风险评估通常包括风险鉴别、风险分析，然后决定风险是否需要通过适当地监查来避免。风险评估时，需要考虑错误发生的可能性，错误对受试者的权益和关键数据的影响以及这些错误被检查到的可能性。

（3）制订监查计划：在风险评估的基础上，制订监查计划需要考虑以下因素：研究设计的复杂度，研究终点的类型，研究人群的临床复杂性、地理分布，研究者相关的临床研究经验和申办者与研究者的合作经验，电子数据采集能力，临床研究阶段及数据质量。如前所述，监查计划应包含的内容有：监查方法的介绍、监查结果的沟通、方案违背的管理、监查质量的保证、监查计划的补充。在风险评估的基础上，监查计划的制订应该侧重在防止或降低影响关键数据或程序的风险。

（三）其他监查手段

1. 与研究人员的沟通　监查员与研究人员的沟通也是监查的重要部分。根据临床研究的具体进程和活动考虑采用电话会议、视频会议、电子邮件、现场交流等不同的方式进行有效的沟通。

2. 了解研究中心的各种操作过程、程序和记录　以知情同意书为例，可以通过扫描知情同意书的签字页传送给监查员或将签字页上传到特定的服务器上来代替传统的监查。

3. 原始资料核查和确证　虽然对原始资料进行 100% 的数据溯源十分必要，但对于某些临床研究，申办方可以通过分析和判断关键数据，依此来进行基于风险的集中化监查以提高监查质量和效率。

在临床研究过程中，监查是一项必需的常规工作，是临床研究顺利进行的重要保障，也是保证临床研究质量的重要措施。在我国，监查员频繁的人员变动致使监查员队伍不稳定是影响监查质量的重要因素。鉴于此，应建立完善有效的监查员管理制度，充分认识到监查员的重要性，对监查员进行常规培训以保证监查员资质，稳定监查员队伍，提高临床研究监查质量。

第三节　临床研究的数据管理制度

作者：蔡秀军

数据是临床研究的基础和生命，标准、规范的数据管理工作是保证临床研究质量的关键。数据管理是指在临床研究过程中按照临床研究方案规定的流程，规范、完整、准确地采集并录入数据，按标准化数据库管理数据，并对数据进行逻辑核查、疑问质询、盲态审核、数据库锁定、数据传输与归档的过程。临床数据管理是临床研究实施过程的重要组成部分，是数据收集、录入、清理、分析、保护和管理过程的综合体现，其目的是获得高质量的临床数据用于统计分析，从而得到真实可靠的研究结论。

原国家食品药品监督管理总局为确保临床试验数据的真实、准确、完整和可靠，强化药物临床研究的自律性和规范性，于 2016 年 7 月发布了《临床试验数据管理工作技术指南》，可以作为临床研究数据管理工作的重要参考。数据管理制度设计流程包括制订数据管理计划、设计病例报告表（case report form, CRF）和数据库、数据采集、数据核查和监查、数据安全、数据锁定与保存等方面。

一、制订数据管理计划

根据研究规模和其他研究相关因素，指导委员会（steering group）和数据安全与监查委员会（data safety and monitoring board, DSMB）可独自或联合指导工作。指导委员会是试验的决策机构，负责临床试验的设计和成果总结，包括制订和批准治疗方案和研究方案，批准各种标准操作规程，决定和批准试验结果的传播和撰写研究报告等。指导委员会由研究负责人、临床学家、方法学家和统计学家组成。数据安全与监查委员会主要负责设计病例报告表和数据库，评估研究计划的执行情况、数据采集质量、数据安全性，并完成数据储存、数据库维护管理及录入数据的工作。DSMB 由临床学家、统计学家、专职数据录入人员、数据库管理员和监查员组成。

数据管理计划（data management plan, DMP）是在项目正式启动前制订的、描述整个项目周期内数据处理及相关质控的规范性文档，主要包括项目进展中以及在项目结题后数据收集、数据创建、数据组织、数据处理、数据存储、数据共享和数据复用的全过程。其主要目的是保证研究数据的准确性和完整性。在药物上市前的注册临床试验中，DMP 早已成为必不可少的关键文档，但在临床研究中近年才得到重视。在制订数据管理计划时，可以参考两个现有的工具：加利福尼亚大学开发的 DMPTool 和英国数字管理中心（digital curation centre, DCC）开发的 DMPonline。

二、设计病例报告表

CRF 是研究者收集研究方案所需要信息的工具，应包含研究方案涉及的、与研究目的相关的所有临床信息，包括纸质版 CRF 和电子版 CRF。CRF 设计的科学性和规范性在很大程度上决定了研究的质量甚至成败。设计良好的 CRF 通常页面布局清晰易懂、随访流程条理顺畅、字段设计和编码符合相应标准，易于建立电子数据库并进行统计分析。由于电子CRF 犯错误的机会较小，且处理数据质疑的速度较快，越来越多地被临床研究所采用。

（一）不同类型数据的 CRF 设计

临床研究常常需收集三种类型的数据：时间无关的独立数据、时间相关的独立数据和累积性数据。三种数据类型的 CRF 设计格式见表 4-3-1。

表 4-3-1　病例报告表针对不同类型数据的设计格式

数据类型	时间无关独立	时间相关独立	累积性数据
变量	人口学信息、既往疾病史	体格检查、生命体征、实验室检查	不良事件

数据类型	时间无关独立	时间相关独立	累积性数据
数据库结构样式	每个受试者收集一个观测值	每个受试者在每个时间点收集一个观测值	每个受试者在不同时间点收集多个观测值
CRF 设计样式	单独一列	每个时间点单独一列	每次事件单独一行

（二）CRF 设计注意事项

1. CRF 条目的设计需符合研究方案，即 CRF 能够收集研究方案要求的所有数据，但不包含不需要分析的数据。

2. 避免重复收集信息，如年龄、性别等。

3. 问题的设置应易于理解，不存在歧义；问题的条目应全面且简洁，一次只问一个问题，切忌模棱两可，让填写人员揣摩问题的意思，或者采用反问的形式导致理解错误。

4. 数据尽量以数值型数据为主，选择题的选项设置应具有全面性和互斥性；不使用开放式问题，避免文本型数据，文本型数据会造成设计数据库的困难（比如字节长度的设置等），同时也给统计分析增加了难度。

5. 为便于数据收集及统计，对需要计算的数据进行预先编码，并设有复选框。

6. 注有清晰详尽的填写说明。

（三）数据字典编码

变量及其属性的集合即为数据字典，根据数据字典建立编码说明书，统一 CRF 的变量规则，对每一个变量的命名规则、数据类型、变量标签和编码规则进行统一、明确的规定。

（四）CRF 注释

根据编码说明书对 CRF 进行注释，即在空白 CRF 中标注各数据项的位置及其在对应数据库中的变量名和编码。

三、数据库的设计

数据库的基本功能是记录和存储数据，随着医学研究理念的更新及计算机、互联网等技术的发展，对临床研究数据库的功能要求也越来越多。一个好的数据库应具有以下功能：CRF 的设计功能、数据一致性检查功能、质疑管理和数据的修改功能、数据的可溯源性、系统管理功能和可生成便于分析的数据文件。数据库的发展大体上可以分为四个阶段：

（一）纸质媒介阶段

早期临床研究数据的标准管理是纸质 CRF 和纸质表格数据，纸质表格的数据记录和保管构成了最原始的数据库，但其记录和统计分析的效率均十分低下。传统依靠纸质 CRF 来收集临床数据的方式采集周期长，中间环节多，且无法保证数据的可靠性和安全性，

CRF 中的数据最终需数字化才能进行统计分析，大大制约了研究的可行性。

（二）计算机化电子数据采集管理系统阶段

越来越多的临床研究采用多中心设计，这类研究具有周期长、单位多、数据量大等特点，导致研究者对一款功能强大的临床数据管理系统的需求越来越大。1980 年来随着计算机技术的普及，出现许多计算机化数据库，计算机化电子数据采集管理系统（electronic data capture, EDC）是一个集成式的综合数据管理平台，改变了以往纸质化临床研究时数据采集速度慢、数据核查滞后、数据清理困难等状况。例如，基于 DOS 操作平台的 dBASE 数据库管理系统，基于 ORACLE、SYBASE、IBM、Microsoft 等公司的各种数据库系统开发的医学数据库，及世界卫生组织开发专门用于流行病学研究的免费数据库 EpiData 等。

不论是基于本地的单机采集系统，还是基于网络的云存储系统，均各有优劣。本地单机采集系统，最常用的如免费版本的 EpiData，简单易学且提供较完备的基础功能，包含数据双录入核对、数据逻辑检查、支持多种数据导出格式（如 Excel、Stata、SAS）等。但本地单机采集系统存在数据修改无法留痕、缺乏权限限定导致的安全问题等缺陷。对于多中心、较为复杂的临床研究，通常使用基于网络的云存储系统，数据库统一存储在服务器云端，各中心录入人员只需通过浏览器登录即可录入数据。大多数云存储 EDC 系统，除了提供基础的录入功能，还会提供更为全面的权限控制、逻辑检查、数据溯源等功能，甚至可以提供随机化等其他专业功能。网络云存储 EDC 系统虽然功能强大，但建立数据库和维护的成本较高，通常需要委托专门的公司或者学术机构进行管理。

（三）互联网阶段

在 EDC 系统计算机化基础上，互联网技术使中央随机化分组更方便、更隐蔽可靠；使数据监查管理实现在线质量控制和实时质量控制，使得临床研究数据管理和流程管理及时、准确、高效。随着临床研究透明化理念的发展，正在形成的原始数据共享新理念有可能做到医学专业同行和社会公众对临床试验的及时共享和成果的高效共享，将极大地提高临床试验的社会参与度和促进社会公共伦理道德的发展。

（四）智能化阶段

临床研究数据库的智能化已经初见规模，现有大量医学检测设备已经实现数字化，检测设备与数据库之间的数据传输技术已成熟。我国临床研究使用数据库的比例偏低，大多还停留在使用纸质 CRF 和 EDC 阶段。由于表格式或报表式数据库远远不能满足临床试验数据管理的要求，中国临床试验注册中心致力于推动临床试验数据管理的标准化，帮助广大研究者规范化地进行临床试验数据管理，并于 2017 年 12 月 1 日向广大研究者免费开放临床试验公共管理平台（ResMan）。ResMan 是基于互联网的临床试验数据采集管理系统，具有以下优势：①采用模块化和初步的智能化管理，将各种量表、常规检测项目、不良事件登记表等近千个表单模块化，研究者只需按照 CRF 内容进行组合，就可以自行设计成完整的数据库；② ResMan 也可以根据临床试验流程表设计 CRF；③ ResMan 还具有中央随机化功能，帮助研究实现高质量的随机化和隐蔽分组。

四、数据采集

多数临床研究从研究对象入组、随访直至研究结束，都需要数月到数年不等的周期。特别是在大数据背景下，临床科研人员更希望对大量试验对象进行长期、动态、实时地随访跟踪，从中发现和捕获影响疾病诊断、发生、发展、治疗和预后的关键因素。因此，快速准确地采集临床研究数据显得尤为重要。为了便于整理，采集到的临床研究数据存在多种分类方式。

（一）根据临床研究数据来源和获得途径分类

1. 通过采集设备如影像、检测仪和探测器如体温计等的测量值获得数据，采集设备输出的记录称为元数据。

2. 数据来自受试者的临床证据，经研究者分析判断后记录于 CRF，如查体记录、调查问卷、试验的管理记录等。

（二）根据临床研究数据的目的分类

1. 流程管理指标是指在临床试验进行过程中，试验流程的安排、参试者募集 / 筛选 / 纳入和管理、试验物资如药品器材的分配和消耗、生物样本的采集和管理等流程产生的相关数据。

2. 结局指标是反映研究干预效果的靶向指标，或可间接反映病情变化的指标。结局指标的数据采集一般按照研究进程和一定的访视时间节点进行。

3. 观察指标是反映受试者基本情况和健康状况的一类指标，它们的变化并不直接与干预有关或并不特异地反映干预导致的健康变化。观察指标的数据采集往往根据病情发展变化进行。制订 DMP 时需要根据结局指标、观察指标、流程管理指标的内容，针对不同的数据类型选择合适的采集方法、采集时间和数据载体。

五、数据录入、核查、清理与质疑

（一）数据录入

数据录入主要采用双人双份录入，带手工复查的单人录入和直接采用电子采集系统抓取的方式。

（二）数据核查

数据核查主要是检查 CRF 的填写质量，数据对方案的依从性，核实数据的有效性、完整性、合理性、逻辑性，以及对发现的差异或错误进行解决，目的是使数据真实、准确并便于统计分析。数据核查的主要内容包括源数据核查、数据库核查和汇总统计。

1. **源数据核查** 根据原始病历文档核查病例报告的数据，核查数据的完整性、准确性，一旦发现错误或差异，应立即通知研究者，以确保所有数据的记录与报告正确和完整。源数据核查的内容包括：随机化核查、违背方案核查、入选和排除标准核查、依从性核查、时间窗核查、数据安全性和完整性核查、一致性核查、逻辑核查、不良事件核查等。

2. 数据库核查主要是对数据库中数据的格式、一致性、合理性的检查，如两次数据录入的核对、衍生型数据的计算、变量间的逻辑关系、异常值核查、缺失数据核查及数据范围的核查等。数据库核查最常用的方法是用计算机程序进行逻辑检验，对下列错误很容易识别。譬如：①正常值范围之外的数据：如研究方案的纳入标准为受试者大于 18 岁，而数据库中出现 15 岁的受试者；②自相矛盾的数据：如第二次的访视日期比第一次的访视日期更早；③缺失数据。

3. 统计研究者弄虚作假、故意违反研究方案所造成的数据错误较难被发现，必须使用特别的软件或者程序（如 SAS 软件中的 PROC UNIVARIATE 和 PROC FREQ）进行汇总统计分析才能够发现。

数据核查中常发生的错误如下：已入组患者不符合研究方案的纳入排除标准；病例信息填写不规范，随意修改原始 CRF 表单内容；靠回忆或主观臆断填补病例信息；未按照研究方案要求，随意脱落或失访病例；资料管理不当造成破盲。

（三）数据清理

数据清理是指内部解决或外部解决在数据的审核过程中发现的问题数据或缺失数据。内部解决是根据病例报告表的其他部位的数据做出判断，最后解决问题。外部解决主要是以由数据管理员向研究者发出质疑表的形式，最终获得差异的解决。研究者完成设计病例报告表后，在数据清理的多个环节（录入前人工检查、数据录入后的逻辑检查，以及数据锁定前的最终检查）可以对病例报告表和数据库进行纠错性修改或对数据进行质疑。

（四）数据质疑管理

疑问管理的组成包括疑问产生人、疑问主题、疑问内容、疑问类型、疑问解答人、疑问产生时间、疑问有效期、疑问解答时间等信息。质疑过程的完整记录应妥善保存。

六、数据监查

数据监查作为数据安全的质量管理保障体系，应贯穿临床研究的全过程。在临床研究启动前，检查现场监查所有数据采集准备工作是否妥当，确认完成后向研究者和 DSMB 递交书面报告。在临床研究进行的过程中，需根据数据库的差异采用不同的监查方法。如采用基于互联网的 EDC 系统，即可实时在线监查和质控，以保证及时性；如采用计算机本机数据库，就只能定期在现场进行监查，或通过电子邮件等远距离通信工具传输数据进行监查。若在纳入一半受试者时进行中期分析，需在中期分析前先截止数据录入，再进行数据监查并编写监查结果清单。在临床研究数据收集完成后，要进行最后的数据监查，对数据监查中发现的问题数据应及时汇总分类，分别向不同数据来源的责任人发出质询函，经核对无误后由数据录入员或数据库管理员进行更正，且任何更改须能溯源。

七、盲态审核、数据锁定及保存

（一）盲态审核

在数据清理完成后，由主要研究者、统计学家、数据管理员和申办者共同对数据库内数据进行核对和评价，对脱落病例、主要疗效、安全性等相关数据进行确认和盲态审核。

（二）数据锁定及保存

经数据监查和盲态审核后，在所建立的数据库正确、所有数据疑问质询均已进行澄清和解答的基础上，为防止对数据库产生误操作及未经授权地修改，需对数据库进行锁定。锁定数据库前必须向 DSMB、课题负责人报告，在获得书面签字批准后锁定数据库。锁定后的数据文件原则上不允许再做更改，如需要重新开锁继续录入数据或对错误数据进行修正，均需获得 DSMB 的批准并详细记录。DMP 需规定重新开锁的条件，若数据库锁定后新发现遗漏数据或错误时，由 DSMB 批准授权后，数据库管理员和监查员实施重新开锁，修改完成后不仅数据库自动记录修改操作，还需将纸质授权批件和执行情况记录归档保存。

在整个研究的数据管理过程中，应及时备份数据库，并定期同步更新。当数据库发生不可修复的损坏时，应使用最近一次备份的数据库进行恢复。数据保存是为了保障数据的安全性、完整性和可及性。

八、数据安全及个人隐私保护

数据安全指包括外部数据和内部数据在内的所有数据的完整性和准确性及储存的可靠性。为确保数据安全，推荐签署保密协议以规范相应人员的行为，并建立保密系统以防止数据库的泄密。

临床研究受试者的个人隐私应得到充分的保护，对受试者姓名、生日、单位、住址、证件号码、电话号码、医疗保险号等个人信息需进行脱敏处理，保证研究人员尤其是统计分析人员得到的数据无法与受试者匹配。

九、数据质量标准

临床研究只有在获得高质量临床数据的前提下，才能保证统计分析得到可靠的研究结论，由此可见临床数据的质量对研究结果起着至关重要的作用。建立合理的临床数据管理人员团队，特别是统计分析人员的早期介入，设计高效的数据收集工具，选择合适的数据管理系统，进行严格的临床数据审查和清理，将有助于获得高质量的临床数据。

高质量的临床数据应满足如下条件：

（一）数据必须真实可信

为确保研究数据的真实可信，不仅需要研究者不能有捏造、伪造和抄袭数据等违反职业道德的行为，也需要通过严谨的研究设计、临床数据管理等手段来控制各种系统误差和随机误差。

（二）数据必须和研究目的相关

在开展临床研究前，研究者需要明确研究方案，包括相应的研究假说。收集的数据是为回答研究假说而服务的，和研究目的无关的数据不是本次研究所需要的。

（三）数据应适合于统计分析

获得适合于统计分析的数据要求研究者控制缺失数据的比例，严格地来说，研究者最好能够避免数据缺失，但这很难做到，最低的要求是保证缺失的数据比例不超过20%，不会让统计分析结果产生偏倚。

获得高质量的研究数据是临床研究数据管理的基本要求和最终目的。高质量的临床研究数据需满足"ALCOA + CCEA"准则，即可溯源性（attributable）、易读性（legible）、同步性（contemporaneous）、原始性（original）、准确性（accurate）、完整性（complete）、一致性（consistent）、持久性（enduring）和可用性（available）。

第四节　原始及随访数据采集处理中应注意的问题

作者：周伟平　黄罡

临床研究是通过收集、整理、分析临床数据，并通过科学验证研究者提出的临床问题，最终的目的是将研究的成果在具有同样特征的目标患者中进行应用，从而改进目标患者的治疗方式和改善治疗效果。临床数据是临床研究的基础，是完成高质量临床研究的前提。没有真实可靠的临床数据，没有科学严谨的统计分析，就不可能得到能够指导临床的研究结论，因此临床研究数据的管理对临床研究的质量起着至关重要的作用。

对于临床数据的基本要求包括以下几个方面：第一，数据记录必须真实。要求研究者对临床数据不能做任何的修改、凭空捏造，要严格按照临床观察结果，原原本本地记录储存原始数据。第二，数据记录必须科学。研究者需遵守临床数据管理的各项规范，遵循研究开始前既定的研究方案，最大限度地减少可能出现的各种系统误差和随机误差。第三，记录数据应与研究目的相关。临床研究往往数据量很大，所需记录数据应在开展临床研究之前明确，研究者依据研究方案，选择记录临床数据，对于和临床研究无关的临床数据可以略过。第四，记录数据方法应便捷可靠。原始数据的记录格式需要考虑到适用于后期统计分析。临床数据应及时准确记录，避免人为因素造成数据丢失。数据储存应安全可靠，做好备份，避免可能出现的数据丢失和破坏。

为了达到上述要求特提出以下具体建议：

1. 培训专业的临床数据管理人员　临床数据管理与临床工作有着明显的区别。很多临床研究中，临床数据管理往往由临床医师兼任，这既不科学也容易造成数据的失真。在高质量的临床研究中，临床数据管理应由受过专业知识培训的人员负责。人员组成应包括多学科背景，分别负责数据采集、质量控制、储存设计、统计分析等。对于统计分析应得到更多重视，统计专家不应是数据整理后才参与数据分析工作，其工作应该在研究发起阶段就全程参与。统计专家很重要的前期工作是从严格的统计学角度设计研究方案，制订科学、合理、高效的临床研究数据范围和方法，避免数据的缺失、偏倚或重复。既往临床研究的步骤为：研究方案—病例报告表—患者入组及数据收集—数据库设计及临床数据录入—统计分析—研究报告；现在更合理的临床研究步骤为：研究方案—统计分析计划—病例报告表—患者入组及数据收集—数据库设计及临床数据录入—统计分析—研究报告。现代临床研究越来越强调统计分析计划的重要性，这样才能更好地保障临床数据收集的科学性、可靠性，避免数据采集目的不明确、缺失过多等问题，防止后期统计分析无法高质量完成从而影响临床研究的质量。

2. 制订科学合理的数据管理计划（参见本章第三节）。

3. 设计高效合理的数据收集工具 病例报告表（CRF）是研究者记录临床研究数据的最主要工具（参见本章第三节）。

4. 进行严格的临床数据审查 临床数据的审查是保证数据质量的重要环节，主要工作是通过检查病例报告表的填写质量，数据对方案的依从，核实数据的有效性、完整性、逻辑性，以及对发现的差异进行内部和外部解决（参见本章第三节）。

5. 进行合理必要的数据清理（参见本章第三节）。

6. 选择适合的数据管理系统 许多临床试验采用多中心设计，特别是Ⅲ期多中心临床研究，存在周期长、单位多、数据量大等特点。研究者需要使用具备相应功能的临床数据管理系统来完成数据的收集、储存、核查、分析，从而更有效地控制和提高研究数据的质量。

数据管理系统通常具有以下功能：病例报告表的设计功能，数据一致性检查功能，数据质疑和修正功能，数据溯源性和系统管理功能，数据格式转换和数据导出功能等。常用的商用付费管理系统有 ORACLE CLINICAL，CLINTRIAL，MACRO 等，这些系统功能类似，费用昂贵，需要相应硬件支持，适合多中心、较为复杂的临床研究，各中心录入人员只需通过浏览器登录即可录入数据。除了提供基础的录入功能，还会提供更为全面的权限控制、逻辑检查、数据溯源等功能，甚至可以提供整合随机化等其他专业功能。但建库和维护的成本也较高，通常需要委托专门的公司或者学术机构进行管理。

还有一些免费使用的数据管理系统，包括 OpenClinica、OpenCDMS、TrialDB 和 Epidata 等。可以免费下载，基本功能齐全，适合于小型临床试验研究使用。但在处理较为复杂的研究数据时，可能出现修改无法留痕、缺乏权限限定导致的安全隐患等缺陷。

另外在选择时需考虑系统的稳定性和成熟性，是否经过临床研究验证，以及自身相关研究人员的资质水平等因素。

7. 研究数据的保存和共享 数据共享、开放存取是目前大势所趋，可以提高研究的效率和可信度，增强研究数据跨领域利用、引用与影响，也是研究者的义务和责任。临床研究结束后，如果研究数据得到妥善保存并能够被重复利用，不但对于研究者本身，而且对于整个专业领域，都具有积极意义。在投稿一些高质量杂志时，需要投稿者提供原始数据仓储的位置和方式，甚至数据集的 DOI。

获得高质量的临床数据是保证结果真实可信的前提，而临床数据管理是临床试验获得高质量临床数据的重要保证。为了获得高质量的临床数据，需要参与临床数据管理的每一个成员认真履行自己的职责，高度重视临床数据管理过程中的细节问题。在当今这个大数据的时代，科学高效的临床数据管理，是保障医学研究正确方向的基础，也是未来临床研究有迹可循的航标。

参考文献

[1] 王珊，萨师煊．数据库系统概论[M]. 4 版．北京：高等教育出版社，2016.

[2] 李小华，周毅．医院信息系统数据库技术与应用[M]．广州：中山大学出版社，2015.

[3] 刘晋，梁宁霞，李天萍，等．电子数据采集系统在临床科研管理中的实践与思考[J].中华医院管理杂志，2019,35(6):503-506.

[4] 赵佳，姜春梅，郭媛，等．我院药物临床试验电子数据采集系统的建立及应用［J］.中国药房，2016,27(7):452-455.

[5] 陆芳，翁维良，高蕊，等．基于电子化数据采集和管理的临床研究质量控制的探讨［J］.中药新药与临床药理，2012, 23(2):226-229.

[6] 胡霭玲．药物临床试验监查质量管理研究[D].广州：暨南大学，2014.

[7] 王廷春，谭波，吴炜毅．药物临床试验 监查稽查·广东共识（2014 年）[J].今日药学，2015,25(3):146-147.

[8] 李宾．制定一个规范的监查计划[N].医药经济报，2016-02-22（8）.

[9] 李宾．解读美国 FDA 关于临床研究监查的新指导原则[J].中国处方药，2013, 11(5):57-60.

[10] 葛晶晶．美国 FDA《临床研究监督—基于风险进行临床监查的策略指南》草案研究[D].哈尔滨：黑龙江中医药大学，2012.

[11] 苏娴，崔孟珣．基于风险的监查在临床试验中的应用和挑战[J].中国新药与临床杂志，2018,37(06):332-336.

[12] 国家食品药品监督管理总局．临床试验数据管理工作技术指南（2016 年第 112 号）[EB/OS].[2020-05]. https://www.cfdi.org.cn/resource/news/8011.html.

[13] DEMETS DL, ELLENBERG SS. Data monitoring committees - expect the unexpected[J]. N Engl J Med, 2016, 375(14):1365-1371.

[14] 吴泰相，卞兆祥，李幼平，等．促进我国临床临床试验数据管理规范化[J].中国循证医学杂志，2018,18:532-537.

[15] 国家食品药品监督管理总局．药物临床试验数据管理与统计分析的计划和报告指导原则（2016 年第 113 号）[EB/OS].[2020-05]. https://www.cfdi.org.cn/resource/news/8012.html.

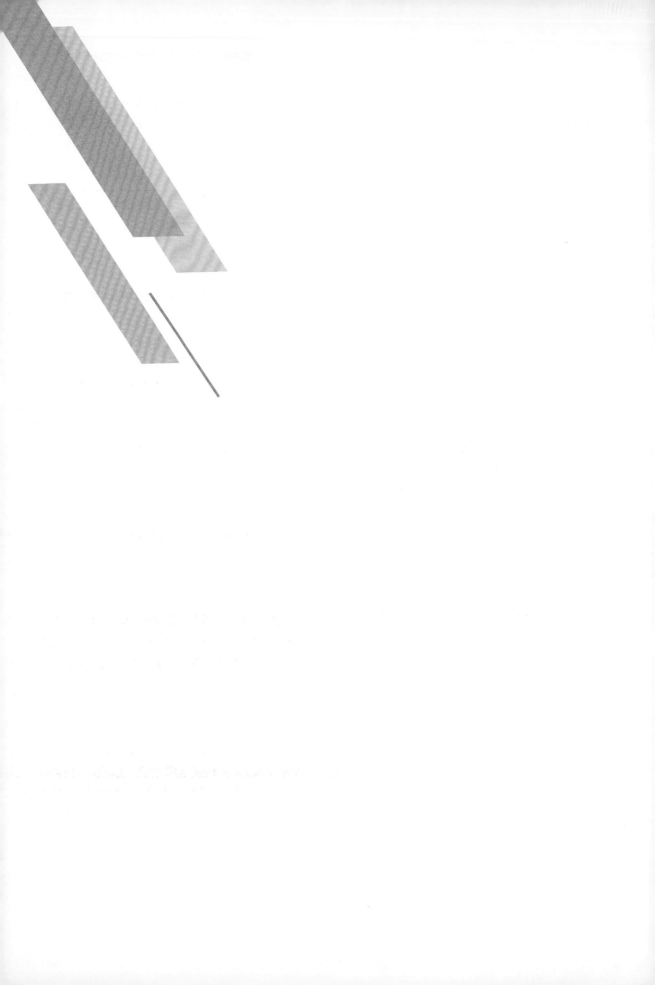

第五章

临床研究常用
统计学方法

<table>
<tr><td>第一节</td><td></td></tr>
</table>

第一节　临床研究的样本量考虑

作者：周俊　陈灏珠

　　临床研究中所需的样本量是研究者必须要考虑的问题之一，一份科学合理的临床研究设计书中必须包含样本量（sample size）估计。发表临床研究结果时，作者通常也需要报告样本量是如何计算的，使读者能够评估无效假设（H_0）和备择假设（H_1）的可信性，检验统计量的选择和参数设计的合理性。因此，样本量大小和把握度（power）设定是否合理对于一项临床研究尤为重要。

一、第一类错误和第二类错误

　　通过临床研究的数据分析推断结论，研究者面临两个基本的错误风险：第一类错误（type Ⅰ error）是拒绝了实际上是成立的 H_0，第一类错误的概率用 α 表示；第二类错误（type Ⅱ error）是不拒绝实际上是不成立的 H_0，第二类错误的概率用 β 表示。例如，研究者需比较两种不同的方法治疗患者的预后是否相同，如实际上两种疗法处理效应是一样的，而统计检验却得出两者差异有统计学意义的结论，即假阳性，那就犯了第一类错误，α 通常被设定为 0.05，则第一类错误的概率水平是 5%；如实际上两种疗法处理效应确有不同，而统计检验却得出两者差异无统计学意义的结论，即假阴性，那就犯了第二类错误，如果 β 被设定为 0.20，则第二类错误的概率水平是 20%。在样本例数确定时，α 越大，则 β 越小；反之，α 越小，则 β 越大。要同时减少 α 和 β，唯一的办法是扩大样本量。

二、把握度

　　根据以上的例子，如实际上两种疗法处理效应确有不同，而统计检验能得出两者差异有统计学意义结论的可能性，就是把握度，也被称为检验效能（power of a test），把握度 = $1 - \beta$。如果把握度设定为 0.80，α 设定为 0.05，则表示如两种疗法处理效应确有不同的情况下，按 α 为 5% 的水准能发现两者差异有统计学意义的概率为 80%。假设在 α 和样本量固定的情况下，两种疗法处理效应差异越大，把握度就越大，即得出有统计学意义结果的把握越大。在研究设计中，需要更高的把握度，则需要更大的样本量。表 5-1-1 是 α 与 β 的函数，可以看到在 α 或 β 不同取值变化的情况下，函数值的变化，也即在估计样本量时，更高的把握度导致所需样本量的变化。

表 5-1-1　$f(\alpha, \beta)$ 值

α（第一类错误）	β（第二类错误）			
	0.05	0.1	0.2	0.3
0.10	10.8	8.6	6.2	2.7
0.05	13.0	10.5	7.9	3.8
0.02	15.8	13.0	10.0	5.4
0.01	17.8	14.9	11.7	6.6

临床研究中，为了追求样本量更小，而将把握度设计得很低，是不合理的。低把握度的研究很难得出有统计学意义的结果，也不能精确回答研究假设的科学问题，某种意义上说是对研究资源的浪费。临床研究中把握度的设定通常不低于 0.80，对于证实性研究至少不低于 0.90 才是合理的。

三、样本量估计需考虑的主要问题

样本量估计反映了研究设计中的重复原则，也是一个成本 - 效果和检验效能的权衡过程。研究者可以通过统计学方法来计算，在保证研究结论有一定可靠性（精度和检验效能）前提下的最小样本例数。在开始计算之前，至少需要明确以下几个问题。

1. 研究的目的 研究目的与检验假设有关，也决定了研究设计和反映研究结果的主要指标。

2. 研究设计 包括研究对象是否分组，是否设置对照，组间比较类型（如优效性实验、非劣效性实验、等效性实验），设计类型（平行设计、交叉设计、析因设计、序贯设计、群随机设计等）等。不同的研究设计样本量估计方法不同，所需样本量也不一样。

3. 主要指标 指验证检验假设的研究结果，有定性指标（如有效和无效）、定量指标（如出血量多少毫升）、等级指标（如显效、有效、无效）、生存时间等。临床研究通常只有一个主要指标，需根据专业知识确定，并在研究方案中有明确定义测量时点、方法等。样本量估计是根据主要指标进行的，不同的指标类型估计的方法并不一样。某些临床试验可能兼有有效性和安全性评价指标，可分别计算样本量，取其中更大者为研究的样本量。临床研究的结果也可能要验证一些次要指标，但次要指标不作为样本量估计的依据。

4. 统计方法 样本量的估计方法是由评价主要指标所用的统计方法决定的。统计方法分为均数的比较（如基于正态分布的假设用参数方法或基于非正态分布的假设用非参数方法）、率的比较、生存分析、相关和回归分析等，还可分为单组、两组和多组检验，将在后面的章节重点介绍。

5. 效应量 根据主要指标的类型，效应量可以是均数的组间差值或与总体参数间的差值，率的组间差值、相对危险度（RR）、比值比（OR）、相关系数、回归系数等，也就是总体标准差 σ 或总体率 π 以及容许误差 δ。σ 反映了数据的变异度，变异度越大，所需样本量越大，π 越接近 0.5，所需样本量越大。例如，抽样调查某人群中血红蛋白含量，效应量就是该类人群中血红蛋白的标准差和本次调查希望误差不超过的最大值。再例如比较新药物和标准药物治疗某类患者一年内的病死率，效应量就是标准药物治疗后该类患者一年内的病死率和新药物治疗后可能降低的一年内病死率。效应量参数的确定首先基于本研究的既往研究成果，如基于同样研究目的所做的预实验、单中心实验、小样本实验等内部证据。如研究者既往未做过同类研究，可通过查阅文献寻找外部证据，meta 分析或权威大样本量的既往研究证据相对更充分。如本次临床研究没有前人的成果可以借鉴，也可以根据研究者的临床经验作出预设，但务必要客观谨慎，以免发生样本量不足的情况。

6. 检验水准（significant level）和检验效能 如前所述，检验水准即为第一类错误 α，检验效能也就是把握度（$1-\beta$）。某些研究有多个主要指标进行多重检验，每次检验的检验水准则需根据 α 作出调整。准备临床研究方案时可根据不同把握度估计多个样本量，供研究者参考决定。

7. 单侧或双侧检验 单侧检验的样本量小于双侧检验，临床研究通常都使用双侧检验。优效性实验、非劣效性实验等设定单侧 $\alpha = 0.025$，实际上仍是双侧 $\alpha = 0.05$ 的水准。如按单侧检验进行研究设计，研究者必须做出充分的解释。

8. 平衡或非平衡设计 大部分的临床研究都采用平衡设计，即每组的样本量相同，这样所需的总样本量最小。如采用非平衡设计，即每组的样本量明显不同，则达到同样的检验效能所需的样本量会明显增加。

9. 亚组分析 除了主要研究目的之外，有些临床研究还会进行亚组分析。如果研究目的中不强调必须对某个亚组的研究结果进行验证，那就不需要对亚组进行样本量估计。但如果检验假设中包含了对某个亚组的研究结果进行验证，那还需针对该亚组进行样本量估计。

四、样本量估计举例

1. 例 1 假设某医生在临床实践中观察到 A 药对控制某类患者心率有作用，他打算研究 A 药服用 24 小时后对降低该类住院患者静息心率是否有效，随机抽取 9 名患者测得服药前后心率平均下降 10.8 次 /min，标准差 9.5 次 /min，查阅最新指南得知此类患者静息心率下降 5 次 / 分，认为有临床意义，即视为 A 药有效。由于这是一项证实性研究，该医生认为将第一类错误 α 设为 0.05，把握度（$1 - \beta$）设为 0.90 才能够接受。

此例研究的主要指标是患者用药前后静息心率下降值，标准差 $S = 9.5$ 次 /min，效应量 $\delta = 5$ 次 /min，统计方法为基于差值均数的配对 t 检验，$\alpha = 0.05$，$\beta = 0.10$，由于本次研究的目的是 A 药对患者心率下降的作用，因此考虑使用单侧检验。相关计算公式为：$n = \dfrac{\sigma^2}{\delta^2} \times f(\alpha, \beta)$。在本例里面只能用标准差 S 来估计 σ，由于单侧检验中 $\alpha = 0.05$ 相当于双侧检验中 $\alpha = 0.10$，因此查表 5-1-1 时应注意 $f(\alpha, \beta) = 8.6$。由此计算 $n = 31.05$，即 $n \approx 32$，故认为需 32 个病例进行正式临床研究，才有 90% 的把握得出 A 药对降低该类患者静息心率临床实际有效的结论。

2. 例 2 假设经过例 1 的研究后，该位医生得出了 A 药对降低某类住院患者静息心率确实临床有效的结论。但目前临床上降低该类患者心率的经典用药是 C 药。他又打算研究比较该类住院患者服用 A 药和 C 药 24 小时后的静息心率是否有差异。经过上次的研究和日常数据收集，他发现服用 A 药后患者平均心率大约为 70 次 /min。查阅文献后发现，服用 B 药后该类患者平均心率为 73.4 次 /min，标准差 10.6 次 /min。由于这是一项探索性研究，该医生认为将第一类错误 α 设为 0.05，把握度（$1 - \beta$）设为 0.80 就能够接受。

此例研究的主要指标是患者用药 24 小时后的静息心率，治疗组（服用 A 药）均数 $\mu_1 = 70$ 次 /min，标准治疗组（服用 C 药）均数 $\mu_2 = 73.4$ 次 /min，标准差 $S = 10.6$ 次 /min，统计方法是两样本均数的成组比较 t 检验，$\alpha = 0.05$，$\beta = 0.20$，本次研究的目的是比较服用不同药物后两组患者静息心率的差异，检验假设中并不涉及某组患者心率更低或更高的问题，因此考虑使用双侧检验。相关计算公式为：$n = \dfrac{2\sigma^2}{(\mu_1 - \mu_2)^2} \times f(\alpha, \beta)$。在本例里面假设治疗组和标准治疗组的标准差相等，用标准治疗组标准差 S 来估计 σ，查表 5-1-1 得出 $f(\alpha, \beta) = 7.9$。由此计算 $n = 153.57$，即 $n \approx 154$，故认为每组需 154 个病例进行正式临床研究，才有 80% 的把握得出该类患者服用 A 药或 C 药 24h 后静息心率有显著性差异的结论。

3. 例 3　假设经过例 1 和例 2 的研究后，该位医生得出了 A 药对降低某类住院患者静息心率确实临床有效，并且该类患者服用 A 药或 C 药 24h 后静息心率有显著性差异（研究中服用 A 药后的患者平均心率低于服用 C 药后的患者）的结论。另外，阅读文献后发现此类患者服药后某个时点静息心率下降 5 次 /min 可被认为治疗有效。他又打算研究比较 A 药和 C 药在该类住院患者控制静息心率治疗中有效率是否有差异。经过上次的研究和日常数据收集，他发现服用 A 药的治疗有效率约为 96%，C 药的治疗有效率约为 90%。本次研究能够接受第一类错误 α 为 0.05，把握度（$1 - \beta$）为 0.80。

此例研究的主要指标是患者用药后的治疗有效率，治疗组（服用 A 药）有效率 $p_1 = 96\%$，标准治疗组（服用 C 药）有效率 $p_2 = 90\%$，统计方法是两样本率比较的 Pearson 卡方检验，$\alpha = 0.05$，$\beta = 0.20$，研究的目的是比较两组患者服用不同药物后治疗有效率的差异，检验假设中并不涉及某组患者治疗有效率更低或更高，因此考虑使用双侧检验。

相关计算公式为：$n = \dfrac{p_1(1 - p_1) + p_2(1 - p_2)}{(p_2 - p_1)^2} \times f(\alpha, \beta)$。查表 5-1-1 得出 $f(\alpha, \beta) = 7.9$。由此计算 $n = 281.77$，即 $n \approx 282$，故认为每组需 282 个病例进行正式临床研究，才有 80% 的把握得出该类患者服用 A 药或 C 药控制静息心率有效率有显著性差异的结论。在本例中，如将把握度提高到 0.90，则每组需 375 个病例。

值得注意的是，以上三个例子都采用了差异性检验。假设例 3 中最终结果两个药物治疗有效率差异无统计学意义，结论中我们并不能认为 A 药和 C 药是等效的。差异性检验和等效性检验的检验假设不同，统计方法不同，样本量计算方法也不一样。

当然，上文中几个样本量估计的举例是虚构的，都比较简单，并且用数据分布的理想状态忽略了实际应用中需要考虑协变量、非正态分布、方差齐性等问题。临床研究者在实际操作中，应该与统计学家一起在样本量计算中加入更多的考虑。

五、样本量的调整

临床研究中的一大挑战是受试者保留，尤其是一些随访期较长的研究。有些病例可能退出（如治疗有副作用）或失访（如迁移到其他地方），有些病例可能不依从（如不按照研究方案治疗）或转组（如分配到安慰剂组的受试者转用治疗组的药物），这会导致最终可用于分析的病例少于估算的样本量。有经验的研究者会从专业角度出发对估算的样本量进行调整，通常一个临床研究的脱落剔除病例不应大于病例总数的 20%。有统计学家建议用系数 $1/(1 - r)$ 来扩大样本量，r 是研究病例的剔除脱落率。这个公式既调整样本量，又调整了丢失的受试者的一些关键特征与整个研究人群不同引起的偏倚。

样本量的调整还可能出现在采用适应性设计的临床研究中。例如成组序贯设计（group sequential design）的研究中，每个阶段进行一次期中分析（interim analysis）决定是否进入下一阶段研究，纳入新的病例。另外，有些临床研究在设计时预设了固定的期中分析，通过期中分析获得的参数，对样本量进行重新估计和调整。

六、与统计学家合作进行样本量估计

样本量估计对临床研究者来说是一个科学决策的过程，也应该加入财力、人力、物力和时间的考量。样本量绝非越大越好，过大的样本量一方面浪费了研究资源，另一方面也会导致研究更难实施，涉及更多的研究人员或检测仪器使得研究中的非抽样误差增加。因此，临床研究者要与统计学家密切合作。这样的合作在研究设计早期就应该开展，因为研究设计一旦落实，今后发现问题时可能就难以纠正。双方合作的目标是获得特定研究问题的最佳样本量估计并设计出高效率的临床研究。只有这样的临床研究才能对临床中发现的有意义的问题做出科学的解答，提供有力的循证医学证据。

对统计学家来说，现代的计算机统计已成为样本量估计的一大利器。相较于传统的手工计算，统计软件大大方便了样本量的快速计算。常用的较为权威的样本量估计软件有 nQuery 和 PASS 等，SAS 和 R 语言也可以通过编程实现样本量估计，此外还有大量在线的样本量估计软件和程序。许多专业统计软件可以将计算结果编排为表格形式，用来说明随着各种参数的变化，所得的样本量是如何变化的，也可以模拟不同无效假设和备择假设条件下的不同样本量，此外，还可对各种样本量条件下的把握度作图，选择最优化的样本量。这样的样本量估计结果呈现方式无论对研究者和统计学家，还是对研究结论的读者来说都可以获得更大的信息量，也更容易衡量此项临床研究的价值。

第二节　临床研究数据的描述方法

作者：刘慧　姜是　朱益民　刘允怡

对临床数据资料收集整理后，首先要对所有数据资料进行描述，以便对样本数据的分布有直观的概念。本节将通过区分数据类型介绍如何对临床研究数据资料进行统计描述。

一、数据类型

（一）计量资料

又称定量资料，可以分为两种类型：连续型变量（continuous variable）和离散型变量（discrete variable）。连续型变量指其取值可以为实数轴上的任何数值，不存在分立的取值。大多数由测量得到的数值都属于连续型变量，如体重、血压、血糖等。有一些测量值，诸如红细胞计数，以"个"为单位时只能取整数值，但其数值很大，当以"千"或"万"为单位时，又可以取小数值，所以通常把这些变量也视为连续型变量。离散型变量只能取整数值，如一个月的手术患者数。

（二）计数资料

又称定性资料，主要有分类变量（categorical variable）或名义变量（nominative variable）和有序变量（ordinal variable）或等级变量。最简单也最常用的分类变量是二分类变量（binary variable），如性别（男/女）、疾病（有/无）和结局（生/死）等。二分类变量常用 0 和 1 来编码。除二分类变量外，临床研究中还有一些变量为多分类变量，如甲状腺癌的组织学分型，其可能的"取值"不是数字，而是乳头状癌、滤泡癌、髓样癌和未分化癌；为便于输入计算机也可以采用代码 1、2、3、4 来表示。这些数值仅仅是代码，虽能进行运算，但不能反映数量的差别。

不同于分类变量，等级变量的"取值"中自然地存在着次序。如国际通用的肿瘤分期系统 TNM 分期，包括 Stage 0 期、Ⅰ期、Ⅱ期、Ⅲ期、Ⅳ期；分期越高代表肿瘤进展程度越高。某些实验室检验指标如尿蛋白常用 −、±、+、++ 和 +++ 来表示测量结果中尿蛋白含量递增的关系。

数据如何描述及采用何种统计方法检验，与资料类型是密切相关的。在处理统计资料的过程中，在相关专业理论指导下，可根据需要将各类资料互相转化，以求满足不同统计方法的需求。但变量只能由"高级"向"低级"转化，不能做相反方向的转化。这提示我们在研究设计中，对于能测量的指标，要尽量设计为计量指标，这将便于后续的数据分析。

二、数据分布

（一）正态分布

正态分布（normal distribution）是一种最常见且重要的连续型随机变量分布，又称高斯分布。如随机选取某医院 1 000 名肥胖患者并记录其年龄，绘制频数分布图（图 5-2-1）。显而易见的是，该图特点是中间频数最多，两边频数渐少且近似对称。若以各组段频率密度（频率/组距）为纵坐标绘制直方图，使其各直方面积相应于频率，其和为 1（100%）。随着样本人数增多，组段分类更加细致，各个矩形的宽度将逐渐变窄，其顶端连接后逐渐接近于一条光滑的曲线，其特征是中间较高而两边较低，左右两侧以过最高点与 X 轴垂直的线左右对称，形态类似于钟形。这条曲线称为频率密度曲线，形似于数学上的正态分布曲线，且横轴上曲线下的面积恒等于 1。

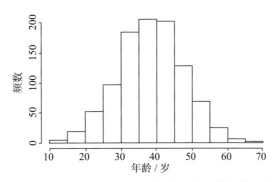

图 5-2-1 某医院 1 000 名肥胖门诊患者年龄频数分布图

正态曲线（normal curve）是一条高峰位于中央，两端逐渐下降且完全对称，曲线两端永远不会与横轴相交的钟形曲线。如果随机变量 X 服从概率密度函数

$$f(X) = \frac{1}{\sigma\sqrt{2\pi}} e^{\frac{-(X-\mu)^2}{2\sigma^2}}, \quad -\infty < X < +\infty \qquad （公式 5-2-1）$$

则称 X 服从正态分布，记作 $X \sim N(\mu, \sigma^2)$，μ 为 X 的总体均数，σ^2 为方差。

正态分布的特征：①在直角坐标的横轴上方，以 $X = \mu$ 为对称轴，呈左右完全对称的钟形曲线，两端与 X 轴永不相交。②在 $X = \mu$ 处，$f(X)$ 为最大值，其值为 $f(\mu) = \frac{1}{\sigma\sqrt{2\pi}}$；$X$ 离 μ 越远，$f(X)$ 值越小。③由两个参数，即位置参数 μ 和形态参数 σ 决定曲线形态。若固定 σ，改变 μ 值，曲线沿着 X 轴平行移动，其形状不变；若固定 μ，σ 越小，则曲线越陡峭。④正态曲线下的面积分布有一定的规律，根据积分公式可得出区间 $\mu \pm \sigma$ 的面积为 68.27%，区间 $\mu \pm 1.96\sigma$ 的面积为 95.00%，区间 $\mu \pm 2.58\sigma$ 的面积为 99.00%。

正态分布是一个分布族，因此不同的参数会产生位置和形状不同的正态分布曲线。为了应用便捷，即令

$$u = \frac{X - \mu}{\sigma} \qquad （公式 5-2-2）$$

则有

$$\varphi(u) = \frac{1}{\sqrt{2\pi}} e^{\frac{-u^2}{2}}, \quad -\infty < u < +\infty \qquad （公式 5-2-3）$$

即将 $X \sim N(\mu, \sigma^2)$ 的正态分布转化为 $u \sim N(0,1)$ 的标准正态分布。变换后，欲求一定区间标准正态分布曲线下的面积只需查标准正态分布曲线下的面积表即可。

在研究数据的统计过程中，有时并不能直接判断样本是否符合正态分布，因而需要对样本进行正态性检验。正态性检验的方法主要有以下几种。

1. 图示法

（1）P-P 图法：以样本的累计频率（百分比）作为横坐标，假设其符合正态分布，计算相应的累计概率作为纵坐标，再将样本值在直角坐标系中描点，所得到的散点图称为 P-P 图（proportion-proportion plots）。若数据服从正态分布，样本点应分布在第一象限的对角线附近。

（2）Q-Q 图法：以样本的百分位数（F_x）作为横坐标，假设其符合正态分布，计算相应的百分位数作为纵坐标，再将样本值在直角坐标系中描点。所得到的散点图就是 Q-Q 图（quantile-quantile plots）。若数据服从正态分布，样本点应分布在第一象限的对角线附近。

2. 统计检验法　正态性检验是利用抽样数据确定总体是否服从正态分布的检验，是统计决策中重要的拟合优度假设检验。偏度 - 峰度检验法、夏皮罗 - 维尔克检验法（Shapiro-Wilk, S-W）、科尔莫戈罗夫检验法（Kolmogorov-Smirnow, K-S）等是常用的正态性检验方法。

3. 中心极限定理　中心极限定理是概率论中讨论随机变量序列部分和分布渐近于正态分布的一类定理，是数理统计和误差分析的理论基础，其主要思想认为大量随机变量近

似服从正态分布。一些现象在实际中会受到很多相互独立的随机因素的影响，若每个因素都仅产生轻微影响时，其总体影响可以认为仍然是服从正态分布的。中心极限定理主要分为三个部分，即独立同分布的中心极限定理、棣莫佛 - 拉普拉斯定理及不同分布的中心极限定理。

其中，独立同分布的中心极限定理是中心极限定理最简单又最常用的一种形式，在实际应用中，只要样本量足够大，便可认为独立同分布的随机变量之和服从正态分布。这种方法在数理统计中使用得非常普遍，是处理大样本统计问题的重要工具。而不同分布的中心极限定理则说明所研究的随机变量如果是有大量独立的而且均匀的随机变量相加而成，那么它的分布也将近似于正态分布。

中心极限定理是概率论中最重要的一类定理，支撑着假设检验的计算公式和相关理论。对于符合正态分布的数据，我们可以直接进行假设检验，并估算出对应的置信区间；而对于那些不符合正态分布的数据，根据中心极限定理，在样本量足够大时，总体参数的抽样分布趋向于正态分布，也可以依据正态分布的检验公式进行统计分析。

（二）二项分布

二项分布是指某种独立试验，其结果仅有两种互斥的情况，如"阴性"或"阳性"，"生存"或"死亡"等，在 n 次独立重复试验中，如果每次试验出现"阳性"或"死亡"的概率 π 保持不变时，出现次数 $X = 0,1,2,3,\cdots,n$ 的一种概率分布。其概率如下公式：

$$P(X) = \frac{n!}{X!(n-X)!} \pi^X (1-\pi)^{n-X} \qquad （公式 5-2-4）$$

其中，$X = 0,1,2,3,\cdots,n$

$P(X)$ 即为二项函数 $[\pi + (1-\pi)]^n$ 展开式的通项，式中的 $\frac{n!}{X!(n-X)!}$ 称为二项式的系数。且 $\sum_{X=0}^{n} P(X) = 1$。 （公式 5-2-5）

在生物医学研究领域，服从二项分布的研究较为常见，如某种药物的治疗效果分为有效或无效，患者随访的结局为存活或死亡等。就随机抽样而言，如果有返回的从有效率为 π 的总体中随机抽取个数为 n 的样本，则出现有效个数为 X 的概率分布即呈二项分布。如果是无返回随机抽样，当抽样的个数 n 远小于总体的个数 N（如 $n < N/10$）时，也可近似地处理为二项分布。

三、计量资料的统计描述

从计量资料的分布特征上看，计量资料的描述包括集中趋势和离散趋势两个方面。一方面，由于数据资料往往具有一定的同质性，常用平均数这一指标体系来描述一组变量值的平均水平，即集中趋势；另一方面，数据资料也具有某种异质性，常用极差、标准差、四分位数间距等一系列指标来描述变量值的变异程度，即离散趋势。

（一）集中趋势的描述

1. 算术均数（arithmetic mean） 简称均数（mean），可用于反映一组呈对称分布的变量在数量上的平均水平，这时均数位于分布的中心，能反映全部观察值的平均水平。对于服从正态分布或近似正态分布的变量，常采用均数描述变量的平均水平。

2. 几何均数（geometric mean） 几何均数适用于原始观察值分布不对称，但经对数转换后呈对称分布的变量。如医学中常见的抗体滴度资料，观察值间常呈倍数关系，变化范围跨越多个数量级。

3. 中位数（median） 指将原始观察值从大到小排序后，排列位次居于最中间的观察值。中位数不受变量分布的影响，仅由位次居中观察值的大小决定，与观察值所代表的总体分布形状或位于总体两端的极值无关。因此，中位数适合描述偏态分布数据的集中趋势。对分布末端没有确定值的数据，如果不能直接计算均数和几何均数时，也可以计算中位数。

（二）离散趋势的描述

1. 标准差（standard deviation） 计算方差时考虑到了所有观察值对变异程度的影响，然而方差的量纲是原变量量纲的平方，在实际应用中可能会带来不便，也不够直观，因此，常使用方差的算术平方根即标准差表示资料的变异程度。通常总体标准差用 σ 表示，样本标准差用 S 表示。与方差一样，标准差越大代表着数据的变异程度越大。方差和标准差均适用于对称分布的数据，尤其是服从正态分布或近似正态分布的数据。

2. 四分位数间距（inter-quartile range） 百分位数（percentile）是一种位置指标，将一组数据按数值大小排列，处于 X% 位置的值用 P_X 来表示，读作第 X 位百分数。中位数实际上是第 50 位百分数。P_{75} 和 P_{25} 分别被称为上四分位数（upper quartile）和下四分位数（lower quartile）。四分位数间距定义为 P_{75} 和 P_{25} 之差，即 $Q = P_{75} - P_{25}$。理论上，总体中 1/4 的个体观察值比 P_{25} 小，1/4 的个体观察值比 P_{75} 大，因此 P_{75} 和 P_{25} 之间的个体观察值在总体中占 50%。同类资料比较时，四分位数间距越大，意味着数据间变异度越大。四分位数间距适用于各种分布的资料，常与中位数结合起来描述变量的平均水平和变异程度。

3. 极差（range） 也称全距，是指最大值与最小值之差。当样本量相近的同类资料比较时，极差越大说明数据越离散，即变异度越大。

一般而言，需结合集中趋势与离散趋势两方面对数据资料进行统计描述。对于满足正态分布的数据，采用均数 ± 标准差的方式对数据进行描述；而对于非正态分布的数据，采用中位数结合四分位数间距对数据进行描述；而对于某些特殊分布如对数转换后满足正态分布的数据，可采用几何均数结合四分位数间距的方式进行描述。

四、计数资料的统计描述

绝对数是计数资料最常见的数据形式，如某疾病的患病人数、新生儿出生人数、死亡人数等。但绝对数一般不能直接比较，如甲、乙两种手术方式所处理的患者数量不同时，比较二者并发症发生的绝对人数是没有意义的，因此需要计算相对数以便进行比较。常用的相对数指标有比例、率和比三种。

1. 比例 表示事物某一部分包含的个数与该事物各部分个数的总和之比，用来表示各构成部分在总体中所占的比例或分布，通常以 100% 作为比例基数。计算公式为

$$构成比 = \frac{某一组成部分的观察单位数}{同一事物各组成部分的观察单位数} \times 100\% \qquad （公式 5-2-6）$$

2. 率 说明某现象发生的频率或强度，是指单位时间内某现象发生的频率。常以百分率（%）、千分率（‰）等表示，比例基数的选择依习惯用法而定，或使计算结果保留 1～2 位整数以便浏览。计算公式为

$$率 = \frac{某时期内发生某现象的观察单位数}{同期可能发生某现象的观察单位总数} \times 比例基数 \qquad （公式 5-2-7）$$

3. 比 是两个有关指标之比，用来说明两指标间的比例关系。两个指标性质可以相同，如不同时期新生儿出生个数比；性质也可以不同，如住院人数与病床数之比。通常以倍数或者百分数表示，计算公式为

$$相对比 = \frac{甲指标}{乙指标} \qquad （公式 5-2-8）$$

4. 应用相对数的注意事项

（1）比例不能代替率：比例仅代表事物内部某构成组分在总体中所占的百分比，与事件发生的强度或频率无关，但在实际应用中常常出现将比例按率的概念去解释的错误。如某医院门诊患者中糖尿病患者比例为 20.5%，仅说明糖尿病患者在该医院门诊就诊人数中所占的比例，并不代表人群中糖尿病的患病率为 20.5%。

（2）计算相对数应有足够的样本量：在临床研究中，样本例数很少时，各种偶然因素都可能导致相对数的较大变化，此时最好使用绝对数来表示。如当某种罕见疾病的样本数仅为 5 人时，如因意外事件导致患者死亡 1 人即会造成病死率 20% 的变化。

（3）正确计算平均率：计算分组资料的平均率时，不是简单地由各组率相加求平均而得的，而应采用实际数字计算。如某种治疗胃癌的化疗药物，医院甲统计了 350 名患者，有 14 人死亡，病死率 4%；医院乙统计了 50 名患者，有 4 人死亡，病死率 8%；两医院合计病死率不是 4% + 8% = 12%，也不是（4% + 8%）/2 = 6%，应该是（14 + 4）/（350 + 50）×100% = 4.5%。

（4）注意数据的可比性：在比较相对数时，除了要比较的因素外，其他影响因素应该尽可能地相同或接近。如研究对象是否同质，研究方法是否相同。如果两组数据的年龄、疾病严重程度构成有所不同，则可以分别进行同年龄别、同疾病严重程度的小组率比较或对总率进行标准化后再作比较。

第三节 临床研究显著性检验的方法

作者：刘慧 姜是 朱益民 刘允怡

一、显著性检验

（一）基本概念

由样本信息对相应总体的特征进行推断称为统计推断（statistical inference）。对所估计的总体先提出一个假设，并通过样本数据来判断是否拒绝该假设的过程称为假设检验（hypothesis testing）。假设检验也称为显著性检验（significance test），是利用小概率反证法的思想，即在零假设 H_0 成立的条件下，计算检验统计量，根据获得的 P 值来推断是否拒绝零假设。

（二）基本步骤

1. 建立假设检验，确定检验水准

（1） $\mu = \mu_0$：即检验假设，常称无效假设或者零 / 原假设，用 H_0 表示。

（2） $\mu \neq \mu_0$：即备择假设，常称对立假设，用 H_1 表示。

对于检验假设，需注意：①检验假设针对的是总体，而不是样本本身；② H_0 与 H_1 是相互联系、对立的假设，后面统计推断的结论是根据 H_0 和 H_1 作出的，两者缺一不可；③ H_0 为零假设，其假定通常是：某两个（或几个）样本所代表的总体参数相等，或某资料服从某一特定分布等；④ H_1 的内容直接反映了检验的单双侧。若 H_1 为 $\mu > \mu_0$ 或 $\mu < \mu_0$，则此检验为单侧检验，它不仅考虑是否有差异，还考虑了差异的方向。一般认为，双侧检验较稳妥，探索性研究多用双侧检验，而证实性研究多用单侧检验。若想了解经常吃鱼类食物的儿童维生素 D 水平是否高于正常同龄儿童时，此时采用单侧检验更为合适。

（3） α：即检验水准，也称显著性水准。α 是预先规定的概率值，它确定了小概率事件的标准，在实际工作中 α 常取 0.05。但 α 的取值并非一成不变，可根据不同的研究目的和情况设置不同的 α 值。

2. 计算检验统计量 检验统计量的选择应与数据类型、分布、研究设计及目的相匹配。如成组设计两样本均数的比较可选用统计量 t，成组设计两样本方差的比较选用统计检验量 F，两样本率的比较可选用统计量 χ^2。

3. 确定 P 值，做出统计推断

从假设检验的逻辑推理过程可以看出，P 的含义是指从 H_0 规定的总体中随机抽样，抽得大于等于或（和）小于等于现有样本获得的检验统计量值的概率。根据计算出的检验统计量值，查相应的界值表即可得概率 P。根据所得 P 与事先规定的检验水准 α 相比，判断其是否为小概率事件而得出结论。一般来说，推断结论应包含统计结论和专业结论两部分。统计结论只说明差异有或无统计学意义，并不能反映临床实际问题的差异大小。统计结论必须与专业结论相结合起来判断，才能得出恰到好处、符合客观事实的最终推断结论。

（三）两类错误

若假设检验的结论与实际情况一致，则统计推断的结论正确。若假设检验的结论与实际情况不一致，则统计推断的结论错误。统计学中，假阳性错误称为第 I 类错误（type I error），即把差异无统计学意义判为差异有统计学意义。假阴性错误称为第 II 类错误（type II error），即把差异有统计学意义判为差异无统计学意义。统计推断的两类错误及其概率见表 5-3-1。

表 5-3-1 统计推断的两类错误

实际情况	统计推断	
	拒绝 H_0,有差异	不拒绝 H_0,无差异
H_0 成立,无差异	第 I 类错误概率 = α	正确概率 = $1 - \alpha$
H_1 成立,有差异	正确概率 = $1 - \beta$	第 II 类错误概率 = β

犯第 I 类错误的概率用 α 来控制，其大小与检验水准相同。根据研究者的需要 α 常取为 0.05 或 0.01 等。当 α 取为 0.05 时，其意义是：如果原假设成立，按照同样的方法在原假设 H_0 规定的总体中重复抽样，那么在每 100 次检验结论中平均可以有 5 次拒绝 H_0（假阳性，即有 5 次机会犯第 I 类错误）。β 用来控制犯第 II 类错误的概率。β 的意义是：如果原假设不成立，即所研究的总体有实质差异，按照同样的方法在总体中重复抽样，那么在每 100 次检验结论中平均可以有 $100 \times \beta$ 次不拒绝 H_0（假阴性，即有 $100 \times \beta$ 次机会犯第 II 类错误）。事实上，准确估计 β 值的大小是相对较困难的，因为当拒绝 H_0 时，检验统计量的精确分布并不容易确定。对于某一具体的检验来说，当样本量 n 保持不变时，α 与 β 呈负相关，即 α 越大，β 越小。在实际应用中，往往通过增加样本量来同时减小 α 和 β。

（四）P 值解读

P 值的定义：在零假设成立的条件下，出现统计量目前值及更不利于零假设数值的概率。如果 P 值小于显著性水平（通常为 0.05），则有理由拒绝原假设；如果 P 值大于显著性水平，就没有充分的理由拒绝原假设。本质上，P 值可以理解为当原假设为真时，所得到的样本统计量，在原假设为真时的分布下，所对应的更极端结果出现的概率。换句话说，这就是该样本在实际总体中出现的概率，如果发生的概率小于显著性水平 0.05 或者 0.01 时，认为该样本的出现是一个小概率事件。根据假设检验的原理，认为小概率事件在一次事件中是基本不可能发生的，因此拒绝原假设。P 值越小，我们拒绝原假设的理由越充分；但 P 值不能赋予数据任何重要性，仅能代表某事件发生的概率。

对于一个临床问题而言，要根据实际情况辩证地看待统计学差异和临床意义。若研究甲、乙两种治疗肝癌晚期的方案对患者复发的影响时，在统计学上可能无明显差异，但若乙法对某些患者可明显延长其复发时间或阻止其复发，则有非常深远的临床意义，因为有无统计学意义还与观察的样本量有关。但有时会发现统计学差异显著，但可能无临床意义。譬如，某种中药制剂相比安慰剂组，可以将终末期肾病患者的肾小球滤过率从 18ml/

min 提升至 22ml/min，差异有统计学意义，但在临床实践中并没有降低慢性肾病的分期，临床意义不显著。

二、正态分布定量资料的比较

计量资料的假设检验中，最为简单、常用的方法就是 t 检验（t-test）。实际应用时，应正确区分各种检验方法的适用条件，选择适当的统计检验方法。当总体方差未知且样本含量较小时（如 $n < 60$），理论上要求 t 检验的样本是随机的、来自正态分布的总体、若两样本均数比较时，还要求两总体方差相等（$\sigma_1^2 = \sigma_2^2$），即方差齐性。

（一）两独立样本 t 检验

将受试对象随机分配到两个处理组，每一组接受一种处理；由此获得的两组资料可以代表两个总体的两个独立样本，据此推断它们的总体均数是否相等。另外，从接受两种手术方式的人群中分别抽取一定数量的研究对象，测量某指标进行比较，这也属于两独立样本的资料，也要检验两个总体均数是否相等。此类检验也基于 t 分布，故必须假定两个总体均服从正态分布且方差齐。

两样本所属总体方差相等，即具有方差齐性（homogeneity of variance）。

将两个正态分布总体分别记为 $N（\mu_1，\sigma_1^2）$ 和 $N（\mu_2，\sigma_2^2）$，检验假设为：

H_0：$\mu_1 = \mu_2$，两样本所属的两个总体均数相等；

H_1：$\mu_1 \neq \mu_2$，两样本所属的两个总体均数不相等。

检验统计量为：

$$t = \frac{\overline{X_1} - \overline{X_2}}{\sqrt{S_C^2 \left(\frac{1}{n_1} + \frac{1}{n_2} \right)}} \qquad （公式 5-3-1）$$

其中，S_C^2 是利用两样本联合估计的方差，

$$S_C^2 = \frac{(n_1 - 1) S_1^2 + (n_2 - 1) S_2^2}{n_1 + n_2 - 2} = \frac{\sum (X_1 - \overline{X_1})^2 + \sum (X_2 - \overline{X_2})^2}{n_1 + n_2 - 2} \qquad （公式 5-3-2）$$

可以证明，当 H_0 成立时，这个统计量服从自由度为 $n_1 + n_2 - 2$ 的 t 分布。

示例 1：某医院回顾性比较了 40 名进行开腹和腹腔镜胃切除手术患者的术后住院天数，具体情况如表 5-3-2 所示。

表 5-3-2　某医院 40 名胃切除患者术后住院天数

腹腔镜胃切除组住院天数 /d		开腹胃切除组住院天数 /d	
$n_1 = 20$		$n_2 = 20$	
10	5	8	4
6	7	5	7
6	10	13	9
6	4	13	7

腹腔镜胃切除组住院天数 /d		开腹胃切除组住院天数 /d	
$n_1 = 20$		$n_2 = 20$	
9	8	6	11
5	6	9	10
6	3	11	5
6	9	8	3
9	5	9	9
7	4	7	11

建立假设检验，确定检验水准：

H_0：$\mu_1 = \mu_2$，即两种手术方式术后住院天数相等；

H_1：$\mu_1 \neq \mu_2$，即两种手术方式术后住院天数不相等。

腹腔镜胃切除组的平均住院天数为（6.55 ± 2.04）d，开腹胃切除组的平均住院天数为（8.25 ± 2.81）d。使用公式 5-3-1 计算统计量 t 值得 $t = 2.191$，自由度 $\upsilon = 38$，查 t 界值表得 $0.025 < P < 0.05$，按 $\alpha = 0.05$ 水准，拒绝 H_0，接受 H_1，差异有统计学意义，可以认为腹腔镜胃切除相较于开腹胃切除术后住院天数较短。

（二）两独立样本资料的方差齐性检验

设有两个随机样本分别独立地取自两个正态总体，欲判断其总体方差 σ_1^2 和 σ_2^2 是否相等，可以做如下的齐性检验：

H_0：$\sigma_1^2 = \sigma_2^2$，即两独立样本资料的总体方差相等；

H_1：$\sigma_1^2 \neq \sigma_2^2$，即两独立样本资料的总体方差不相等。

统计量为：

$$F = \frac{S_1^2}{S_2^2}, \quad \upsilon_1 = n_1 - 1, \quad \upsilon_2 = n_2 - 1 \qquad （公式 5-3-3）$$

其中，S_1^2 和 S_2^2 是两个样本方差，S_1^2 表示数值较大的那个方差。不难看出，F 统计量是方差之比，反映较大方差是较小方差的多少倍。

可以证明，当 H_0 成立时，F 统计量服从 F 分布。

F 分布有两个自由度，分子的自由度 υ_1 和分母的自由度 υ_2。根据两个自由度和 F 统计量的数值可查 F 分布的上侧临界值表得到相应于双侧检验的 P 值，F 值越大，对应的 P 值越小。

同样，给定一个小概率 α 作为检验水准，如果与 F 值相应的 P 值小于给定的 α，拒绝 H_0；否则，不拒绝 H_0。

以示例 1 为例，对两独立样本进行方差齐性检验。

H_0：$\sigma_1^2 = \sigma_2^2$，即两独立样本资料的总体方差相等；

H_1：$\sigma_1^2 \neq \sigma_2^2$，即两独立样本资料的总体方差不相等。

按公式 5-3-3 计算得 $F = 1.829$，查表得 $0.2 > P > 0.1$，按 $\alpha = 0.1$ 水准，接受 H_0，即两独立样本资料的总体方差相等。

（三）配对样本 t 检验

配对设计（paired design）是一种比较特殊的设计方式，是将研究对象按照可能影响结局的混杂因素（如年龄、性别、疾病严重程度等）配成对子，然后让成对的两个研究对象分别随机接受某一种处理。在临床研究中，配对设计可以用于两同质研究对象配成对子，分别接受两种不同的处理，即异体配对；也可用于同一研究对象（如同一组织标本或血液标本）分别接受两种不同的处理，即自身配对。以上述第一种情况为例，若两处理效应相同，即 $\mu_1 = \mu_2$，$\mu_0 = \mu_1 - \mu_2 = 0$。因此可将此类情形处理为差值的样本均数 $\bar{d}$ 所代表的未知总体均数 μ_d 与已知总体均数 $\mu_0 = 0$ 的比较。其检验公式如下：

$$t = \frac{\bar{d} - \mu_d}{S_{\bar{d}}} = \frac{\bar{d} - 0}{S_d/\sqrt{n}} = \frac{\bar{d}}{S_d/\sqrt{n}}, \quad v = n - 1 \qquad （公式 5-3-4）$$

其中，d 为每对数据的差值，$\bar{d}$ 为差值的样本均数，S_d 为差值的标准差，$S_{\bar{d}}$ 为样本均数的标准误，n 为对子数。

示例 2：某医院试用两种不同的方法检测 10 名肝癌患者血清 AFP 的丰度，其结果如表 5-3-3 所示。问两种检测方法结果测定是否不同？

表 5-3-3　两种方法对血清中 AFP 丰度测定的结果

单位:ng/ml

编号	方法 1	方法 2	差值 d
1	1 656.5	1 629.8	26.7
2	997.4	1 580.3	−582.9
3	1 923.5	1 943.8	−20.3
4	2 527.3	2 874.7	−347.4
5	1 624.6	1 577.8	46.8
6	1 992.9	1 725.3	267.6
7	1 790.8	1 700.3	90.5
8	2 285.5	2 122.8	162.7
9	1 629.3	1 929.4	−300.1
10	956	1 235.6	−279.6

建立假设检验，确定检验水准。

H_0：$\mu = 0$，即两种检测方法的结果相同；

H_1：$\mu \neq 0$，即两种检测方法的结果不相同。

根据公式 5-3-4 计算统计量 t 值，计算得 $t = 1.101$，自由度 $\upsilon = 9$，查表得 $0.2 < P < 0.4$，按 $\alpha = 0.05$，不拒绝 H_0，即不认为两种检测方法对于血清 AFP 的检测效力有差异。

（四）数据转换

对于明显偏离正态性和方差齐性条件的资料，通常有两种处理方式：一是通过某种形式的数据变换（data transformations），二是改用秩转换的非参数统计（nonparametric statistics）方法。数据变换应保证各组资料间的对比关系不变，而变换后的资料分布满足参数检验条件，其缺点是分析结果的解释欠直观。常用的数据变换方式有：

1. 对数变换 将原始数据取自然对数或常用对数。其变换形式为 $X' = \ln X$ 或 $X' = \log X$，适用于服从对数正态分布的资料，或标准差与均数成比例的资料。

2. 平方根变换 将原始数据开算术平方根，其变换形式为 $X' = \sqrt{X}$ 或 $X' = \sqrt{X + 0.5}$，适用于服从 Poisson 分布的资料，或方差与均数成比例的资料。

3. 平方根反正弦变换 又称角度变换，是将原始数据 p（$1 \geqslant p \geqslant 0$）开平方根再取反正弦，其变换形式为 $p' = \sin^{-1}\sqrt{p}$，适用于百分比资料。

三、非正态分布定量资料的比较

t 检验要求数据资料符合特定的总体分布，但在实际应用中，数据资料有时不符合正态分布或总体分布未知。对于不以特定的总体分布为前提，也不针对决定总体分布的参数作推断的检验方法称为非参数检验，适合于分布类型未知、分布不对称、一端或两端无边界及等级资料的分析。由于此方法丢弃了原始数据的信息，仅利用数据的秩次信息，因此，当资料满足参数检验条件时，应首选参数检验；当数据不满足参数检验的条件时，非参数检验就成为最优选择。

（一）配对样本比较的 Wilcoxon 符号秩检验

Wilcoxon 于 1945 年提出的符号秩和检验（Wilcoxon signed-rank test），亦称为符号秩检验，可用于推断总体中位数是否等于某个指定值，还可用于推断配对样本差值的总体中位数是否为 0。其基本思想是：假设两种处理效应相同，则每对变量的差数的总体是以 0 为中心对称分布的，这时差数总体的中位数为 0。因此若差值的总体中位数为 0 成立，则样本的正、负秩和绝对值应相近；反之，若差值总体中位数不为 0，中位数偏离越明显，正、负秩和绝对值相差愈大，H_0 成立的可能性愈小。

示例 3：某医院使用两种不同检测方法检测 15 名肝硬化患者血清总胆红素的丰度，其结果如表 5-3-4 所示。

表 5-3-4　用两种不同检测方法检肝硬化患者血清总胆红素丰度的结果

编号(1)	方法 1(2)/μmol·L^{-1}	方法 2(3)/μmol·L^{-1}	差值 d(3) – (2)/μmol·L^{-1}	正秩(4)	负秩(5)
1	67.2	71.0	–3.8	4	
2	58.0	95.4	–37.4		12
3	29.5	18.8	10.7	6	
4	83.6	76.1	7.5	5	
5	200.2	176.9	23.3	11	
6	45.1	42.1	3.0		3
7	40.6	41.6	–1.0		1
8	20.1	18.8	1.3	2	
9	27.4	48.3	–20.9		10
10	404.4	329.4	75.0	15	
11	335.0	317.5	17.5	9	
12	74.6	88.2	–13.6		7
13	145.7	129.4	16.3	8	
14	685.7	623.7	62.0	14	
15	95.5	47.7	47.8	13	
合计	–	–	–	87	33

本例配对样本差值经正态性检验发现其总体不服从正态分布（$P < 0.05$），现采用 Wilcoxon 符号秩检验比较样本差值。

H_0：差值的总体中位数 $M_d = 0$；

H_1：差值的总体中位数 $M_d \neq 0$。

计算检验统计量 T 值的步骤如下：①计算差值，若差值为 0，则舍去；②按 15 个差值的绝对值从小到大编正秩和负秩，若差值的绝对值相等，则取平均秩；③分别求正秩与负秩和，任选正秩与负秩和作为统计量 T，本例取 $T = 33$。

当 $n \leqslant 50$ 时，可依据 n 和 T 值查 T 临界值表（配对比较的符号秩和检验）得到 P 值。本例 $n = 15$，$T = 33$，得双侧 $P > 0.1$，按 $\alpha = 0.05$ 水准，不拒绝 H_0，不能认为两种方法的检测效力有差别。

当 $n > 50$ 时，可用正态近似法做 u 检验，按下式计算 u 值。

$$u = \frac{T - n(n + 1)/4}{\sqrt{\dfrac{n(n + 1)(2n + 1)}{24} - \dfrac{\sum(t_j^3 - t_j)}{48}}}$$ （公式 5-3-5）

式中 t_j（$j = 1,2,\cdots,j$）为第 j 个相同秩的个数。

符号秩和检验若用于配对的等级资料，先把等级从弱到强转换成秩（1,2,3,…），然后求各对秩的差值，省略所有差值为 0 的对子数，则余下的有效对子数为 n；最后按 n 个差值编正秩和负秩，求正秩和或负秩和。但对于等级资料，相同秩较多，小样本的检验结果会存在偏差，最好采用大样本计算。

（二）两个独立样本的 Wilcoxon 秩和检验

实际应用中，常需要推断两个总体分布的位置是否有差别。譬如，若要推断两个不同人群的某项指标是否有差别或者哪个人群的值更大，可使用指标值分布的位置差别反映，而不关注指标分布形状的区别。当两个总体分布形状相同或相似时，比较总体分布的位置差别可简化为比较两个中位数的大小。理论上一个总体分布为正偏态，另一个总体分布为负偏态时，也有可能两个总体中位数相等，这时认为正偏态总体分布位置比负偏态总体分布位置要靠右一些。

示例 4：某医院统计了 10 名采用腰椎侧入融合手术的患者和 12 名传统腰椎手术患者术中出血量（ml），欲比较二者差别。具体数据如表 5-3-5 所示。

表 5-3-5 腰椎侧入融合手术和传统腰椎手术患者术中出血量比较

腰椎侧入融合手术		传统腰椎手术	
出血量 /ml	秩	出血量 /ml	秩
28	1	82	12
29	2	70	8
61	6	130	17
113	16	192	21
73	9	182	20
32	3	85	13
35	4	80	11
62	7	131	18
93	14	175	19
110	15	327	22
		60	5
		79	10
$n_1 = 10$	$T_1 = 77$	$n_2 = 12$	$T_2 = 176$

本例两样本经正态性检验，传统手术组出血量分布不符合正态分布（$P < 0.05$），现采用 Wilcoxon 秩和检验比较两组出血量的差别。

H_0：两种手术方式出血量的总体分布位置相同；

H_1：两种手术方式出血量的总体分布位置不相同。

计算检验统计量 T 值，将两样本数据从小到大混合编秩，若数据相等者则取平均秩。

以样本例数小者为 n_1，其秩和为 T，若两样本例数相等，可任选一样本的秩和为 T，本例取 $T = 77$。当 $n \leqslant 10$ 和 $n_2 - n_1 \leqslant 10$ 时，查 T 临界值表（两独立样本比较的秩和检验）。本例 $n_1 = 10$，$n_2 - n_1 = 2$，$T = 77$，得双侧 $P < 0.01$，按 $\alpha = 0.05$ 水准，拒绝 H_0，接受 H_1，即认为两种手术方式出血量的总体分布位置不相同。腰椎侧入融合手术的出血量（中位数为 48）要低于传统腰椎手术（中位数为 112.5）的出血量。

（三）Kruskal-Wallis H 检验

Kruskal-Wallis H 检验用于推断多个独立样本所来自的多个总体分布是否不同，适用于定量变量或有序分类变量。

示例 5：某医院使用三种不同的治疗方案治疗慢性肾炎，经过 1 个月的治疗周期后检测患者血清肌酐水平（μmol/L），结果见表 5-3-6。试问 3 种治疗方案对慢性肾炎患者血清肌酐水平的影响有无差别？

表 5-3-6　3 种治疗方案治疗慢性肾炎患者 1 个月后的血清肌酐水平比较

甲方案		乙方案		丙方案	
肌酐水平 / (μmol·L⁻¹)	秩	肌酐水平 / (μmol·L⁻¹)	秩	肌酐水平 / (μmol·L⁻¹)	秩
42.5	2	47.6	4	38.9	1
43.7	3	88.5	12	47.6	5
65.5	6	89.6	13	65.9	7
77.6	8	92.5	14	80.2	9
82.6	10	125.3	17	86.5	11
112.5	16	165.2	21	98.5	15
127.9	19	225.6	23	126.4	18
147.6	20	233.8	25	183.4	22
377.8	28	327.5	26	226.3	24
573.2	29	605.3	30	357.1	27
R	141	–	185	–	139
n	10	–	10	–	10

由于本例数据不服从正态分布，现采用 Kruskal-Wallis H 检验比较三组间复发率的差别。

H_0：3 种治疗方案治疗慢性肾炎血清肌酐水平总体分布位置相同；

H_1：3 种治疗方案治疗慢性肾炎血清肌酐水平总体分布位置不全相同。

求检验统计量 H 值：①将 3 样本混合从小到大编秩，如数据相等则取平均秩；②设各样本例数为 n_i（$\sum n_i = N$）、秩和为 R_i，按下式求 H 值：

$$H = \frac{12}{N(N+1)}\left(\sum \frac{R_i^2}{n_i}\right) - 3(N+1) \qquad （公式 5-3-6）$$

本例按以上公式计算得 $H = 1.805$，查 H 临界值表得 $P > 0.05$，按检验水准 $\alpha = 0.05$ 不拒绝 H_0，即认为 3 种治疗方案治疗慢性肾炎后血清肌酐水平总体分布位置相同，有相似的疗效。但若结果显示为 $P < 0.05$，则表明 3 种治疗方案治疗慢性肾炎后血清肌酐水平的总体分布位置不全相同，若想进一步得知具体是哪两种治疗方案有差别，还需进行两两比较。

（四）Friedman 检验

Friedman 检验，又称 M 检验，适用于随机区组设计，推断多个相关样本所来自的多个总体分布是否不同。其基本思想认为若各处理的效应相同，则各区组内相同秩次会以相等的概率出现，各处理组的秩和应该大致相等。若所得到的各处理样本秩和相差较大，则可认为各处理组的总体分布不同。

示例 6：某医院使用 3 种不同检测方法检测 7 名肥胖患者血清胆红素水平（U/L），其结果如表 5-3-7 所示。

表 5-3-7　3 种不同检测方法检测 7 名肥胖患者血清 ALT 水平结果

编号	方法 1		方法 2		方法 3	
	胆红素 /U·L^{-1}	秩	胆红素 /U·L^{-1}	秩	胆红素 /U·L^{-1}	秩
1	167.9	1	185.0	2	208.2	3
2	23.9	1	27.4	2	31.3	3
3	38.7	2	26.1	1	40.5	3
4	23.5	1	28.8	2	30.4	3
5	41.2	2	42.7	3	35.8	1
6	55.7	3	39.3	1	42.7	2
7	13.0	2	12.3	1	17.1	3
R_i	–	12	–	12	–	20

随机区组设计的区组个数用 n 表示，相关样本个数（即研究因素的水平个数）用 g 表示，因此每个样本例数 n，总例数 $N = ng$。本例 $n = 7$，$g = 3$，$N = 21$。本例样本总体经正态性检验不符合正态分布（$P < 0.05$），现用 Friedman 检验比较各组间的差别。

H_0：3 种方法检验血清中胆红素总体分布位置相同；

H_1：3 种方法检验血清中胆红素总体分布位置不全相同。

计算检验统计量 M 值：①将每个区组的数据从小到大编秩，如数据相等则取平均秩；②计算各样本的秩和 R_i，平均秩和为 $\bar{R} = \dfrac{n(g+1)}{2}$；③按下式求 M 值：

$$M = \sum (R_i - \bar{R})^2 = \sum R_i^2 - n^2 g (g + 1)^2 / 4 \qquad （公式 5-3-7）$$

木例按公式求得 $M = 100$，查 M 界值表得 $P < 0.05$，按 $\alpha = 0.05$ 水准，拒绝 H_0，接受 H_1，可以认为 3 种方法检测血清总胆红素的结果不全相同。若想要进一步比较具体是哪两组间有差别，需采用多个相关样本两两比较的 q 检验。

四、定性资料分布的比较

（一）四格表资料的卡方（χ^2）检验

1. χ^2 分布 χ^2 分布是一种连续型分布，仅由一个参数决定曲线形状，即自由度 v。按 χ^2 分布的密度函数 $f(\chi^2)$ 可绘制自由度 $v = 1,2,3,\cdots$ 的一簇 χ^2 分布曲线。当自由度 $v \leq 2$ 时，曲线呈 L 形；随着 v 的增加，曲线逐渐趋于对称，当 $v \to \infty$ 时，χ^2 分布趋近于正态分布。

2. χ^2 检验的基本思想 现以两样本率比较的 χ^2 检验为例，介绍 χ^2 检验的基本思想。

示例 7：某医院比较腹腔镜胆囊切除术与开腹胆囊切除术术后发生术后腹痛情况的差异，将 200 例接受胆囊切除术的患者随机分成两组，结果见表 5-3-8。问两组术后 4 周后主诉腹痛的比例是否有无差异？

表 5-3-8 两组术后产生远期腹痛率的比较

组别	有腹痛/例	无腹痛/例	合计/例	腹痛率/%
腹腔镜组	7(13.78)	99(92.22)	106	6.60
开放组	19(12.22)	75(81.78)	94	20.21
合计	26	174	200	13.00

表 5-3-8 内只有 4 个数 $\begin{bmatrix} 7 & 99 \\ 19 & 75 \end{bmatrix}$ 是该表的基本数据，其余数据都是由这四个基本数据推算出来的，这类资料称为四格表资料。该例为两样本率的比较，可用 χ^2 检验推断两总体率是否有差别。χ^2 检验的检验统计量为 χ^2，其基本公式为

$$\chi^2 = \sum \frac{(A-T)^2}{T} \qquad （公式 5-3-8）$$

$$v = （行数-1）（列数-1） \qquad （公式 5-3-9）$$

公式 5-3-8 亦称为 Pearson χ^2。其中 A 为实际频数，如上例中的四个基本数据 $\begin{bmatrix} 7 & 99 \\ 19 & 75 \end{bmatrix}$；$T$ 为理论频数。理论频数 T 是根据假设检验 H_0：$\pi_1 = \pi_2$ 确定的。如上例，假设两组术后远期腹痛发生率相等，均等于合计的发生率 13%，那么理论上 106 例腹腔镜组的患者腹痛人数应为 $106 \times 13\% = 13.78$，不腹痛人数应为 $106 \times 87\% = 92.22$；同样的，开腹组理论的腹痛人数应为 12.22 人，不腹痛的为 81.78 人。由此可得理论频数 T 的计算公式为

$$T_{RC} = \frac{n_R \cdot n_C}{n} \qquad （公式 5-3-10）$$

3. χ^2 检验的步骤

H_0：$\pi_1 = \pi_2$，即腹腔镜组与开腹组术后腹痛的发生率相等；

H_1：$\pi_1 \neq \pi_2$，即腹腔镜组与开腹组术后腹痛的发生率不相等。

按公式 5-3-10 计算 T_{11}、T_{12}、T_{21} 和 T_{22}，得 $T_{11} = 13.78$，$T_{21} = 92.22$；$T_{12} = 12.22$，$T_{22} = 81.78$。

按公式 5-3-8 计算 χ^2 值：

$$\chi^2 = \frac{(7 - 13.78)^2}{13.78} + \frac{(99 - 92.22)^2}{92.22} + \frac{(19 - 12.22)^2}{12.22} + \frac{(75 - 81.78)^2}{81.78} = 8.16$$

按公式 5-3-9 计算自由度为 1。

以 $v = 1$ 查 χ^2 界值表得 $P < 0.005$。按 $\alpha = 0.05$ 水准，拒绝 H_0，接受 H_1，可以认为两组术后远期腹痛的发生率不同，即腹腔镜手术组腹痛的发生率要低于开腹手术组。需要注意的是，当 $n \geqslant 40$ 且所有的 $T \geqslant 5$ 时，可使用 χ^2 检验的基本公式（公式 5-3-8）或四格表资料 χ^2 检验的专用公式（公式 5-3-11）；但若 $n \geqslant 40$ 但有 $1 \leqslant T < 5$，则需采用校正的 χ^2 检验。

$$\chi^2 = \frac{(ad - bc)^2 n}{(a + b)(c + d)(a + c)(b + d)} \qquad （公式 5-3-11）$$

其中 a，b，c，d 为四格表的实际频数，n 为总例数。

（二）配对卡方检验

计数资料的配对设计常用于同个样本或同质观察对象接受不同处理的比较。其特点是对样本中各研究对象分别采用两种方法处理，然后观察两种处理方法的某二分类变量的计数结果。

示例 8：某医院对 72 名经手术确诊胆囊结石的患者在同一时间段分别进行了 CT 平扫和 B 超检查，诊断结果见表 5-3-9。试问两种检查方法的诊断结果有无差别？

表 5-3-9　B 超和 CT 检查胆囊结石的诊断结果统计

CT 平扫	B 超		合计 / 例
	阳性 / 例	阴性 / 例	
阳性	58（a）	2（b）	60
阴性	7（c）	5（d）	12
合计	65	7	72

本例的检验步骤如下：

H_0：两种检查方式的诊断结果相同；

H_1：两种检查方式的诊断结果不同。

$$\chi^2 = \frac{(|b - c| - 1)^2}{b + c} = \frac{(5 - 1)^2}{2 + 7} = 1.78$$

$v = 1$，查 χ^2 界值表得 $0.25 > P > 0.1$，根据 $\alpha = 0.05$ 水准，接受 H_0，可以认为两种方法的诊断结果相同。由公式可知，该法仅考虑两种方法不一致的情况（b，c）。所以，当样本量和一致的情况例数均较大，但不一致的情况例数较小时，即便差异有统计学意义，往往也没有多大的实际意义。

（三）行 × 列卡方检验

行 × 列表资料的卡方检验用于多个样本的比较、两个或多个构成比的比较以及双向无序分类变量的关联性检验。

行 × 列表资料的卡方检验仍用 Pearson χ^2 公式。因该式需先计算理论频数 T_{RC}，计算较烦琐，可将理论频数的公式代入，化简后得到行 × 列表资料的卡方检验的专用公式为

$$\chi^2 = n \left(\sum \frac{A^2}{n_R n_C} - 1 \right), \quad v = （行数 - 1）（列数 - 1） \qquad （公式 5-3-12）$$

示例 9：某医院对于进展期肝癌的患者使用了经导管动脉栓塞化疗（TACE）、靶向治疗和免疫治疗三种不同的治疗方式，观察其 12 个月内是否复发，复发情况如表 5-3-10。请问三种疗法的治疗效果有无差别？

表 5-3-10　三种不同治疗方式对进展期肝癌的治疗效果

疗法	复发 / 例	未复发 / 例	合计 / 例	复发率 /%
TACE	28	34	62	45.16
靶向治疗	44	27	71	61.97
免疫治疗	19	27	46	41.30
合计	91	88	179	50.84

H_0：三种治疗方式的复发率相等；

H_1：三种治疗方式的复发率不全相等。

按公式 5-3-12 计算 χ^2 值等于 5.994，查 χ^2 分布临界值表得 $P < 0.05$，拒绝 H_0，接受 H_1，可认为 3 种疗法治疗进展期肝癌的复发率不相同。要注意的是，对于多个频率分布比较的 χ^2 检验，结论为拒绝 H_0 时，仅表示多组之间有差别，即多组中至少有两组的概率分布是不同的，但并不是任两组之间都有差别。若要明确哪两组间不同，还需进一步作多组间的两两比较，需要按照比较的目的将列联表分解成为多个四格表，并对每两个频率分布之间的差别有无统计学意义做出检验。值得注意的是，多次进行两两比较时，需对 P 值进行 Bonferroni 校正或 FDR 校正，以免增加假阳性错误的概率。

R×C 列联表 χ^2 检验要求理论频数不宜太小，一般不宜有 20% 以上的格子理论频数小于 5，或不宜有任一个理论频数小于 1。若理论频数不满足此要求，可考虑增加样本量；或结合专业知识将所在行或列与别的行或列合并；或改用 R × C 表的 Fisher 确切概率法。

（四）Fisher 确切概率法

当四格表资料中出现 $n < 40$ 或者 $T < 1$ 时，或所得的概率 $P \approx \alpha$ 时，需改用四格表资料的 Fisher 确切概率法。Fisher 确切概率法的理论依据是超几何分布，但在实际应用中常作为四格表假设检验的补充。

示例 10：某医院普通外科试用某种特殊防感染敷料预防切口感染，将 29 例手术患者分为使用组和非使用组，结果见表 5-3-11。

表 5-3-11　使用某种特殊敷料预防切口感染的效果

组别	感染 / 例	未感染 / 例	合计 / 例	感染率 /%
使用组	7	10	17	41.18
非使用组	6	6	12	50.00
合计	13	16	29	44.83

检验步骤为：

H_0：两组切口感染的发生率相等；

H_1：两组切口感染的发生率不相等。

由于手动计算的过程较为繁复，可直接通过 SPSS 统计软件完成计算，具体操作详见本章第八节。本例中得 $P = 0.463$，按 $\alpha = 0.05$ 水准，不拒绝 H_0，即不能认为使用这种特殊敷料对预防切口感染有帮助。

第四节　回归模型在临床研究中的应用

作者：刘慧　潘宇　朱益民　刘允怡

一、双变量相关

（一）直线相关

临床研究中，常常需要研究两个变量间的相互关系。假设有两个随机变量 X 和变量 Y，当变量 Y 随变量 X 的变化亦呈现相应的变化，且两变量之间的变化存在线性趋势，则这种关系称为线性相关（linear correlation），又称简单相关（simple correlation）或相关（correlation）。

直线相关一般用于双变量正态分布的连续型变量。通过描绘变量 X、Y 的散点图可以直观地判断线性相关的性质。如图 5-4-1 所示，具体来说可分为以下几种情况：

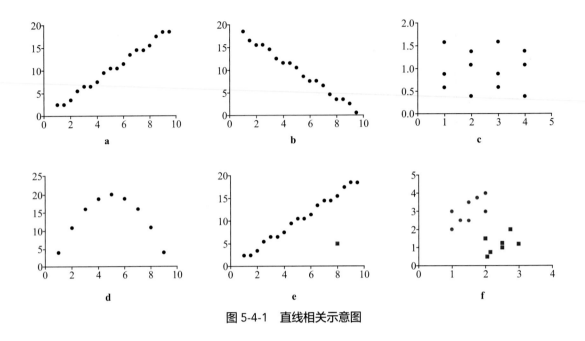

图 5-4-1　直线相关示意图

1. 若变量 Y 随变量 X 同时增大或减小，两者变化趋势相同，称为正相关（positive correlation），如图 5-4-1a。

2. 若变量 Y 随变量 X 增大而减小，或反之变量 Y 随变量 X 减小而增大，两者变化趋势相反，称为负相关（negative correlation），如图 5-4-1b；假如散点图中各点恰好在一条直线上，这种情况被称为完全正相关或完全负相关，但这在实际应用中是不存在的。

3. 假如变量 X、Y 散点图呈现散乱无序（如图 5-4-1c）或者呈现曲线关系（如图 5-4-1d），这些情况都不属于线性相关；前者说明两变量之间毫无联系，后者说明两变量间存在非线性关系。

4. 若 X、Y 散点图虽然呈现直线趋势，但变量 Y 不随变量 X 变化而变化，比如散点图与 X 轴或 Y 轴平行，则两变量间无相关。

两个变量间线性关系密切程度和相关方向常用线性相关系数（linear correlation coefficient）进行定量描述。线性相关系数首先由卡尔·皮尔逊提出，也称为皮尔逊相关系数（Pearson correlation coefficient），可用 r 表示样本相关系数，ρ 表示总体相关系数。r 值介于 −1 与 1 之间，r 的绝对值越接近 1，相关性越强，$r = 0$ 则表示无相关。

（二）秩相关

Pearson 相关分析仅适用于二元正态分布的资料，对于那些不满足双变量正态分布、总体分布未知或等级资料，可采用秩相关（rank correlation），也称等级相关，来描述两个变量间关联的程度与方向。Spearman 秩相关系数 r_s，即等级相关系数，是用来衡量两个变量间直线相关性的非参数指标。类似于 Pearson 相关系数，秩相关系数 r_s 则是对总体秩相关系数 ρ_s 的估计值。r_s 介于 −1 与 1 之间，$r_s < 0$ 表示负相关，$r_s > 0$ 表示正相关。

（三）相关的注意事项

1. 在进行相关分析前应先绘制变量 X、Y 散点图，当散点呈现线性趋势时，才能进行相关分析。

2. 出现异常值时慎用相关，需结合临床知识判断。如图 5-4-1e 中有一个观察点远离众散点，相关系数的数值受此点影响较大。若保留此点，则无法得出线性相关的结论；若删除此点，则可得出两变量正相关的结论。

3. 相关关系并不代表因果关系。两个变量之间存在相关性只是描述了两个变量之间的互相伴随的变化趋势，并不是表示一个变量的改变一定是由另一个变量变化引起的。因此在做相关分析时，还应借鉴专业知识考虑两个变量间的伴随变化趋势是否有实际意义。

4. 分层资料不能盲目合并，否则将导致数据失真。如图 5-4-1f 中原本为两份正相关的资料，合并后却变成了负相关的资料。

5. 相关系数 r 解释相关性的实际意义，应当根据具体实际情况具体分析。一般来说，$r \leqslant 0.4$ 时，表示弱相关性；$0.4 < r \leqslant 0.6$ 时，表示中等相关；$0.6 < r \leqslant 0.8$ 时，表示强相关性；$r > 0.8$ 时，表示极强相关性。

示例 1：13 例肝癌患者住院时间与住院费用的数据如表 5-4-1，欲探索住院费用与住院时间之间是否存在相关关系。

表 5-4-1　13 例肝癌患者住院时间与住院费用资料

住院天数 /d	住院费用 / 元	住院天数 /d	住院费用 / 元
5	11 100	7	14 300
7	15 200	9	19 900
10	21 300	10	20 000
13	26 400	11	21 100
6	11 500	15	29 200
8	14 600	14	29 800
8	16 700		

通过绘制住院天数和住院费用的散点图（图 5-4-2），可以发现住院费用随住院天数增加而增加，两者变化趋势相同，且经正态性检验满足双变量正态分布。通过计算可得住院费用与住院天数的相关系数为 0.985（$P < 0.001$），二者之间存在强相关关系。

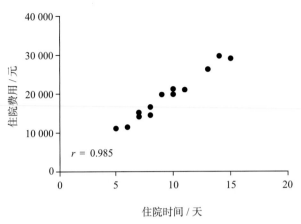

图 5-4-2　住院天数与住院费用的散点图

二、简单线性回归

（一）模型简介

回归分析（regression analysis）是研究一个变量如何随另一些变量变化的常用方法。前述若有两个随机变量 X、Y，变量 Y 随变量 X 变化亦呈现相应的变化，且两变量存在相关，揭示这种线性依存关系的统计学方法就是线性回归（linear regression）。我们把被预测的变量称为因变量（dependent variable），常用 Y 表示；Y 所依存的变量称为自变量（independent variable），常用 X 表示。简单线性回归是研究一个因变量与单个自变量之间线性关系的方法。对于因变量（Y）和自变量（X）之间的这种线性依存关系，可以用数学方程表示，即为线性回归模型（linear regression model），表述为：

$$Y = \alpha + \beta X \tag{公式 5-4-1}$$

其中，Y 为个体的因变量值，X 为其自变量值，α 为回归模型的截距（intercept），β 为回归模型的斜率（slope），也常被称为回归系数（regression coefficient）。回归系数 β 和截距 α 是方程中的两个待定参数，依据最小二乘积法计算而得。最小二乘积法的原理是使各实测点到回归直线的纵向距离的平方和最小，这样计算所得的直线回归方程才最能反映各实测数据的直线趋势。

线性回归模型的适用需满足以下四个条件，即线性（linear）、独立（independence）、正态（normal）和方差齐（equal variance），简写为 "LINE"，即中文的 "线性"：

1. 因变量 Y 与自变量 X 呈线性趋势　通过绘制散点图，观察散点的分布是否存在线性趋势，以此判断两者线性关系是否成立。

2. 每个观察值之间要保证相互独立　各观察值之间不应存在关联性，这一点通常需要根据临床专业知识进行分析判断。如果这项条件无法满足，则将夸大数据实际上提供的信息，导致回归分析的估计值不准确。

3. 在线性回归估计范围内的任意 X 值，其所对应的变量 Y 总体应当服从正态分布。

通常利用专业知识来判断这项条件是否满足，也可用残差的散点图来判断，或者通过预实验测定任意给定 X 值对应的一系列 Y 值，经正态性检验来判断。对于不满足正态分布的数据，可尝试对原始数据 Y 进行变量变换，使其服从正态分布后，再进行线性相关分析。

4. 在一定范围内（一般为变量 X 的取值范围内），不同的 X 值所对应的随机变量 Y 的方差相等。

通常可利用变量 X、Y 的散点图或残差的散点图来判断方差齐性。对于不满足方差齐性的数据，可尝试变量转换的方法使其满足方差齐性条件，或者直接采用加权回归的方法建立模型。

（二）应用线性回归注意事项

1. 做线性回归时，若两变量间存在因果关系，应将原因变量（自变量）作为 X，结果变量作为 Y。

2. 使用回归方程计算 Y 值时，应当在自变量 X 的取值范围内使用回归方程时。盲目外推样本取值范围时，线性关系并不一定能够成立，从而得出错误结论。

3. 回归平方和与总离均差平方和之比称为决定系数（coefficient of determination），常用 R^2 表示，可反映了回归方差能解释的程度。R^2 取值在 0 到 1 之间，越接近 1，回归拟合效果越好。

4. 残差是指观测值与通过直线回归方程计算所得的预测值之间的差值，其可反映回归方程与实测数据间的关系。通过残差分析（residual analysis）可以判断回归方程拟合实测数据的效果。以自变量取值 X_i 为横坐标，以标准化残差为纵坐标，绘制散点图，即为标准化残差图。残差呈随机分布，且所有点处于均数 ± 2 倍标准差内，则符合线性回归模型。若有点处于均数 ± 2 倍标准差之外，则该点可能是离群值。

三、多因素线性回归

（一）模型简介

直线回归可以描述某个观察指标与一个自变量之间的线性回归关系，但实际应用中这个观察指标可能与多个因素间都存在联系，如果这些因素（X_1、X_2、X_3、$\cdots$、X_m）与这个观察指标 Y 之间的关系是线性的，则可以应用多因素线性回归（multiple linear regression）方法分析该观察指标与这些因素之间的关系，并可以利用多因素线性回归方程评价各个因素作用贡献大小，也可以通过各个因素预测和判别观察指标 Y。

假设有 m 个与 Y 相关的自变量，多因素线性回归方程可表达为：

$$Y = \beta_0 + \beta_1 X_1 + \beta_2 X_2 + \cdots + \beta_m X_m \qquad （公式 5-4-2）$$

与直线回归原理相同，多因素线性回归模型的参数也是依据最小二乘法，借助统计软件即可计算而得。需要注意的是，回归方程具有统计学意义，只能说明回归方程的整体情况，并不能说明每个自变量都具有统计学意义。实际临床研究中，自变量往往很多，而且很多观察到的自变量并不对研究观察指标 Y 有显著影响。此外，多个自变量之间也可能相互联系，相互影响。因此，实际应用中，研究者希望把不显著的自变量尽可能排除，同时保证具有统计学意义的自变量尽可能被筛选纳入，使回归方程简洁，也更容易解释自变量和观察指标间的关系。为此，可以采用以下三种自变量的筛选方法：

1. 前向选择（forward selection）法或称向前选择法　该方法从仅含常数项的模型开始，首先对每个变量计算反映其进入模型后该变量对新模型贡献量的 F 值，然后将最大 F 值与预先指定的临界值比较，如果最大 F 值超过临界值则该自变量引入模型，此 F 值为新的临界值，否则停止运行；不断向前重复，直至模型外剩余变量都无法比临界值更大。

2. 后向选择（backward selection）法或称向后剔除法（backward elimination）　首先建立包含所有自变量的全模型，然后逐个剔除偏回归方和最小、且无统计学意义的自变量，直到不能剔除为止。该法在样本量大或者自变量较少的研究中应用效果较好。

3. 逐步选择（stepwise selection）法　其本质是每次引入每一个新自变量之后都要重新对已选入的自变量进行检查，剔除无意义的自变量。通过反复引入、剔除直至模型外没有变量可被引入，模型内也没有变量可被剔除为止。在进行逐步选择法前，应当先进行 F 检验水平以确定检验每个自变量是否有统计学意义。F 检验水平根据具体情况确定，使最终的回归方程包含合适数量的自变量，一般将 F 值定在 α 为 0.05、0.10 或 0.20 水平，同时入选 α 应不高于剔除 α。

（二）多因素线性回归应用注意事项

1. 多因素线性回归分析原理本质上与单因素线性回归基本相同。多因素线性回归也要求因变量为连续性变量，因变量的观察值也需要相互独立。

2. 多因素线性回归样本资料的样本量不做具体要求。但临床应用中，为避免回归方程不稳定而造成的假象，应当注意样本量和自变量之间的比例。一般来说，样本量以自变量的 5 ~ 10 倍为宜。

3. 无序分类变量或者有序变量应用于多因素线性回归时，应当将变量数量化后再进行分析。

4. 当自变量之间存在较强的线性关系时，会影响线性回归方程参数估计，引起回归模型不准确。如临床中研究手术结果与患者基础情况（年龄、饮酒史、肝炎病史、肝硬化程度、合并症、麻醉风险评分等）的关系时，这些因素间有较高相关性，在此基础上应用最小二乘积法建立的线性回归方程可能不合理。

四、logistic 回归应用

（一）模型简介

前述线性回归可应用于因变量为连续性变量的资料，但临床实际应用中，因变量常常是二分类变量（如有并发症和无并发症，死亡与存活等）或多分类因变量（如完全缓解、部分缓解、疾病稳定、疾病进展等）与一组自变量（如手术方式、手术切缘、肿瘤大小、术后辅助化疗等）的关系，此时采用 logistic 回归（logistic regression）分析则是处理该类资料的有效方法。logistic 回归按设计的不同，分为非条件 logistic 回归（unconditional logistic regression）与条件 logistic 回归（conditional logistic regression）；按因变量分类情况，分为二分类 logistic 回归与多分类 logistic 回归。

1. logistic 回归模型　因变量 Y 是二分类变量，即 0（未发病、存活）或 1（发病、死亡）；若 P 表示在 m 个自变量 X 作用下发病或死亡结果发生的概率，则 logistic 回归模型表示为：

$$P = \frac{1}{1 + \exp\left[-(\beta_0 + \beta_1 X_1 + \beta_2 X_2 + \cdots + \beta_m X_m)\right]} \quad （公式 5\text{-}4\text{-}3）$$

对上述公式进行对数变换，logistic 回归模型还可以表示成线性形式：

$$\ln\left(\frac{P}{1-P}\right) = \beta_0 + \beta_1 X_1 + \beta_2 X_2 + \cdots + \beta_m X_m \quad （公式 5\text{-}4\text{-}4）$$

2. 比值比（odds ratio, OR）　指病例组中某危险因素暴露人数与非暴露人数的比值除以对照组中暴露人数与非暴露人数的比值。如表 5-4-2 所示，OR 可表示为 $\frac{a/c}{b/d} = \frac{ad}{bc}$；也可根据公式 5-4-4 表示为 $\exp(\beta_i)$。OR 的取值范围可以是从 0 到无穷大，若 $\beta > 0$ 或 OR > 1，表明疾病的危险度增加；若 $\beta < 0$ 或 OR < 1，表明疾病的危险度减少；若 $\beta = 0$ 或 OR $= 1$，表明暴露于疾病的危险无关联。

表 5-4-2　数据资料整理表

暴露或特征	病例组	对照组	合计
有	a	b	n_1
无	c	d	n_0
合计	m_1	m_0	N

与 logistic 回归分析有关的假设检验包括两个内容：一是使用似然比检验来判断拟合的回归方程模型能否反映因变量与各个纳入的自变量之间的关系；二是使用 Wald 检验判断纳入的自变量其对因变量事件结局是否有影响，及该自变量因素对应的回归系数是否为 0。

3. 自变量选择　一般而言，建立 logistic 回归模型时，要求进入模型的自变量应对反应变量有解释能力。也就是希望将有统计学意义的因素全部纳入，无统计学意义的因素全部排除，以此来建立稳定可靠的 logistic 回归模型。自变量的选择，通常研究者根据专业知识和研究的问题，首先确定要研究的因变量与自变量，一般探索性的研究选择自变量可多一些，将数据收集起来后，可通过统计分析对拟合模型的自变量进行统计意义下的选择，如进行单因素 logistic 回归模型进行计算筛选。同多因素线性回归分析相似，拟合 logistic 回归模型时，对自变量的选择方法主要有 3 种：前进法、后退法和逐步法。筛选时对变量所做的检验不再是利用 F 检验，而是通过似然比检验（或计分检验、Wald 检验）将回归效果显著的自变量选入模型。在统计分析的基础上，结合临床专业知识，从可解释性、简约性、变量的易得性等方面，最终选出最佳模型。通常最佳模型常常需要对变量不断调整，多次计算，才能最终确定。

（二）条件 logistic 回归

医学研究中，常采用匹配设计，即为病例组的每一个研究对象匹配一个或多个有同样特征的对照组患者。作为该病例的对照，匹配的特征一般是已知的混杂因子（如研究对象的一般特征：年龄、性别、体重指数等），或者有充分理由可疑的混杂因子（比如肿瘤大小、肿瘤分型等），这样，除了研究因素外，病例与对照的其他特征基本相同，差异无统计学意义，从而消除"其他特征"的混杂作用。

临床研究实践中，为校正混杂因素对研究结果影响，常常采用分层、匹配等手段进行研究设计。但当混杂因素较多时，随着设计的层数增长，可能需要收集较大的样本量，同时实际观测中部分层中的频数将可能为零，分层统计方法难以应付。logistic 回归分析模型既可以体现各个因素间的交互作用，也可以通过校正混杂因素的作用，研究结局变量与主要因素间的相互联系。

例如研究肝癌患者临床病理因素对其预后的影响，但性别、年龄、肝硬化分级等可能对临床病理因素与预后的关联性有混杂作用，应采用 logistic 回归分析，将性别、年龄、肝硬化分级等引入 logistic 回归方程，重新计算各临床病理因素的 OR 值。校正这些混杂因素作用后的 OR 称为校正 OR（adjusted odds ratio），未校正混杂因素的 OR 称为粗比值比（crude odds ratio）。

（三）多分类 logistic 回归

当因变量有 2 个水平以上时，不能简单合并拟合二分类 logistic 回归，需使用多因素 logistic 回归。多因素 logistic 回归根据因变量特点可分为有序多分类和无序多分类 logistic 回归。

当因变量为有序多分类资料时，需采用有序多分类 logistic 回归模型。根据因变量水平数量，拟合 $n-1$ 个 logit 回归模型，称为累积 logit 模型，其原理是按不同取值水平依次将因变量进行分割，建立二分类 logistic 回归模型；同时模型中除常数项外，各自变量系数 β 值都保持不变。此时得到的 OR 值是自变量每改变一个单位，因变量提高一个或一个以上等级的比值比。用于检验各自变量系数 β 值是否保持一致的检验称为平行线检验。

当因变量为无序多分类资料时，需采用无序多分类 logistic 回归模型。此外，若有序多分类 logistic 回归模型的平行线检验 $P < 0.05$，或专业上认为自变量在各回归方程的效应不同时，也需采用无序多分类 logistic 回归模型。无序多分类 logistic 回归模型原理是先定义因变量的某一个水平为参照水平，其余水平均与参照水平相比，建立 $n-1$ 个广义 logit 模型。

（四）logistic 回归应用中需注意的问题

1. 筛选危险因素设计阶段，需要根据临床专业知识筛选对结局变量存在潜在影响的因素作为自变量。如筛选后纳入变量仍较多，可进行单因素 logistic 回归分析等方法，剔除无统计学意义的因素。

2. 由于条件 logistic 回归模型不能估计常数项，该回归模型不能用于预测个体的结局类别的概率，只能分析各个变量因素的效应。

3. logistic 回归模型拟合也要求研究个体之间必须相互独立。因此，具有聚集性特征的资料不适合应用 logistic 回归模型进行拟合分析。例如，为研究腹腔镜肝切除术术后并发症的影响因素，研究者纳入了包括早期手术病例在内的资料，试图筛选术后并发症的影响因素。因手术者未度过学习曲线前的早期病例是互相影响的，术者的手术经验是不断积累成熟的，个体之间互不独立，不宜直接采用上述 logistic 回归分析方法，宜剔除早期病例的影响。

4. logistic 回归统计推断是建立在大样本基础上的，要求有足够的样本含量；模型中变量个数越多，需要的样本含量就越大。当样本含量过少时，回归模型将无法准确拟合观测变量，造成偏差，甚至得出错误结论。

5. 在 logistic 回归中，连续变量、有序分类变量和无序分类变量都可以作为回归模型的自变量。连续型变量可以不进行数据转换直接进入模型分析，也可转换为有序分类变量或数个哑变量引入分析模型。连续型变量直接引入建模虽保持数据信息完整，但得出的结果常常缺乏实际应用意义，所以实际操作中常常可根据专业知识进行适当转换，如将年龄、术中失血量等连续变量转换为分类变量。二分类变量，一般用 0 和 1 赋值，如复发：1，无复发：0。有序多分类变量，可以按等级的秩次赋值，可赋值为 1、2、3、4 等。对于无序多分类变量，应转化为哑变量形式，K 个类别需要（$K-1$）个哑变量。参照水平是研究者自主设置的。哑变量赋值适合样本较大，同时对变量因素作用不明的研究。须注意的是，在逐步回归自变量筛选中，（$K-1$）个哑变量应视为一个整体，做到"整进整出"。然而，哑变量数量过多必定要求过大的样本量，这是其不利的一面。

6. 应注意区分 OR 和相对危险度（relative risk, RR，也称 risk ratio），RR 的定义是暴露组发病率或死亡率与非暴露组发病率或死亡率之比。根据表 5-4-2 所示，RR 可以表示为 $\dfrac{a/n_1}{c/n_0}$。RR 的含义与范围与 OR 相同，也是反映暴露与发病或死亡关联强度的有效指标。但 RR 适用于队列研究，而 OR 适用于病例对照研究和横断面研究。

第五节　生存分析的统计方法

作者：刘慧　潘宇　朱益民　刘允怡

一、生存分析常用概念和可视化软件操作

（一）常用概念

logistic 回归只考虑是否出现终点事件（terminal event），而不考虑出现事件的时间。但在恶性肿瘤等随访研究中，一方面需要关注终点事件是否出现，另一方面还需要关注终点事件出现所需的时间长短，从这两方面综合评价临床结局或治疗效果。生存分析（survival analysis）即将终点事件的结果与到达终点所经历的时间结合起来进行分析的一种统计分析方法。生存分析是临床研究中重要的分析方法，适用于药物和治疗手段疗效评价、疾病预后分析等。

生存时间（survival time, time to event）在临床研究中常指某病患者从观察起点（发病）到观察终点（死亡）所经历的时间长度。其三要素为：观察起点、终点事件和时间的度量单位。观察起点和终点事件根据研究目的来确定。临床随机对照试验的观察起点通常是随机化入组的时间；观察性研究中，观察起点可以是发病时间、第一次确诊时间或接受正规治疗的时间等。终点事件可以是某种治疗方式的反应、某种疾病复发或患者死亡等。例如，肝癌患者从手术切除到死亡的时间；胃癌患者从接受药物化疗到肿瘤复发或者肿瘤进展的时间。发生终点事件也称为失效（failure），故生存时间也称为失效时间（failure time）。生存时间的度量单位可以是年、月、日、小时等。

生存数据（survival data）包括完全数据和删失数据。完全数据能够提供完整的生存时间。删失数据（censored data）则因各种原因，无法提供完整的生存时间。生存分析过程中一个重要现象是并不是所有患者都会在随访期间出现研究者所关心的终点事件。在研究设定的观察期内，纳入研究的观察对象由于某些原因未能被观察到终点事件的发生，或者由于其他原因无法获得确切的生存时间，称为删失数据。

产生删失数据的原因大致有：①研究结束时终点事件尚未发生：患者至研究随访结束时仍存活；②失访：由于患者各种原因（未继续就诊、拒绝随访等而失去联系等），未能观察到其死亡结局；③因其他原因导致患者终止观察（患者因其他原因死亡或者退出研究）。删失数据的生存时间计算均采用研究设计规定的起点至删失点所经历的时间，不受删失原因的影响。删失数据常在其右上角标记"＋"，表示真实的生存时间未知，只知比观察到的删失时间要长。虽然删失数据无法提供完整的生存信息，但删失数据不能随意删除，因为删失数据仍提供了部分生存信息，至少提供了删失时间内患者并未出现终点事件的信息。同时，删失数据无法作为完全数据使用，因此需采用特别的统计方法——生存分析进行计算。

（二）生存率估计及比较

生存函数（survival function）或生存率（survival rate）指观察对象经历 t 个时段后仍存活的可能性，记为 $S(t)$。如资料中无删失数据，直接法计算生存率的公式为：

$$S(t) = \frac{t\text{时刻仍存活的观察例数}}{\text{总观察例数}} \qquad \text{（公式 5-5-1）}$$

如样本研究资料中存在删失数据，则需分时段计算不同单位时间的生存概率 p_i（$i = 1, 2, \cdots, t$），然后利用概率乘法原理将 p_i 相乘得到 t 时刻生存率，即

$$S(t) = p_1 \times p_2 \times \cdots \times p_i \qquad \text{（公式 5-5-2）}$$

除了生存率外，还可以用作图的方法更直观地描绘生存资料。以生存时间为横轴，生存率为纵轴，连接各个时间点所对应的生存率得到的曲线图称为生存曲线（survival curve）；若生存曲线随着生存时间快速下降，呈现陡峭下降的锯齿形线条，则表明该资料生存率较低或生存期较短；反之若生存曲线随生存时间缓慢下降，呈现平滑的锯齿状线条，则表明该资料生存率较高或生存期较长。生存曲线也叫 Kaplan-Meier 生存曲线，由 Kaplan 和 Meier 于 1958 年提出。

另一个用来概括样本生存情况的描述统计量为中位生存期（median survival time），也

称半数生存期，表示仅有 50% 个体存活的时间。由于生存时间不是正态分布资料，中位生存期常来概括性描述研究人群的生存过程。中位生存期越长，表示疾病预后或治疗效果越好；中位生存期越短，表示疾病预后或治疗效果越差。由于生存资料存在删失数据，直接用半数样本量存活的时间作为中位生存期可造成偏差，此时可借助生存曲线进行图法估计或用线性内插法求得。

　　log-rank 检验是常用的比较生存曲线的非参数检验方法之一。log-rank 检验不要求生存时间资料服从某种特定的分布，因此该检验方法不是比较某个特定时间点的生存率，而是对研究资料的生存时间的整体分布进行比较。log-rank 检验的核心思想是比较组间生存率相同假设检验，则两组的生存分布相同，故可把两组的数据合并，计算合并的死亡概率，以此计算相应的期望死亡人数，然后将各组的实际死亡数和理论死亡数进行比较，从而作出结论推断。log-rank 检验属于单因素分析方法，多个组的比较也可应用该法。该法应用条件是要求除比较因素外，影响生存率的各协变量组间具有可比性，最好是按照比较因素进行随机化分配之后再比较，需要调整协变量时应采用后述的 Cox 比例风险回归模型。

　　Breslow 检验是另一种比较生存率的方法，又称广义 Wilcoxon 检验或 Gehan 比分检验。Breslow 检验通过在 log-rank 检验的基础上增加权重，并设置权重为各时点开始时存活的人数。随着随访时间推移，各时点开始时存活的人数逐渐减少，其对检验模型的贡献亦逐渐减少。因此 Breslow 检验对组间近期差异比较敏感，而 log-rank 检验则对远期差异比较敏感。

　　需要重点注意的是，上述两种方法的基本原理相同，应用条件也相差无几，由于都是对生存曲线整体比较，故两种方法都不能对生存曲线有交叉的观察组进行比较。

（三）生存曲线的绘制

　　目前多种统计学软件都可进行生存曲线的绘制，如 SPSS、GraphPad Prism、SAS、R 等软件。下面将通过目前较为常用的 GraphPad Prism 6.01 软件演示生存曲线的绘制方法。

　　1. 打开软件，选择新建生存曲线数据表格，如图 5-5-1。

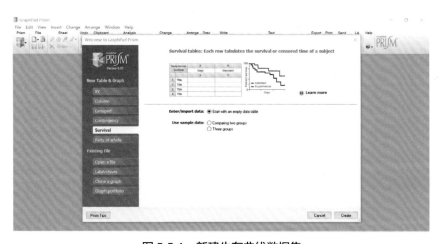

图 5-5-1　新建生存曲线数据集

2. 根据要求录入数据，X 列为随访时间，Y 列为末次随访时患者状态，根据不同组别填入相应数据，如图 5-5-2。

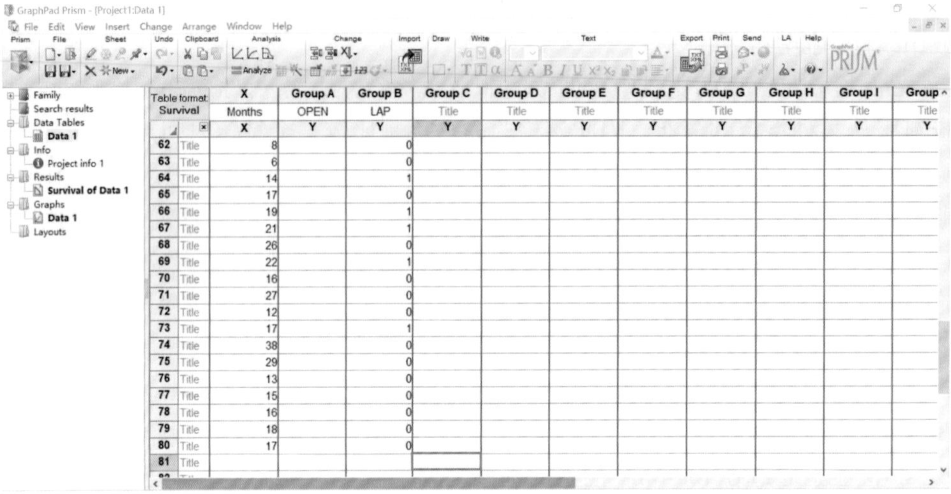

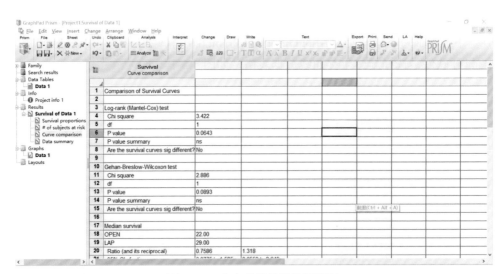

图 5-5-2　录入数据

3. 点击左侧对话框中"Graphs"下的"Results"中的"Survival of Data 1"，选择"Curve comparison"，可以查看两条生存曲线的比较，结果显示 log-rank 检验和 Breslow 检验均未发现两组差异有统计学意义（$P = 0.064\ 2$ 和 $P = 0.089\ 3$）。LAP 组中位生存期为 29 个月，OPEN 组中位生存期为 22 个月，如图 5-5-3。

图 5-5-3　生存曲线统计分析结果

4. 点击左侧对话框中"Graphs"下的"Data"图标，将出现图形样式的选择界面，如图 5-5-4。

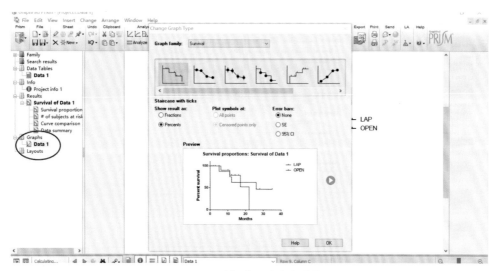

图 5-5-4 选择合适的生存曲线图

5. 根据个人偏好和要求选择相应图像样式后，即出现生存曲线图，如图 5-5-5。

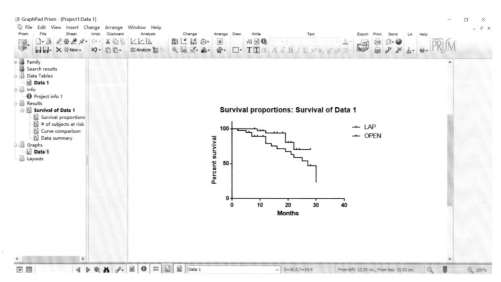

图 5-5-5 生存曲线图

6. 点击图像中文字部分可进行相应的编辑，双击曲线亦可以进行颜色、线条粗细、线条样式等进行美化，如图 5-5-6。点击确定后，可观察美化后效果，如图 5-5-7。

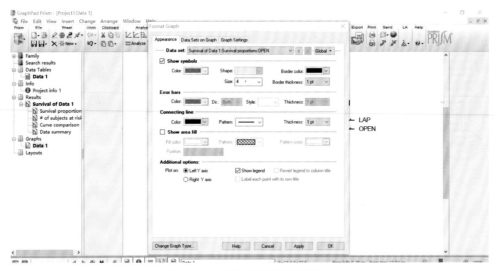

图 5-5-6　生存曲线图编辑页面

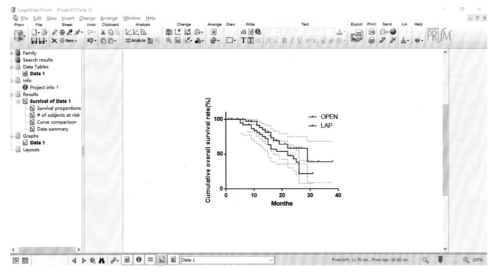

图 5-5-7　美化的生存曲线图

二、Cox 比例风险回归

（一）模型介绍

Cox 比例风险回归模型（Cox's proportional hazards regression model），简称 Cox 模型，是目前对生存资料进行多因素分析最常用的一种回归模型。与多因素线性回归和 logistic 回归不同，Cox 模型以生存结局和生存时间为因变量，可研究生存期与多个因素之间的相互联系。Cox 模型也不要求生存资料服从某种特定的分布形式，对含有删失数据生存数据资料也可进行模型拟合。由于具有上述优良性质，该模型自英国统计学家 DR. Cox 于 1972 年提出以来，在医学随访研究中得到广泛的应用。

Cox 模型的基本形式为

$$h(t, x) = h_0(t) \exp(\beta_1 x_1 + \beta_2 x_2 + \cdots + \beta_p x_p)$$ （公式 5-5-3）

模型中的 x 表示研究者认为可能影响生存的诸因素，也称协变量。协变量在随访期间内不随随访时间变化而变化，例如根据研究设计不同，x 可以是观察对象的肿瘤大小、肿瘤分期、接受的治疗方式等。t 表示生存时间，$h(t, x)$ 称为具有协变量 x 的个体在 t 时刻的风险函数（hazard function），表示生存时间已达 t 的个体在 t 时刻的瞬时风险率，$h_0(t)$ 称为基线风险函数（baseline hazard function），表示所有 x 都取值为 0 时的个体在 t 时刻的瞬时风险率或死亡率。由于 $h_0(t)$ 不需要服从某种特定的分布形式，具有非参数的特点，而各个协变量 x 则具有参数形式特点，故 Cox 模型属于半参数模型。

采用最大似然估计法可计算得到 Cox 模型中协变量的回归系数，回归系数取指数 $[\exp(B)]$ 即可获得风险比（hazard ratio, HR）。采用似然比检验（不同协变量模型间的比较）、Wald 检验（模型中变量的剔除）和得分检验（模型外新变量的入选），可对回归模型进行假设检验。多因素分析时协变量的筛选策略与其他回归模型类似，通常可选用逐步法。

（二）Cox 回归应用中的注意事项

1. Cox 回归分析结论的正确性要以科学的设计、有代表性的抽样为前提。样本含量一般建议在 40 例以上。如果样本例数过少（多因素分析中应变量数一般应为自变量数的 5 ~ 20 倍），或者抽样不随机而使得某些变量在其各个水平上分布非常不均匀，则很容易得到不准确的回归分析模型。因此科学合理的实验设计对获得科学准确的回归模型至关重要。

2. Cox 回归模型虽然允许含有删失数据，但仍应尽量避免患者失访，或者通过延长随访时间，从而尽可能减少删失数据带来的偏倚，影响回归模型的准确性。

3. HR 表示是单位时间内暴露组发生终点事件的概率与非暴露组发生终点事件的概率的比值，是考虑了时间因素的 RR。

4. 数据的编码可能会严重地影响结论的可解释性。对于某些数值型协变量，根据专业上的考虑转换为等级编码更恰当一些；对于无序的多分类协变量，应设置哑变量进入模型，人为地将数据编码分类会造成对于回归系数或相对危险度解释上的困难。

5. Cox 回归必须满足比例风险恒定假设，如果资料不满足此假设，说明某些危险因素的作用强度随时间变化，这将导致相对风险函数也随时间改变而改变。检验这一假定条件的方法可以根据 Kaplan-Meier 曲线判断，若生存曲线有明显交叉，则不适合使用 Cox 回归模型。

6. 自变量的筛选事实上是一个复杂的建模过程，除了考虑以上问题，需要指出的是各种逐步方法只是一个计算手段，并不能保证总是得到最好的模型。变量筛选时首先要进行专业上的充分考虑，很重要的自变量不能遗漏，专业上无关的变量不参与计算。待选变量较多时可以首先进行 Cox 单因素分析，纳入具有统计学意义且具有临床实际意义的变量，以避免纳入变量过多导致样本量不够多而导致结果不可靠。必要时可以更换筛选变量的方法并调整检验水准，多数情况下总在方程中的变量可能是有意义的，最终备选的模型一定要结合专业知识来判断，有时甚至可提供数个模型备选。未选入模型的协变量并非不是影响因素，这一点在应用中要引起注意。

作者：刘慧　程昊悦　朱益民　刘允怡

第六节　诊断试验和预测模型的评估

易感期、临床前期、临床期、结局是疾病发生、发展的四个阶段。临床医生介入的时间点多集中于临床期。当患者前来就诊时，能否正确地对患者的病情做出判断；或能否对患者的预后做出合理的预测，是每个临床医生和临床研究者都在思考的问题。由于受制于技术和其他因素，临床医生往往凭借过往的经验做出判断，容易导致误诊和漏诊。随着医学技术的发展，各种各样的诊断技术不断涌现，如何评判诊断技术的优劣十分重要。

一、诊断试验

诊断试验（diagnostic test）是指医务人员通过病史调查和医学检查等手段进行信息收集，获得对患者病情的基本了解和判断，从而将患者与疑似患病但实际无病者进行区分的试验方法。正确的诊断是临床医生选择治疗方案与预防策略的基础。诊断试验不仅包括各种实验室检查，也包括各种公认的诊断方法，例如病史采集、体检、超声、影像检查等。医生可以利用这些临床数据和资料来判断就诊者是否患病。

（一）评价方法

为评估某诊断试验的有效性，应同时将金标准和诊断试验应用于受试者，并将诊断试验的结果与金标准的检测结果进行比较。金标准指目前公认的最准确、最可靠的疾病诊断方法，用于区分受试者是否为某病患者，如病理学检查，通常以表 5-6-1 形式整理金标准和诊断试验的检测结果。真阳性（true positive）是指被金标准和诊断试验同时判定为阳性者；假阳性（false positive）是指被金标准确诊为阴性但诊断试验结果为阳性者；假阴性（false negative）是指被金标准确诊为阳性但诊断试验结果为阴性者；真阴性（true negative）是指被金标准和诊断试验同时判定为阴性者。

表 5-6-1　诊断试验检测结果与金标准诊断结果的关系

诊断试验	金标准		合计
	患某病	未患某病	
阳性	真阳性（TP），a	假阳性（FP），b	$a+b$
阴性	假阴性（FN），c	真阴性（TN），d	$c+d$
合计	$a+c$	$b+d$	$N=a+b+c+d$

对于诊断试验的评价，除了考虑方法本身的安全性和临床操作的简单、快捷及低成本等因素外，还要考虑诊断试验的真实性、可靠性及收益。

（二）真实性指标

真实性（validity）又称为准确性（accuracy）、有效性或效度，指诊断试验的测量值与真实值的相符程度。一般将金标准的结果视作真实值。灵敏度、特异度、漏诊率、误诊率、似然比及正确指数等是常用的评价诊断试验真实性的指标。以表 5-6-1 为例，分别说明反映真实性的各项指标的计算公式。

1. 灵敏度　灵敏度（sensitivity），又称敏感度、真阳性率，即实际患病且被诊断试验正确地判定为阳性的概率。用于评价诊断试验发现患者的能力。

$$灵敏度 = \frac{a}{a+c} \times 100\% \qquad （公式 5\text{-}6\text{-}1）$$

理想状况下诊断试验的灵敏度为 100%。

假阴性率（false negative rate, FNR）也称为漏诊率，等于 1 − 真阳性率，即实际患病但被诊断试验判定为阴性的概率。它反映了诊断试验的漏诊情况。

$$假阴性率 = \frac{c}{a+c} \times 100\% \qquad （公式 5\text{-}6\text{-}2）$$

理想的诊断试验假阴性率为 0。

2. 特异度　特异度（specificity），又称真阴性率，即实际无病且被诊断试验正确地判定为阴性的概率。用于评价诊断试验排除患者的能力。

$$特异度 = \frac{d}{b+d} \times 100\% \qquad （公式 5\text{-}6\text{-}3）$$

理想状况下诊断试验的特异度为 100%。

假阳性率（false positive rate, FPR）也称为误诊率，等于 1 − 真阴性率，即实际无病但被诊断试验判定为阳性的概率。它反映了诊断试验的误诊情况。

$$假阳性率 = \frac{b}{b+d} \times 100\% \qquad （公式 5\text{-}6\text{-}4）$$

理想的诊断试验假阳性率为 0。

3. 约登指数　同一诊断试验的灵敏度和特异度间存在关联，并非独立存在。仅考虑诊断试验的灵敏度或特异度，无法全面评价其真实性。约登指数（Youden index, YI）和似然比（likelihood ratio, LR）是将灵敏度和特异度相结合的指标。

约登指数，又称正确指数，是评价诊断试验区分真患者与非患者的整体能力的指标。

$$约登指数 = （灵敏度 + 特异度） - 1 \qquad （公式 5\text{-}6\text{-}5）$$

约登指数的范围在 0 ~ 1 之间，值越大，诊断试验的真实性越高。可用于两个及以上诊断试验的比较。

4. 似然比　似然比也是同时反映灵敏度和特异度的综合指标，为病例组中出现某种检测结果的概率与对照组中出现相应结果的概率之比。与阳性或阴性的检测结果相对应，似然比分为阳性似然比（positive likelihood ratio，＋LR）和阴性似然比（negative likelihood ratio，−LR）两种。

（1）阳性似然比：为诊断试验的真阳性率与假阳性率的比值。比值越大，结果呈阳性时为真阳性的概率越大，说明该诊断试验的真实性越高。

$$阳性似然比 = \frac{真阳性率}{假阳性率} = \frac{灵敏度}{1 - 特异度} \qquad （公式 5-6-6）$$

（2）阴性似然比：为诊断试验的假阴性率与真阴性率的比值。比值越小，结果呈阴性时为真阴性的概率越大，说明该诊断试验的真实性越高。

$$阴性似然比 = \frac{假阴性率}{真阴性率} = \frac{1 - 灵敏度}{特异度} \qquad （公式 5-6-7）$$

似然比综合是一个相对稳定的指标，综合了诊断试验的灵敏度和特异度，不受患病率影响。阳性似然比较高而阴性似然比较低的诊断试验较好。

5. 截断值与真实性指标的关系 当诊断试验的相关指标呈连续性时，需要通过确定截断值（cut-off value）来判定结果的阳性/阴性。灵敏度、特异度等反映诊断试验真实性的指标，均与截断值存在一一对应的关系，即当改变诊断试验的截断值时，指标值也会随之改变。

进行诊断试验时，理想情况是患者与非患者的测量值不存在重叠。然而，在实际临床诊断中，患者与非患者的测量值往往存在部分重叠。由图 5-6-1 可推出，当截断值下降时，诊断试验的灵敏度升高，特异度降低；反之，当截断值升高时，特异度升高，灵敏度降低。一般而言，诊断试验将截断值定在患者与非患者的测量值分布曲线的交界处，以平衡灵敏度和特异度。实际操作中一般采用受试者工作特征曲线（receiver operator characteristic curve, ROC）来决定最佳截断值。

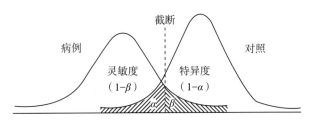

图 5-6-1　诊断试验的截断值与真实性指标

引自孙振球, 徐勇勇 . 医学统计学 [M]. 4 版 . 北京：人民卫生出版社 , 2014.

6. 示例 某医院拟评价一种新型的原发性肝癌（primary liver cancer, PLC）血清标志物的检测试剂盒对肝癌诊断的临床价值，对 63 例疑似病例用病理学活检和试剂盒两种方法进行检查。病理学活检为诊断 PLC 的金标准。检查结果汇总在见表 5-6-2。

表 5-6-2　血清标志物试剂盒与病理学诊断 PLC 的比较

某血清标志物	病理学诊断	
	患病 / 例	未患病 / 例
阳性	35	3
阴性	4	21

根据公式 5-6-1 ~ 公式 5-6-7，计算真实性指标，得：

灵敏度 = 35 / (35 + 4)×100% = 89.7%

漏诊率 = 4 / (35 + 4)×100% = 10.3%

特异度 = 21 / (3 + 21)×100% = 87.5%

误诊率 = 3 / (3 + 21)×100% = 12.5%

约登指数 = 0.897 + 0.875 − 1 = 0.772

阳性似然比 = 0.897 / 0.125 = 7.18

阴性似然比 = 0.103 / 0.875 = 0.12

该检测试剂盒的灵敏度为 89.7%，特异度为 87.5%，约登指数为 0.772，阳性似然比和阴性似然比分别为 7.18 和 0.12。总体而言，该检测试剂盒的真实性较好。

（三）可靠性

可靠性又称信度（reliability）、精确度（precision）、可重复性（repeatability）或稳定性（stability），指相同条件下对同一受试对象重复进行诊断试验，得到的结果的稳定程度。诊断试验的可靠性与金标准无关。变异系数、相关系数、符合率和 Kappa 值等是常用的评价可靠性的指标。根据数据类型不同，分别说明反映可靠性的各项指标的计算公式。

1. 连续性测量的资料

（1）变异系数（coefficient of variance, CV）：反复多次检测同一受试对象时，可用变异系数反映诊断试验的可靠性。变异系数越小，表示诊断试验的精确度越高。

（2）相关系数（r）：对同一批受试对象进行两次重复检测时，可用两次检测结果的相关系数来评价一致程度。一般情况下，$r \geq 0.90$ 可认为诊断试验的一致性较好。

2. 分类测量的资料　一般以配对四格表的形式（表 5-6-3）说明分类资料的检测结果。

表 5-6-3　某诊断试验一致性结果整理

第二次检测	第一次检测		合计
	阳性	阴性	
阳性	A	B	R_1
阴性	C	D	R_2
合计	N_1	N_2	N

（1）符合率：又称一致性、准确度（accuracy），可用于比较一组受试对象被两个医生诊断或被同一医生诊断两次的结果的稳定程度。为同一批研究对象的两次诊断结果均为阳性或阴性的人数之和占所有进行诊断试验人数的比率：

$$符合率 = \frac{A + D}{A + B + C + D} \times 100\% \qquad （公式 5-6-8）$$

由于符合率常受到样本量的影响而不稳定，因此一般多采用调整符合率：

$$调整符合率 = \frac{1}{4} \left(\frac{A}{A+B} + \frac{A}{A+C} + \frac{D}{B+D} + \frac{D}{C+D} \right) \times 100\% \quad （公式 5-6-9）$$

一致性也可用于评价诊断试验的真实性，说明诊断试验阳性与阴性结果均正确的百分比。

（2）Kappa 值：进行同一诊断试验时，评价在不同地点或由不同操作者得到的诊断结果一致性的指标。Kappa 值考虑并校正了机遇因素的影响，是更为客观的指标。

$$Kappa = \frac{N(A+D) - (R_1 N_1 + R_2 N_2)}{N^2 - (R_1 N_1 + R_2 N_2)} \quad （公式 5-6-10）$$

Kappa 值的取值介于 −1 和 +1 之间。一致性强度判定可参考 Kanidis 和 Koch 提出的标准（表 5-6-4）。Kappa 值同样可用于诊断试验的真实性评价。

表 5-6-4　Kappa 值判断标准

Kappa 值	一致性强度	Kappa 值	一致性强度
< 0	弱	0.41 ~ 0.60	中度
0 ~ 0.20	轻	0.61 ~ 0.80	高度
0.21 ~ 0.40	尚好	0.81 ~ 1.00	最强

值得注意的是，一个诊断试验的真实性和可靠性并不存在绝对的相关关系。具有较好的真实性时，不一定具有较好的可靠性；而可靠性较好时，不一定具有较好的真实性。因此，在评价诊断试验时，真实性和可靠性二者缺一不可。

3. 影响可靠性的因素

（1）受试对象：部分生理、生化指标会受到受试对象的生理或心理的影响，从而出现同一受试对象的同一指标的重复检测结果不一致的情况。

（2）观察者：不同检测人员之间的差异，同一检测人员在不同时期的技术水平差异，预期偏倚等因素，可导致重复检测结果有所差异。

（3）实验室条件：仪器、试剂、温度等实验条件所致的差异以及测量误差，会导致多次检测结果不可重复。

4. 示例（续） 评价 PLC 检测试剂盒的真实性后，医院安排甲、乙两位医生独立使用试剂盒对这些疑似病例进行诊断，检查结果见表 5-6-5。

表 5-6-5　甲、乙诊断结果比较

甲	乙	
	阳性 / 例	阴性 / 例
阳性	39	3
阴性	6	15

根据公式 5-6-8 ~ 公式 5-6-10，计算可靠值指标，得：

$$符合率 = \frac{39 + 15}{63} \times 100\% = 85.7\%$$

$$Kappa = \frac{63 \times (39 + 15) - [(39 + 3) \times (39 + 6) + (15 + 3) \times (15 + 6)]}{63^2 - [(39 + 3) \times (39 + 6) + (15 + 3) \times (15 + 6)]} = 0.67$$

该检测试剂盒经甲、乙两医生使用后，符合率为 85.7%，Kappa 值为 0.67，诊断结果一致性高。总体而言，该检测试剂盒的可靠性较好。

（四）收益

在对某诊断试验进行评价时，不仅需要考虑其真实性和可靠性，还需要对诊断试验在人群中的应用效果也就是诊断试验的收益进行评价。主要指标包括预测值的估算、卫生经济学的评价等。

1. 预测值　预测值（predictive value, PV）是通过诊断试验结果来估计受试对象患病与否的可能性的指标。诊断试验的结果分为阳性和阴性，因此预测值分为阳性预测值（positive predictive value, PPV）和阴性预测值（negative predictive value, NPV）。

此外，由于诊断试验往往在医院中开展，全人群的患病率与研究人群的患病率存在差异，因此需要间接计算预测值。

（1）阳性预测值：为诊断试验结果为阳性的受试对象中患病者（由金标准确诊）所占的比例。对于一项诊断试验来说，阳性预测值越大越好。

$$阳性预测值 = \frac{灵敏度 \times 患病率}{灵敏度 \times 患病率 + （1 - 患病率）（1 - 特异度）} \times 100\% （公式 5-6-11）$$

（2）阴性预测值：为诊断试验结果为阴性的受试对象中未患病者（用金标准确诊）所占的比例。对于一项诊断试验来说，阴性预测值也是越大越好。

$$阴性预测值 = \frac{特异度 \times （1 - 患病率）}{特异度 \times （1 - 患病率）+ （1 - 灵敏度）\times 患病率} \times 100\%$$

（公式 5-6-12）

（3）预测值与真实性指标、现患率的关系：一般情况下，当人群患病率稳定时，诊断试验的灵敏度升高，则特异度降低，阴性预测值升高，医生判断阴性结果的受试对象未患病的把握更大；反之，特异度升高，则灵敏度降低，阳性预测值升高，医师更有把握判断阳性结果的受试对象患病。此外，当人群患病率稳定时，若诊断试验的灵敏度升高，由于全人群中未患病的人数往往远大于患病人数，因此假阳性人数的增幅会远大于真阳性人数。当诊断试验的灵敏度和特异度不变时，人群的患病率升高，则阳性预测值升高，阴性预测值降低。由公式 5-6-10 可知，即使诊断试验的灵敏度和特异度均较高，当患病率很低时，其阳性预测值也会较低，出现假阳性的可能较大。因此，医生在分析诊断试验结果时，需要考虑被检人群的患病率高低。

2. 卫生经济学评价

（1）诊断试验成本：包括项目成本（诊断试验耗材、人员培训等费用）、个人直接成本（诊疗费用等）和个人间接成本（生产力损失）等。

（2）成本-效果分析（cost-effectiveness analysis）：研究成本及其获得的生物学成效之间的分析，如死亡率下降等。评价指标为成本效果比（cost-effectiveness ratio, CER）。

（3）成本-效用分析（cost-utility analysis）：指研究成本与生命质量改善程度之间的分析。该分析同时关注患者的生存时长和生存质量。评价指标为成本效用比（cost-utility ratio, CUR）。

（4）成本-效益分析（cost-benefit analysis）：分析研究成本及其获得的经济效益之间的分析，将健康改善的结局用货币价值来衡量。评价指标为成本效益比（cost-benefit ratio, CBR）。

3. 示例（续）　为评价 PLC 检测试剂盒投入临床使用的收益，假设就诊的疑似病例中，PLC 的患病率一般为 10%。请根据检查结果，计算该检测试剂盒的预测值。

根据公式 5-6-11、公式 5-6-12，计算预测值指标，得：

$$阳性预测值 = \frac{0.897 \times 0.1}{0.897 \times 0.1 + (1-0.1) \times (1-0.875)} \times 100\% = 44.3\%$$

$$阴性预测值 = \frac{0.875 \times (1-0.1)}{0.875 \times (1-0.1) + (1-0.897) \times 0.1} \times 100\% = 98.7\%$$

当患病率为 10% 时，该检测试剂盒的阳性预测值为 44.3%，阴性预测值为 98.7%，说明该试剂盒检测阳性的患者中真实患病的比例一般，但检测结果为阴性的患者中确实不患病的比例高。

二、预测模型的评估

临床预测模型（clinical prediction models），又称预测模型（prognosis models）或风险评分（risk scores），是指利用多因素模型来估计未来患某病或出现某结局的概率。临床预测模型分为诊断模型（diagnostic models）和预后模型（prognostic models）。诊断模型基于研究对象的临床表现，诊断其现时患有某种疾病的概率；预后模型则基于患者目前的疾病状态，预测未来一定时期内出现疾病复发、死亡、伤残和并发症等结局的概率。随着越来越多的预测模型的展现，评估预测模型好坏的指标和方法也应运而生。

（一）区分度指标

区分度（discrimination）指预测模型能针对某种疾病，把未来发病风险高的人群和发病风险低的人群正确地区分开来。预测模型通过设置风险界值，将高于该值的人群判定为发病，低于该值的人群判定为不发病。目前常用的预测模型区分度指标如下：

1. 受试者工作特征曲线（receiver operator characteristic curve, ROC）和曲线下面积（area under the curve, AUC）　当临床检测数据为连续性测量的资料时，将患者和非患者的测量值升序排列，并设定多个不同的截断值，从而计算出一系列与截断值相对应的灵敏度和特异度。以灵敏度为纵坐标，以（1－特异度）为横坐标绘制出的曲线就是 ROC 曲线。距离坐标轴左上角最近的坐标点，检测方法的灵敏度和特异度都相对最优，它所对应的值即为最佳截断值。图 5-6-2 为 2 型糖尿病的不同预测模型的对比图，一共涉及两个预测模型，分别为基于行为生活方式的预测模型（模型 1）和基于既往血糖值的预测模型（模型

2）。其中，根据模型 2 绘制的 ROC 曲线的灵敏度和特异度均接近 90%。

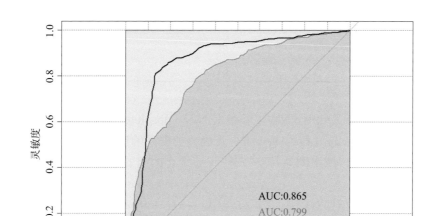

图 5-6-2　2 型糖尿病各预测模型的 ROC 曲线

　　AUC 为 ROC 曲线与对角线构成的曲面面积，可用于反映检测方法的区分度，即预测模型是否能准确分离阳性人群与阴性人群。AUC 越接近 1.0，检测方法的区分度越高；越接近 0.5，检测方法的区分度越低。一般认为，AUC < 0.6 时预测模型的区分度较差；AUC 在 0.6～0.75 时，模型具有一定的区分能力；AUC > 0.75 时模型的区分度较好。当某种疾病存在多个预测模型时，可绘制各模型对应的 ROC 曲线，计算并比较各 AUC，从而帮助临床医生做出合理的选择。图 5-6-2 的模型 1、2 的 AUC 分别为 0.799 和 0.865，预测模型区分阳性和阴性的能力逐步提高。

　　2. 净重新分类指数（net reclassification index, NRI）　NRI 通常用于比较两个分类预测模型的准确性，尤其在比较多分类模型时，NRI 比 ROC 曲线和 AUC 更加直观和敏感，在实际临床应用中也更容易理解。进行 NRI 计算前，使用重分类表对两个模型进行比较，表 5-6-6 和表 5-6-7 显示了与旧模型相比，新模型中对结局进行重新分类的人数或比例。

表 5-6-6　患者组的新旧模型预测结局

旧模型	新模型	
	阳性	阴性
阳性	A_1	B_1
阴性	C_1	D_1

表 5-6-7　非患者组的新旧模型预测结局

旧模型	新模型	
	阳性	阴性
阳性	A_2	B_2
阴性	C_2	D_2

NRI 分为相加 NRI（additive NRI）和绝对 NRI（absolute NRI）两类。新模型相对于旧模型而言，在患者组（总人数为 N_1）中，正确分类提高的比例为 $(C_1 - B_1) / N_1$；在非患者组（总人数为 N_2）中，该比例为 $(C_2 - B_2) / N_2$。综合两组的结果，可得到相加 NRI 的计算公式：

$$相加\ NRI = (C_1 - B_1) / N_1 + (C_2 - B_2) / N_2 \qquad （公式 5\text{-}6\text{-}13）$$

相加 NRI 的取值介于 -2 和 $+2$ 之间。然而，相加 NRI 的局限性在于没有考虑患者和非患者在总体中的分布情况，绝对 NRI 则以总体为分母回避了这一问题。

$$绝对\ NRI = (C_1 - B_1 + C_2 - B_2) / (N_1 + N_2) \qquad （公式 5\text{-}6\text{-}14）$$

绝对 NRI 的取值介于 -1 和 $+1$ 之间。不管是相加 NRI 还是绝对 NRI，若 $NRI > 0$，说明新模型的预测能力优于旧模型；若 $NRI < 0$，则说明新模型预测能力较差。

3. 综合判别改善指数（integrated discrimination improvement, IDI） IDI 作为预测模型间的比较指标，考虑了不同截断值对应的情况，可反映预测模型的整体状况，在一定程度上弥补了 NRI 的缺陷。IDI 反映两个模型预测概率差距的变化，因此是基于模型对每个个体的预测概率计算所得。

$$IDI = (P_{新模型,\ 患者组} - P_{旧模型,\ 患者组}) - (P_{新模型,\ 非患者组} - P_{旧模型,\ 非患者组}) \qquad （公式 5\text{-}6\text{-}15）$$

$P_{新模型,\ 患者组}$ 和 $P_{旧模型,\ 患者组}$ 分别表示在患者组中，新旧模型预测每个个体疾病发生概率的平均值，两者相减表示预测概率提高的变化量，对于患者来说，预测患病的概率越高，模型越准确，因此差值越大则提示新模型越好。而 $P_{新模型,\ 非患者组}$ 和 $P_{旧模型,\ 非患者组}$ 分别表示在非患者组中，两者差值越小则提示新模型越好。

与 NRI 类似，若 $IDI > 0$，说明新模型的预测能力优于旧模型；若 $IDI < 0$，则说明新模型预测能力较差。总体而言，IDI 越大，则新模型的预测能力越好。

4. K-S 曲线（Kolmogorov-Smirnov test） K-S 曲线与 ROC 曲线存在一定的相似性，它是以阈值（即截断值）为横坐标，灵敏度和（$1 -$ 特异度）为纵坐标绘制的双曲线图。K-S 值为真阳性率和假阳性率的差值，即两条曲线之间的间隔距离。当 K-S 值取最大时，对应 ROC 曲线上 AUC 的最大值，表明预测模型从阴性数据中区分出阳性数据的能力越强。

5. 决策曲线分析法（decision curve analysis, DCA） DCA 是一种评估临床预测模型、诊断试验和分子标记物的方法。传统的指标（如 ROC 曲线和 AUC）仅评估了预测模型的准确性，未考虑特定模型的临床效用。DCA 的优点在于它将患者和 / 或临床医生的偏好与具体分析相结合，满足了临床决策的实际需要。将患者确诊某疾病的概率记为 P_i，当 P_i 达到某概率阈值（P_t）时界定为阳性并采取治疗措施，此时可计算得到患者治疗的获益

（利）和误诊的非患者接受无用治疗以及漏诊的患者未得到治疗的损失（弊）。DCA 的横坐标为阈概率（P_t），纵坐标为利减去弊后的净获益（net benefit, NB）。NB 的计算公式如下：

$$净获益 = \frac{真阳性}{N} - \frac{假阳性}{N} \times \frac{P_t}{1 - P_t}$$ （公式 5-6-16）

临床医生可将预测模型和金标准的 DCA 曲线或极端曲线（所有受试对象均为阴性或阳性）相比较，从而判断预测模型是否合适。

（二）校准度指标

校准度（calibration）是用于评价预测模型预估未来某个体发生结局事件概率准确性的指标，即预测风险与实际风险的一致程度。若校准度高，说明预测模型的准确性好；若校准度低，预测模型则可能高估或低估结局事件的发生概率。目前常用的预测模型校准度指标如下：

1. 拟合优度检验（Hosmer-Lemeshow good of fit test）　拟合优度检验是通过检验实际观测值与预测模型得到的理论值之间的一致性，用以判断该预测模型是否准确的一种方法。拟合优度检验的基本思路为根据预测模型得到每个个体发生结局事件的概率，将预测概率从小到大排序并等分成 N 组，分别计算各组的实际观测数和模型预测数并进行卡方检验。卡方检验得到的 P 值越大，则预测模型的校准度越好。

2. 其他常用指标　当预测模型的终点不是阳性 / 阴性或死亡 / 存活等二分类变量，而是连续型变量时，可用以下指标对模型校准度进行评估：

（1）均方误差（mean square error, MSE）：模型的预测值与真实值之差的平方和的平均值。

（2）均方根误差（root mean square error, RMSE）：预测值与真实值之差的平方和与观测次数的比值的平方根。

（3）平均绝对误差（mean absolute error, MAE）：预测值和真实值之间绝对误差的平均值。

（4）平均绝对百分比误差（mean absolute percentage error, MAPE）：预测值和真实值之间绝对误差与真实值的比值的平均值。

第七节　倾向性评分的实现、优势、问题及简述逆概率加权

作者：李俊　刘允怡

一、背景

进行临床研究时，随机对照试验（randomized controlled trial, RCT）被公认为干预性研究的最佳设计方案和金标准，可获知干预措施在理想状态下所能达到的理论疗效。随机化在有已知及未知因素的影响时，是保证试验组和对照组之间均衡性最可靠的一种统计学

方法。但在实践中，RCT 的应用会受一些因素的制约，如研究费用高，实际操作困难、伦理问题以及不适用于长周期研究等。另外，参加 RCT 的研究对象需基于严格的入排标准进行筛选，导致研究结论的普适性可能欠缺。目前非随机对照的观察性对比研究也得到前所未有的重视，然而此类研究中可能存在各种偏倚，且干预因素在组间的分布亦可能不均衡。如果忽视偏倚，可能会获得处理效应的有偏估计，甚至是不正确的结论，因此此类研究中混杂偏倚的控制尤为重要。混杂因素又称外来因素，与干预因素和研究结局皆相关，但不是暴露 - 结局因果关系的中间变量，其存在歪曲（夸大或缩小）处理因素和结局的真实关系的可能。传统上常使用多元分析模型、配对法和分层法等分析方法来控制偏倚，但均存在一定局限性，如传统的多元分析模型不适用于混杂因素很多，且结局发生率很低的情况；配对法只适用于存在某个或某几个混杂因素的情况；分层法则只适合于混杂因素较少、样本量大的研究。近些年来，一些用于非随机化对比研究的新方法被提出和使用，其中倾向性评分（propensity score, PS）作为一种对多个协变量进行调整的分析策略，其应用日渐广泛。

二、基本原理

PS 由 Rosenbaum 和 Rubin 于 1983 年首次提出，其定义为：个体在其特定的属性下接受某种干预的可能性。其实质是综合多个协变量的一个函数，它通过"降维"将多个协变量变成一个变量，用于处理非随机观察性研究中的不同研究组之间协变量分布不均衡的问题，目的是减少选择偏倚。

PS 的具体概念为：当给定一组可观察到的协变量 (X_i)，将任意一个研究对象随机分配到处理组或对照组的条件概率 $E(X_i)$。假如某个受试对象被分配到处理组的 PS 为 0.3，即 $E(X_i) = 0.3$，另外一个研究对象的某个或某些协变量与该对象不同，但如果其被分配到处理组的 PS 亦为 0.3，我们即认为两个研究对象拥有的协变量组合 (X_i) 在整体上分布相同。如果将 PS 相同或相近的研究对象在处理组和对照组间进行匹配，则在总体上不同组之间的研究对象的协变量组合 (X_i) 的分布将是均衡的，换言之，抵消了对照组与处理组之间协变量的不均衡性对处理效应估计地干扰。通过 PS 调整后，不同组之间的研究对象除了结局和处理因素分布不同外，给定的协变量组合 (X_i) 的均衡性应当是良好的，等同于"事后随机化"，让非随机化数据获得类似随机化数据的效果。

注意：PS 法本身不能控制混杂，只是不同程度地提高对照组和处理组之间的均衡性，从而削弱或平衡混杂因素对处理效应估计的影响。

三、估计方法和应用方法

（一）估计方法

估计 PS 的方法有许多种，最常见的为广义线性模型。广义线性模型的基本宗旨是如果协变量作适当的变换可满足或近似满足线性模型分析的要求，那么即可按照线性模型的分析思路来构造模型、估计参数和评价模型。广义线性模型中的 logistic 回归模型、非参数回归模型、Probit 模型和广义可加模型等均可被用来估计 PS，其中 logistic 回归模型是最常用和最简单的模型。它对自变量的类型无要求，均可引入模型中，故在已发表的相关医学文献中，多数采用 logistic 回归模型来估计 PS。

判别分析、Cox 比例风险模型和神经网络技术也是常见的 PS 估计方法，在本章节中不详细展开，感兴趣的读者可以查阅其他相关文献资料。

（二）应用方法

1. 匹配法　匹配法是 PS 研究中应用最为广泛的方法。需根据不同组人群的数量来决定合适的匹配比例，最常见为 1 ∶ 1 匹配，建议不要超过 1 ∶ 4 匹配。

从匹配范围上可分为局部匹配和全局匹配，后者在实际应用中并不多见，目前医学研究中多采用局部匹配。局部匹配的主要策略是对处理组中的研究对象随机排序，在对照组中查找 PS 与其接近的研究对象进行匹配。常用的局部匹配方法有最邻近匹配和卡钳匹配。

（1）最邻近匹配是将处理组中的每个对象，在对照组中寻找与其最接近的对象进行匹配，直到处理组中每个对象都找到匹配。匹配时一般应规定配比精度，如 PS 分值相差 < 0.01 或 < 0.001。假如研究者想对某个重要协变量精确匹配，就可以先根据该变量分层后，分别对每层样本进行最邻近匹配。之后将各层匹配好的样本进行合并，两组研究对象中这个协变量分布完全相同即可结束。

（2）卡钳匹配是事先设定对照组与处理组的研究对象 PS 的差值在某范围内才能进行匹配的方法，是医学研究中最常用的匹配方法。卡钳值就是事先设定的这个范围，卡钳设置越小，匹配之后的样本均衡性会越好，但是会造成匹配集样本量会变小，从而降低估计处理效应的准确性；反之，卡钳值越大，能完成匹配的个体就越多，从而匹配集样本量就越大，但同时也会产生一些部分不良匹配，即 PS 差值较大的研究对象形成匹配，导致估计处理效应的偏倚增大。卡钳值的设定目前还没有统一的标准，在实际研究中，研究者选用了不同的卡钳值进行分析。Austin 等总结了以往两分组资料中倾向得分匹配法研究用到的 8 种卡钳值，比较这些卡钳值在估计处理效应时的精度和偏度，模拟结果提示最优卡钳值是 0.02、0.03 或者是 PS 经过 logit 变换后标准差的 20%。

注意：PS 匹配需满足重叠假定，即对照组和处理组的 PS 取值范围有重叠部分。若某个研究对象的 PS 值明显高于对照组 PS 的最大值或明显低于对照组 PS 的最小值，则考虑去掉该对象。

2. 分层法　分层法是非随机化研究中控制偏倚的重要方法，通过分层来消除组间某个或某些协变量不均衡对估计处理效应产生的影响。PS 分层法将 PS 作为分层的唯一标准，将研究对象按照 PS 的大小分为若干区间，视区间为层，进行分层分析。PS 分层的关键问题是分层数和权重的设定。可通过比较层内组间 PS 的均衡性来检验所选定的层数是否合理，权重一般由各层样本占总样本量的比例来确定。按 PS 将样本平均分为 5 层，能减少 90% 以上的偏倚，是 PS 分层中最常用的方法。

3. 校正法　将 PS 和传统回归分析相结合，即 PS 直接作为一个新的协变量进行模型校正，即在回归分析模型中，以结局变量为应变量，以分组变量为自变量，PS 作为唯一或者重要协变量，来构建模型，估计处理效应，即为校正法。校正法与匹配法和分层法的区别在于，它是直接将 PS 作为模型的一个协变量，并与对结局影响较大的协变量结合起来进行后续分析。

传统多因素调节方法中需控制的混杂因素个数取决于发生结局事件的多少，控制的混杂因素越多，所需要的结局事件的例数就越多。对于一些罕见病的研究，或当收集到的结局事件很少时，采用传统的方法就很难全面控制多个混杂因素，此时如果采用校正法，通过 PS 这个综合了多个混杂因素影响的变量即可达到上述目的。

4. 加权法 加权法的原理与传统的标准化法的原理类似，是一种基于个体化的标准化法。

标准化法的基本思想是制订一个统一的"标准人群"，按照"标准人群"中混杂因素构成的权重来调整处理组和对照组中观察效应的平均水平，从而消除两组之间由于内部混杂因素分布对处理效应的影响。

加权法在计算得出 PS 的基础上，利用标准化法的原理，通过 PS 分值赋予每个研究对象一个相应的权重进行加权，使得各组中 PS 分布一致，从而达到消除混杂因素影响的目的。

在实际的应用中，根据选择的标准化人群的不同，加权法可以分为逆概率处理加权法（inverse probability of treatment weighting, IPTW）和标准化死亡比加权法（standardized mortality ratio weighting, SMRW）。IPTW 法是以所有研究对象作为标准人群进行调整，处理组对象的权重为 $Wt = Pt/PS$，对照组对象的权重为 $Wc = (1 - Pt) / (1 - PS)$。SMRW 法是以处理组研究对象作为标准人群进行调整，处理组对象的权重为 $Wt = 1$，对照组对象的权重为 $Wc = [PS(1 - Pt)] / [(1 - PS)Pt]$（注：$Pt$ 为标准人群中接受处理因素的比例，PS 为研究对象的倾向性评分）。当每一个研究对象的权重计算出来之后，将混杂因素的原始数值乘以权重，再用传统的方法（如直接比较效应或 logistic 回归）进行效应估计。

四、研究步骤和注意事项

（一）研究步骤

进行 PS 的研究主要有以下 7 个步骤：

1. 准备数据 对数据进行质量审核，鉴别数据类型，考察数据的完整性及逻辑性，根据数据类型和大小来选择相应的分析方法。

2. 选择协变量 针对研究目的，根据研究者的经验及 PS 研究协变量的选择要求，选择合适的混杂因素。然后将混杂因素作为自变量，处理因素作为因变量进行模型的构建。从模型中获得 PS 的估计值。

3. 计算 PS 根据选定的模型计算每一个研究对象的 PS，值在 0 至 1 之间，表示研究对象被分配到对照组和处理组的概率。

4. 选择应用方法 根据计算出来的 PS，选择合适的倾向得分应用方法。

5. 评价均衡性 应用 PS 法前后需评价不同组之间的均衡性，其中协变量的均衡性是衡量 PS 法实施好坏的关键。一般用假设检验来评价。

6. 估计处理效应 对匹配后的数据集选择恰当的分析方法来估计处理效应。因匹配后的对照组和处理组之间的协变量已达到或接近均衡，假如选择的统计分析方法正确合适，就可估计出可靠的处理效应。

7. 分析敏感性　这一步比较复杂，主要目的是分析处理效应的估计是否稳健。简单的做法为剔除一个或多个用于匹配的协变量，然后再次进行匹配并估计处理效应，观察处理效应是否稳健不变。在某些研究中，也有研究者使用不同的匹配方法对研究对象进行匹配，并观察估计的处理效应是否稳健。

（二）软件实现

PS 法应用广泛，软件工具成熟。以匹配法为例，R（2.6.0 以上版本）软件提供了 Matching、MatchIt 程序包；Stata（14.0）软件提供了 Pscore、Psmatch2 程序包；SPSS 的 PS matching 模块均可以进行不同匹配方法的分析，当然也可通过 SAS 编程的方式，各类软件所提供的匹配方法有所不同，但最邻近匹配法和卡钳匹配法均可实现。

以 Stata（14.0）的 Psmatch2 程序包为例，主要程序如下：

1. Psmatch2 程序包安装　ssc install psmatch2

2. 最邻近匹配法程序命令　psmatch2 x y1 y2,

out (z) common noreplacement

3. 卡钳匹配法程序命令　psmatch2 x y1 y2,

out (z) common neighbor (1) caliper (0.03) noreplacement

其中"x"为分组变量（取值需为 0 或 1），"out (z)"定义结局变量，并不影响匹配，"psmatch2"可根据所得匹配组对该结局变量进行比较，其余变量"y1""y2"为所需匹配的协变量，"common"选项指定 PS 匹配需满足重叠假定，"noreplacement"表示采用无放回的匹配方式，"neighbor"选项设置匹配比例，默认为 1：1，如果要做 1：n 匹配可以在此修改，"caliper"选项设置卡钳值。"psmatch2"默认采用 probit 回归模型，可通过 logit 选项指定采用 logistic 回归模型。值得注意的是，在应用"psmatch2"命令进行 PS 匹配前需先将数据随机排序。

执行"psmatch2"命令后自动产生了一系列新变量，根据模型所得 PS 值默认储存在"_pscore"变量中，可通过"pscore (varname)"选项对该变量进行更名，此变量可直接用于 PS 校正；"_id"为每个观察对象唯一的 ID 号；"_treated"表示观察对象是否为观察组；"_n1"表示观察对象被匹配到的对照组的"_id"（如果是 1：2 匹配，还会生成"_n2"）；"_pdif"表示已完成匹配的观察对象间概率值之差。可根据这些变量进行匹配后数据整理，随后统计分析。另外，该程序包还提供了"pstest"命令，可对匹配前后进行均衡性检验，但仅适用于连续性变量，"psgraph"可图示匹配结果。为了更好地展示 PS 的分布。

（三）注意事项

1. 应用的条件　虽然 PS 法可以适用的情况较广泛，但不是所有的非随机化数据都适合。在一些情况下，使用该方法会得出不正确或无意义的结果。PS 法应用的条件如下：

（1）协变量的可观察性：根据 PS 的定义，研究对象的 PS 基于协变量计算得出，因此要求所有纳入模型中的协变量都是可被观察到的，尤其是重要的混杂因素或者对结局变量影响很大的协变量。

（2）协变量的缺失值：如前所述，估计研究对象 PS 最常用的方法是 logistic 回归模型。如果研究对象的某个协变量为缺失状态，那么该对象的 PS 将不能被计算出来。故在使用 PS 法之前，要对缺失数据进行预先处理，保证数据的完整性，进而保证获得所有研究对象的 PS 值。

（3）数据的关联性：用 PS 法对非随机化数据进行处理，并非任意两个数据集通过匹配后就可以像随机化数据那样估计平均处理效应。对关联性不强的数据集进行匹配后，尽管可得出处理效应的估计值，但是结果并无任何实际意义。

2. 应用的注意事项

（1）模型的选择：PS 研究中，选择合适的模型至关重要，它直接影响到 PS 的可靠性与准确性。无论采用哪种模型来估计 PS，起到关键作用的都是数据质量。

（2）协变量的选择：协变量的选择要考虑许多因素，不能仅仅依据显著性差异来判定，更重要的是要结合专业方面的理论来确定。哪些协变量应该包含在模型中，需要在文献复习的基础上，了解协变量、结局变量和处理因素之间的联系。有关协变量的选择标准目前仍存在争议。根据协变量与结局变量以及处理因素间的关系，可以分为四类：①只与处理因素有关的变量；②只与结局有关的变量；③与结局和处理因素都有关的变量，即混杂因素；④与处理因素和结局都无关的变量。国外研究认为应该将与结局变量有关的所有协变量都纳入模型进行 PS 相关的筛选，具体操作需要结合不同研究和研究者的经验进行选择。

（3）样本量的大小：在一个小样本的研究中，研究者可能已经选择了最合适的 PS 估计方法进行了最优的匹配，但是某些协变量还是会出现组间的不均衡性，只有当在样本量大于 1 000 时，倾向得分法才能发挥出它的明显优势。这说明，在 PS 的研究中，样本量越大，估计处理效应的结果越好，有研究者建议对照组研究对象的数量不低于处理组的110%。

（4）均衡性的评价方法：以往的很多倾向得分相关研究都是用假设检验来评价组间协变量的均衡性。其他的检验方法还有：F 检验、DW 检验法、图示法、标准化差异和方差比等。图示法包括箱式图、Q-Q 图等，优点是表达简洁、直观，缺点是不能够量化。方差比法主要是针对连续型变量，通过比较组间协变量的方差来评价均衡性的好坏。标准化差异在近年的倾向得分研究中应用较多，其可以结合示意图直观地比较匹配前后协变量的均衡性。但是不管选择哪种检验方法来评价均衡性，都不可缺少基本的描述性统计分析。

（5）处理效应的估计：对处理效应的估计精度和准确度也是评价 PS 法成功与否的一个评价标准。在对经过 PS 匹配后的样本进行统计分析时，应该考虑到研究对象之间有配对的特征，对照组与处理组不再是两个独立的样本，需采用适用于配对样本的统计分析方法。

（6）灵敏度的检验：采用 PS 法对非随机化数据处理后，组间已知的协变量得到了均衡，移除了混杂因素可能产生的偏倚，但是却不能消除潜在未知混杂因素产生的偏倚，这时，就需要用灵敏度检验来衡量未知因素对结果产生的影响。虽然灵敏度检验不能直接显示有哪些未知的混杂因素，但是可以估计未知混杂因素所致偏倚对处理效应的影响。Wilcoxon 符号秩检验常被用来作为 PS 灵敏度检验方法，但目前只适用于匹配法的研究。

（7）缺失数据的填补：利用 PS 法进行数据分析时，一些研究对象因为协变量有缺失值，因此无法估计其 PS。如果直接剔除这些存在缺失值的研究对象，则会丢失大量信息，进而影响结果。在进行 PS 研究之前对缺失值进行合理处理，将增强处理效应估计的准确性。不同缺失类型的数据有不同的处理方法。常用的处理缺失值的方法有删除法、指示变量法、单一填补法和多重填补法等。但是如果缺失值较多时，则不管采用何种处理方法，结果都会不甚理想。

五、优点和局限性

（一）优点

1. 减少非随机观察性研究的偏倚。

2. 一般运用某种多变量分析法来控制干扰因素是否得当，需视这些数据是否符合这种方法的前提假设（例如线性相关）。而 PS 法不会受到这种影响，因而能做出较准确的估计。

3. 当要比较的结局事件不止一项时，通常需依情况运用不同的模型，如 logistic 回归模型或 Cox 比例风险模型。PS 法则没有这种限制，同样的评分可以使用于不同结局事件的分析。

4. 当结局事件发生得很少，而要探讨的暴露或干扰因素很多时，回归分析就有很多限制（维度困惑）。PS 法被认为是处理这种情况比较好的分析方法，尤其是前述的校正法。

5. 本节主要以前瞻性研究为例，讲述了以处理因素为分组依据进行匹配。PS 法还可以用于回顾性的病例对照研究中，以结局为分组依据进行匹配。

（二）局限性

1. 只能均衡已知的协变量，对未知的混杂因素引起的偏倚无能为力，这也是所有非随机化研究方法的共有缺陷。

2. 应用需以大样本为基础，在小样本条件下，即使经过 PS 法调整，组间协变量的分布也很难达到预期的均衡效果。

3. 在采用 PS 匹配法时，如果匹配后样本量损失较多，可能会改变样本的构成，匹配的样本不能很好地代表总体，从而影响对处理效应估计的精度。

4. 当对照组和处理组的 PS 没有重叠或重叠范围较小，如对照组的 PS 范围是 0.1 ~ 0.3，处理组的是 0.4 ~ 0.8，组间可比性较差，则无法进行合适地匹配或分层。

5. PS 的计算依赖协变量，对于每个研究对象来说，纳入倾向得分模型的协变量中只要有一个缺失，就无法计算倾向得分。虽然可以采取常用的缺失值填补方法来进行弥补，但这只是不得已的权宜之计，处理效应的估计势必会受到影响。

6. 当结局事件足够时，一个设计理想的回归分析可能比 PS 法更能控制干扰因素所产生的偏倚。

理论上讲，如果 PS 模型纳入了所有影响结果的因素，则通过匹配后得到的结果与经过随机化得到的结果性质应该是相同的。但实际上这是不可能的，也无法证明。事实上，随机化是统计推断的基础，随机对照研究和观察性研究是相辅相成的，彼此无法替代，而要发挥各自的优势，均需严谨地设计，严格地实施，正确地分析和恰如其分地解释。

六、简述逆概率加权

在观察性队列研究中，无论是前瞻性或回顾性研究，如尝试找出不同变量和研究结果有没有因果关系时，由于不同混淆因素的引入能容易产生偏倚，因此研究人员提出不同统计学的方法来解决这些混淆因素造成的偏倚问题。

统计学上用来评估因果关系的偶然效应，可使用不同的分析方法来减低混淆因素的影响。较常用的包括：

1. 限制 将人群限制在潜在混杂因素的单个层次中，这做法会减低可以进入研究的人群数。

2. 调整 通常用于回归建模（regression modeling），以统计学方法，把一些因素调整为不变的常数，以评估另一些因素和结果的关系。

3. 匹配 通过设计在暴露和未暴露之间，患病和未患病之间设计相似水平的混淆因素。

4. 加权 使用加权方案，例如标准化或逆概率加权。在基本水平上，逆概率加权依赖于建立逻辑回归模型来评估对一些特定进入研究的人员的暴露概率，用作混淆因素控制，或补充后续数据损失，建立一个假设结构模型来评估因果关系。

这些不同方法是比较复杂，因此应要求有统计学专家参与在研究中才应用。

逆概率加权（inverse probability of treatment weighting, IPTW）方法在近年临床研究开始较多应用，因此我们在这章节中做出简单的描述。

逆概率加权是一种使用统计学的方法，建立一组"假设人群"（pseudo-population），而这组人群中的数据，是经过统计计算后，把研究中在研究组的人群所获得的数据经统计标准化（statistically standardized）后所组成。该方法主要用于解决一些在直接研究中获得的难以做出分析的数据，例如研究费用、时间或医学道德的问题。如能正确使用逆概率加权法，可有效改善研究素质，减低研究偏倚带出来的问题。

此外，逆概率加权也可用于填补研究中不能用于分析的缺失数据。

第八节 如何利用 SPSS 进行临床研究统计分析

作者：刘慧 万喆 朱益民 刘允怡

临床研究常用的统计分析软件有 SAS（Statistical Analysis System）、SPSS（Statistical Production and Service Solutions）、R、Stata 以及 Excel 电子表格等，每个软件均各有优劣。SPSS 软件是统计产品与服务解决方案软件，是由 IBM 公司推出的集数据录入、整理、分析功能于一体的，同时拥有菜单驱动界面和语法编程界面的统计软件。它最突出的特点就是操作界面友好、数据转换接口完善、输出结果清晰直观、分析功能强大。本节将以 HCC 数据集为例进行 SPSS 20.0 的操作示范，该数据集模拟了 1 000 例接受肝切手术的肝癌患者的临床资料，所包含的 13 个变量信息说明详见表 5-8-1。

表 5-8-1　变量说明

变量名	标签	属性
ID	患者编号	
Age	年龄,岁	连续性变量
Sex	性别	1 = 男,2 = 女
BMI	体重指数（kg/m²）	连续性变量
ALT	术前 ALT 水平（U/L）	连续性变量
ALT_P	术后 2 周 ALT 水平（U/L）	连续性变量
AFP	术前 AFP 水平（ng/ml）	连续性变量
AFP_P	术后 2 周 AFP 水平（ng/ml）	连续性变量
Month	随访时间（月）	连续性变量
Recur	肝癌复发	0 = 未复发,1 = 复发
Child	Child-Pugh 分级标准	0 = A 级,1 = B 级,2 = C 级
TACE	经导管动脉化疗栓塞	0 = 未接受该治疗,1 = 接受该治疗

一、创建数据集

（一）直接输入

定义变量名→指定变量的属性→录入数据

（二）外部数据导入

对于 SPSS 格式（.sav）和其他大多数常用格式的数据文件，如 txt、csv、xls、xlsx、sas7bdat 等均可导入 SPSS 进行编辑和分析，第一行默认作为变量名读入。具体操作步骤如下：

首先，打开 SPSS，然后在"文件"菜单下选择"打开数据"，选择要导入的数据文件（图 5-8-1、图 5-8-2）：

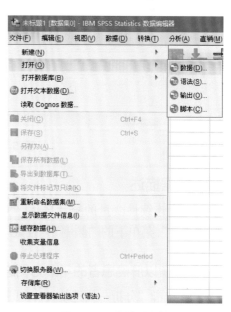

图 5-8-1　文件对话框

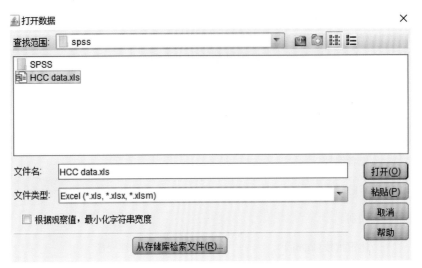

图 5-8-2　文件选择对话框

成功导入数据后即可在数据集界面呈现完整数据（图 5-8-3 ）：

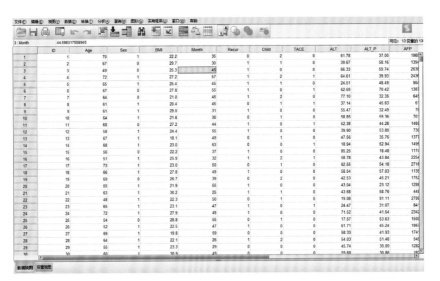

图 5-8-3　SPSS 数据展示界面

二、数据描述

对于连续性变量的统计描述，SPSS 软件中有几个专门的模块可以使用，如"分析 - 描述统计"菜单下的"频率""描述""探索""比率"四个子菜单。

（一）以肝癌患者的年龄为例进行"频率"描述

1. 点击"分析—描述统计—频率"（图 5-8-4）。

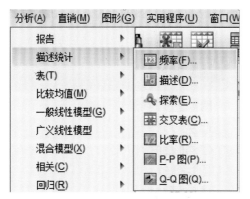

图 5-8-4　"分析"对话框

2. 选取需要的变量"Age"，添加至右侧变量列表，点击"统计量"，设定要分析的统计量，完成后点击"继续"（图 5-8-5、图 5-8-6）。

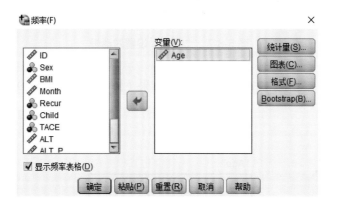

图 5-8-5　"频率"对话框

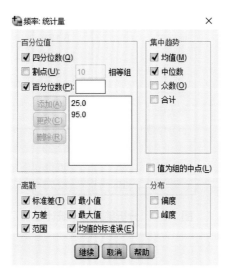

图 5-8-6　"统计量"设置对话框

3. 点击"图表"，设定所需要呈现的图标类型，此处选择"直方图"（图 5-8-7）。

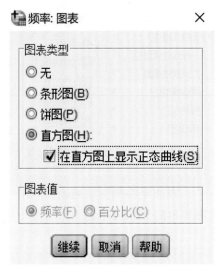

图 5-8-7 "图表"设置对话框

4. 选择完成后，点击"确定"，即可获取结果（图 5-8-8、图 5-8-9）。

统计量

Age

N	有效	1000
	缺失	0
均值		62.44
均值的标准误		.196
中值		62.23
标准差		6.196
方差		38.392
全距		36
极小值		45
极大值		80
百分位数	25	58.03
	50	62.23
	75	66.66
	95	72.73

图 5-8-8 分析结果——统计量

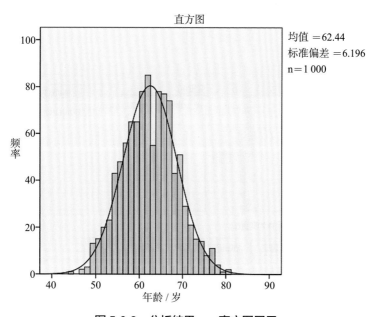

图 5-8-9　分析结果——直方图展示

5. 结果解读　1 000 例肝癌患者年龄无缺失值，算术均数为 62.44 岁，标准差为 6.20 岁。中位数即 P_{50} 为 62.23 岁，P_{25}、P_{75} 和 P_{95} 分别为 58.03 岁、66.66 岁、72.73 岁。从直方图可以看出，肝癌患者年龄分布呈现对称分布。

（二）以肝癌患者的年龄为例进行"描述"操作

1. 点击"分析—描述统计—描述"（图 5-8-10）。

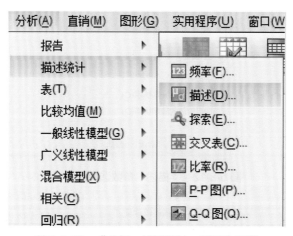

图 5-8-10　"分析—描述统计—描述"菜单

2. 选中需要描述的变量"Age"，添加至右侧变量列表（图 5-8-11）。

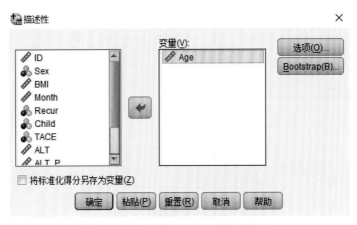

图 5-8-11 "描述性"变量选择界面

3. 点击"选项"，选择"平均值""标准偏差""最大值""最小值""方差""范围""峰度""偏度"进行统计描述，点击确定即可呈现描述结果（图 5-8-12、图 5-8-13）。

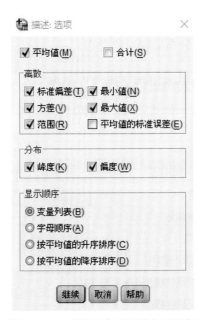

图 5-8-12 "描述"参数选择对话框

描述统计量

	N	极小值	极大值	均值	标准差	偏度		峰度	
	统计量	统计量	统计量	统计量	统计量	统计量	标准误	统计量	标准误
Age	1000	45	80	62.44	6.196	.083	.077	-.236	.155
有效的 N（列表状态）	1000								

图 5-8-13 描述统计量分析结果

4. 结果解读　肝癌患者的最小年龄为 45 岁，最大为 80 岁；肝癌患病年龄均数为 62.44 岁，标准差为 6.196 岁，偏度系数 0.083，峰度系数 − 0.236。

（三）以肝癌患者的年龄为例进行"探索"操作

1. 点击"分析—描述统计—探索"菜单（图 5-8-14）。

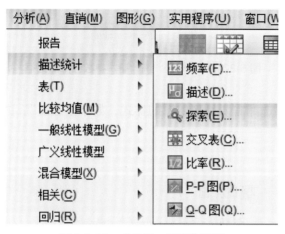

图 5-8-14　"分析—探索"菜单

2. 选中要进行分析的因变量"Age"，添加至右侧"因变量列表"，并选中分类变量"Recur"，添加至右侧"因子列表"（图 5-8-15）。

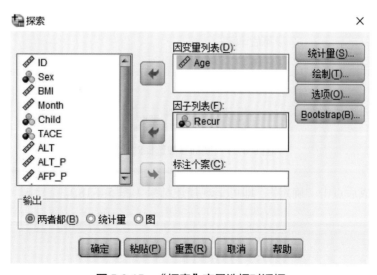

图 5-8-15　"探索"变量选择对话框

3. 点击"统计量"，设定需要探索的统计量，可选择"描述性"（图 5-8-16）。

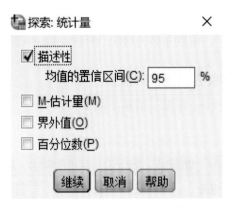

图 5-8-16 "探索：统计量"参数选择对话框

4. 点击"绘制"，选择需要呈现的图的样式，如"茎叶图"，并勾选"带检验的正态图"（图 5-8-17）。

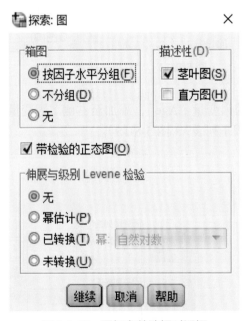

图 5-8-17 图标参数选择对话框

5. 设定完成后点击"确定"，即可呈现描述结果（图 5-8-18）。

案例处理摘要

		案例					
		有效		缺失		合计	
	Recur	N	百分比	N	百分比	N	百分比
Age	0	369	100.0%	0	0.0%	369	100.0%
	1	631	100.0%	0	0.0%	631	100.0%

描述

	Recur			统计量	标准误
Age	0	均值		62.58	.336
		均值的95%置信区间	下限	61.91	
			上限	63.24	
		5%修整均值		62.44	
		中值		62.20	
		方差		41.741	
		标准差		6.461	
		极小值		48	
		极大值		80	
		范围		32	
		四分位距		10	
		偏度		.271	.127
		峰度		-.382	.253
	1	均值		62.36	.240
		均值的95%置信区间	下限	61.89	
			上限	62.83	
		5%修整均值		62.37	
		中值		62.25	
		方差		36.480	
		标准差		6.040	
		极小值		45	
		极大值		80	
		范围		36	
		四分位距		8	
		偏度		-.056	.097
		峰度		-.157	.194

正态性检验

		Kolmogorov-Smirnov[a]			Shapiro-Wilk		
	Recur	统计量	df	Sig.	统计量	df	Sig.
Age	0	.044	369	.078	.989	369	.009
	1	.028	631	.200[*]	.997	631	.448

*. 这是真实显著水平的下限。

a. Lilliefors 显著水平修正

图 5-8-18　探索分析结果

6. 结果解读　由于总样本量为 1 000 例，可通过 K-S 的检验结果判断年龄是否符合正态性，鉴于复发组和未复发组的 P 值均大于 0.05（$P_{未复发} = 0.078$，$P_{复发} = 0.200$），说明两组数据的分布符合正态分布。因此，369 例未复发的肝癌患者平均年龄为 62.58 ± 6.46 岁；631 例复发的肝癌患者平均年龄为 62.36 ± 6.04 岁。

值得注意的是，年龄的 S-W 检验结果在未复发组中 P 值小于 0.05（$P_{未复发}=0.009$）。通常情况下，小样本时（如小于 50 例），多以 S-W 检验结果为主；大样本时，多以 K-S 检验结果为主。此外，可以结合数据的分布情况（如直方图）对数据是否满足正态性作出综合评估，本例倾向于认为年龄符合正态性分布。

三、正态分布的连续性变量比较

对于满足正态性分布的资料，对其均数进行差异性比较时常采用 t 检验。t 检验是根据 t 分布理论来评估差异发生的概率，从而比较均数的差异是否具有统计学意义。t 检验适用于已知一个总体均数、一个样本均数及样本标准差，且样本来自正态或近似正态总体的情况。t 检验可分为单样本 t 检验、两独立样本 t 检验及配对样本 t 检验。

（一）单样本 t 检验

单样本 t 检验用于比较样本均数与总体均数之间的差异情况。为研究某地区肝癌患者的平均患病年龄是否高于总体恶性肿瘤平均患病年龄。调查某地区 1 000 名肝癌患者，计算其患病年龄均数为 62.42 岁，标准差为 6.19 岁。根据大量调查发现总体恶性肿瘤患病年龄为 57.6 岁，能否据此认为该地区肝癌患者平均患病年龄高于总体恶性肿瘤平均患病年龄？

1. 点击"分析—比较均值—单样本 t 检验"菜单图（图 5-8-19）。

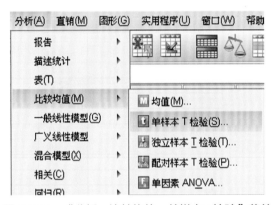

图 5-8-19　"分析—比较均值—单样本 t 检验"菜单

2. 选择"Age"作为检验变量，添加至右侧检验变量列表，将"检验值"设定为总体恶性肿瘤发病年龄的 57.60 岁（图 5-8-20）。

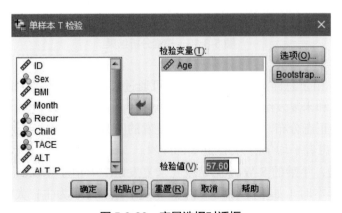

图 5-8-20　变量选择对话框

3. 点击"确定"即可输出结果（图 5-8-21）。

单个样本检验

	检验值 = 57.60				差分的 95% 置信区间	
	t	df	Sig.(双侧)	均值差值	下限	上限
Age	24.703	999	.000	4.840	4.46	5.22

图 5-8-21　单样本 *t* 检验分析结果

4. **结果解读**　共有 1 000 个测量值，*t* 值为 24.703，自由度为 999，双侧检验 *P* 值小于 0.001，按检验水准 α 为 0.05，则拒绝 H_0，接受 H_1，即可认为该地区肝癌患者平均患病年龄显著高于总体恶性肿瘤平均患病年龄。

（二）两独立样本 *t* 检验

两独立样本 *t* 检验用于比较两组间连续性数据平均数之间的差异情况。独立样本 *t* 检验除了数据需要服从正态分布，还要求两组样本的总体方差相等。当数据不服从正态分布或方差不齐时，则考虑使用近似 *t* 检验或非参数检验。以分析肝癌患者术后复发与确诊时 BMI 的关系为例进行操作示范。

1. 对复发组与未复发组的 BMI 进行正态性检验，操作步骤如前所述。

2. 点击"分析—比较均值—独立样本 *t* 检验"（图 5-8-22）。

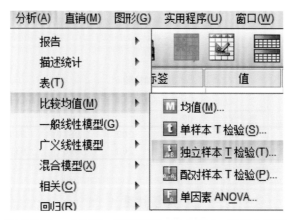

图 5-8-22　"分析—比较均值—独立样本 *t* 检验"菜单

3. 选择"BMI"作为检验变量，添加至右侧"检验变量"列表，将"Recur"作为分组变量添加至右侧，选择"定义组"，根据复发情况进行分组（0 代表未复发，1 代表复发），图 5-8-23、图 5-8-24。

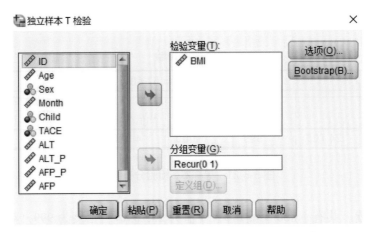

图 5-8-23　"独立样本 t 检验" 检验变量选择对话框

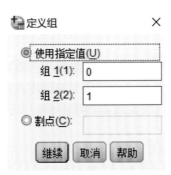

图 5-8-24　分组定义对话框

4. 点击 "确定" 即可得到结果（图 5-8-25）。

正态性检验

	Recur	Kolmogorov-Smirnov[a]			Shapiro-Wilk		
		统计量	df	Sig.	统计量	df	Sig.
BMI	0	.037	369	.200*	.997	369	.794
	1	.018	631	.200*	.998	631	.821

*. 这是真实显著水平的下限。

a. Lilliefors 显著水平修正

组统计量

	Recur	N	均值	标准差	均值的标准误
BMI	0	369	23.1865	3.79005	.19730
	1	631	23.5755	3.47153	.13820

独立样本检验

		方差方程的 Levene 检验		均值方程的 t 检验					差分的 95% 置信区间	
		F	Sig.	t	df	Sig.(双侧)	均值差值	标准误差值	下限	上限
BMI	假设方差相等	3.143	.077	-1.653	998	.099	-.38910	.23542	-.85107	.07288
	假设方差不相等			-1.615	716.882	.107	-.38910	.24089	-.86203	.08383

图 5-8-25　独立样本 t 检验结果

5. 结果解读　正态性检验结果表明两组 BMI 分布均符合正态分布，369 例未复发患者的平均 BMI 为（23.19 ± 3.79）kg/m^2；631 例复发患者的平均 BMI 为（23.58 ± 3.47）kg/m^2。通过 Levene 检验 P 值为 0.077，说明复发组与未复发组 BMI 的方差相等，则采用第一行方差相等的 t 检验结果，t 值为 –1.653，P 值为 0.099（> 0.05），表明肝癌确诊时 BMI 在复发组和未复发组间差异无统计学意义。

（三）配对 t 检验

配对样本 t 检验适用于分析配对设计的连续性变量间的差异。与独立样本 t 检验相比，配对样本 t 检验的两组样本量要相同，且样本的先后顺序需一一对应。为了比较肝癌患者手术前后肝功能的变化，以评估手术对肝脏的损伤，现对 1 000 名肝癌手术患者术前及术后 2 周的丙氨酸氨基转移酶（ALT）进行配对样本 t 检验。

1. 对肝癌患者术前、术后 ALT 进行正态性检验，方法如前所述。

2. 点击"分析—比较均值—配对样本 t 检验"菜单（图 5-8-26）。

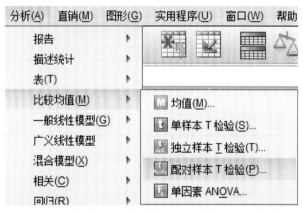

图 5-8-26　"分析—比较均值—配对样本 t 检验"菜单

3. 选择术前肝功能指标"ALT"和术后肝功能指标"ALT_P"，添加至右侧"右侧成对变量"列表（图 5-8-27）。

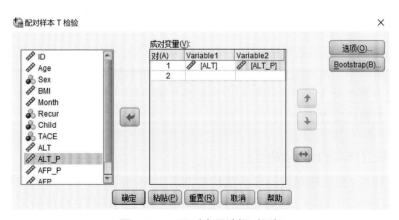

图 5-8-27　配对变量选择对话框

4. 点击"确定"即可获取结果（图 5-8-28）。

正态性检验

	Kolmogorov-Smirnov[a]			Shapiro-Wilk		
	统计量	df	Sig.	统计量	df	Sig.
ALT	.023	1000	.200[*]	.998	1000	.390

*. 这是真实显著水平的下限。

a. Lilliefors 显著水平修正

正态性检验

	Kolmogorov-Smirnov[a]			Shapiro-Wilk		
	统计量	df	Sig.	统计量	df	Sig.
ALT_P	.020	1000	.200[*]	.999	1000	.670

*. 这是真实显著水平的下限。

a. Lilliefors 显著水平修正

成对样本统计量

		均值	N	标准差	均值的标准误
对 1	ALT	47.8731	1000	17.12406	.54151
	ALT_P	46.1480	1000	13.50035	.42692

成对样本检验

		成对差分							
					差分的95% 置信区间				
		均值	标准差	均值的标准误	下限	上限	t	df	Sig.(双侧)
对 1	ALT - ALT_P	1.72509	22.20041	.70204	.34745	3.10273	2.457	999	.014

图 5-8-28　配对样本 *t* 检验分析结果

5. 结果解读由正态性检验结果可知术前、术后的 ALT 值符合正态分布，术前 ALT 值为（47.87 ± 17.12）U/L，术后 ALT 值为（46.15 ± 13.50）U/L。配对样本 *t* 检验的 *t* 值为 2.457，$P = 0.014$（< 0.05），按检验水准 α 为 0.05，则拒绝 H_0，接受 H_1，即肝癌患者术后肝功能 ALT 显著低于术前，差异具有统计学意义。但从临床角度考虑，该差异的实际意义是不大的。

四、非正态分布的连续性变量比较

前面所述的 *t* 检验是参数检验方法，仅在样本总体的分布形态已知的情况下适用。但在实际的临床研究中，常因信息缺失而无法推断一个样本总体的分布情况，或数据不满足参数检验的假设条件时，就不能使用相应的参数检验方法。此时，应对总体分布做假设检验，宜采用非参数检验方法。

（一）两独立样本的非参数检验

与两独立样本 *t* 检验相对应的非参数检验方法为 Mann-Whitney U 检验或 Wilcoxon 秩和检验，适用于推断不符合正态分布的计量资料或等级资料的独立样本所来自的两个总体分布是否有差别。将以探讨肝癌手术患者术前 AFP 水平在术后复发组和未复发组间是否存在差异为例进行操作示范。

1. 点击"分析—非参数检验—旧对话框—2 个独立样本"菜单（图 5-8-29）。

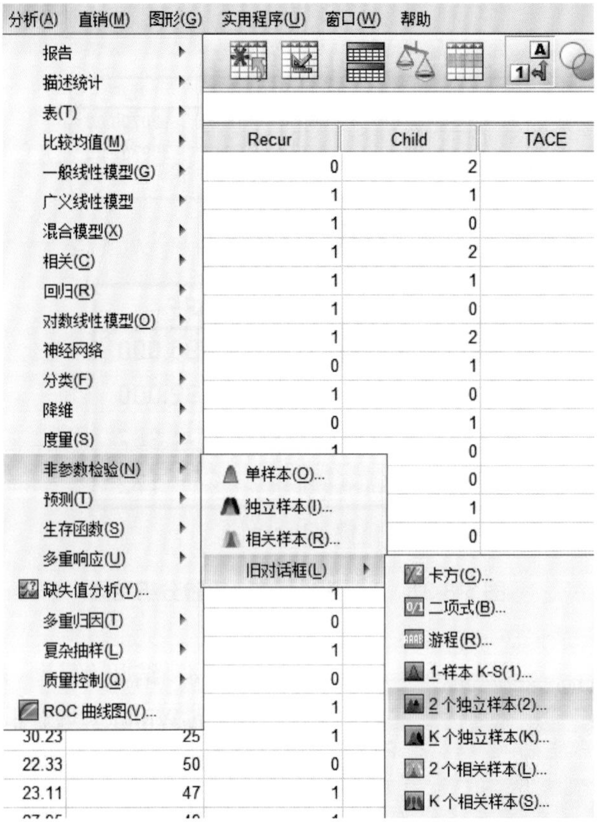

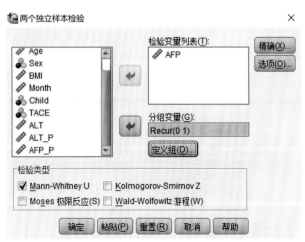

图 5-8-29 "分析—非参数检验—旧对话框—2 个独立样本"菜单

2. 设定"检验变量（AFP）"及"分组变量（Recur）"，并在定义组中设定分组信息（图 5-8-30）。

图 5-8-30 检验变量及分组选择对话框

3. 点击"确定"即可呈现结果（图 5-8-31）。

Mann-Whitney 检验

秩

	Recur	N	秩均值	秩和
AFP	0	369	516.82	190708.00
	1	631	490.95	309792.00
	总数	1000		

检验统计量[a]

	AFP
Mann-Whitney U	110396.000
Wilcoxon W	309792.000
Z	-1.367
渐近显著性(双侧)	.172

a. 分组变量：Recur

图 5-8-31　2 个独立样本 t 检验分析结果

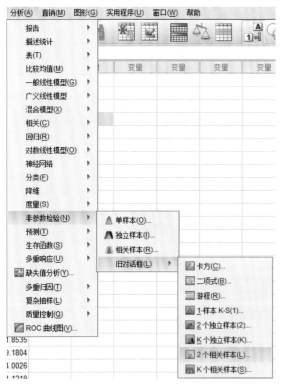

图 5-8-32　"分析—非参数检验—旧对话框—
2 个相关样本"菜单

4. **结果解读**　输出结果中列出了 Mann-Whitney U 检验和 Wilcoxon 秩和检验的统计量，根据双侧 P 值为 0.172（ > 0.05），尚不能拒绝 H_0，即表明肝癌患者术前 AFP 水平在术后复发组和未复发组患者中差异无统计学意义。

（二）配对样本的非参数检验

配对样本的非参数检验，指通过对两组配对样本的分析，推断样本来自的两个总体的分布是否存在显著性差异。主要包括 McNemar 检验、符号检验、Wilcoxon 符号秩检验。而 Wilcoxon 符号秩检验适用于非正态分布的配对计量资料的样本差值的中位数与 0 相比，或单个样本中位数与总体中位数的比较。以比较肝癌患者术前、术后 AFP 水平是否存在差异为例进行配对样本的非参数检验。

1. 选择"分析—非参数检验—旧对话框—2 个相关样本"（图 5-8-32）。

2. 将术前 AFP（AFP）和术后 AFP（AFP_P）添加至右侧检验对列表中，选择"Wilcoxon"（图 5-8-33）。

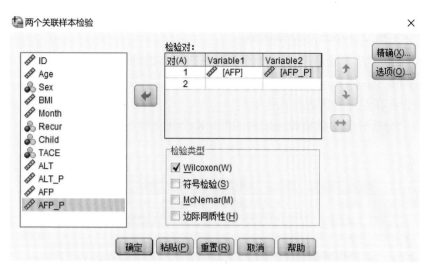

图 5-8-33　2 个相关样本变量选择对话框

3. 点击"确定"即可呈现结果（图 5-8-34）。

Wilcoxon 带符号秩检验

秩

		N	秩均值	秩和
AFP_P - AFP	负秩	698[a]	575.06	401395.00
	正秩	302[b]	328.16	99105.00
	结	0[c]		
	总数	1000		

a. AFP_P < AFP

b. AFP_P > AFP

c. AFP_P = AFP

检验统计量[a]

	AFP_P - AFP
Z	-16.545[b]
渐近显著性(双侧)	.000

a. Wilcoxon 带符号秩检验

b. 基于正秩。

图 5-8-34　2 个相关样本检验结果

4. 结果解读 术后 AFP 水平低于术前的患者有 698 例，术后 AFP 水平高于术后的患者有 302 例，Wilcoxon 符号秩检验的 Z 值 = −16.545，$P < 0.001$，可以认为术后患者 AFP 水平与术前相比显著下降。

（三）多个独立样本的非参数检验

Kruskal-Wallis H 检验适用于推断不符合正态分布的计量资料或等级资料的多个独立样本所来自的多个总体分布是否相同。以肝癌患者术前 AFP 水平在不同肝功能 Child-Pugh 分级组间是否存在差异为例进行操作示范。

1. 选择"分析—非参数检验—旧对话框—K 个独立样本"（图 5-8-35）。

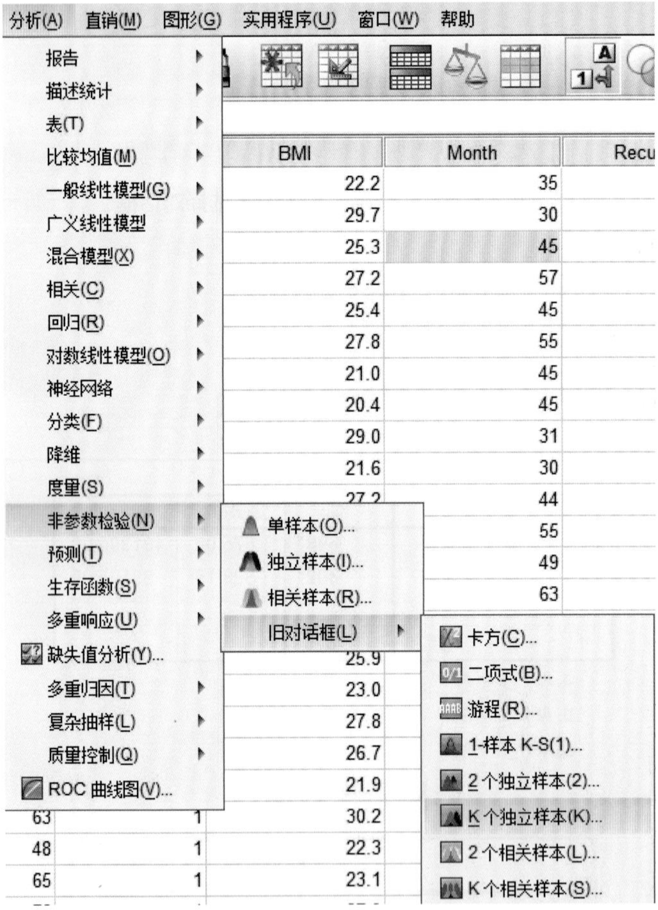

图 5-8-35 "分析—非参数检验—旧对话框—K 个独立样本"菜单

2. 设定"检验变量列表（AFP）"及"分组变量（Child）"，并在定义组中设定分组信息（最小为 0，最大为 2），检验类型选择默认的"Kruskal-Wallis H 检验"（图 5-8-36）。

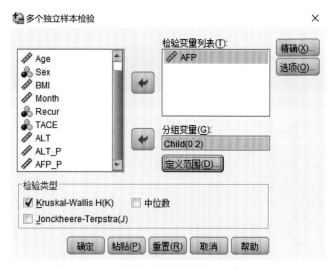

图 5-8-36 多个检验变量选择及分组对话框

3. 点击"确定"即可呈现结果（图 5-8-37）。

Kruskal-Wallis 检验

秩

	Child	N	秩均值
AFP	0	531	506.15
	1	286	482.93
	2	183	511.57
	总数	1000	

检验统计量[a,b]

	AFP
卡方	1.530
df	2
渐近显著性	.465

a. Kruskal Wallis
检验
b. 分组变量: Child

图 5-8-37 Kruskal-Wallis *H* 检验分析结果

4. 结果解读 由结果可知 Child-Pugh A 级、B 级、C 级每组的秩平均值，根据双侧 P 值为 0.465（ > 0.05），尚不能拒绝 H_0，故术前 AFP 水平在不同肝功能 Child-Pugh 分级组间差异无统计学意义。

（四）多个相关样本的非参数检验

Friedman *M* 检验适用于推断随机区组设计的多个相关样本所来自的多个总体分布是否相同。为了评估肝癌手术标本中肿瘤活性与离体时间的关系，从 10 名肝癌患者的手术标本中获取肿瘤组织，分为 5 等份，分别在离体后 0、30、60、90、120 分钟时随机对 5 份组织进行肿瘤细胞存活百分比的测定，比较不同离体时间的肿瘤活性是否不同。数据详见表 5-8-2。

表 5-8-2　不同离体时间的肝癌细胞存活百分比数据

单位:%

编号	离体时间 /min				
	0	30	60	90	120
1	95	85	54	36	12
2	93	68	54	33	25
3	87	80	76	52	46
4	79	74	57	47	26
5	84	74	54	52	43
6	79	74	53	32	11
7	93	87	69	54	32
8	96	84	36	21	17
9	76	50	42	11	6
10	88	64	32	12	10

1. 录入数据,"num"为编号,"viability0""viability30""viability60""viability90""viability120"分别为离体 0、30、60、90、120 分钟时肝癌细胞的存活百分比(图 5-8-38)。

num	viability0	viability30	viability60	viability90	viability120
1	95	85	54.00	36.00	12.00
2	93	68	54.00	33.00	25.00
3	87	80	76.00	52.00	46.00
4	79	74	57.00	47.00	26.00
5	84	74	54.00	52.00	43.00
6	79	74	53.00	32.00	11.00
7	93	87	69.00	54.00	32.00
8	96	84	36.00	21.00	17.00
9	76	50	42.00	11.00	6.00
10	88	64	32.00	12.00	10.00

图 5-8-38　数据展示界面

2. 点击"分析—非参数检验—旧对话框—K 个相关样本"菜单(图 5-8-39)。

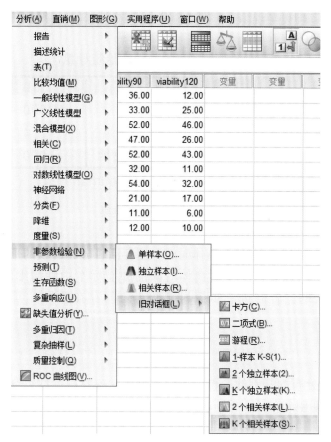

图 5-8-39　"分析—非参数检验—旧对话框—K 个相关样本"菜单

3. 依次将不同时间肿瘤细胞活性添加至右侧"检验变量",选择默认"Friedman 检验"
(图 5-8-40)。

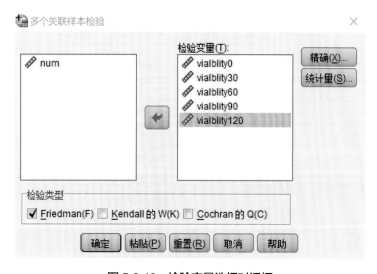

图 5-8-40　检验变量选择对话框

4. 点击"确定"即可呈现结果（图 5-8-41）。

秩

	秩均值
viability0	5.00
viability30	4.00
viability60	3.00
viability90	2.00
viability120	1.00

检验统计量[a]

N	10
卡方	40.000
df	4
渐近显著性	.000

a. Friedman 检验

图 5-8-41　数据分析结果

5. **结果解读**　由结果可知每个离体时间肿瘤存活百分比的秩的平均值，经 Friedman 检验的双侧 $P < 0.001$，故认为不同离体时间的肿瘤标本中肿瘤细胞活性百分比的差别具有统计学意义的。若需进一步探讨哪两组之间存在差异，可采用两两比较的 q 检验。

五、卡方检验

χ^2 检验是以 χ^2 分布为基础的一种假设检验方法，主要用于计数资料，根据样本数据推断总体的分布与期望分布是否相同，或推断两个分类变量是否相关或相互独立。

（一）独立卡方检验

四格表资料的卡方检验适用于两个率或两个构成比的比较。以探讨肝癌患者不同性别间肝癌复发率是否存在差异。

1. 点击"分析—描述统计—交叉表"菜单（图 5-8-42）。

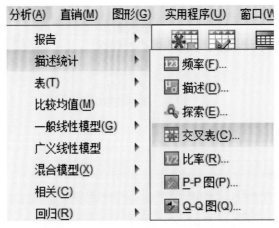

图 5-8-42　"分析—描述统计—交叉表"菜单

2. 将 "Sex" 放入 "行"，"Recur" 放入 "列"（图 5-8-43）。

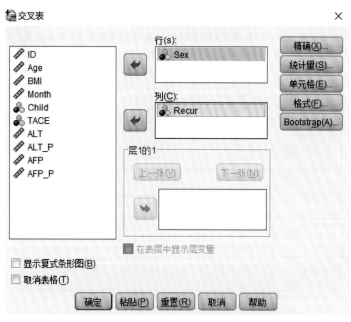

图 5-8-43 交叉表行、列变量选择对话框

3. 在 "单元格" 中选中 "期望值" 和 "行"，在 "统计量" 中选中 "卡方"（图 5-8-44）。

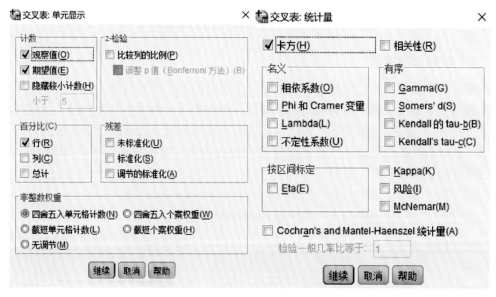

图 5-8-44 交叉表分析参数设置对话框

4. 点击 "确定" 即可呈现结果（图 5-8-45）。

Sex* Recur 交叉制表

			Recur		合计
			0	1	
Sex	0	计数	107	173	280
		期望的计数	103.3	176.7	280.0
		Sex 中的 %	38.2%	61.8%	100.0%
	1	计数	262	458	720
		期望的计数	265.7	454.3	720.0
		Sex 中的 %	36.4%	63.6%	100.0%
合计		计数	369	631	1000
		期望的计数	369.0	631.0	1000.0
		Sex 中的 %	36.9%	63.1%	100.0%

卡方检验

	值	df	渐进 Sig.(双侧)	精确 Sig.(双侧)	精确 Sig.(单侧)
Pearson 卡方	.289[a]	1	.591		
连续校正[b]	.215	1	.643		
似然比	.288	1	.592		
Fisher 的精确检验				.610	.321
线性和线性组合	.288	1	.591		
有效案例中的 N	1000				

a. 0 单元格(0.0%) 的期望计数少于 5。最小期望计数为 103.32。

b. 仅对 2x2 表计算

图 5-8-45　交叉表分析结果

5. 结果解读　由于样本量大于 40，且理论频数小于 5，故采用第一行 Pearson 卡方的结果，$\chi^2 = 0.289$，$P = 0.591$（> 0.05），即不同性别肝癌患者的术后复发率差异无统计学意义。当样本量大于 40，且有理论频数大于 1 但小于 5 时，需采用连续校正的卡方检验；若样本量小于 40，或理论频数小于 1 时，需采用 Fisher 确切概率法。

（二）配对卡方检验

四格表卡方检验中，行变量和列变量是一个事物的两个不同属性。但在实际应用中，行变量和列变量也可反映一个事物的同一属性。例如把每一份标本分为两份，分别用两种方法进行检验，比较两种检验方法的优劣，这时需采用配对卡方检验。以某医院分别采用 MRI 和 CT 对 100 名可疑肝脏占位的患者进行检查为例，数据见表 5-8-3，试比较两种检查方法对肝癌诊断结果有无差别？

表 5-8-3　不同方法对可疑肝脏占位的诊断结果

单位:例

		CT		合计
		阳性	阴性	
MRI	阳性	57	29	86
	阴性	9	5	14
	合计	66	34	100

1. 首先建立数据文件，MRI 和 CT 的检查结果阳性赋值为"1"，阴性赋值为"0"，"Frequency"为频数（图 5-8-46）。

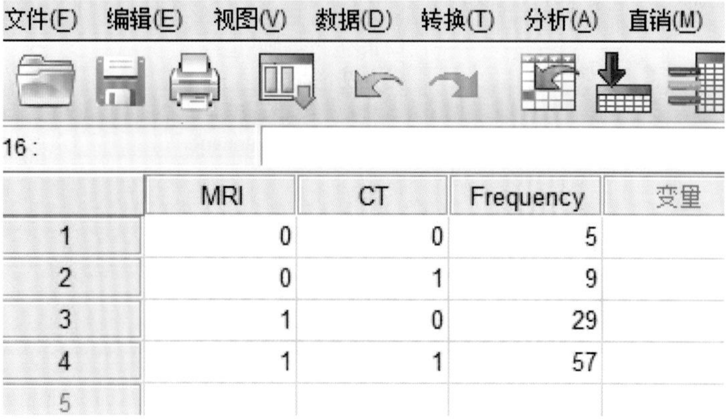

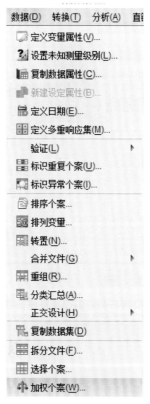

图 5-8-46　待分析数据展示界面

2. 上表给出的是频数表数据，应该进行预处理：点击"数据—加权个案"（图 5-8-47）。

图 5-8-47　"数据—加权个案"菜单

3. 将 "Frequency" 添加至右侧 "加权个案" 的 "频率变量" 列表，点击 "确定"（图5-8-48）。

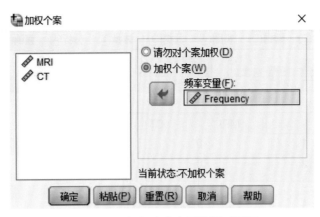

图 5-8-48　加权个案变量选择对话框

4. 点击 "分析—描述统计—交叉表" 菜单，方法如前所述

5. 将 "MRI" 放入 "行"，"CT" 放入 "列"，选择 "统计量" 按钮，选中 "Kappa" 和 "McNemar"，点击 "继续"（图 5-8-49）。

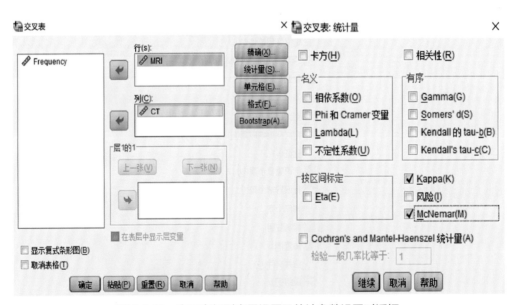

图 5-8-49　交叉表行列变量设置及统计参数设置对话框

6. 点击 "确定" 即可呈现结果（图 5-8-50）。

MRI* CT 交叉制表

			CT 0	CT 1	合计
MRI	0	计数	5	9	14
		MRI 中的 %	35.7%	64.3%	100.0%
		CT 中的 %	14.7%	13.6%	14.0%
		总数的 %	5.0%	9.0%	14.0%
	1	计数	29	57	86
		MRI 中的 %	33.7%	66.3%	100.0%
		CT 中的 %	85.3%	86.4%	86.0%
		总数的 %	29.0%	57.0%	86.0%
合计		计数	34	66	100
		MRI 中的 %	34.0%	66.0%	100.0%
		CT 中的 %	100.0%	100.0%	100.0%
		总数的 %	34.0%	66.0%	100.0%

卡方检验

	值	精确 Sig.(双侧)
McNemar 检验		.002[a]
有效案例中的 N	100	

a. 使用的二项式分布。

对称度量

		值	渐进标准误差[a]	近似值 T[b]	近似值 Sig.
一致性度量	Kappa	.012	.086	.146	.884
有效案例中的 N		100			

a. 不假定零假设。
b. 使用渐进标准误差假定零假设。

图 5-8-50 配对卡方检验分析结果

7. **结果解读** 由结果可知 Kappa = 0.012，P = 0.884（> 0.05），即 MRI 和 CT 对可疑肝脏占位的诊断结果一致性较差；CT 诊断阳性率为 66%，MRI 诊断阳性率为 86%，McNemer 检验双侧 P 值为 0.002（< 0.05），提示 MRI 的诊断阳性率明显高于 CT，且差异具有统计学意义。

六、相关分析

在临床研究中，常遇到要分析两个变量之间关系的研究，如肿瘤患者化疗药物用药剂量和疗效的关系，糖尿病患者血糖与胰岛素水平的关系等，这时就涉及两个变量之间的回归与相关分析。为了研究两个连续性变量之间有无相关关系，并确定相关的方向和程度如何时，需采用相关分析。

（一）符合正态分布的双变量相关分析

对于满足双变量正态分布的资料，可利用直线相关，即 Pearson 相关分析二者的相关性。以研究肝癌患者的肝功能指标 ALT 水平与 BMI 之间的关系为例进行操作示范。

1. 对变量 BMI 和 ALT 进行正态性检验，方法如前述（图 5-8-51）。

正态性检验

	Kolmogorov-Smirnov[a]			Shapiro-Wilk		
	统计量	df	Sig.	统计量	df	Sig.
ALT	.023	1000	.200*	.998	1000	.390

*. 这是真实显著水平的下限。

a. Lilliefors 显著水平修正

正态性检验

	Kolmogorov-Smirnov[a]			Shapiro-Wilk		
	统计量	df	Sig.	统计量	df	Sig.
BMI	.016	1000	.200*	.999	1000	.794

*. 这是真实显著水平的下限。

a. Lilliefors 显著水平修正

图 5-8-51　变量正态性检验结果

根据 K-S 法的正态性检验结果显示，ALT 和 BMI 的 P 值均大于 0.05，符合正态分布，应选择 Pearson 相关分析。

2. 点击"分析—相关—双变量"菜单（图 5-8-52）。

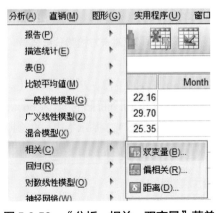

图 5-8-52　"分析—相关—双变量"菜单

3. 将"ALT"和"BMI"添加至右侧变量列表，选中"Pearson"和"双侧检验"（图 5-8-53）。

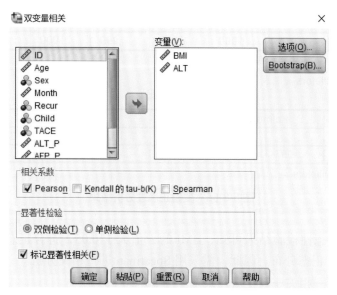

图 5-8-53 双变量分析的变量选择及相关系数选择对话框

4. 点击"确定"即可呈现结果（图 5-8-54）。

相关性

		BMI	ALT
BMI	Pearson 相关性	1	-.025
	显著性（双侧）		.432
	N	1000	1000
ALT	Pearson 相关性	-.025	1
	显著性（双侧）	.432	
	N	1000	1000

图 5-8-54 Pearson 相关性分析结果

5. **结果解读** 由相关分析结果可知，Pearson 相关系数为 − 0.025，双侧 P = 0.432（ > 0.05），差异无统计学意义，即表明肝癌患者肝功能指标 ALT 水平与 BMI 之间无相关性。

（二）不符合正态分布的双变量相关分析

当连续性变量不满足双变量正态分布时，可采用秩相关，即 Spearman 秩相关研究两变量间的相关关系。以研究肝癌患者 BMI 与 AFP 水平之间的关系为例进行秩相关分析的操作示范。

1. 对变量 BMI 和 AFP 进行正态性检验，方法如前述（图 5-8-55）。

正态性检验

	Kolmogorov-Smirnov[a]			Shapiro-Wilk		
	统计量	df	Sig.	统计量	df	Sig.
BMI	.016	1000	.200*	.999	1000	.794

*. 这是真实显著水平的下限。

a. Lilliefors 显著水平修正

正态性检验

	Kolmogorov-Smirnov[a]			Shapiro-Wilk		
	统计量	df	Sig.	统计量	df	Sig.
AFP	.087	1000	.000	.933	1000	.000

a. Lilliefors 显著水平修正

图 5-8-55　变量正态性分析结果

由 K-S 法的正态性检验结果可知，BMI 的 P 值大于 0.05，符合正态分布；但 AFP 的 $P < 0.001$，不符合正态分布。因此，需采用 Spearman 进行相关分析。

2. 点击"分析—相关—双变量"菜单（图 5-8-56）。

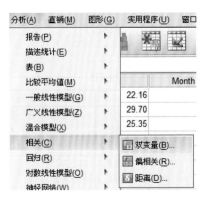

图 5-8-56　"分析—相关—双变量"菜单

3. 将"BMI"和"AFP"添加至右侧变量列表，选中"Spearman"和"双侧检验"（图 5-8-57）。

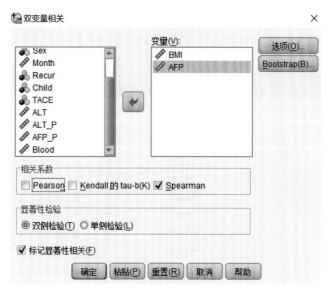

图 5-8-57　双变量分析的变量选择及相关系数选择对话框

4. 点击"确定"即可呈现结果（图 5-8-58）。

相关系数

			BMI	AFP
Spearman 的 rho	BMI	相关系数	1.000	.016
		Sig.（双侧）	.	.614
		N	1000	1000
	AFP	相关系数	.016	1.000
		Sig.（双侧）	.614	.
		N	1000	1000

图 5-8-58　Spearman 相关性分析结果

5. **结果解读**　由相关分析结果可知，BMI 与 AFP 的 Spearman 相关系数为 − 0.016，双侧 $P = 0.614$（ > 0.05），差异不具有统计学意义，表明肝癌患者的 BMI 与 AFP 之间不存在相关关系。

七、回归分析

（一）简单线性回归分析

回归分析（regression analysis）是研究一个变量如何随另一些变量变化的常用方法。简单线性回归是研究一个因变量与单个自变量之间线性关系的方法。对于因变量 (Y) 和自变量 (X) 之间的这种线性依存关系，可以用数学方程表示，即为线性回归模型（linear regression model），表述为：$Y = \alpha + \beta X$。运用简单线性回归分析，可以揭示具有因果关系的两随机变量之间变化趋势的关系。以探索胃癌患者住院费用与住院时间之间是否存在线性回归关系为例进行操作示范。

1. 将住院费用和住院时间的数据导入至 SPSS（图 5-8-59）。

住院费用	住院天数
11595	6
13087	5
18844	10
17681	9
18362	10
11613	6
11958	7
13163	6
16194	8
20396	9
10372	7
12419	7
12857	7
12904	5
13864	6
14314	8
14992	8
17172	9
19538	10
20095	10
20323	9
21145	13
21761	12
11778	6
12115	7
12355	6
12751	6
14351	9
14805	9

图 5-8-59　待分析数据展示界面

2. 绘制散点图考虑住院费用与住院时间是否存在某种趋势。点击"图形—旧对话框—散点 / 点状"，选择"简单分布"，将"住院天数"和"住院费用"分别添加至"X 轴"与"Y 轴"列表，点击"确定"即可获取散点图（图 5-8-60）。

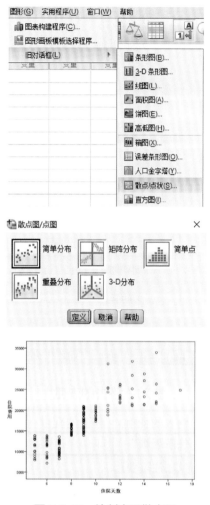

图 5-8-60　绘制变量散点图

3. 根据散点图结果，可知住院费用和住院天数可能具有线性相关关系。点击"分析—回归—线性"（图 5-8-61）。

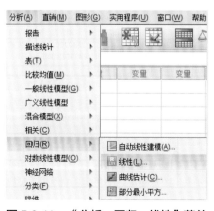

图 5-8-61　"分析—回归—线性"菜单

4. 将"住院天数"添加至"自变量","住院费用"添加至"因变量",点击"确定"即可获得结果(图 5-8-62)。

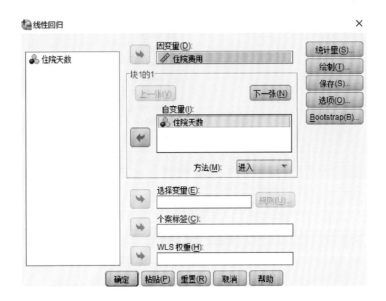

输入／移去的变量^a

模型	输入的变量	移去的变量	方法
1	住院天数^b	.	输入

a. 因变量: 住院费用

b. 已输入所有请求的变量。

模型汇总

模型	R	R 方	调整 R 方	标准 估计的误差
1	.863^a	.744	.743	2614.110

a. 预测变量: (常量), 住院天数。

Anova^a

模型		平方和	df	均方	F	Sig.
1	回归	3942200884	1	3942200884	576.887	.000^b
	残差	1353047264	198	6833572.040		
	总计	5295248148	199			

a. 因变量: 住院费用

b. 预测变量: (常量), 住院天数。

系数^a

模型		非标准化系数		标准系数	t	Sig.
		B	标准 误差	试用版		
1	(常量)	997.826	667.744		1.494	.137
	住院天数	1769.398	73.668	.863	24.018	.000

a. 因变量: 住院费用

图 5-8-62　简单线性回归分析结果

5. 结果解读 由结果可知，R 值为 0.863，说明住院费用与住院天数的相关性较高；线性回归模型中 α 值为 997.826，常数项通常无实际意义；β 值为 1 769.398，$P < 0.001$，表明住院天数每增加 1 天，住院费用增加 1 769.398 元；两者的关系可表示为：住院费用（元）= 997.826 + 1 769.398 × 住院天数（天）。

（二）多因素线性回归

多因素线性回归分析本质上与单因素线性回归基本相同。多因素线性回归也要求因变量为连续性变量，并符合"LINE"原则，即线性、独立、正态、方差齐。在实际临床研究中，影响因变量的自变量往往较多，并非单因素能够解释，针对此类问题可使用多因素线性回归分析。以研究胃癌患者年龄、住院天数、术中出血与住院费用是否存在相关性为例进行操作示范。

1. 导入胃癌患者的住院费用、年龄、住院天数和术中出血数据（图 5-8-63）。

住院费用	住院天数	术中出血	年龄
11595	6	310	71
13087	5	220	60
18844	10	365	69
17681	9	410	88
18362	10	420	58
11613	6	330	63
11958	7	310	46
13163	6	320	71
16194	8	210	68
20396	9	430	69
10372	7	310	68
12419	7	270	65
12857	7	275	71
12904	5	330	59
13864	6	340	70
14314	8	330	54
14992	8	285	45
17172	9	380	63

图 5-8-63 待分析数据展示界面

2. 将住院费用分别和年龄、住院天数和术中出血进行散点图绘制（图 5-8-64）。

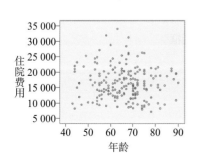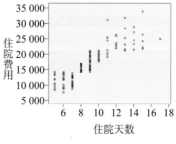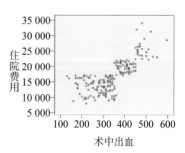

图 5-8-64 各变量散点图绘制

3. 点击"分析—回归—线性"（图 5-8-65）。

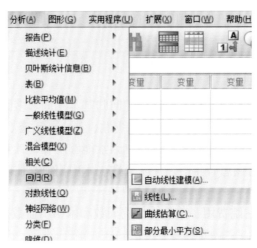

图 5-8-65　"分析—回归—线性"菜单

4. 将"住院费用"填入"因变量"，将"年龄""住院天数"和"术中出血"填入"自变量"，选择"逐步"分析方法（图 5-8-66）。

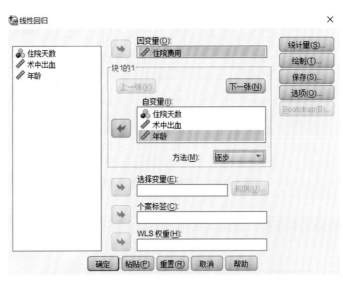

图 5-8-66　线性回归变量及方法选择对话框

5. 点击"确定"即可获得结果（图 5-8-67）。

输入 / 移去的变量^a

模型	输入的变量	移去的变量	方法
1	住院天数	.	步进（准则: F-to-enter 的概率 <= .050, F-to-remove 的概率 >= .100）。
2	术中出血	.	步进（准则: F-to-enter 的概率 <= .050, F-to-remove 的概率 >= .100）。

a. 因变量: 住院费用

模型汇总

模型	R	R 方	调整 R 方	标准 估计的误差
1	.863^a	.744	.743	2614.110
2	.887^b	.786	.784	2396.229

a. 预测变量: (常量), 住院天数。

b. 预测变量: (常量), 住院天数, 术中出血。

Anova^a

模型		平方和	df	均方	F	Sig.
1	回归	3942200884	1	3942200884	576.887	.000^b
	残差	1353047264	198	6833572.040		
	总计	5295248148	199			
2	回归	4164091234	2	2082045617	362.605	.000^c
	残差	1131156914	197	5741913.270		
	总计	5295248148	199			

a. 因变量: 住院费用

b. 预测变量: (常量), 住院天数。

c. 预测变量: (常量), 住院天数, 术中出血。

系数^a

模型		非标准化系数 B	标准 误差	标准系数 试用版	t	Sig.
1	(常量)	997.826	667.744		1.494	.137
	住院天数	1769.398	73.668	.863	24.018	.000
2	(常量)	-945.723	687.315		-1.376	.170
	住院天数	1372.491	92.933	.669	14.769	.000
	术中出血	15.842	2.548	.282	6.216	.000

a. 因变量: 住院费用

图 5-8-67 多因素线性回归分析结果

6. **结果解读** 由结果可知，筛选的最终模型为模型 2，即住院天数和术中出血对住院费用有影响。模型 2 对应的 R^2 值为 0.786，说明住院天数和术中出血可解释 78.6% 的住院费用的变异。线性回归模型中 α 值为 -945.723，常数项通常无实际意义；住院天数和术中出

血的 β 值分别为 1 372.491 和 15.842，P 均小于 0.001，表明住院天数每增加 1 天，住院费用增加 1 372.491 元；术中出血每多 1ml，住院费用增加 15.842 元。它们的线性关系可表示为：
住院费用（元）= 1 372.491× 住院天数（天）+ 15.842× 术中出血量（ml）－945.723。

（三）逻辑回归

在实际临床应用中，因变量常常是二分类变量（如有病 / 无病，死亡 / 生存）或多分类因变量（如疗效）与一组自变量的关系，此时需采用 logistic 回归（logistic regression）分析。现以研究肝癌患者术后是否出现并发症（PC），与患者年龄（Age）、性别（Sex）、术中出血量（Blood）、Child-Pugh 分级（Child）及肿瘤分期（Stage）的关系为例进行操作示范。

1. 导入相关数据，并进行变量的赋值。将年龄以 60 岁为界分为两组（< 60 岁为 1，≥ 60 岁为 2）；将术中出血以 300ml 为界分为两组（< 300ml 为 1，≥ 300ml 为 2）；将肿瘤分期Ⅰ和Ⅱ期分为一组（赋值 1），Ⅲ期分为另一组（赋值 2），Child-Pugh 分级 A 级为 1，B 级为 2）；男性赋值为 1，女性赋值为 2；无术后并发症赋值为 0，有术后并发症赋值为 1（图 5-8-68）。

术后并发症	年龄	性别	术中出血	Child评分	肿瘤分期
1	2	1	2	1	1
1	2	1	2	2	2
0	2	1	2	1	2
0	2	1	1	1	1
1	1	1	1	1	1
0	1	1	2	1	1
0	2	1	1	1	1
0	2	1	1	1	1
0	2	1	1	1	1
0	2	1	1	1	1
0	1	2	1	1	1
1	1	2	2	1	1
1	1	2	2	1	1
0	2	1	1	1	2
1	1	2	2	2	2
1	1	2	2	2	2
0	2	1	1	1	1
0	2	1	1	1	1
1	1	2	2	2	2
0	2	1	1	2	1
1	1	1	1	1	2
1	1	1	2	1	2
1	1	1	1	1	1
0	2	1	1	1	1

图 5-8-68 待分析变量展示界面

2. 点击"分析—回归—二元 logistic"（图 5-8-69）。

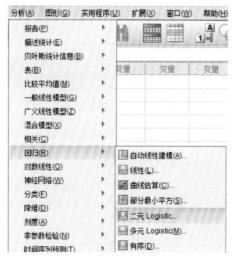

图 5-8-69 "分析—回归—二元 logistic"菜单

3. 将术后并发症"PC"放入"因变量",将年龄"Age"、性别"Sex"、术中出血"Blood"、Child-Pugh 分级"Child"及肿瘤分期"Stage"放入"协变量";方法 (M) 选择进入;在"分类"菜单中,将二分类变量添加至右侧"分类协变量"表,并将指示符改为"第一个",点击"继续"(图 5-8-70)。

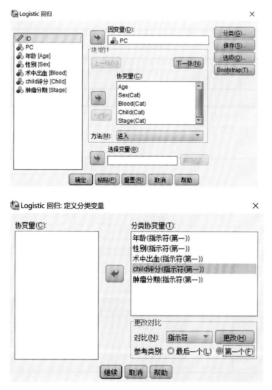

图 5-8-70 logistic 回归变量选择及方法选择对话框

4. 点击"选项",勾选"exp(B) 的 CI(X): 95%",点击"继续"（图 5-8-71）。

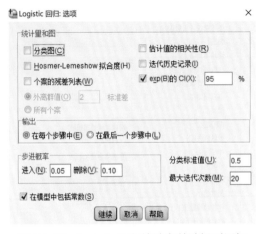

图 5-8-71　logistic 回归统计参数选择对话框

5. 点击"确定"即可获得结果（图 5-8-72）。

模型系数的综合检验

		卡方	df	Sig.
步骤 1	步骤	95.746	5	.000
	块	95.746	5	.000
	模型	95.746	5	.000

模型汇总

步骤	-2 对数似然值	Cox & Snell R 方	Nagelkerke R 方
1	313.947[a]	.259	.359

a. 因为参数估计的更改范围小于 .001，所以估计在迭代次数 5 处终止。

分类表[a]

			已预测		
			PC		
已观测			0	1	百分比校正
步骤 1	PC	0	151	59	71.9
		1	19	90	82.6
	总计百分比				75.5

a. 切割值为 .500

方程中的变量

		B	S.E.	Wals	df	Sig.	Exp (B)	EXP(B) 的 95% C.I. 下限	EXP(B) 的 95% C.I. 上限
步骤 1[a]	Age	-.137	.306	.201	1	.654	.872	.478	1.589
	Sex(1)	-.143	.298	.232	1	.630	.866	.483	1.554
	Blood(1)	2.437	.299	66.373	1	.000	11.438	6.364	20.557
	Child(1)	.168	.405	.172	1	.679	1.183	.535	2.618
	Stage(1)	.680	.326	4.350	1	.037	1.974	1.042	3.742
	常量	-1.943	.597	10.578	1	.001	.143		

a. 在步骤 1 中输入的变量：Age, Sex, Blood, Child, Stage.

图 5-8-72　逻辑回归分析结果

6. 结果解读 由结果可知，纳入模型的五个变量中，年龄、性别和 Child-Pugh 分级对术后并发症无影响（P 均大于 0.05），术中出血和肿瘤分期均对术后并发症的发生产生显著影响。术中出血量大于 300ml 的患者术后并发症的风险是术中出血量小于 300ml 患者的 11.439 倍（95%CI：6.364 ~ 20.557）；肿瘤分期为 Ⅲ 期的患者术后发生并发症的风险是肿瘤分期为 Ⅰ 和 Ⅱ 期的患者的 1.974 倍（95%CI：1.042 ~ 3.742）。

（四）Cox 比例风险回归

Cox 比例风险回归模型（Cox's proportional hazards regression model）是对生存资料进行多因素分析最常用的一种回归模型。与多因素线性回归和 logistic 回归不同，Cox 模型以生存结局和生存时间为因变量，可研究生存期与多个因素之间的相互联系。Cox 模型也不要求生存资料服从某种特定的分布形式，对含有删失数据的生存数据资料也可进行模型拟合。现以研究肝癌患者年龄（Age）、肿瘤分期（Stage）、微血管浸润（mVI）、Child-Pugh 分级（Child）、性别（Sex）及危险评分（DI）对肝癌术后总体生存时间（ST）的影响为例进行操作示范。

1. 导入数据，并进行赋值。将男性赋值为 1，女性赋值为 2；肿瘤分期 Ⅰ 和 Ⅱ 期为一组（赋值 1），Ⅲ 期为另一组（赋值 2）；存在微血管浸润赋值为 1，无微血管浸润赋值为 0；Child-Pugh 分级 A 级为 1，B 级为 2（图 5-8-73）。

ID	Age	DI	Sex	Stage	mVI	Child	ST	Survival
1	55	130.23	1	2	1	1	2	0
2	58	127.17	1	2	0	1	24	1
3	51	169.36	1	1	0	2	53	1
4	55	84.64	2	1	0	1	64	0
5	54	170.31	2	1	0	1	83	1
6	64	180.76	1	1	0	1	42	1
7	68	255.79	1	1	0	1	80	0
8	64	77.45	2	2	0	1	25	1
9	82	86.70	2	2	0	1	28	1
10	49	69.26	1	2	0	1	121	0
11	58	88.11	1	1	0	1	40	1
12	64	81.04	2	1	0	1	57	0
13	45	158.59	1	2	1	1	50	0
14	68	97.04	1	1	0	1	48	0
15	59	153.03	2	1	0	1	18	1
16	68	180.32	2	1	0	1	12	0
17	81	57.36	2	1	0	1	38	0
18	85	92.08	2	1	0	1	21	1
19	70	114.01	1	1	0	1	23	0

图 5-8-73 待分析数据展示界面

2. 点击"分析—生存函数—Cox 回归"，将"ST"填入"时间"；将"Survival"填入"状态"，同时定义事件终点的赋值（本例中将患者死亡赋值为 1，存活赋值为 0）；将"Age""Sex""Stage""mVI""DI"及"Child"放入"协变量"对话框中；在"方法"栏选择"向后：LR"（图 5-8-74）。

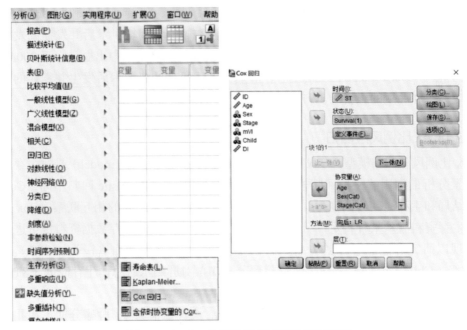

图 5-8-74　Cox 回归菜单及变量选择对话框

3. 点击"分类"，将"Sex""Stage""mVI"和"Child"分类变量添加至"分类协变量"列表，点击"继续"（图 5-8-75）。

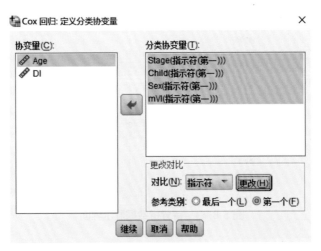

图 5-8-75　Cox 回归分类协变量设置对话框

4. 点击"选项"，勾选"CI 用于 exp(B)"，值选择 95%，点击"继续"（图 5-8-76）。

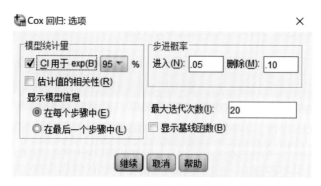

图 5-8-76　Cox 回归输出参数设置对话框

5. 点击"确定"即可获得分析结果（图 5-8-77）。

案例处理摘要

		N	百分比
分析中可用的案例	事件[a]	130	36.0%
	删失	231	64.0%
	合计	361	100.0%
删除的案例	带有缺失值的案例	0	0.0%
	带有负时间的案例	0	0.0%
	层中的最早事件之前删失的案例	0	0.0%
	合计	0	0.0%
合计		361	100.0%

a. 因变量: ST

模型系数的综合测试

步骤	-2 倍对数似然值	整体 (得分)			从上一步骤开始更改			从上一块开始更改		
		卡方	df	Sig.	卡方	df	Sig.	卡方	df	Sig.
1[a]	1306.698	24.720	6	.000	23.552	6	.001	23.552	6	.001
2[a]	1306.763	24.634	5	.000	.065	1	.799	23.487	5	.000
3[a]	1307.301	24.162	4	.000	.538	1	.463	22.949	4	.000
4[d]	1307.952	23.415	3	.000	.651	1	.420	22.298	3	.000
5[e]	1310.454	20.961	2	.000	2.503	1	.114	19.796	2	.000

a. 在步骤编号 1: Age Sex Stage mVI Child DI 处输入变量
b. 在步骤编号 2: DI 处删除变量
c. 在步骤编号 3: Child 处删除变量
d. 在步骤编号 4: Sex 处删除变量
e. 在步骤编号 5: Age 处删除变量
f. 起始块编号 1. 方法 = 向后逐步（似然比）

分类变量编码[a,c,d,e]

		频率	(1)
Sex[b]	男	245	0
	女	116	1
Stage[b]	Stage I	188	0
	Stage II	173	1
mVI[b]	None	238	0
	YES	123	1
Child[b]	A	340	0
	B	21	1

a. 分类变量: Sex
b. 示性参数编码
c. 分类变量: Stage
d. 分类变量: mVI
e. 分类变量: Child

方程中的变量

		B	SE	Wald	df	Sig.	Exp(B)	95.0% CI 用于 Exp(B)	
								下部	上部
步骤 1	Age	.013	.009	2.069	1	.150	1.013	.995	1.031
	Sex	.152	.187	.660	1	.416	1.164	.807	1.680
	Stage	.429	.198	4.708	1	.030	1.535	1.042	2.261
	mVI	.528	.195	7.337	1	.007	1.695	1.157	2.484
	Child	.275	.351	.616	1	.433	1.317	.662	2.619
	DI	.000	.002	.065	1	.799	1.000	.997	1.004
步骤 2	Age	.013	.009	2.064	1	.151	1.013	.995	1.031
	Sex	.156	.186	.704	1	.401	1.169	.812	1.684
	Stage	.425	.197	4.657	1	.031	1.530	1.040	2.250
	mVI	.526	.195	7.294	1	.007	1.692	1.155	2.479
	Child	.265	.349	.579	1	.447	1.304	.658	2.582
步骤 3	Age	.012	.009	1.919	1	.166	1.013	.995	1.031
	Sex	.151	.186	.658	1	.417	1.163	.808	1.675
	Stage	.422	.197	4.597	1	.032	1.526	1.037	2.245
	mVI	.520	.195	7.145	1	.008	1.683	1.149	2.464
步骤 4	Age	.014	.009	2.479	1	.115	1.014	.997	1.032
	Stage	.438	.196	4.995	1	.025	1.549	1.055	2.274
	mVI	.508	.194	6.866	1	.009	1.662	1.137	2.430
步骤 5	Stage	.428	.196	4.741	1	.029	1.534	1.044	2.254
	mVI	.520	.195	7.149	1	.008	1.682	1.149	2.463

图 5-8-77　Cox 回归分析结果

6. 结果解读　由结果可知，361 例肝癌患者中有 130 例出现死亡结局，通过最大似然比的向后法筛选出最终纳入模型的变量为微血管浸润和肿瘤分期，表明微血管浸润和肿瘤分期对肝癌患者生存率有显著影响。有微血管浸润和肿瘤分期为Ⅲ期的肝癌患者，死亡风险分别增加 1.682 倍（95%CI：1.149 ~ 2.463）和 1.534 倍（95%CI：1.044 ~ 2.254）。

第九节 误差、偏倚及其控制方法

作者：徐俊杰 朱益民 刘允怡

临床研究通过观察患者来提示疾病的客观规律，但有时获得的研究结果与客观事实并不一致。在临床研究的设计、实施、数据分析和结果解释各个阶段均有可能发生错误，在不同程度上使得研究结果偏离实际，最终产生错误的研究结论。科学严谨的研究设计可以准确地估计误差或将误差控制在一定范围内。本节主要介绍临床研究中的常见误差、偏倚及其控制方法。

一、误差

（一）定义

误差（error）是指研究所获得的实际测量值与真实值之间的差别，即实测值与真实值的差值。误差从各方面影响研究结果的可靠性和真实性。

（二）分类

根据来源、性质和可否控制，将误差分为随机误差（random error）和系统误差（systematic error）。用血压计测量患者的血压时，其舒张压测量的平均结果为 85mmHg，但实际舒张压为 80mmHg；如图 5-9-1 所示，可以明晰系统误差和随机误差的联系与区别。此案例中，因测量血压缺乏耐心、袖带位置不对、袖带减压过快、偏离听诊点太远等原因造成的测量误差为随机误差，而因仪器受限，只能监测上肢血压，无法测量动脉血压，造成的误差则为系统误差。

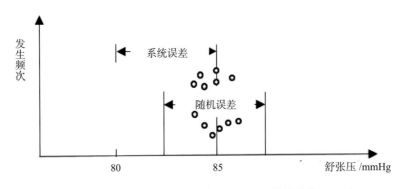

图 5-9-1 血压计法测量舒张压值的分布

1. **随机误差** 随机误差是指研究过程中偶然出现的、无法预估的、由不确定因素引起的随机变化的误差，可以细分为抽样误差和随机测量误差。

发生随机误差的主要原因是个体变异，有个体变异，就存在抽样误差。虽然由于个体变异的客观存在，抽样误差不可避免，但其分布具有一定的规律，一般呈正态分布，无固定方向和大小。且可以通过扩大样本量和重复调查等方式控制随机误差。

不同的随机误差可以选用不同的控制方法。比如随机测量误差可以采用多次重复测量取平均值的方法进行控制。而抽样误差可以采用假设检验和区间估计的方法来尽可能减少。在抽样误差中，标准误差（standard error of mean, SE）是用来描述均数抽样分布的离散程度及衡量均数抽样误差大小的尺度，可用研究中取得的标准差（S）来估计，其公式为 $S = \sqrt{\dfrac{\sum_{i=1}^{n}(x_i - x)^2}{n}}$（$x$ 为平均数，n 为样本量），$SE = \dfrac{S}{\sqrt{n}}$。传统的假设检验方法根据 P 值的大小来估计研究中发生假阳性错误的可能性，而区间估计法采用置信区间来显示随机误差对结果所产生的影响。

2. 系统误差　系统误差是在实验或调查过程中由于恒定的因素造成的，其特点是一般大小和方向比较固定。系统误差随着样本量的增加而增加，因此要通过采用严密的研究设计和严格的技术操作规范、标准加以消除或控制。比如在上述案例中，我们可以通过测量血压前休息几分钟、正确规范地放置袖带位置、按规定缓慢放气减压、找准听诊点等方式减少随机误差的发生。也可以通过示波法间歇无创血压测量、连续无创血压监测（如血管超声技术）或使用动脉导管连续有创动脉血压监测等方法监测动脉血压，减小系统误差。

二、偏倚

（一）概念

偏倚（bias）是指研究设计、实施、数据处理和分析过程中发生的系统性错误，包括结果解释和推理的片面性，都导致偏离真实结果，从而歪曲了暴露因素与疾病之间的关系。由于临床研究的研究对象主要是人，不可能像动物实验那样做到两组情况基本相同，再加上患者有心理变化、社会环境的差异、失访等情况，都可以影响结果的准确性，因此临床研究更容易产生偏倚。研究者或研究对象的主观原因、研究设计的缺陷、调查方法的不适宜、操作人员的技术水平和责任心不强以及某些未知因素都可能造成偏倚。

（二）特点

偏倚具有以下特点：研究结果呈现出系统偏离真实的情况，往往具有方向性，加大样本量并不能使之减少，但在研究过程中，研究者应采取科学合理的方法（如科学的研究设计、合理地选择研究对象、正确应用调查方法、准确采集信息等）加以控制或者消除偏倚，使研究结论尽可能接近真实情况。

（三）分类方法

1. 按偏倚的原因分类　不同类型的流行病学研究方法可能有其自己的特殊来源和类型，通常分为以下三类：

（1）选择偏倚：可发生在设计阶段和实施阶段。

（2）信息偏倚：主要发生在实施阶段。

（3）混杂偏倚：主要发生在研究设计或数据分析阶段。

2. 按偏倚的方向分类 当某一特征的测量值＞真实值时，为正偏倚；测量值＜真实值时，则为负偏倚。

3. 按与关联效应真实值之间的关系则可分为趋向无效值（toward the null）、远离无效值（away from the null）和颠倒偏倚（switchover bias）。

三、选择偏倚

（一）概念

选择偏倚（selection bias）是在研究过程中由于样本选择不正确或样本发生变化导致研究结果与临床实际情况之间存在差异。例如，在评估药物的治疗效果时，如果对照组的疾病情况比实验组更严重，则研究者观察两组的治疗效果可能会有明显差异。由于两组患者疾病的差异，得出结论为该药物的治疗效果不理想，则该结果不可信。因研究对象缺乏代表性，或者被选入对象与落选对象间在与研究有关的特征方面有系统差别，导致研究结果在推论时发生错误。选择偏倚主要发生于研究设计阶段（抽样未严格遵循随机化原则），亦可发生于资料收集阶段（无应答，失访过多）。

（二）种类

分为入院率偏倚、检出症候偏倚、现患病例 - 新发病例偏倚、排除偏倚、领先时间偏倚等。

1. 入院率偏倚（admission rate bias），又称伯克森偏倚（Berkson's bias） 指当对门诊或住院患者进行研究时因各种原因（比如医院的技术特征不相同、患者疾病的严重程度、经济状况、医疗便利状况等）导致的住院率不同引起的系统误差。例如，一些行业性医院和专科医院只接受来自相应行业和专业的患者；各种疾病的严重程度各不相同；不同的患者有不同的医疗条件。且病情较轻、病情严重而死亡、因贫穷未能住院、距离较远的病例被纳入机会低，也会对住院率产生影响。不同的住院率导致了暴露率的变化，最后导致联系强度的变化。病例组比较性研究经常会出现此类偏倚，尤其是基于医院组的病例比较性研究。

示例 1：研究肝癌的某危险因素，该病源于住院患者，对照组为其他同时住院的患者（糖尿病），由于多种因素，本院肝癌、糖尿病住院率存在差异。危险因素（如高血压）是独立的，且住院率与疾病无关。人群肝癌、糖尿病及高血压分布及住院分析如表 5-9-1 和表 5-9-2 所示。

表 5-9-1　人群肝癌、糖尿病及高血压分布

单位：人

病种	有高血压	无高血压	总人数
肝癌	800	4 200	5 000
糖尿病	800	4 200	5 000

假设：肝癌的住院率为 70%，糖尿病为 40%，高血压为 20%。

表 5-9-2　人群肝癌、糖尿病及高血压住院分析

病种	有高血压	无高血压	总人数
肝癌	800×70% = 560 800×30%×20% = 48 合计 608	4 200×70% = 2 940	3 548
糖尿病	800×40% = 320 800×60%×20% = 96 合计 416	4 200×40% = 1 680	2 096

根据表 5-9-1 计算比值比 OR =（800×4 200）/（4 200×800）= 1，根据表 5-9-2 计算 OR =（608×1 680）/（3 548×416）= 0.692，这说明考虑了高血压之后，肝癌和糖尿病之间的关联就发生了改变。

2. 检出症候偏倚（detection signal bias） 症候是除疾病或暴露因素（不是疾病的危险因素）之外还存在的症状或体征。如果某种因素可以导致或促进某种症状的出现，则患者会去医院就诊，这会增加疾病发现的机会，并使人们误解了某种因素与疾病之间存在因果关系。由这种虚假关联引起的偏倚称为检出症候偏倚。由于发现病例的机会（或时间）不同，关联强度也会发生变化。在进行病例比较性研究时，在慢性疾病（例如肿瘤、动脉硬化、结石等）的病因学研究中很容易发生此类偏倚。

示例 2：胆囊息肉与肝癌病例比较性研究。病例组为肝癌患者，对照组为无肝癌患者。结果是有胆囊息肉的患者患肝癌比例高。则得出结论：胆囊息肉是肝癌的危险因素。此时产生的偏倚是由于胆囊息肉的患者常规需要定期随访复查肝胆胰脾彩超，因此肝癌的检出率较一般人群高。

因此为了避免在研究设计中发现该偏倚，应限制观察对象进入研究的条件，以使病例组和对照组之间的主要非研究因素特征保持一致。

3. 现患病例 - 新发病例偏倚（prevalence-incidence bias），又称奈曼偏倚（Neyman bias） 在选择现有患者作为研究对象时，由于他们与新患者在某些特征或行为上的差异，会导致研究结果的偏差。在病例组比较现况组研究中，经常选择现患病例作为研究对象，但是未把患死亡率高且病程短的重度和致命性疾病（例如心肌梗死）、因病程短没有及时发现就已经康复、无法确认的轻度和非典型病例包括在内，导致当前病例与新病例之间的差异（即报告的患病率低于实际发生率）。病例比较性研究常出现此类偏倚。

示例 3：胆囊结石与胆固醇摄入关系的病例比较研究。病例组是已确诊胆囊结石患者，对照组是体检未发现胆囊结石人群。结果发现胆囊结石患者较未发现胆囊结石人群胆固醇摄入量少。则此时产生的偏倚是由于调查对象为胆囊结石患者，胆囊结石患者确诊后改变了不良的生活习惯，减少了胆固醇的摄入。

4. 无应答偏倚（non-response bias） 在确定研究目标时，没有按照相同的标准或原则

排除对照组和实验组中的某些研究对象，导致对该因素与疾病的联系产生错误估计。指研究中无应答、失访或不依从者较多，研究者采用简单地将该部分人资料剔除的办法，仅用余下对象的结果进行分析而带来的偏倚。因为被排除对象与余下的对象可能存在某些影响研究结果的明显差异。

示例 4：调查男性和女性人口中吸烟的比例。人群调查表的结果中，男性如实回应该问题的比例超过 90%，女性则仅为 50%，并且大多数被调查者是女性。此时就低估了女性吸烟率。

（三）选择偏倚的控制方法

可以通过选择科学的设计方法、明确选择和排除研究对象的标准、随机化抽样、减少失访以提高应答率等方法控制选择偏倚。

四、信息偏倚

（一）概念

信息偏倚是（information bias）由于在进行研究阶段从研究中获取必要信息的偏差，导致该研究的某些特征被错误分类。换句话说，它发生在研究对象或研究者本人中，或者在测量、诊断、查询和抄录过程中不公平地收集数据。信息偏倚也称为观察性偏倚。

（二）种类

可分为回忆偏倚、暴露怀疑偏倚、诊断怀疑偏倚、测量偏倚、报告偏倚、错误分类偏倚（有差异和无差异）、领先时间偏倚等。

1. 回忆偏倚（recall bias） 由于事件或过去记忆的完整性和准确性之间的差异而导致的系统误差。比如因为事件或要调查的因素的频率太低，无法打动受试者而被遗忘；召回事件所需的时间太长，无法清楚地记住相关内容；或者研究对象对所调查的事件或内容的重视程度不同，导致受试者回忆的认真程度不一。在病例比较性研究中最常见。采用盲法收集资料、选择比较不容易被人们忘记的客观指标、重视问卷的提问方式、提高调查技术等方式均有助于减少回忆偏倚。

2. 暴露怀疑偏倚（exposure suspicion bias） 如研究某因素与一种疾病的关系时，研究者从主观上认为两者有联系并希望出现阳性结果，在收集基本情况或随访信息时，会在下意识中充分挖掘病例组的暴露信息而忽略对照组的暴露信息。

3. 诊断怀疑偏倚（diagnosis suspicion bias） 由于研究小组和研究目标已提前得到相关信息，研究的阳性结果存在疾病或预期的主观差异，从而导致诊断或分析的偏倚。例如，暴露组和实验组的检查比对照组更详细。这种偏倚在队列研究和实验研究中很常见。

4. 测量偏倚（detection bias） 两组之间的差异是由于在数据收集阶段用于两个或多个组的测量或观察方法的持久性不一致而导致的。例如，当被问及病史时，可能会出现记忆偏倚，当查看患者或家庭成员的过往记录时，家庭信息容易偏倚，历史临床数据统计中容易出现临床数据遗漏偏倚。另外，一些临床试验昂贵且不安全，患者可能会因拒绝该试验而导致不接受测量偏倚等。在临床研究中，我们应特别注意测量仪器偏倚和不敏感测量偏倚。

5. 报告偏倚（reporting bias） 也称为说谎偏倚，它是指由对象故意说谎引起的偏倚，即由于某些信息被故意夸大或缩小而造成的偏倚。

6. 错误分类偏倚（misclassification bias） 当疾病没有统一的诊断标准、诊断方法不正确或诊断标准不正确，将非病例错误分类为病例组或将病例错误分类为非病例进行判断比较，错误的分类会影响结果的准确性，因此会产生偏差，在病例比较性研究、队列研究和临床试验等对比研究中很常见。

7. 领先时间偏倚（lead time bias） 因不同患者的确诊时间不一，在观察某措施对预后的影响时，即使措施无效，因体检发现疾病的患者会因确诊时间的领先而出现生存期长于出现症状而就诊确诊的患者。

示例5：在研究诸如肿瘤等慢性疾病时，从症状发作到临床治疗的平均生存时间为13个月。从筛查诊断到临床治疗，平均生存时间为15个月。则得出结论：这种筛查措施可以增加生存时间。此时的偏倚就来源于延长2个月的时间是早期发现和诊断的时间。

（三）信息偏倚的控制

信息偏倚可通过一些方式加以控制，包括选择详细的数据收集和严格的质量控制方法，要求指标是客观明确的，力求区分或量化，使用的设备必须准确等。也可以事先对资料收集者进行规范统一的培训。此外，尽可能采用客观方法或客观指标获取信息，采用"盲法"收集资料，尽量在同一时间由同一调查员调查病例与对照等均有助于减少此类偏倚的发生。

五、混杂偏倚

（一）混杂因素

当一个或几个混杂因子（变量）扩大了暴露因子或者模糊了疾病与疾病之间真正的联系时，混杂因素是指与暴露和疾病均相关的因素。它既是所研究疾病的独立危险因素，也必须是未暴露人群的危险因素。例如，年龄是吸烟与肺癌之间关系研究中的一个混杂因素，因为年龄既是肺癌的危险因素，又与吸烟有关。如果不考虑年龄，吸烟和肺癌之间的关联可能会被夸大或减弱。人口统计学因素如年龄、性别、种族、职业、经济收入、文化水平等，疾病分型和严重程度等指标均为常见的混杂因素。混杂因素一般是所研究疾病中与暴露因素（研究因素）有关的独立危险因素，且不是因果关系与疾病研究之间的中间变量。

混杂偏倚（confounding bias）可分为正混杂偏倚和负混杂偏倚。正混杂偏倚是指由于混杂因子的影响而导致高估了暴露因子与疾病之间的联系，而负混杂偏倚则由于混杂因子的影响而低估了暴露因子与疾病之间的联系。

（二）混杂偏倚相关案例

当这些混杂因素在比较组间（如病例与对照、暴露与非暴露组、实验与对照组）分布不均衡时，可能使所研究因素与疾病的关系发生曲解。例如Roberto Santambrogio等人发

表的题为 "Surgical resection vs. ablative therapies through a laparoscopic approach for hepatocellular carcinoma: A Comparative Study" 的研究，由这个研究可以判断，LHR（腹腔镜肝切除术）或 LAT（腹腔镜消融术）的选择主要基于肿瘤的位置：如果肿瘤位于可切除的节段，则进行 LHR；如果位置不佳，主要需要人为判断，则需进行 LAT。此外，腹腔镜下射频消融术可以治疗非常困难或不可能经皮入路的深部病灶。

混杂偏倚常混合其他偏倚存在，比如对于患者的预后情况，在调查过程中也难免遇到信息偏倚。而对于患者案例的选择过程中，也易合并选择偏倚。

首先结合专业知识判断是否可能存在混杂因素，然后用分层分析进行定量判别。

（三）混杂偏倚的识别

首先结合专业知识判断是否可能存在混杂因素。然后用分层分析进行定量判别（表 5-9-3 和表 5-9-4 所示）。

表 5-9-3　分层前的队列研究

	有病	无病
暴露	A	B
非暴露	C	D

$$cRR = \frac{A/(A+B)}{C/(C+D)}$$

表 5-9-4　按混杂因素 F 分层后的队列研究

	F +		F −	
	有病	无病	有病	无病
暴露	A_1	B_1	A_2	B_2
非暴露	C_1	D_1	C_2	D_2

$$aRR_1 = \frac{A_1/(A_1+B_1)}{C_1/(C_1+D_1)}$$

$$aRR_2 = \frac{A_2/(A_2+B_2)}{C_2/(C_2+D_2)}$$

cRR 表示存在可疑混杂因素时，因素与疾病关联的相对危险度，也称粗相对危险度。aRR 表示排除可疑混杂因素时，因素与疾病关联的相对危险度，也称调整相对危险度。若 $cRR = aRR$，则不存在混杂偏倚；若 $cRR \neq aRR$，则可能存在混杂偏倚。

（四）混杂偏倚的控制

由于偏倚可能会在临床研究过程的任何部分发生，因此研究人员必须完全理解并预测可能发生的偏倚，以防止其发生，否则可能会浪费以前的工作。可以在设计阶段和资料分析阶段控制混杂偏倚。

1. 在研究设计阶段控制方法

（1）限制（restriction）：研究对象的纳入标准在设计时应受到限制。在临床研究中，除了研究因素外，很难使观察组和对照组完全相同，但是，在选择研究对象时，可能会限制某些条件；例如，年龄、性别、疾病等，可能会通过限制研究条件来限制混杂因素，但这些限制不适用于以患者人群为代表的总体结果。例如，如果您研究影响 50 岁以上男性心肌梗死的预后因素，则无法根据年龄和性别估算所有心肌梗死患者的情况。

（2）匹配（matching）：为了在设计阶段控制混杂因素，必须维持实验组和对照组的同质性。选择具有与观察组相同的已知混杂因素的对照称为配比，这意味着可以增强两组的可比性并降低混杂偏倚。这里有一些注意事项：①研究因素不一致。配比可以分为个体配比和频数配比（也称为成组配比）。其中，个体配比是指每个观察到的患者有一个或多个对照。最常用的患者与对照组比率是 1 ∶ 1。如果患者很少，则可以使用 1 ∶ 2、1 ∶ 3 或 1 ∶ 4。频数配比是选择一组案例后，根据一个或几个已知的混杂因素选择与案例组具有相同分布的对照组；②配比项目不宜太多，以免难以找到对照。

（3）随机化（randomization）分组：通过随机化分组，使每个研究对象被分在各个组的机会均等，潜在的混杂因素也得到均匀分配。常用于实验研究。

2. 在资料分析阶段控制方法

（1）标准化方法：当两组内部构成存在差别足以影响结论的两个率进行比较时，需要校正或标准化。

示例 6：调查甲、乙两院肝胆外科的出院和治愈数，对两院肝胆外科的医疗质量进行比较（表 5-9-5、表 5-9-6）。

表 5-9-5　甲、乙两院肝胆外科的出院和治愈数

疾病	甲院			乙院		
	出院人数	治愈人数	治愈率 /%	出院人数	治愈人数	治愈率 /%
肝癌	655	221	33.74	225	79	35.11
肝胆结石	1 724	1 502	87.12	1 934	1 628	84.18
肝胆良性肿瘤	240	209	87.08	250	218	87.2
其他疾病	209	193	92.34	697	637	91.39
合计	2 828	2 125	75.14	3 106	2 562	82.49

两医院肝胆外科患者构成不同，而每种疾病的治愈率不一样。

直接法标准化：以两组合并出院人数作为标准人群计算。

表 5-9-6　甲、乙两院肝胆外科的治愈率

疾病	标准人群	甲院		乙院	
		原治愈率 /%	预期治愈人数	原治愈率 /%	预期治愈人数
肝癌	880	33.74	296.91	35.11	308.97
肝胆结石	3 658	87.12	3 186.85	84.18	3 079.3
肝胆良性肿瘤	490	87.08	426.69	87.2	427.28
其他疾病	906	92.34	836.6	91.39	827.99
合计	5 934	75.14	4 747.05	82.49	4 643.55

甲院肝胆外科标准化治愈率 = 4 747.05 / 5 934×100% = 80.00%；乙院肝胆外科标准化治愈率 = 4 643.55 / 5 934×100% = 78.25%。从标准化率可见，乙院肝胆外科疾病治愈率略低于甲院。

（2）分层分析：指将资料按可能混杂因子进行分层，然后分析。

OR 值（odds ratio）又称比值比、优势比，主要指病例组中暴露人数与非暴露人数的比值除以对照组中暴露人数与非暴露人数的比值，是流行病学研究中病例对照研究中的一个常用指标。在表 5-9-3 中，$OR = \dfrac{AD}{BC}$。在进行分层分析时，我们把第 i 层的 OR 用 ORi 来表示。

ORi 间齐性检验：即检验各层 ORi 是否来自同一个总体。

若 $P > 0.05$，则说明各层 ORi 间无显著性差异，来自同一个总体，即各层 ORi 齐性。若 $P < 0.05$，则说明各层间 ORi 差异显著，不同分层因素间暴露与疾病的作用不同。

若各层 ORi 具有齐性，则可计算总的 OR，即各层 ORi 的合并 OR。用 Mantal-Haenszel 方法计算。

示例 7：未分层之前医院甲的肝癌手术的病死率为 4%（48/1 200），而医院乙的肝癌手术的病死率为 2.66%（64/2 400）。从这两个数据看来，乙医院肝癌手术的病死率低于甲医院。但如果考虑手术前后因素的分层，两家医院的病死率相同（表 5-9-7）。

表 5-9-7　两医院肝癌手术病死率比较

术前分期	甲医院			乙医院		
	患者数	死亡数	病死率 /%	患者数	死亡数	病死率 /%
I	300	2	0.67	1 200	8	0.67
II	400	16	4.00	800	32	4.00
III	500	30	6.00	400	24	6.00

（3）多因素回归模型分析：多因素回归模型分析是一种对临床疾病的多种因素的分析

方法，在临床研究中广泛应用，如 logistic、Cox 回归模型分析等，它可以处理混杂因素，并在复杂因素中选择主要的危险因素或预后因素。

（4）倾向评分匹配（PSM）：倾向评分匹配是倾向性评分法应用的一个方面，英文名为"propensity score matching, PSM"，就是指通过一定的统计学方法对实验组与对照组进行筛选，使筛选出来的研究对象在临床特征（潜在的混杂因素）上具有可比性，此时，实验组与对照组的结局存在差异，就可以完全归因于实验因素也就是暴露因素了。

第十节　临床研究中常见统计学问题的案例分析

作者：刘慧　徐俊杰　王一帆　朱益民　刘允怡

临床研究的基本流程包括研究设计、资料收集、数据分析和讨论总结四个部分。合理的研究设计和正确的统计方法是得到准确的研究结论的基石和保障。但在部分临床研究的研究设计、数据收集和统计分析中，缺少流行病学家和统计学家的参与，导致某些研究结果和结论出现不真实或不客观。在数据统计方面，常见的情况有：结果描述不恰当；忽略重要的统计假设条件，t 检验和回归分析被滥用；用数据子集的结论支持研究假设；对 P 值理解不充分，误读统计学意义和临床实际意义；混淆因果关联等问题。第二章我们已经列举了一些研究设计方面可能出现的错误，本章节以已发表的中文和英文论文为例，枚举临床研究中常见的数据统计分析易犯的错误并提出了相应的修改建议，希望读者能正确理解基本统计方法。

一、案例一

一篇题为"回顾性探讨肝癌患者术后肺部并发症的危险因素"的研究。

引自：230 例肝癌患者手术后肺部并发症的危险因素分析 . 中山大学学报，2006:180-182.

目的：探讨引起肝癌患者手术后肺部并发症（postoperative pulmonary complications, PPC）的危险因素。

方法：回顾性纳入 230 例接受开腹手术治疗的肝癌患者，其中发生 PPC 85 例，通过临床病例资料提取 75 个变量，采用单因素、多因素 logistic 回归分析筛选导致肝癌患者术后 30 天内出现 PPC 的危险因素。

结果：术前抗生素时间 PPC 组为（2.35 ± 6.34）天，非 PPC 组为（0.61 ± 2.04）天；术中出血量 PPC 组为（1 350.59 ± 2 241.47）ml，非 PPC 组（701.52 ± 793.73）ml；术后 ICU 时间 PPC 组为（27.20 ± 81.25）小时，非 PPC 组为（2.62 ± 14.48）小时。单因素 logistic 回归模型筛选出 24 个 PPC 发生的危险因素，多因素 logistic 回归模型筛选出影响 PPC 的独立危险因素有术前呼吸道感染史（OR = 53.786），Child-Pugh 分级（OR = 7.462），术后留置鼻胃管（OR = 1.658），门静脉宽度（OR = 1.241），术前抑酸剂使用时间（OR = 1.158），术中气管插管时间（OR = 1.009）和术后镇痛（OR = 0.238）。

结论：术前呼吸道感染史，Child-Pugh 分级，术后留置鼻胃管，门静脉宽度，术前抑酸剂使用时间，术中气管插管时间和术后镇痛是影响肝癌患者术后 PPC 发生的独立危险因素。

【统计学问题】

1. 文中提到"术前抗生素时间 PPC 组为（2.35 ± 6.34）天，非 PPC 组为（0.61 ± 2.04）天；术中出血量 PPC 组为（1 350.59 ± 2 241.47）ml，非 PPC 组（701.52 ± 793.73）ml；术后 ICU 时间 PPC 组为（27.20 ± 81.25）小时，非 PPC 组为（2.62 ± 14.48）小时"。

更正：在对临床研究数据进行描述时，首先应区分数据类型，是计量资料还是计数资料。若为计量资料，则需观察变量的分布情况，在满足正态分布的前提下，需采用均数 ± 标准差的形式表示数据的集中趋势和离散趋势；在不满足正态分布的条件下，需采用中位数和四分位数间距表示数据的集中趋势和离散趋势。若为计数资料则采用频数（百分比）的形式表示数据分布情况。此文中对上述计量资料的数据描述可以看出，标准差明显大于均数，说明数据分布不符合正态性，应改用中位数和四分位数间距表示数据的集中趋势和离散趋势。此外，有效数字在医学研究中应给予重视。有效数字是在测量中所能得到的有实际意义的数字，只有末位数字是估计数字。同时，由于所使用的仪器或测量方法不同，数据的有效数字的位数也不同，但并不是越多越好，有时多余的位数是无意义的，甚至是错误的。

2. 该研究通过临床资料提取 75 个临床变量，采用单因素、多因素 logistic 回归分析筛选导致肝癌患者术后 30 天内出现 PPC 的危险因素。

更正：该研究共纳入 230 例肝癌患者，采用单因素 logistic 回归模型却要分析多达 75 个临床变量对 PPC 发生的影响，共筛选出影响 PPC 发生的 24 个变量，多次分析后并未进行统计学校正，由此可能导致假阳性错误。对于此类问题，我们可以采用 Bonferroni 法或 false discovery rate（FDR）对 P 值进行校正。进行多因素 logistic 回归时，也并未交代变量纳入模型的条件，是根据单因素 logistic 回归中 $P < 0.05$ 纳入还是把 75 个变量放入模型进行自动筛选？无论哪种方式，由于样本量小，变量多的限制，都会增加模型的负担，从而影响最终的分析结果。

3. 文中提到"多因素 logistic 回归模型筛选出影响 PPC 的独立危险因素有术前呼吸道感染史（$OR = 53.786$），Child-Pugh 分级（$OR = 7.462$），术后留置鼻胃管（$OR = 1.658$），门静脉宽度（$OR = 1.241$），术前抑酸剂使用时间（$OR = 1.158$），术中气管插管时间（$OR = 1.009$）和术后镇痛（$OR = 0.238$）"。

更正：上述数据表明与术前无呼吸道感染史的患者相比，有术前呼吸道感染史的患者 PPC 发生的风险高达 53.786 倍（95% CI：5.664 ~ 510.788），这是不符合临床实际的，可能是由于样本量小，导致某个组别的人数太少引起的 OR 值偏离实际。此外，Child-Pugh 分级仅提供一个 OR 值，并未说明是以 Child-Pugh A 级患者作为参照，Child-Pugh B + C 级患者发生 PPC 的 OR 值为 7.462，还是将 Child-Pugh A、B、C 级作为等级变量来处理得到的 OR 值，这样的阐述容易引起歧义。

二、案例二

一篇题为"射频消融治疗对肝癌患者肝功能及并发症的影响"的研究。

引自：多点射频消融治疗肝癌的肝功能与并发症相关性分析 . 中国现代医学杂志，2012,22:67-71.

目的：采用多点射频消融术对肝癌患者进行治疗，评估患者术后肝功能及并发症的情况，并探讨肝功能是否与并发症的发生相关。

方法：本研究纳入 19 例原发性肝癌和 24 例转移性肝癌患者，纳入标准为肝内存在多发病灶（小于 5 个），或者单一较大病灶需进行多点射频消融术。检测术前及术后第 5 天谷丙转氨酶（ALT）、谷草转氨酶（AST）、直接胆红素（DBIL）、间接胆红素（IBIL）、白蛋白（ALB），对术前肝功能进行 Child-Pugh 分级（A 级 38 例，B 级 5 例），并记录术中、术后 5 天并发症。计量资料以均数 ± 标准差表示，方差齐采用 t 检验，方差不齐采用秩和检验，计数资料采用 χ^2 检验和确切概率法，$P < 0.05$ 为差异有统计学意义。

结果：经多点射频消融术治疗后谷丙转氨酶 [（38.8±45.5）IU/L vs.（20.8±16.4）IU/L]、谷草转氨酶 [（49.1±46.3）IU/L vs.（26.8±18.9）IU/L] 较术前升高，血浆白蛋白 [（31.1±3.2）g/L vs.（35.4±3.0）g/L] 较术前降低，差异有统计学意义（$P < 0.05$）。患者术中更易出现术区疼痛和上肢麻木、酸痛等并发症，术后并发症主要表现为发烧、肝区疼痛。肝功能 Child-Pugh B 级患者并发症发生比例较高，术后 5 例（100%）均出现腹胀，而肝功能 Child-Pugh A 级患者仅 15 例（39.5%）出现腹胀（$P < 0.05$）。

结论：肝功能 Child-Pugh A 级患者经多点射频消融术治疗后并发症发生比例低，安全性高。

【统计学问题】

1. 文中提到"计量资料以均数 ± 标准差表示，方差齐采用 t 检验，方差不齐采用秩和检验"。

更正：计量资料只有在满足正态分布的前提下，需采用均数 ± 标准差的形式表示数据的集中趋势和离散趋势。当数据分布满足正态性时，若方差齐，则采用 t 检验，若方差不齐，则采用近似 t 检验（t' 检验）；当数据分布不满足正态性时，则采用非参数检验即秩和检验比较两组间的分布差异。

2. 文中提到"经多点射频消融术治疗后谷丙转氨酶 [（38.8±45.5）IU/L vs.（20.8±16.4）IU/L]、谷草转氨酶 [（49.1±46.3）IU/L vs.（26.8±18.9）IU/L] 较术前升高，血浆白蛋白 [（31.1±3.2）g/L vs.（35.4±3.0）g/L] 较术前降低，差异有统计学意义（$P < 0.05$）。"

更正：如前所述，计量资料在满足正态分布的前提下，需采用均数 ± 标准差的形式表示。此文中术前谷丙转氨酶水平为（38.8±45.5）IU/L，标准差明显大于均数，说明数据分布不符合正态性，应改用中位数和四分位数间距表示数据的集中趋势和离散趋势，同时应采用非参数检验方法比较两组间差异。此外，针对不同数据类型及分布情况采取不同检验方法时，应进行相应标注以区分 t 检验、t' 检验和非参数检验。

3. 文中提到"肝功能 Child-Pugh B 级患者并发症发生比例较高，术后 5 例（100%）均出现腹胀，而 A 级患者仅 15 例（39.5%）出现腹胀（$P < 0.05$）。"

更正：根据文中描述，我们可绘制如表 5-10-1 的四格表显示不同肝功能分级与出现术后腹胀并发症的关系。χ^2 检验的应用条件为：样本量（N）≥ 40 且所有理论频数（T）

$\geqslant 5$。由表 5-10-1 可知，最小的一个 T 为 2.33（$\frac{5 \times (5 + 15)}{43}$），当 $N \geqslant 40$ 且有 $1 \leqslant T < 5$ 时，应采用校正的 χ^2 检验或 Fisher 确切概率法，P 值分别为 0.038 和 0.016，由此可以看出 Fisher 确切概率法得到的 P 值更小，更容易犯假阳性错误，因此推荐采用校正的 χ^2 检验。此外，文中并未给出具体的 P 值，也未对不同的检验方法进行区分标注，如 χ^2 检验或 Fisher 确切概率法等。

表 5-10-1　肝功能 Child-Pugh 等级与术后腹胀的关系比较

Child-Pugh 等级	腹胀	无腹胀	P 值
A 级	0	23（61.5%）	0.016
B 级	5（100%）	15（39.5%）	

三、案例三

一篇题为"探讨原发性肝癌患者凝血功能变化对肝癌诊断及转移的应用价值"的研究。

引自：原发性肝癌凝血功能变化的临床价值. 中国误诊学杂志，2004:1214-1215.

目的：探讨原发性肝癌患者凝血功能变化对肝癌诊断、评估肝损害程度及转移情况的临床应用价值。

方法：对 60 例经肝活检证实的原发性肝癌患者和 40 例健康体检者进行凝血酶原时间（PT）、活化部分凝血酶原时间（APTT）、纤维蛋白原（FIB）、凝血酶时间（TT）4 项凝血指标进行检测和对比分析。数据以 $\bar{x} \pm s$ 表示，组间比较采用 t 检验。

结果：原发性肝癌组与对照组相比，PT、APTT 和 TT 均显著延长，$P < 0.01$；FIB 明显降低，$P < 0.05$。原发性肝癌并发症组与无并发症组相比，PT、APTT 均显著延长，$P < 0.05$；FIB 显著降低，$P < 0.01$。原发性肝癌转移组与无转移组相比，PT、APTT 明显延长，$P < 0.05$；FIB 显著降低，$P < 0.05$。不同肝功能分级结果显示 PT、APTT 和 FIB 有显著差别。

结论：原发性肝癌患者凝血功能变化情况对肝癌诊断、评估肝损害程度、监测病情变化，指导临床治疗及其预后具有一定的临床应用价值。

【统计学问题】

1. 如文中关于原发性肝癌与对照组凝血功能检测结果比较的表格（表 5-10-2）中所示，将对照组多次作为参照组与其他组别重复进行比较。

表 5-10-2　原发性肝癌与对照组凝血功能检测结果比较

组别	n	PT/s	APTT/s	FIB/(g·L⁻¹)	TT/s
肝癌组	60	15.9 ± 3.3[*]	44.30 ± 7.8[*]	3.14 ± 1.17[**]	19.6 ± 2.4[*]

组别	n	PT/s	APTT/s	FIB/(g·L⁻¹)	TT/s
肝癌无并发症组	19	13.9 ± 0.75 $^{\triangle\triangle}$	42.8 ± 4.3 $^{*\triangle\triangle}$	4.87 ± 0.65 $^{*\triangle}$	19.7 ± 2.9 *
肝癌并发症组	41	18.1 ± 3.5 *	46.1 ± 8.5 *	2.43 ± 0.50 *	19.5 ± 2.3 *
肝癌无转移组	40	14.5 ± 3.1 **	44.0 ± 6.8 *	3.8 ± 1.25	19.6 ± 2.1 *
肝癌转移组	20	16.5 ± 3.4 *▲▲	46.0 ± 7.0 *	2.85 ± 0.75 *▲	19.4 ± 3.0 *
对照组	40	13.2 ± 2.3	35.9 ± 2.8	3.35 ± 0.85	16.0 ± 1.8

注：各组与对照组相比，$^{*}.P < 0.01$，$^{**}.P < 0.05$，肝癌并发症组与无并发症组相比，$^{\triangle}.P < 0.01$，$^{\triangle\triangle}.P < 0.05$，肝癌转移组与无转移组相比，▲.$P < 0.01$，▲▲.$P < 0.05$

更正：t 检验是检验计量资料两独立样本差异时常用的统计学方法，但当样本量较少时，对总体方差的估计不是很准确，就会降低 t 检验的检验效能，且如果多次使用 t 检验会显著增加假阳性的次数。例如，比较某个指标在两样本中的表达量差异，当 P 值小于 0.05 时，通常认为这个指标在两个样本中的表达量是有差异的。但此时仍旧有 5% 的概率做出错误的判断，即实际情况中这个指标在两组间并不存在差异性表达，但被我们就错误地否认了原假设，导致了假阳性的产生。试想一下，如果检验一次，犯错的概率是 5%；当检验 10 000 次，犯错的次数就是 500 次，即额外得到了 500 次有差异的结论，但实际并没有差异。为了控制假阳性的次数，我们需要对 P 值进行多重检验校正，提高阈值，降低假阳性错误发生的概率。Bonferroni 法就是基于以上思路提出的"最简单严厉的方法"，例如，如果检验 10 次，我们就将阈值设定为 0.05/10 = 0.005；即可保证无论检验多少次，犯第一类错误的概率还是保持 5%。

2. 如文中对不同肝功能分级肝癌患者凝血功能检测结果的表格（表 5-10-3）所示，A级与 B 级、A 级与 C 级、B 级与 C 级组间差异均采用 t 检验进行比较。

表 5-10-3　不同肝功能分级肝癌患者凝血功能检测结果比较

组别	n	PT/s	APTT/s	FIB/(g·L⁻¹)	TT/s
肝功能 A 级	19	13.9 ± 0.75 *	42.8 ± 4.3 **	4.87 ± 0.65 *	19.7 ± 2.9
肝功能 B 级	21	16.7 ± 3.8	45.8 ± 7.4	3.50 ± 0.76 $^{\triangle}$	19.4 ± 3.0 *
肝功能 C 级	20	18.0 ± 3.9	46.0 ± 9.5	2.40 ± 0.60 *▲	19.8 ± 2.4

注：A 级与 C 级比较，$^{*}.P < 0.01$，$^{**}.P < 0.05$；B 级与 C 级比较，$^{\triangle}.P < 0.01$；A 级与 B 级比较，▲.$P < 0.01$

更正：比较两样本均数差异时，常采用 t 检验。但比较多组间均数差异时，常采用方差分析进行组间比较；若采用 t 检验进行多组间比较时，需采用 Bonferroni 法或 FDR 对 P 值进行校正。需要注意的是，采用 t 检验和方差分析对两样本的均数差异进行比较时是等效的。方差分析的原假设为多组的总体均数相等；备择假设为多组间的总体均数不全相等，即有任意两组间的总体均数有差别就默认为有差别。譬如此文中对肝功能 A 级、B级、C 级三组间比较时，总体存在统计学差异时，则需进一步进行两两比较或多重比较，明确具体是哪两组有差异。多重比较的方法比较多，常用的有 SNK-*q* 检验（多个均数两两之间的全面比较）、LSD-*t* 检验（适用于一对或几对在专业上有特殊意义的均数间差别的比较）和 Dunnett-*t* 检验（适用于 *k* − 1 个实验组与一个对照组均数差别的多重比较）。此外，本文的研究目的意在评估凝血功能对肝癌肝损害程度的临床诊断价值。关于诊断价值及其诊断能力的评估，不仅需要分析二者的关联性，更重要的是通过计算灵敏度、特异度、约登指数、绘制 ROC 曲线并计算其曲线下面积（AUC）等方法来综合考量。

四、案例四

一篇题为"腹腔镜与开腹肝切除术对治疗肝硬化患者中央型肝癌的比较：倾向性评分匹配分析"的研究。

引自：Laparoscopic versus open liver resection for centrally located hepatocellular carcinoma in patients with cirrhosis：a propensity score-matching analysis. Surg Laparosc Endosc Percutan Tech，2018,28:394-400.

目的：比较腹腔镜肝切除术（LLR）和开腹肝切除术（OLR）对肝硬化患者中央型肝癌的治疗效果和肿瘤预后的影响。

方法：研究纳入 26 例患者行 LLR，52 例患者行 OLR。根据年龄、体重、BMI、吲哚菁绿 15 分钟滞留率、总胆红素、凝血酶原时间、血小板计数、肿瘤大小、肿瘤数量、肿瘤位置、肝硬化状态和微血管浸润等变量，采用 PSM 按照 1：2 匹配，最终 LLR 组纳入 18 例患者，OLR 组纳入 36 例患者。研究的主要终点为术后发病率和手术数据，次要终点包括肿瘤预后和影响生存率的因素的确定。所有研究对象随访至少 12 个月。符合正态分布的变量以均数 ± 标准差表示，采用两独立样本 *t* 检验比较组间差别；不符合正态分布的变量以中位数（范围）表示，采用 Mann-Whitney *U* 检验比较组间差别。分类变量采用 χ^2 检验进行比较。采用 Kaplan-Meier 法估计患者的总生存率（OS）和无瘤生存率（DFS），并用 log-rank 检验进行比较。使用向前法建立多因素模型。采用 logistic 回归模型比较腹腔镜和开腹手术患者的 DFS。

结果：LLR 组的手术时间长于 OLR 组 [（330.00±92.71）min vs.（215.35±48.73）min，*P* = 0.002]，但接受 LLR 的患者失血量更少 [（152.13±234.35）ml vs.（245.30±55.68）ml，*P* = 0.048]，住院时间更短 [（9.5±3.41）天 vs.（11.8±4.41）天，*P* = 0.023)，恢复饮食的时间更早 [（3.31±0.48）天 vs.（4.27±0.46）天，*P* = 0.013]。在单变量分析的基础上进行多变量分析，发现手术时间（*OR* = 0.87，95% *CI*：0.73~0.92；*P* = 0.025）和术后住院时间（*OR* = 1.54，95% *CI*：1.02~2.30；*P* = 0.038）在 OLR 组和 LLR 组之间存在差异。1 年、2 年、3 年总生存率和无瘤生存率在两组间无差异（*P* = 0.952，*P* = 0.788）。经 logistic 回归分析对 DFS 有显著影响的因素为微血管浸润（HR = 2.12，95% *CI*：1.25~3.45；*P* = 0.012）和肿瘤大小（HR = 1.36，95% *CI*：1.07~1.89；*P* = 0.043）。

结论：中央型肝癌的肝硬化患者中，与 OLR 相比，尽管 LLR 的手术时间较长，但更安全。

【统计学问题】

1. 文中提及"研究纳入 26 例患者行 LLR，52 例患者行 OLR。根据年龄、体重、

BMI、吲哚菁绿 15 分钟滞留率、总胆红素、凝血酶原时间、血小板计数、肿瘤大小、肿瘤数量、肿瘤位置、肝硬化状态和微血管浸润等变量，采用 PSM 按照 1：2 匹配，最终 LLR 组纳入 18 例患者，OLR 组纳入 36 例患者。"

更正：进行倾向性评分匹配（PSM）时，初始 LLR 组和 OLR 组内人数过少，分别为 26 例和 52 例，且匹配条件过多，导致匹配后样本数量损失较多。进行 PSM 时，需设定卡钳值（caliper），即两组进行匹配时概率上允许的误差。卡钳值设置越大，越容易进行匹配，但两组间的变量分布易不平衡。此外，采用较少的样本量进行统计分析时，可能产生偏倚，致使统计结果不准确。PSM 使用的初衷是排除混杂因素的干扰，使得除研究因素外的其他因素在两组间均衡可比，一般多以年龄、性别、疾病等级或严重程度作为匹配因素。文中并未展示匹配前两组间基线资料的比较，若不均衡则可考虑采用 PSM，并对匹配后的两组资料进行均衡性检验；若基线资料均衡可比，则可使用初始数据集进行后续分析。

2. 文中表明每个患者至少随访 12 个月，但由文中图 3 比较腔镜组和开腹组的总生存率和无瘤生存率的 Kaplan-Meier 生存曲线可知，由于随访时间较短，导致删失数据较多。1 年、2 年、3 年总生存率和无瘤生存率在两组间无差异（$P = 0.952$，$P = 0.788$）。

更正：由文中图 3 可知，该研究中纳入的患者多数随访在两年以下，对于肝癌的总生存率及无瘤生存率观察通常需经历 5 年左右的时间，方能得到可靠的随访结果。在进行临床随访研究时，需根据已有文献或既往随访经验，合理计划随访方案，选择合适的研究结束时间或随访周期及随访间隔。此外，Kaplan-Meier 生存曲线经 log-rank 检验的 P 值仅表示两组间的生存率是否存在差异，并不能对每个时间点的生存率做出是否有差异的判断。若需进行此类比较，需以每个随访时间为研究节点分别进行 log-rank 检验。

3. 文中提到"在单变量分析的基础上进行多变量分析，发现手术时间（$OR = 0.87$，95% CI：$0.73 \sim 0.92$；$P = 0.025$）和术后住院时间（$OR = 1.54$, 95% CI：$1.02 \sim 2.30$；$P = 0.038$）在 OLR 组和 LLR 组之间存在差异。"

更正：logistic 回归属于概率型非线性回归，是研究二分类观察结果与一些影响因素之间关系的一种多因素分析方法。该文中将手术时间、术后住院时间等变量作为自变量，将手术方式（腹腔镜组 / 开腹组）作为因变量，显然存在时间顺序上的错误，手术方式这个行为在先，是因，而非果，因此，不适宜作为 logistic 回归模型中的因变量。若想比较两组间在手术时间和术后住院时间等变量间的差异，可采用 t 检验或秩和检验进行比较。

4. 文中提到"经 logistic 回归分析对 DFS 有显著影响的因素为微血管浸润（$HR = 2.12$，95% CI：$1.25 \sim 3.45$；$P = 0.012$）和肿瘤大小（$HR = 1.36$，95% CI：$1.07 \sim 1.89$；$P = 0.043$）。"

更正：logistic 回归模型仅能利用生存结局的分类信息，对生存时间的信息无法利用，因此在进行 DFS 分析应采用 Cox 风险比例回归模型，在考虑生存时间的基础上评估研究因素对生存结局的影响。

五、案例五

一篇题为"在正常和肥胖的胃癌患者中，进行机器人远端胃次全切除术伴 D2 淋巴结切除术（RDGD2）和腔镜远端胃次全切除术伴 D2 淋巴结切除术（LDGD2）的比较"的研究。

引自：Robotic distal subtotal gastrectomy with D2 lymphadenectomy for gastric cancer patients with high body mass index: comparison with conventional laparoscopic distal subtotal gastrectomy with D2 lymphadenectomy. Surgical Endoscopy.2015,29:3251-3260.

目的：比较 RDGD2 和 LDGD2 两种手术方法对肥胖的胃癌患者手术质量及预后的影响。

方法：研究共纳入 133 例 RDGD2 和 267 例 LDGD2 胃癌患者。对不同手术方法及 BMI 分组间的临床病理特征、短期预后及远期预后进行比较。对不同 BMI 组间的计量资料比较采用 t 检验，对分类资料采用 χ^2 检验或 Fisher 确切概率法比较。生存曲线采用 Kaplan-Meier 法估计，并用 log-rank 检验进行比较。

结果：无论患者体重正常或肥胖，与 LDGD2 相比，RDGD2 需要更长的手术时间 [（217.5±37.8）min vs.（171.0±52.4）min，$P < 0.001$]；但 RDGD2 的失血量明显减少 [（47.0±57.9）ml vs.（87.1±216.9）ml，$P = 0.005$]。在肥胖患者中，LDGD2 法摘除 25 个以上淋巴结的比例更低（$P = 0.006$）。RDGD2 和 LDGD2 两组间在并发症发生率和生存率方面差异无统计学意义。

结论：RDGD2 对肥胖的胃癌患者进行远端胃次全切除术更有优势，尤其是在失血量和淋巴结摘除个数的一致性方面。

【统计学问题】

1. 文中提到"无论患者体重正常或肥胖，与 LDGD2 相比，RDGD2 需要更长的手术时间 [（217.5±37.8）min vs.（171.0±52.4）min，$P < 0.001$]；但 RDGD2 的失血量明显减少 [（47.0±57.9）ml vs.（87.1±216.9）ml，$P = 0.005$]。且对不同 BMI 组间的计量资料比较采用 t 检验。"

更正：如上所示，两种手术方法的失血量作为计量资料，采用均数 ± 标准差表示时，标准差明显大于均数，说明数据分布不符合正态性，应改用中位数和四分位数间距表示。两组间差异比较也不应采用 t 检验，而应采用非参数检验的方法进行组间比较。

2. 文中关于 RDGD2 和 LDGD2 两组间在并发症发生率方面的比较如表 5-10-4 所示。

表 5-10-4　比较 RDGD2 和 LDGD2 在并发症发生率的差异

并发症	RDGD2/ 例	LDGD2/ 例	P 值
无	119（89.5%）	233（87.3%）	0.296
轻度	11（8.3%）	19（7.1%）	
中重度	3（2.2%）	15（5.6%）	

更正：该研究中将并发症分为无、轻度和中重度，是等级变量。采用卡方检验仅对多个样本率进行比较，分析多组间样本分布是否相同，并不利用等级信息。对指标变量为有序变量，分组变量为无序变量的资料，如要比较不同手术方法对不同程度的并发症的比

较，宜采用秩和检验进行分析。若需进一步探讨手术方式、肥胖状态及二者的交互作用对胃癌患者预后的影响，可以采用 Cox 风险比例回归模型进行分析。

六、案例六

一篇题为"回顾性分析胫腓联合固定在儿童中的应用"的研究。

引自：Epidemiology of syndesmotic fixations in a pediatric center: a 12-year retrospective review. Medicine (Baltimore)，2019, 98:e16061.

目的：探讨胫腓联合损伤在小儿踝部骨折队列中的回顾性分析。

方法：回顾性纳入 2002—2013 年 12 年间接受手术固定的小于 18 岁的踝关节骨折患者，记录人口社会学信息、创伤、X 线、手术细节、临床检查、随访结果和骺板状态。将研究对象分为有胫腓联合固定组或无胫腓联合固定组。采用 Mann-Whitney 检验对非参数的连续型变量进行比较，采用卡方检验对分类变量进行比较。

结果：共纳入 128 例平均年龄为 14.1 岁的小儿接受手术固定，其中有 80 例男孩和 48 例女孩。行胫腓联合固定术者平均年龄为 15.1 岁，随访 16.6 个月；未行胫腓联合固定术者平均年龄为 14.0 岁，随访 12.1 个月。有 51 例患者骺板愈合不成熟，23 例移行性骨折和 54 例患者骺板愈合成熟的患者。11 例未行胫腓联合固定术且骺板愈合成熟的患者中，摩托车事故 3 例、日常活动损伤 3 例、运动损伤 5 例；43 例行胫腓联合固定术且骺板愈合成熟的患者中，摩托车事故 8 例、日常活动损伤 12 例、运动损伤 23 例；两组在骨折成因方面差异无统计学意义。这项研究主要发现只有 11 例骺板愈合成熟组的患者接受了胫腓联合固定术，骺板愈合不成熟或移行性骨折患者中无接受胫腓联合固定术者。

结论：小儿人群中行胫腓联合固定治疗踝关节骨折合并胫腓联合损伤较为少见。精确诊断胫腓联合损伤具有重要意义。

【统计学问题】

1. 文中在描述行胫腓联合固定组和未行胫腓联合固定组研究对象平均年龄、手术时间、随访时间等连续型变量时，仅描述了一个数值，且未说明该数值是中位数或均数。

更正：对计量资料的描述，需先观察变量的分布情况，在满足正态分布的前提下，采用均数 ± 标准差的形式表示数据的集中趋势和离散趋势；在不满足正态分布的条件下，采用中位数和四分位数间距表示数据的集中趋势和离散趋势。根据数据分布情况，进而选择相应的参数检验或非参数检验方法对两组间的差异进行比较。

2. 文中分析患者骨折造成的原因时，提到"11 例未行胫腓联合固定术且骺板愈合成熟的患者中，摩托车事故 3 例、日常活动损伤 3 例、运动损伤 5 例；43 例行胫腓联合固定术且骺板愈合成熟的患者中，摩托车事故 8 例、日常活动损伤 12 例、运动损伤 23 例；两组在骨折成因方面差异无统计学意义"。

更正：一般认为行 × 列表中采用卡方检验时，不宜有 1/5 以上格子的理论频数小于 5，或有小于 1 的理论频数。本例中最小理论频数为 2.24，且有 2 个（33.3%）理论频数小于 5，不适宜采用卡方检验进行比较。当理论频数太小时，可采取下列方法处理：①增加样本量，以增大理论频数；②将理论频数小的行或列与性质相近的邻行、邻列合并，使重新计算的理论频数增大；③采用 Fisher 确切概率法进行比较。

七、案例七

一篇题为"老年维持性血液透析尿毒症患者死亡原因及相关因素分析"的研究。

引自：老年维持性血液透析尿毒症患者死亡原因及相关因素分析.中国中西医结合肾病杂志，2009,10:58-60.

目的： 探讨老年维持性血液透析尿毒症患者的死亡原因及相关因素。

方法： 回顾性分析5年内进行维持性血液透析的老年尿毒症患者118例，比较死亡患者和存活患者原发病、合并疾病等分布差异，探讨死亡原因等。临床指标包括透析前及透析3个月时血尿素氮和血肌酐、血红蛋白、血细胞比容、血浆白蛋白、总胆固醇、甘油三酯、血钙、血磷、甲状旁腺素。计量资料以 $\bar{x}\pm s$ 表示，符合正态分布资料组间比较采用 t 检验，不符合正态分布采用秩和检验。率的比较采取卡方检验，采用 logistic 回归分析影响死亡危险的因素。

结果： 糖尿病肾病（38.1%）和高血压肾损害（28.8%）是尿毒症的主要病因，死亡组与对照组两组原发病的构成比差异无统计学意义（ $P > 0.05$ ）；与对照组相比，死亡组患者存在合并症的比例更高（ $P < 0.05$ ）；47例死亡患者中死于心血管疾病20例（42.6%），脑血管疾病11例（23.4%）；与对照组相比，死亡组患者的年龄、透析开始时尿素氮和血肌酐水平、血磷、钙磷沉积显著高于对照组（ $P < 0.05$ ）；而血浆白蛋白、总胆固醇、甘油三酯、透析3个月时的尿素氮和血肌酐水平显著低于对照组（ $P < 0.05$ ）；logistic 回归分析的结果显示年龄、糖尿病、低血浆白蛋白、低总胆固醇是死亡的独立危险因素。

结论： 在老年维持性血液透析尿毒症患者，心脑血管疾病是死亡的主要原因。年龄、糖尿病、低血浆白蛋白、低总胆固醇是老年维持性血液透析尿毒症患者死亡的独立危险因素。

【统计学问题】

1. 文中在统计学方法中提到符合正态分布资料组间比较采用 t 检验，不符合正态分布采用秩和检验，但文中所有连续型变量的描述均采用均数 ± 标准差表示，推测文中仅使用 t 检验进行统计分析，不涉及秩和检验。

更正： 关于统计学方法的描述应根据研究的实际情况而定，仅描述研究中所涉及的分析方法。统计分析的方法选择应根据数据类型、数据分布和研究目的的不同进行优选。

2. 如表5-10-5所示，文中死亡组和对照组患者原发病的比较，卡方为6.549，$P = 0.256$，认为两组在尿毒症成因方面差异无统计学意义。

表 5-10-5　两组患者原发病比较

单位:例

项目	死亡组	对照组
糖尿病肾病	22	23
高血压性肾病	15	19
慢性肾小球肾炎	7	14
慢性间质性肾炎	2	10

项目	死亡组	对照组
多囊肾	1	3
其他	0	2
合计	47	71

更正：一般认为行 × 列表中采用卡方检验时，不宜有 1/5 以上格子的理论频数小于5，或有小于 1 的理论频数。本例中最小理论频数为 0.797，且有 5 个（41.7%）理论频数小于 5，不适宜采用卡方检验进行比较。当理论频数太小时，可采取下列方法处理：①增加样本量，以增大理论频数；②将理论频数小的行或列与性质相近的邻行、邻列合并，使重新计算的理论频数增大；③采用 Fisher 确切概率法进行比较。

3. 如表 5-10-6 所示，文中死亡组与对照组患者临床指标的比较没有标注具体的 P 值，仅标注其与 0.05 大小的关系。

表 5-10-6　两组患者临床指标比较

项目	死亡组	对照组	P 值
年龄 / 岁	74.8 ± 7.20	70.1 ± 5.00	< 0.05
性别 / 例（男 / 女）	25/22	42/29	> 0.05
透析龄 / 月	12.2 ± 9.70	13.5 ± 8.90	> 0.05
透析开始时血尿素氮 /（mmol·L^{-1}）	28.4 ± 6.90	22.3 ± 7.10	< 0.05
透析开始时血肌酐 /（μmol·L^{-1}）	731.7 ± 237.6	564.9 ± 214.3	< 0.05
透析 3 个月时血尿素氮 /（mmol·L^{-1}）	21.4 ± 7.70	24.5 ± 6.70	< 0.05
透析 3 个月时血肌酐 /（μmol·L^{-1}）	528.8 ± 247.7	701.5 ± 266.2	< 0.05
Hb/（g·L^{-1}）	76.5 ± 16.70	80.1 ± 15.9	> 0.05
HCT/%	23.1 ± 4.90	26.2 ± 5.10	> 0.05
Alb/（g·L^{-1}）	32.2 ± 5.90	36.4 ± 6.30	< 0.05
TC/（mmol·L^{-1}）	4.54 ± 1.56	5.68 ± 1.67	< 0.05
TG/（mmol·L^{-1}	1.35 ± 0.67	2.03 ± 0.71	< 0.05
Ca^{2+}/（mmol·L^{-1}）	2.11 ± 0.20	2.13 ± 0.31	> 0.05
P^{3-}/（mmol·L^{-1}）	2.24 ± 0.58	1.62 ± 0.49	< 0.05
钙磷乘积 /（mmol^2·L^{-2}）	4.42 ± 0.42	3.34 ± 0.51	< 0.05
PTH/（ng·dl^{-1}）	468.5 ± 219.7	439.9 ± 237.1	> 0.05

更正：P 值是判定假设检验结果的一个参数，即当零假设为真时，比所得到的样本数据更极端的结果出现的概率。如果 P 值越小，说明零假设发生的概率越小，统计学差异越显著。因此，数据的展示最好包含统计量的具体数值与 P 值的具体大小。

4. 如表 5-10-7 所示，采用 logistic 回归模型对研究对象的死亡危险因素进行分析，所获得的参数为"相对危险度"；也没有交代纳入的变量是连续型变量还是分类变量。

表 5-10-7　死亡危险因素的 logistic 分析结果

项目	P 值	回归系数	相对危险度
年龄	0.026	0.428	1.327
糖尿病	0.017	0.794	1.586
白蛋白	0.029	−0.520	0.633
总胆固醇	0.011	−0.691	0.594

　　更正：logistic 回归模型适用于研究一个或多个因素对一个分类结局（主要为二分类）的影响，模型所获得的指标为关联性指标比值比 OR，一般应用在病例比较研究；而对于研究有时间信息的二分类结局的影响因素时，最好采用 Cox 回归模型进行分析，能够充分利用时间数据资料，其计算的关联指标为风险比（HR）。无论采用哪种模型进行分析，均需展示每个变量的 OR 值及其 95% CI，对 P 值不做硬性要求，因为根据 95% CI 是否包含 1 可以推断出此变量是否具有统计学意义。此外，文中并未交代纳入 logistic 回归模型变量的选择依据，是纳入单因素 logistic 回归模型中 $P < 0.05$ 的变量，还是根据向前法、向后法或逐步回归法来筛选变量？对于回归模型参数的解释，通常为研究因素每一个单位的变化对结局的影响，因此对于纳入模型的变量最好采用二分类变量或多分类变量，便于结果的解释。尤其是那些每一个单位的变化对临床结局影响较小的变量，如白蛋白、总胆固醇等，最好依据相应的标准划分为分类变量。

八、案例八

　　一篇题为"未足月胎膜早破羊水残余量对炎症因子水平及围产结局的影响"的研究。

　　引自：未足月胎膜早破羊水残余量对炎症因子水平及围生期结局的影响. 中国现代医学杂志，2021,31（14）:1-7.

　　目的：探究未足月胎膜早破（PPROM）羊水残余量对产妇炎性因子水平及围产结局的影响。

　　方法：将 2018 年 3 月至 2019 年 2 月就诊的 160 名 PPROM 的产妇根据羊水指数（AFI）分为对照组（$n = 110$，AFI > 50mm）和研究组（$n = 50$，AFI ≤ 50mm）。入院后对两组给予相同的治疗方案，采用 t 检验和 χ^2 检验比较两组间分娩方式、妊娠结局、新生儿情况和产妇炎症因子水平的差异。

　　结果：研究组的破膜到分娩时间和 Apgar 评分低于对照组（$P = 0.000$），且研究组子宫内膜炎、产褥感染、绒毛膜羊膜炎、羊水污染、胎儿窘迫、新生儿窒息、低体重出生儿和新生儿呼吸窘迫综合征的发生率均高于对照组（$P < 0.05$）。研究组研究对象的分娩方式多以剖宫产为主（62.00%），而对照组以阴道分娩为主（71.82%）。血清炎性因子中，研究组的降钙素原（PCT）、C 反应蛋白（CRP）、肿瘤坏死因子 -α（TNF-α）、白细胞介

素 -6（IL-6）水平均高于对照组（$P < 0.05$）。

结论：羊水残余量过少可对 PPROM 产妇的围产结局造成不利影响，还可升高炎性因子水平，增加宫内感染风险，故临床应密切监测羊水残余量，以提高分娩安全性。

【统计学问题】

1. 如表 5-10-8 所示，文中在比较研究组和对照组分娩方式的差异时，直接按照分娩方式进行多次 χ^2 检验，而缺少整体的 χ^2 检验。

表 5-10-8 两组产妇分娩方式对比

组别	阴道分娩	剖宫产	阴道助产
对照组 / 例（$n = 110$）	79（71.82%）	30（27.27%）	1（0.91%）
研究组 / 例（$n = 50$）	16（32.00%）	31（62.00%）	3（6.00%）
χ^2	22.595	17.574	1.865
P	0.000	0.000	0.056

更正：应先采用 χ^2 检验比较对照组和研究组不同分娩方式的发生率整体是否存在差异，若得出 $P < 0.05$，说明至少有两种产妇的分娩方式存在差异。这时需将 R×C 列联表进行 χ^2 分割，进行两组间的 χ^2 检验。在 χ^2 分割时，需根据比较的次数修正检验水准 a，$a' = a / k$（k 为比较次数），以避免人为增大犯第 I 类错误的概率。本例中校正后的 a' 为 0.016 7。此外，χ^2 分割不是将其中一组与剩余的组别合并比较，如本例中不是将剖宫产和阴道助产合并后与阴道分娩比较分布差别（$\chi^2 = 22.595$），而是应分别比较阴道分娩与剖宫产、阴道分娩与阴道助产、剖宫产与阴道助产的分布差别。

2. 本文在结果描述中，多次将 P 值撰写为 $P = 0.000$，P 值的呈现方式不当。

更正：假设检验中，P 值指在 H_0 成立的条件下，现有的样本统计量以及更极端情况发生的概率。当使用统计软件如 SPSS 进行数据分析时，在 P 值特别小的情况下，统计软件就会显示 $P = 0.000$。但不能在结果报告中误用 $P = 0.000$ 表示，因为此时的实际 P 值并不等于 0，应描述为 $P < 0.001$ 或 $P < 0.000 1$，以表示其统计学显著性。

3. 本文多处在进行 χ^2 检验时，χ^2 值对应的 P 值报告存在错误。

更正：χ^2 检验的应用条件为：样本量（n）≥ 40 且所有理论频数（T）≥ 5。当 $n \geqslant 40$，且理论频数 $1 \leqslant T < 5$ 时，应对 χ^2 值进行连续性校正，P 值为校正 χ^2 所对应的值，或采用 Fisher 确切概率法。当 $n < 40$ 或 $T < 1$ 时，需采用 Fisher 确切概率法。如本文表 5-10-9 中报告新生儿窒息所对应的 χ^2 值为校正 χ^2 值（7.499），但 P 值对应的却是未校正 χ^2 的 P 值（0.002），实际的 P 值应为 0.006。文中其他变量的 P 值报告也存在类似的问题。

表 5-10-9 两组新生儿情况对比

组别	胎儿窘迫	新生儿窒息	低体重出生儿	新生儿呼吸窘迫综合征
对照组 / 例 （$n = 110$）	9（8.18%）	3（2.73%）	45（40.91%）	0（0）

续表

组别	胎儿窘迫	新生儿窒息	低体重出生儿	新生儿呼吸窘迫综合征
研究组 / 例 ($n = 50$)	10(20.00%)	8(16.00%)	29(58.00%)	4(8.00%)
χ^2	4.588	7.499	4.039	6.042
P	0.032	0.006	0.045	0.014

参考文献

[1] SCHULZ KF, ALTMAN DG, MPTHER D. CONSORT 2010 statement: updated guidelines for reporting parallel group randomised trials[J]. BMJ, 2010, 340: c332.

[2] KENNETH·F.SCHULZ, DAVID A.GRIMES. 临床研究基本概念 [M]. 2 版 . 王吉耀，译 . 北京：人民卫生出版社 , 2020:163-164.

[3] 金丕焕，邓伟 . 临床试验 [M]. 上海：复旦大学出版社，2004:82-84.

[4] JONH I.GALLIN, FREDERICK P.OGNIBENE. 临床研究规范与准则——生物统计学与流行病学 [M]. 3 版 . 时占祥，王吉耀，译 . 北京：科学出版社，2013:271-273.

[5] 陈平雁 . 临床试验中样本量确定的统计学考虑 [J]. 中国卫生统计 , 2015, 32(4):727-731.

[6] 金丕焕 . 临床试验原理 [M]. 上海：复旦大学出版社 , 2017:129-131.

[7] LACHIN JM. Introduction to sample size determination and power analysis for clinical trials[J]. Control Clin Trials, 1981, 2(2):93-113.

[8] CUI L, ZHANG L, YANG B. Optimal adaptive group sequential design with flexible timing of sample size determination[J]. Contemp Clin Trials, 2017, 63: 8-12.

[9] 陈建平，魏永越，陈峰，等 . 期中分析的条件把握度及样本含量再估计 [J]. 中国卫生统计 , 2010, 27(4):361-363.

[10] 金丕焕，陈峰 . 医用统计方法 [M]. 3 版 . 上海：复旦大学出版社 , 2009:560-561.

[11] 孙振球，徐勇勇 . 医学统计学 [M]. 4 版 . 北京：人民卫生出版社 , 2014:601.

[12] ARTZI NS, SHILO S, HADAR E, et al. Prediction of gestational diabetes based on nationwide electronic health records[J]. Nat Med, 2020, 26(1):71-76.

[13] 陈坤，陈忠 . 医学科研方法 [M]. 北京：科学出版社 , 2011.

[14] 沈洪兵，齐秀英 . 流行病学 [M]. 8 版 . 北京：人民卫生出版社 , 2013.

[15] 王永吉 . 多分组资料倾向得分匹配法的研究 [D]. 西安：第四军医大学 , 2012.

[16] ROSENBAUM PR, RUBIN DB. The central role of the propensity score in observational studies for causal effects [J]. Biometrika, 1983,70:41–55.

[17] AUSTIN PC, GROOTENDORST P, ANDERSON GM. A comparison of the ability of different propensity score models to balance measured variables between treated and untreated subjects: a Monte Carlo study [J]. Statistics in Medicine, 2007, 26(4):734–753.

[18] HO DE, IMAI K, KING G, et al. Matchlt: nonparametric preprocessing for parametric causal inference[J]. J

Stat Softw, 2011, 42:1-28.

[19] 张亮 . 非随机对照试验倾向得分区间匹配法的探索与应用 [D]. 西安：第四军医大学 , 2012.

[20] 李智文 , 任爱国 . 倾向评分法中缺失数据的处理 [J]. 中国生育健康杂志 , 2010, 21(6):380–382.

[21] THOEMMES F, ONG AD. A primer on inverse probability of treatment weighting and marginal structural models [J]. Emerging Adulthood, 2016,4(1):40-59.

[22] BRESLOW NE, LUMLEY T, BALLANTYNE CM, et al. Using the whole cohort in the analysis of case-cohort data. Am J Epidemiol [J]. 2009, 169(11):1398-1405.

[23] HERNÁN MA, ROBINS JM. Estimating causal effects from epidemiological data [J]. J Epidemiol Community Health, 2006, 60(7):578-586.

[24] 宇传华 . SPSS 与统计分析 [M]. 北京：电子工业出版社 , 2007.

[25] 武松 . SPSS 实战与统计思维 [M]. 北京：清华大学出版社 , 2019.

[26] 谭淑芳 , 林岩 , 赵祎莉 . 230 例肝癌病人手术后肺部并发症的危险因素分析 [J]. 中山大学学报：医学科学版 , 2006, 27(B4):180-182.

[27] 黄伍奎 , 帕哈尔丁·白克热 , 樊喜文 , 等 . 多点射频消融治疗肝癌的肝功能与并发症相关性分析 [J]. 中国现代医学杂志 , 2012, 22(32):67-71.

[28] 姚燕丹 , 黄松音 , 林少芒 , 等 . 原发性肝癌凝血功能变化的临床价值 [J]. 中国误诊学杂志 , 2004, 8(4):1214-1215.

[29] KIM WJ, KIM KH, KIM SH, et al. Laparoscopic versus open liver resection for centrally located hepatocellular carcinoma in patients with cirrhosis: a propensity score-matching analysis[J]. Surg Laparosc Endosc Percutan Tech, 2018, 28(6): 394-400.

[30] LEE J, KIM YM, WOO Y, et al. Robotic distal subtotal gastrectomy with D2 lymphadenectomy for gastric cancer patients with high body mass index: comparison with conventional laparoscopic distal subtotal gastrectomy with D2 lymphadenectomy[J]. Surg Endosc, 2015, 29(11): 3251-3260.

[31] LAMER S, HEBERT-DAVIES J, LEDUC S, et al. Epidemiology of syndesmotic fixations in a pediatric center: a 12-year retrospective review[J]. Medicine: Baltimore, 2019, 98(24): e16061.

[32] 付瑶 , 常明 , 刘书馨 . 老年维持性血液透析尿毒症患者死亡原因及相关因素分析 [J]. 中国中西医结合肾病杂志 , 2009, 10(1):58-60.

[33] 李晓松 . 卫生统计学 [M]. 8 版 . 北京：人民卫生出版社 , 2017.

[34] 马斌荣 . 医学统计学 [M]. 6 版 . 北京：人民卫生出版社 , 2013.

第六章

关于临床研究论文的撰写

第一节 如何书写一篇规范的临床研究报告

作者：刘允怡

一、引言

医学文献主要可分为以下两种：

（一）第一次文献

或也称为原始文献，这种文献的资料，主要是从基础或临床研究获得，经过对资料搜集、分析、比较和总结，然后写成文章。由于数据全是经过有关研究人员原始搜集后获得，因此称为第一次文献或原始文献。

第一次文献的范围很广，包括：①会议摘要或发言报告；②期刊中发表的文章；③申请专利文献；④科研报告；⑤学位论文：博士、硕士等学位论文

（二）再次文献

即通过搜集第一次文献的原始数据后，通过一定程序而编成后再发表的文献。按其获取途径可分为：

1. 通过检索工具获取 通过检索工具把已发表的原始文献搜集、分类、归纳、编排。常用的检索工具包括 PubMed、Medline 等。

2. 通过分析性研究获取 把原始文献使用检索工具找出后，通过分析、综合、归纳或浓缩，提炼写成。可包括：

（1）医学期刊中的文章：例如系统性综述、荟萃分析、综述、编辑评论、指南、专家共识等。

（2）书籍：包括教材、参考书、手册等。

本章节只集中讨论如何写好临床研究的文章，发表为原始文献，投稿到国外 SCI 期刊。近年，电子型医学期刊不断涌现，其书写形式与传统的印刷型医学期刊没有差别，所以印刷型或电子版型的医学期刊也包括在这章节中。

本章节不讨论如何书写再次文献中的分析性文章，有关系统性综述与荟萃分析，在另一些章节详谈。

二、什么时间应发表文章

答案非常简单，就是当有新的医学知识可以与其他临床医师分享，让别的医师也能通过获得新的知识、新的资讯或新的技术后应用于患者身上，使更多患者获益时。

但什么是新的医学知识呢？

答案是：①有一个在科技或临床上的重要研究结果；②有创新的观察、观点或发现；③有足够经验的累积而可以做出有意义的总结；④有新的科技发明、应用或新的治疗。

亦即有话要说。

文章写成后，投稿到医学杂志，能否被杂志接受刊登，主要取决于文章内容是否有创

新性、科学性、实用性和高的研究质量。临床研究不可以用数量代替质量，不可以因想发表文章而投稿希望能发表文章。

总的来说，当收集研究资料后，通过分析、比较和总结，发现有新和重要的医学资讯的时候，就应发表文章，与同行分享，让广大群众获益。

三、原始文献可在医学杂志发表的类型

本书第二章已清楚讲述了临床研究的不同类型，本节简单地显示可以写成文献投稿到临床医学期刊的不同种类的文章。

（一）观察性研究

1. **队列研究**　①前瞻性；②回顾性；③双向性。
2. 病例对照研究。
3. 横断面研究。
4. 病例报告。
5. 药物研究 0 ~ 4 期。
6. 新手术术式研究。

（二）比较性研究

1. 倾向得分匹配研究。
2. 匹配病例对照研究。
3. 病例对照研究。
4. 比较不同时段研究。
5. 比较不同医院、组别、个人研究。
6. 比较不同方法研究。

（三）实验性临床研究

1. 随机比较性研究。
2. 随机比较对照研究。

从以上不同类型的使用原始性文献进行的研究，可以清楚看出有些研究是开展前已有全盘计划，一步一步向前走，例如前瞻性队列研究或实验性研究。但有些却是事前只准备好收集哪方面的数据，而研究课题是后来想出来的，例如回顾前瞻性收集数据的研究。同样地，有些课题是作者灵机一动，突然出现的，如回顾性研究。但有些却是在某一领域上进行一系列的研究，把复杂的问题逐步解决。

四、如何有系统地书写出一篇有水平的临床研究？

无论是书写哪一种使用原始数据发表的医学文章，在收集数据后投稿到医学期刊前，笔者都可使用以下四大步骤来进行：

（一）找出研究亮点、切入点

首先通过检索文献，找出文献中环绕研究课题中缺乏的数据，通过这些搜集得来的数据，经过分析、归纳，然后从自己做出来的研究结果中找出自己研究的亮点和切入点。通过这一步骤后，就能清楚自己研究的亮点，作为写文章的重点。这一步骤往往是被没写作医学文献经验的人所忽略。但这是一个非常重要的步骤，亦即从自己研究结果中紧握亮点，作为重点写作。

（二）文章初稿

文章初稿即是在找到文章亮点和切入点后，应先写方法（methods）、结果（results），才写引言（introduction）、讨论（discussion）和总结（conclusion）。

整篇初稿完成后，再写摘要（abstract），最后才是文章题目。

但为什么次序要颠倒来写？要清楚了解文章结构每一部分的功能，才能明白。

在国际上，最常用的文章格式是 IMRAD，即：

Introduction：为什么要做这项研究？

Methods：这项研究怎样做？

Results：结果是什么？

And

Discussion：得出的结果有什么意义？

其实整篇文章的结构比 IMRAD 复杂（图 6-1-1）。

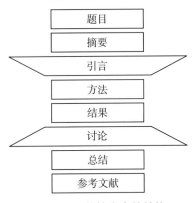

图 6-1-1　整篇文章的结构

在写初稿时我只会集中写方法（methods）、结果（results）、引言（introduction）、讨论（discussion）。当然引用文献（references）会边写初稿时边适时加入，待其他共同作者同意初稿的大方向后，才写摘要（abstract）和总结（conclusion），最后确定文章题目（title）。

1. 引言（introduction）　引言应该简洁，清楚地提出研究的问题和解答问题的方法。目的是引导读者同意这个问题的重要性和有争议性，简单回顾这个问题上有关的文献。千万不要跟讨论的内容重复。

引言写的方法应先从宏观背景收窄到为什么要进行这项研究。内容应包括：①研究课题的重要性；②研究的背景资料；③课题中的争议性；④提出研究中的亮点、切入点和新的贡献；⑤最后收窄到进行这项研究的目的。

好的引言不容易写。常见的错误是不能清楚表达研究课题结晶所在。因此，在开始策划研究计划时就应清楚地确定好研究目标。请注意引言并不应是文献综述。只应引用文献来支持您的研究是合理、重要而且有科学性的。引言应该简短而有吸引力，能清楚告诉读者您为什么要进行这个研究，要清楚表明您的研究结果会加进什么新的知识。要确定您研究的课题是重要和有争议性的，不要使读者感到烦闷、困惑。引言最后一句应为阐述研究课题设计所要达到的目的。

有些杂志对引言有特别要求，例如：

随机对照研究（RCT）：Lancet，2001，357：1191。

医疗诊断测试研究（Diagnostic tests）：BMJ，2003，326:41。

系统性综述（Systematic Reviews）：Lancet，1999，354：1896。

经济评价研究（Economic Evaluations）：BMJ，1996，313：275。

2. 方法（methods）　方法中的内容应包括：

1）清楚地写出研究设计、执行和分析方法。

2）提出假设（hypothesis）。

3）进行假设检验（testing the null hypothesis）。

4）研究的统计功效（power of the study）。

5）使用的统计分析方法。

6）可使用 PICO 来协助书写：P = patient，患者选择；I = intervention，诊治方法；C = comparison，如何比较；O = outcome 用哪些结果作比较。

7）研究所采用的方法，如 RCT。

8）进入研究的患者选择。

9）排除患者不进入研究的原因和例数。

10）正确理解和运用下述名词的基本概念：病理、质量方法、仪器使用及其供应商、药物剂量、并发症、主要研究结果（primary outcome measures）、次要研究结果（secondary outcome measures）、随访方法。

11）主要影响因素（compounding factors）的调整。

12）患者知情同意（informed consent）。

13）道德委员会批准（ethics approval）。

14）研究网上注册号码。

进行 RCT 研究，尤其重要的是写好随机方法，研究样本数量的计算，随机分配患者后排除患者数量和原因。

总的来说，方法是回答以下五个 W 的问题：① Who = 患者是谁？② What = 什么治疗？③ Why = 有什么不同治疗？④ When = 治疗的时间、次数？⑤ Where = 地点。

方法中最重要的，是内容应提供足够资料，如别人对您的研究结果有疑问，他们可以根据您提出的方法重做一次。理论上，他们做出来的结果，应该是跟您做出来的结果差别不大。可以重复做出同样结果的研究就变成知识。

3. **结果（results）** 结果中的内容，应包括：

1）研究患者数量，这应该在这里才写，不应写在方法中，因方法是研究的设计，在设计时不会知道患者入研究的数量。

2）重点是写出研究找出什么，表达可用文字、表、图。但不要重复用文字和图表表达同一组数据。

3）使用统计分析来表达意见，要清楚，有系统和有逻辑性。

4）要列出患者组的特性（characteristics）。

5）在比较性研究中要列出不同患者组的特性有没有巨大差别。

6）把研究主要结果先写，次要结果后写。

7）不要滥用图表，如图表太多，可考虑其中一些较不重要的图表作为附加的（supplemental）图表，这些图表不会在主要文章中出现，但在电子版中可以找出来。

有一点常常被混淆，是结果（results）不等同资料（data）。资料是真实的数据，例如：①原始数据（raw data），如血糖为 10.5mmol/L；②结合数据（summarized data），如均值 ± 标准差；③改变数据（transformed data），如百分比（percentage）。

结果是数据的演绎。以下举例说明数据和结果的不同：

数据是：

在 14 个没有接受治疗的患者，血糖是（20.5 ± 3.0）mmol/L；

在 16 个接受治疗的患者，血糖是（10.5 ± 3.0）mmol/L。

结果（results）是：

16 个接受治疗的患者比 14 个没有接受治疗的患者血糖有意义地降低 [（20.5 ± 3.0）mmol/L 比较（10.5 ± 3.0）mmol/L；t 检验，$P < 0.001$]。

因此，数据是平铺直叙式的表达，而结果是经过分析后的表达。

4. **讨论（discussion）** 讨论的书写与引言相反，即应从窄到宽，表达的方法如下：

（1）表达主要结果和意见：使用两至三句，清楚指出研究的重要结果，但千万不要再重复再分析结果。

（2）评论研究的方法：研究可能不是十全十美，但应指出使用研究的方法中的优点和缺点。

（3）将这项研究与既往已发表在该领域有关研究文献进行比较：应先选用重要文献，包括同意或不同意您做出来的研究结果。指出别人做出来的结果与您做出来不同结果的可能解释。评论要公正、客观、中肯。

（4）提出您做出来研究结果的意义：包括在临床上的意义和科学上的意义，要清楚明白就算做出来的结果在科学上有意义，也有可能在临床上是没有意义的。

（5）简短地写出将来的研究方向。

5. **文献引用（references）**

国际性期刊的文献引用：有两种最常用的文献引用方式，分别为：

（1）温哥华格式（Vancouver format）：即把引用文献在文章中出现顺序排列为 1，2，3，4…。用的是阿拉伯数字，引用可用 [1-4]，或用 prefix[1-4]。

（2）哈佛格式（Harvard format）：即引用文献时在文章中使用作者名字和年份，如

[lau 1990]。在参考文献中根据作者名字用字母排列。

国内期刊参考文献的引用规则请参照各国内核心期刊的相关要求。书籍的参考文献的引用，参照出版社的相关要求。

我在书写初稿时引用文献，通常使用哈佛格式。因为在后来修改文章到最后定稿，是要经过多次修改和重写，文献则要加加减减，搬前移后，如用哈佛格式方式写作初稿，文献修改变得较为容易，用温哥华格式往往是牵一发而动全身。但很多杂志要求是温哥华格式的，因此，可以在最后定稿时，才把文章改为使用温哥华格式。要注意的是，文献引用无论使用哪一格式，一定要用统一的方法。最常见的错误为，有些文献在三个作者名字之后加上 "et al"，但另一些文献则在六个作者名字之后才加上 "et al"。此外，引用杂志名称有时用全写，例如 *Annals of Surgery*，有时用简写，例如 *Ann Surg*；有时用大写，有时全是小写。另一常见错误是引用文章页数格式不统一，有时是 "131-137"，有时是 "131-7"。

（三）文章从初稿到最后定稿

这是一个漫长的过程，因其中要重复加入或减少其他作者的意见，直到所有有关人士都满意。我在这一步才写上总结（conclusion）。

在所有人同意投稿到哪一医学期刊后，还需要找出有关的期刊，细看该期刊对投稿的要求，因不同期刊是有不同要求的。此外还要根据文章中的研究类型，在网上找出该类医学文章写作的有关指引，确定指引中每一重点都已加入文章内。这些对不同种类临床研究的评审清单，我会在第六章第七节中详细介绍，也会在本书后的附录中，把这评审清单和网址列出来供读者使用。

文章写到这里，可以加上：总结（使用一句简单句子作为总结）和感谢（感谢所有对文章有贡献但其贡献不足以成为作者的有关人士）。

（四）文章定稿

定稿应该是在第三步千锤百炼完成之后的最后稿件上进行。

1. 书写摘要 定稿完成后，应开始写摘要（abstract）。通常是电子文献检索中唯一出现的部分。因此，摘要应能在读者单独阅读后，清楚了解整个研究设计和亮点。其重要性等同于一张宣传刊物介绍一个产品给一个未来买家。大部分读者都是先看摘要，才决定看不看全篇文章。因此，摘要的阅读次数比整篇文章多得多，影响力更大。所以一定要能好好地把文章内容浓缩到 200～300 字，这十分重要。

摘要的格式跟 IMRAD 格式类似。近年有些杂志要求 "structured abstract"，例如要求把摘要分为：

1）引言。

2）目的（objectives）。

3）方法：研究设计、环境（setting）、入组患者（participants）、治疗方法（intervention）。

4）结果。

5）讨论。

　　写摘要要点为：①最后才写，因写完文章后文章信息才最清楚；②明确杂志是否要求"structured abstract"？③先不顾字数，把所有信息写下，再浓缩简短；④保持在杂志限定字数之下，通常 200～300 字；⑤确保摘要中资料和文章相符；⑥重写、重写、再重写，直到满意。

　　2. 草拟题目　写好摘要后，才草拟题目。题目重点如下：

　　1）简洁，精确。

　　2）富有资料性和描述性。

　　3）不误导。

　　4）清楚指出研究种类，如 RCT 或大型前瞻性或回顾性病例组研究。

　　5）使用词语可以容易被检索。

　　6）有趣而不单调乏味。

　　有关题目，一些医学期刊的要求如下：

　　New England Journal of Medicine：concise and descriptive（简洁和描述性）；

　　Lancet：concise but informative（简洁而有资料性）；

　　British Medical Journal：keep them concise（简洁）。

　　3. 作者　作者应只限于对文章或研究概念、设计或资料分析、阐明、解释有贡献的人士，或将文章起稿、尖锐性修改而把文章变成有智慧性内容的人士，或最后评核文章内容可供投稿的人士。

　　其他对文章有贡献的人士可在感谢中提出，详细内容可参考本书第六章第四节"作者名单与排序应注意的问题"。

　　4. 其他要加进文章的结构内容　根据不同杂志要求，尚有可能加进不同的文章结构内容。

　　我把所有可能内容包括在下：

　　1）研究题目；

　　2）短标题（short running title）；

　　3）作者名单和所属工作单位；

　　4）通讯作者电邮、地址；

　　5）利益申报；

　　6）研究资助机构；

　　7）摘要；

　　8）关键词；

　　9）文章 IMRAD；

　　10）引用文献；

　　11）致谢；

　　12）表；

　　13）图。

　　5. 医学英语修改　对我国医师书写英文文章，我提议最后定稿一定要经过一位英语水平高的医师来修正、校对。最理想人选当然是在该领域上有该方面研究经验而其母语是英语的医师。退而求其次是找职业修改英语的机构。但后者最大的缺点是这些人对文章中的专业名词可能了解不深，虽然修改了正确的英文语法，但有可能达不到原文的意义。

6. 总结　无论写什么文章投稿到杂志，就算是投稿到影响因子十分低的杂志，每一位做临床研究的医师都应在每一篇文章都达到高的水平时才投稿。因为在刊登后作者的名字与文章是永远连在一起的。一个好的研究也要写成一篇好的文章，才能相得益彰，把作者的名声传扬开去。一篇好的文章要经过千锤百炼才能成为经典文章。可以说文章是研究人员心血的结晶，也是他们的荣誉奖章。

<table>
<tr><td>第二节</td><td>临床研究英文论文书写的障碍和常犯错误</td></tr>
</table>

作者：刘允怡

一、引言

（一）重视临床研究

很多人对临床研究不重视的主要原因，是因临床研究的文章可以发表的医学杂志，通常都比基础研究杂志的影响因子低。虽然临床医学杂志的影响因子也有较高的，例如 *New England Journal of Medicine*、*British Medical Journal* 或 *Lancet* 等，但这些期刊只接受一些对医学有重大影响和价值的临床研究，例如：大型的流行病学报告、新的药物多中心大型随机研究或大型新的医疗发展研究等，而对一些小专科的研究文章，很难会接受刊登。但非常奇怪的是在循证医学上影响因子高的基础研究发表的文章，包括动物和实验室实验，却放在证据级别最底层，而临床研究文章，却放在循证医学证据级别较高的层次。这一点我已在第一章第一节"临床研究的基本概念和重要意义"中清楚讲述。其实，临床研究对世界上每一角落的临床医师都十分重要。好的临床研究结果，是国际上通用的作为临床医师在治疗患者时的指导工具和规范基础。这包括我在这书第一章第一节时讲述的临床疾病指南或专家共识。

因此，如想在国际医学上有我国医学界的声音，不但要重视临床研究，也同时要重视基础研究和转化医学。要用临床研究和基础研究的"两条腿"走路，也要把转化医学发展成为一个强健的"盆腔"，把"两条腿"连在一起，走得更好、更快、更远。

（二）国际医学上英语的重要性

目前，英语在国际医学上已经是通用的国际语言。现今大部分国际性会议的官方语言是英语，大部分影响因了高的医学杂志是使用英语发表文章。通过检索工具找到的文献超过 95% 是用英语刊登的。

因此，我国的临床医师应学习如何撰写高水平的英文学术论文，使这些优秀论文能够被高影响因子的国际性期刊接纳和发表，让我国的临床研究能够走向国际相关领域前沿，在国际性指南、共识的制定中发出中国声音，提供更高质量的来自中国的证据依据，扩大我国的学术影响力。

二、我国医师投稿到国际英文杂志的障碍

我国医师投稿到国际英文杂志要跨越三大障碍：①英语运用；②中外不同思路；③中外杂志对文章格式不同要求。

（一）第一大障碍：英语运用

英语不是我们的母语，因此，运用英语对一些我国医师可能有点困难。掌握一种新的语言有几度难关。简单来说要求的是能读、能写、能讲、能听的四个步骤。

能读是最容易掌握的一步，因为在阅读时有不明白的地方可以反复地再细看，有不明白的字句，可在词典查询，在网上搜寻他们的意义。可以说，阅读可以完全掌控在个人手中。

能写是比能读走前一步，因为写是要求有能力把心中的想法用文字表达出来。但这一步还是可以完全掌控在个人的手中，可多花点时间查找词典，或把句子重复修改，细心检查句子语法中有没有错误。

能讲就开始比较困难，因讲一句话不但是有时间的规范和不可过度重复的限制，而且还有字句发音的要求。但讲什么，句子长短，用什么词句，还是掌握在个人手中。

最困难的一步是能听，别人讲什么是完全不可能控制的。别人用的句子结构，词汇深浅，是否加入俚语、谚语，个人完全不能掌控。此外，有些人的英语是带乡音的，不同乡音使听懂变得更难。

如果说英语运用对母语是中文的医师是一个难题的话，运用医学英语可以说难上加难。对一个母语是英语的普通人，医学英语是他们很难了解的语言；对一个母语是中文，而学习医学时用的也是中文的医师，医学英语更是一个大难关。

以下我有些建议，提出来帮助我国医师克服这一大障碍：

1. 多读、多写、多讲、多听　这是学习任何一种新的语言最佳方法，但一定要避免的是"中式英语"，一种只有中国人懂而外国人完全不懂的英语，在网上也相当容易找出这些例子。

2. 使用简单句子　为了表现自己英语水平，很多学者都在写文章时喜欢使用复杂句子。复杂句子在文学上常用，因可以美化整篇文章。但在科学杂志上应该少用或不用。主要原因为句子较难阅读，甚至会引起误解。

较难理解的最典型例子是在 Gabriel Garcia Marquez 写的一本名为 *The Last Voyage of the Ghost Ship* 的书中，最长的一个句子一共 2 156 个单词（不是字母，是单词）。有学者对这个长句子进行了分析，发现语法是完全正确的。但可以想象一个普通人要花多长时间才能理解这句子的内容！

另一个难以理解的句子举例如下：

"The complex houses married and single soldiers and their families."

这句子对母语是英语的人理解起来也十分困难，但如果把"complex"翻译为"公寓大楼"，"houses"翻译为"住"的话，句子就可以理解为"公寓大楼内住了已婚和单身军

人及其家属"。

容易误解的句子举例如下：

"Time flies like an arrow, fruit flies like a banana."

这个句子容易误解，因为在同一句子内，"flies"和"like"有不同意义，如分为单独的两句，每句都容易明白：

Time flies like an arrow——时光飞逝如箭；

Fruit flies like a banana——果蝇喜爱香蕉。

3. 注意语法　语法很重要。例如：

英语中最难用的一个字是"the"。应注意什么时候用"the"，什么时候不用"the"。"the"是一个主观词，用于特定的人与物，如非特定可使用"a"代替。国家名称通常不用"the"，但有例外，有时用不用"the"是习惯原因。因此，"the"是最常用的英文词，也是最常用错的英文词。

什么时候用过去时态，什么时候用现在时态，也是较难掌握。通常来说，用过去时态叙述作者自己的工作，用现在时态叙述已被接受的观念。因此，一个句子内可同时有过去和现在时态的叙述。

要注意单、双数，及与其相关的 be 动词的应用。

4. 主动语态通常比被动语态简洁、清晰　但有些杂志，例如 *British Journal of Surgery* 指明要避免使用"I""we"等主动名词，因这些名词使读者读文章时没有代入感，感觉有距离，失去亲切性。

5. 拼写正确　不要把："consensus（一致）"写成"concensus"；"contrast（对比）"写成"contract（合同）"；"transection（横切）"写成"transaction（交易）"等。容易出错的单复数词汇举例如表 6-2-1 所示。

表 6-2-1　几个容易出错的单复数词汇

单数	复数
analysis	analyses
bacterium	bacteria
phenomenon	phenomena
diagnosis	diagnoses

6. 用语正确　不要把"public toilet（公共卫生间）"写成"pubic toilet（阴部洗涤）"；"patient（患者）"不是"case（病例）"；"dosage（剂量）"跟"dose（一剂）"不同；"effect"是效应，不等同"affect（影响）"；"cause"是原因，"reason"是理由；"elect"是选择，而"select"是挑选。

7. 英文要流畅　流畅的英文才会使读者阅读文章时觉得畅快，舒服。要求达到这方面，有以下的要求：

（1）论点层次要分明：不要从一个论点跳到另一论点，再跳回来。来来去去地跳动，文章就不会通顺。

（2）中文句子跟英文句子结构完全不同：如把中文句子直接翻译为英文，会大大影响文章的可读性。此外，如能把重复的短语（phrase）简单化，阅读时就更畅顺了，例如：

"The 1-, 3- and 5-year OS rates were…. The 1-, 3- and 5-year DSF rates were…" 改 为 "The 1-, 3- and 5-year OS rates were…. The corresponding DFS rates were…" 就通顺得多了。

（3）句子跟句子间要有连贯性：例如讨论正面意见后，想提出反面意见，中间应加上连接词，例 如 "on the other hand" "contrary to" "however different results were obtained by" 等。

（4）段落分明：一个新的观点，应在一个新的段落开展。但是相同的观点包括一个论点中的不同意见，应放在同一段落中。

（5）用词要正确，用时态叙述不同意见也要正确，换句话说，写出您心中想讲的话。如想改善医学写作英语，我推荐一本专为母语是非英语的人士写的书。这书名为 *Science Research Writing for Non-Native Speakers of English*。

8. 中国人用英语写作医学文献，可以分为以下几个阶段：

1）其他人完全看不明白。

2）只有中国人才看得明白的中式英语。

3）别人可以勉强看得懂大概意义。

4）别人可以看得懂，但文章充满语法和拼写错误，英文大小写混淆使用。

5）英文语法和拼写正确，但词不达意。

6）英文语法、拼写、用词正确，但文章读起来不通畅。

7）英文语法、拼写、用词正确，文章通畅。

8）最高境界能引经据典。

您可以自己评评自己的医学英文水平到哪一阶段。

（二）第二大障碍：中外思路不同

这带来不同的问题。问题起因等同于看待一杯半满的水，究竟杯子装的是半杯水，还是半杯空气？其实两者都对，可惜的是，有些审稿员没有从您的角度来看问题，就完全不接受对他来说是一个新的观点，而拒绝接收文章。此外，另一差别是我国作者可能引用的经典性文章与外国作者有所不同。来自西方的审稿员可能觉得为什么在西方认为是该领域中的经典文章，中国作者却不引用；而中国作者引用的在国内广受认同的经典文章，因用中文发表，审稿员看也未看过，听也未听过，所以觉得作者引用了不甚经典的文章。

中外有不同的名词，不同的观念，以及对一些名词不同的解释。例如，国内常用的第一、第二和第三肝门这些名词，国外却完全没有使用。其他的例如规则性肝切除，常用于国内肝脏外科医师，而国外则很少使用。此外，国内常有一些误解，例如解剖性肝切除误解为大面积切除，而非解剖性肝切除被误解为小面积肝切除。

（三）第三大障碍：中外医学杂志对文章格式要求不同

因历史原因，在 20 世纪 60—70 年代，是国际医学发展得最快的年代，我国的医学界却与国际上失去联系。幸好我国出了多位医学大师，使我国医学科学事业得以支撑和继续发展。可惜的是，两套不同的医学发展道路，使得不少方面因缺乏接触而不能接轨。虽然大家走的医学原则和方向还是一致的，但不同的发展带出不同的问题，主要的问题如下：

1. 临床研究中外规范和要求不同 现代西方医学，尤其外科，起源和发展于先进的欧美国家，在大约一百年前才开始引入中国。现代医学开展于 19 世纪，至今已超过百多年历史。经过长时间的发展，在发达国家，临床研究已变得越来越成熟，并已形成相应的规范、规矩和要求。

我国在改革开放后，医学发展也十分迅速。但临床研究与先进国家尚有相当大的距离。因此，我们一定要清楚了解先进国家在临床研究的规矩和要求，也要清楚了解自己的长短，然后通过取长补短，慢慢迎头赶上，甚至在一些强的领域中，超越先进国家的水平。我们的临床研究中，不但要在大城市、大医院推行，也一定要在偏远地区推行。希望能通过临床研究带动起医疗水平，而医疗水平再促进临床研究，做成一个不断向上的良性循环，把我国的临床医学带到国际，让国际同行们都听到我国人发出的声音。

2. 中外医学杂志要求的文章格式和文章重点是有所不同的 最常见的不同要求，是中文杂志容许作者把进入研究患者的数量写在"患者与方法"中。而影响因子高的外国杂志要求写在"结果"之中。其实"患者与方法"主要写的是研究是如何设计进行的。在设计时，患者入组数量是未知之数，在统计结果时才真正知道。此外，国内杂志对部分作者做出没有足够数据证据支持的总结，把关比较松散，例如容许使用而且比较容易接受诸如"这个研究证明""这个研究显示该手术应广泛推广"等过度吹嘘的结论。

有些国外影响因子高的杂志，要求投稿的每一篇文章，都要根据文章中研究的种类，根据指定的写作规范来撰写。在本书中的附录逐一列出相应的不同规范，这些要求在国内杂志是没有的。

三、书写英文医学文章常犯错误

常犯错误，可分为以下几点：

1. 投稿前没好好看投稿到该杂志的"投稿须知（instructions for author）"。每一医学杂志都可能有不同或特别的要求，每一细节都要小心。

2. 所有名词，如第一次使用在摘要或主文之内，应先写出全拼，其后才在括号内写上简写。主要原因为方便读者们可以独立阅读摘要或主文。如杂志要求在文章前有重点介绍（highlights）也应这样做。

3. 投稿时没附上投稿信（cover letter）。投稿信上应主要写上：①随信附上的文章是用于投稿；②这篇稿件是第一次投到该杂志；③稿件简单写上研究方向和结果；④信内保证所有作者都同意稿件内容；⑤也保证文章内容全部或部分没投到另外其他杂志，即无"一稿多投"问题。

4. 文章没根据编辑部规定的统一认定格式进行编写。最常见错误是把"results"中的患者数量写入"method"中。因直到研究入组完成后，才能知道患者数量，因此应放在"results"中。

5. 在统计学上，常犯错误包括：

1）小数点后多于一个数字，例如出血量、年龄等。这些数据小数后超过一个数字意义不大。

2）$P = 0.000$ 不对，应改写为 $P < 0.001$。

3）如均值小于标准差，这组数据不是正态分布，不可用均值 ± 标准差表达，而应该用中位数或四分位数间距来表达。

4）没多用置信区间（confidence interval）来表达。

5）"随机"这一名词乱用，应分清楚真假随机。

6）没分清什么是有意义的差别（significant difference）：科学上（scientific）、统计学上（statistical）、临床学上（clinical）。

6. 结果表达不佳

1）文章中跟图表表达的结果不同或重复。文章中只应强调重要数据，可在图表中列出次要数据，而不用在文章中重复再写出来。

2）结果没清楚地分为主要和次要。

3）数据相加起来与合计不符。

4）没有报道不良事件。

7. 讨论

1）只是把结果重新再写一次。应该做的是在开始简单以 2 ~ 3 句作为讨论开端。

2）没正反方或总体到具体为方向讨论。

3）没引用有关重要文献中与文章研究中的相同或差异，并且没做出解释为什么会有异同。

4）夸大研究结果的重要性。

8. 总结

1）做出没有证据支持的总结。

2）不准确和做出没有数据支持的结论。

3）过度夸大研究重要性。

4）过度吹嘘研究结果："重大新发现""强而有力的证据""本研究证明"。

9. 图表

1）每个图或表没有标题，使图表不能独立阅读。

2）使用简写而没有标明简写的全写，使阅读图表困难。

3）图表显示的数据与文章内容有差别

4）图表加起来数字不相符。

5）图表没有在文章中被引用。

10. 引用文献

1）没引用重要的有关文献。

2）文献不符合杂志要求的格式。

3）文献格式不统一，例如有些文献是三个作者后加"et al"，另一些是六个作者后才加"et al"。页数有些写成"181-189"，另一些写成"181-9"。

11. 没好好利用鸣谢 把一些应属于鸣谢范围的有贡献的人士放入作者名单中作为作者成员之一。

四、总结

我国医师投稿到国外英文杂志要跨越三大障碍：①英语运用；②中外研究思路不同；③中外医学杂志对文章书写格式不同。

我在这章节中指出书写英文医学文章常犯的错误，这其实是把第六章第一节"如何书写一篇规范的临床研究报告"反过来把问题从常犯错误的角度再看一次。写好文章进行发表，才能把研究结果充分地展现出来。

第三节　临床研究中文论文的撰写规范和注意要点

作者：汪挺

一、引言

2016年5月30日，习近平总书记在全国科技创新大会上向广大科技工作者发出了呼吁，"把论文写在祖国的大地上，把科技成果应用在实现现代化的伟大事业中"。2018年11月14日，中央全面深化改革委员会第五次会议强调，要以建设世界一流科技期刊为目标，科学编制重点建设期刊目录，做精做强一批基础和传统优势领域期刊。为了贯彻落实会议精神，中国科协、中宣部、教育部、科技部于2019年8月5日联合印发了《关于深化改革　培育世界一流科技期刊的意见》，这是推动我国科技期刊改革发展的重要文件，从此吹响了我国科技期刊的建设号角。意见指出，"到2035年，我国科技期刊综合实力跃居世界第一方阵"；除了建成一批具有国际竞争力的品牌英文期刊外，优化提升中文科技期刊也是建设目标之一。而且从受众来看，中文科技期刊可以说是我国科技成果更为重要的载体。

提到临床研究，大家首先想到的是设计精良、实施规范的RCT研究。对于这些高质量尤其是多中心RCT研究成果，我们鼓励以英文形式发表，以便研究成果能在全世界范围内进行分享，发出中国临床研究"好声音"，为全球人类健康做出实质性贡献。但临床研究远不止RCT研究，还包括队列研究、病例对照研究、横断面研究等观察性研究。这些临床研究的循证证据等级虽不及RCT研究，但仍然有着重要的临床指导价值。而且，我国绝大多数医生尤其是青年医生是难有条件开展RCT研究的，因此，开展一些观察性研究是十分必要的，不仅能对本单位收治的病例进行一些有意义的总结从而为临床实践提供参考，而且可以培养临床研究思维从而为今后有机会开展高质量RCT研究打下坚实的基础。此外，相对于英文论文，中文论文在国内的传播力更广，毕竟大多数中国医生英文水平有限且鲜少阅读英文文献。因此，我们不仅鼓励临床医生们将研究成果以中文论文形式发表在祖国大地上，而且倡议一些高质量临床研究成果在以英文形式发表在英文期刊的同时，以不同语种二次发表的形式在中文期刊进行发表（需要获得首发期刊的授权），以便更好地服务于广大中国医务工作者。

对于临床研究论文的撰写，其实中英文之间并没有本质差异，都应根据研究设计类型遵循相应的报告规范，即便做不到逐条对应，也应把握报告规范中的各个要点。本节内容中，笔者主要基于观察性研究的报告规范以及相关国家标准，详述临床研究中文论文的撰写规范；并通过一些文稿中的常见问题总结中文论文撰写过程中的注意要点；最后，从编辑的角度给出一些如何让论文受到编辑青睐的建议。

二、论文主体的撰写规范和注意要点

临床研究成果主要是通过原创论著的形式发表，而原创论著也是期刊论文最主要的栏目。不同英文期刊对原创论著的格式要求不尽相同，但中文期刊则趋于统一，论文主体包括标题、摘要、前言、方法、结果、讨论，而其他部分如作者署名、基金资助、利益冲突声明、作者贡献声明、志谢、参考文献等，则不同期刊要求有所不同。

针对临床研究，国际上已经产生了公认的、针对不同研究类型的一系列报告规范，这些报告规范对作者、期刊编辑、审稿人、读者都有很大的帮助。大家最熟悉的是针对 RCT 研究的 CONSORT 报告规范，许多作者在撰写 RCT 研究论文时都会遵从 CONSORT 报告规范并在投稿时提交对照检查清单（Checklist）。但对于其他临床研究类型，鲜有作者会依照报告规范进行撰文，如观察性研究的 STROBE 规范（表 6-3-1）、病例报告的 CARE 规范、诊断性研究的 STARD 规范、研究方案的 SPIRIT 规范、系统综述的 PRISMA 规范等。这些报告规范都能在网上免费获取，也能在中华医学会杂志社的投稿平台中下载。事实上，了解这些报告规范，不仅有助于规范撰稿，还能将关口前移，使作者能更为严谨地进行研究设计、资料收集和数据分析。投稿时提交相应的对照检查清单，能让编辑更好地判断该论文的相关要素是否齐备，增加编辑对该稿件的好感度。

表 6-3-1　2007 年版观察性研究的 STROBE 报告规范

	条目号	推荐	页码
标题与摘要	1	(1)在标题和摘要中采用常用术语表述研究设计 (2)在摘要中对所做研究和获得的结果呈现一个简要的总结	
前言			
背景/立意	2	解释研究的科学背景和立意	
研究目的	3	阐明具体的研究目的,包括预设的假设检验	
方法			
研究设计	4	尽早在论文中陈述研究设计的关键内容	
研究设置	5	描述研究现场、研究地点及相关日期,包括病例入组、暴露、随访和数据收集的时间	
研究对象	6	(1)队列研究——描述入组标准、病例来源和选择方法、随访方法 病例比较研究——描述病例入组标准、病例和对照的来源和选择方法、病例和对照选择的合理性 横断面研究——描述入组标准、病例来源和选择方法 (2)队列研究——采用配对设计时应说明匹配标准和暴露与非暴露的例数 病例比较研究——采用配对设计时应说明匹配标准和每个病例匹配的对照数量	

	条目号	推荐	页码
变量	7	明确定义所有结局指标、暴露、预测因子、潜在混杂因素、效应修饰因素;如有可能给出诊断标准	
数据来源/检测	8*	给出每个感兴趣变量的数据来源和详细检测方法;如果有多组,描述各组检测方法的可比性	
偏倚	9	描述为解决潜在偏倚所采取的措施	
样本量	10	描述样本量的估算方法	
定量变量	11	解释数值型变量在分析中如何处理;如果进行分组,描述分组的方法及原因	
统计学方法	12	(1)描述采用的所有统计学方法,包括用于控制混杂因素的方法 (2)描述所有亚组分析和交互作用的方法 (3)解释如何处理缺失数据 (4)队列研究——若存在失访,解释如何解决失访问题 病例比较研究——若进行匹配,解释病例与对照的匹配方法 横断面研究——若采取抽样策略,描述其分析方法 (5)描述所采用的敏感性分析方法	
结果			
研究对象	13*	(1)报告各个研究阶段的入组例数——如潜在研究对象、纳入病例筛选、符合纳入标准、入组研究、完成随访、纳入最终分析的病例数 (2)解释各个阶段被排除的原因 (3)考虑绘制病例入组流程图	
描述性数据	14*	(1)描述研究对象的特征(如人口统计学资料、临床资料、社会特征)、暴露情况、潜在混杂因素 (2)描述每一个感兴趣变量数据统计时丢失的病例数 (3)队列研究——总结随访时间	
结局数据	15*	队列研究——报告随访期间出现结局事件的病例数或总体检测结果 病例比较研究——报告各个暴露类别的病例数或总体检测结果 横断面研究——报告出现结局事件的病例数或总体检测结果	
主要结果	16	(1)报告未校正的数据;若进行了校正,给出校正混杂因素后的数据及其95%置信区间;明确对哪些混杂因素进行了校正并解释为何对这些因素进行校正 (2)如果要对连续型变量进行分类,报告分类的界值 (3)对有统计学意义的暴露因素,考虑将其相对危险度转化为绝对危险度	
其他分析	17	报告其他进行的分析结果——如亚组分析、交互作用分析、敏感性分析	
讨论			
关键结果	18	总结与研究目的相呼应的关键结果	
局限性	19	讨论研究局限性,包括潜在偏倚或欠严谨的来源;讨论所有潜在偏倚的影响方向和大小	

续表

	条目号	推荐	页码
解释	20	基于研究目的、局限性、分析多样性、既往相似研究的结果以及其他相关证据,谨慎给出一个总体解释	
普适性	21	讨论本研究结果的可推广性(外推有效性)	
其他信息			
资助	22	报告本研究或本文所基于的原始研究的经费来源以及资助机构在本研究中的作用	

注:* 对于病例比较研究,应分别给出病例组和对照组的信息;对于队列研究和横断面研究,可能的话也应分别给出暴露组和非暴露组的信息。

(一)标题

阅读一篇文章,首先映入眼帘的就是标题。标题是读者在浏览大量文献时能最快了解文章主要内容以决定是否有必要阅读的首要信息。读者对标题感兴趣,才会读摘要;读完摘要还有兴趣,才会细读原文,才有可能会引用该文。

与英文论文多样的标题形式(陈述性、描述性或提问式)有所不同,中文论文标题多采用反映研究主题的短语(即描述性标题),一般不使用具有主、谓、宾结构的完整语句。而对于临床研究论文,无论中英文,均应采用描述性标题,其撰写要求包括:

1. 要素齐备 标题需明确告诉读者这项临床研究的研究设计、研究对象、干预措施及主要评估内容。

2. 言简意赅 标题应对论文内容高度概括,准确、简洁地反映临床研究的主题,不应出现可有可无的文字,一般情况不超过 20 个汉字。尽管中文标题原则上不用标点符号,但对于临床研究论文,可考虑使用冒号来突出临床研究设计类型。

3. 规范易懂 标题中的医学名词术语可参考人民卫生出版社出版的《常用临床医学名词》(2018 年版),尽量避免使用非公知公认的缩略语、字符、代号等,也不应将原形词和缩略语同时列出。

【示例】

例 1 远端胃癌根治术 Billroth- Ⅰ 式与 Billroth- Ⅱ 式消化道重建术后中长期生活质量比较:基于病例登记数据库的队列研究(摘自《中华胃肠外科杂志》)。

例 2 中国胃肠间质瘤患者伊马替尼服药依从性的多中心横断面调查(摘自《中华胃肠外科杂志》)。

例 3 中低位直肠癌腹腔镜前切除术中盆底腹膜重建临床价值的前瞻性队列研究(摘自《中华胃肠外科杂志》)。

点评 对临床价值这一评估内容的描述过于笼统,应明确写明主要评估内容即主要结局指标,评估远期疗效(如 5 年生存率)、肛门功能(如低位前切除综合征评分)还是手术安全性(如术后并发症)?

例 4 腹腔镜远端胃癌根治术非离断 Roux-en-Y 吻合与毕 Ⅱ + Braun 吻合的临床疗效

及生活质量的比较（摘自《中华胃肠外科杂志》）。

点评　未点明研究设计方法。

（二）摘要

国家标准 GB 6447 – 1986 规定，摘要是"以提供文献内容梗概为目的，不加评论和补充解释，简明、确切地记述文献重要内容的短文"。摘要可使读者在最短的时间内获取原文的基本信息和重要发现，以决定是否需要花费更多的时间进一步阅读原文。

摘要应该在论文正文完成后再进行撰写，临床研究中文论文多采用目的、方法、结果、结论四段式结构式摘要，一般使用第三人称进行撰写，撰写要点如下：

1. 目的　大多中文期刊都是直接呈现研究目的，但笔者认为，为了能让读者认识到该研究的必要性，有必要用一两句话简明扼要地阐述研究立意。

2. 方法　方法部分须包含研究设计、研究设置（研究的开展时间和地点）、研究对象、干预措施（对于观察性临床研究则是暴露因素或分组依据）和主要结局指标，如涉及较为复杂的统计学分析方法，亦可在方法中加以描述。

3. 结果　结果中应首先提供研究对象的人口统计学资料和临床病理特征。然后，以具体数据（包括统计分析结果）呈现主要结果（即主要结局指标）。再者，可相对简单地呈现次要结果（即次要结局指标）以及一些亚组 / 分层分析结果。

4. 结论　结论可分为主要结论和扩展结论两部分，主要结论必须与研究目的相呼应且必须基于主要研究结果得出，无论结果是阳性还是阴性。扩展结论则是基于一些有意义的次要结果或亚组 / 分层分析结果得出。再次强调，结论必须是基于摘要中的结果得出，不能出现基于作者的实践认知或讨论中的文献阅读推测出的结论。

既往对于摘要的字数，一般要求不超过 300 字。但近年来随着"中国精品科技期刊顶尖学术论文平台——领跑者 5000"（F5000）要求各刊提供入选论文的中英文长摘要，加之一些中文科技期刊和期刊集群（如中华医学会杂志社）为了国际交流的需要，因此，越来越多的期刊陆续采纳中英文长摘要。初衷是好的，但长摘要该如何"长"却并无明确的规范，有些将结果写得非常"细致"，几乎把研究的所有结果数据全部呈现，甚至以（1）（2）（3）……的形式在摘要结果中逐条列出；有些则将方法写得非常"全面"，甚至将十数条纳排标准全部列出，似乎只要够"长"就是好的。而这事实上完全背离了摘要本身的职能——令读者能在最短的时间内了解论文的基本信息和重要发现，很多时候读这类长摘要去了解论文甚至不如看看正文中的图表来得便利。笔者认为，中文摘要不宜加长，而为了国际交流的需要，英文摘要可适当增加篇幅，增加的重点应放在：①在"目的"中增加突显研究立意的背景叙述；②方法部分对干预措施可进行更加详细的描述，对主要结局指标亦可加以展开，如如何检测、如何评估（分级 / 分度标准）以及检测 / 评估的时间点等；③结果部分除了主要结局指标外，其他重要发现亦可提供翔实的数据（包括统计分析结果）；④结论可考虑对研究所采用的技术 / 方案的应用前景进行展望，并对研究本身的优缺点（即 strength 和 limitation）加以评价。

如果该研究进行了临床注册，可以"临床试验注册"为小标题，写在摘要结尾处，注明注册机构名称和注册号。关键词通常是 3 ~ 5 个，主要用于标引和检索，首先考虑从标题中选择，其次从摘要中选择，必要时还可以从正文中补充。应尽量从美国国立医学图书馆的 MeSH 主题词表中选取反映全文最主要内容的规范用词，其中文译名可参照中国医学科学院信息研究所编译的《医学主题词注释字顺表》。中医药关键词应从中国中医科学院中医药信息研究所编写的《中医药主题词表》中选取。未被上述主题词表收录的自由词，若确有需要亦可作为关键词，但排序应在最后。

（三）前言

前言又称引文，在英文论文中以一级标题"Introduction"引出。但中文论文不要求出现"前言"二字，可在正文首段直接叙述。前言部分应包含四层内容：①首先介绍研究背景（诊疗现状或指南共识等），此处参考文献多以综述为主；②其次提出疑问，可以是作者在临床实践中发现的问题，可以是其他学者提出的疑问，也可以是既往的相关报道存在的不一致或不足之处，此处参考文献应尽量引用权威文献；③接下来通过对上述情况的综合分析，提出需要解决的关键问题，阐述本研究的必要性；④最后明确提出本研究的目的和假设检验。前言的撰写要点如下：

1. 立意充分 给出合理的立论依据，充分阐述研究的必要性，要让读者读完前言就会意识到该研究确实应该开展。立论（即质疑当前的临床实践）时要引用最新且相对权威的文献。

2. 目的明确 研究目的和 / 或假设检验一定要明确、具体。前言部分一般以研究目的结束，不要在提出研究目的后再去概述研究方法、结果、结论及临床意义等内容。

3. 直入主题 要开门见山，直接切入主题，避免过多地旁征博引，切勿将前言写成综述。前言可考虑三段式叙述，第一段描述相关主题的研究背景，第二段介绍该主题的未知问题或存在的疑问并提出拟解决的关键问题，第三段提出研究目的和假设检验。

4. 实事求是 必须秉持实事求是的科学态度，不可为了凸显新意有意回避既往相关研究，更不可为立论需要歪曲文献意思。事实上，这种情况并不罕见。出现这类问题可视作一种学术不端，对编辑来说可以一票否决。因此，未经全面检索，前言中切忌"未见报道""鲜有报道""填补空白"等字样。

【示例】

例 1 胃肠间质瘤（gastrointestinal stromal tumor, GIST）是最常见的消化道来源的肉瘤[1]。甲磺酸伊马替尼辅助治疗可明显延长高度复发风险 GIST 患者术后无复发生存时间（recurrence-free survival, RFS）[2-4]。NCCN 指南推荐伊马替尼辅助治疗时间为 3 年[5]。既往两项Ⅲ期临床研究结果均显示，终止伊马替尼辅助治疗后，GIST 复发率再次呈现升高的趋势，提示 3 年的辅助治疗时间可能仍然是不足的[2-3]。伊马替尼辅助治疗时间究竟应该多长仍无定论。本研究回顾性分析了在 ××× 接受伊马替尼辅助治疗患者的临床资料，以探讨辅助治疗时间对 GIST 术后无复发生存率的影响。（摘自《中华胃肠外科杂志》）

点评 该前言四层内容完整，首先介绍背景（NCCN 指南推荐伊马替尼辅助治疗时间为 3 年），其次提出疑问（3 年的辅助治疗时间可能仍然是不足的），接着提出关键问题（辅助治疗时间究竟应该多长仍无定论），最后指明研究目的（辅助治疗时间对 GIST 术后无复发生存率的影响）。

例 2　胃癌 D_2 根治术作为进展期胃癌标准术式已获得广泛的认同与普及。尽管胃癌的诊治水平有了很大的提高，但总体上胃癌患者的预后仍不理想。肿瘤大小作为影响胃癌患者预后的重要因素，已引起越来越多学者的关注[1-3]。本研究对 408 例施行胃癌 D_2 根治术的 T3 期患者的临床资料进行回顾性分析，旨在探讨肿瘤大小对 T3 期胃癌患者预后的影响。（源于《中华胃肠外科杂志》投稿稿件）

点评　立意不充分，并未交待为何要研究肿瘤大小对 T3 期而不关注对其他 T 分期胃癌患者预后的影响。

例 3　中低位局部进展期直肠癌患者新辅助放化疗（neoadjuvant chemoradiotherapy, nCRT）结束后 6～10 周，接受全直肠系膜切除的病例中，有 15%～20% 呈现病理完全缓解（pathological complete response, pCR），这部分患者局部复发率极低，5 年生存率可达 90% 以上[1]。近年来，中低位直肠癌 nCRT 后临床完全缓解（clinical complete response, cCR）的患者通过"等待观察（watch and wait, W&W）"获得了与根治性手术相近的生存率，且其生活质量明显提高，使得 W&W 成为 cCR 患者一种新的选择[2-5]。对于 cCR 判断及 W&W 随访监测，可采用肠镜、CT、MRI 及 PET-CT 等手段[2,6-10]。XXX 中心自 2011 年在国内率先针对 nCRT 后 cCR 病例实施 W&W 或器官保留手术的治疗模式。本研究拟分析肠镜检查在这类病例中的临床作用。（摘自《中华胃肠外科杂志》）

点评：研究目的欠明确，应将"临床作用"具体化，是评估新辅助治疗效果（如病理完全缓解）的准确性，还是监测"等待观察"期间的肿瘤再生情况？

（四）方法

临床研究论文方法部分的常用一级标题有"资料与方法""对象与方法""患者与方法"，可视期刊要求而定。传统的方法学三要素是研究对象、干预措施、结局指标。笔者认为，临床研究论文方法学应具备六要素，除上述三要素外，还应加上研究设计、医学伦理、统计学方法。方法部分撰写要点如下：

1. 尽早呈现临床研究设计　观察性研究应阐明是前瞻性、回顾性还是横断面调查；实验性研究应描述具体的类型，如自身配对设计、成组设计、交叉设计、析因设计或正交设计等，如何控制偏倚和非试验因素的干扰；RCT 研究还应说明属于第几期临床试验、随机化方法、采用了何种盲法措施等。

2. 合理设置研究对象纳排标准　在观察性研究论文中，很多作者对于纳入标准与排除标准的设置显得比较随意，如某些标准设置欠合理（境外审稿人对此非常关注）、纳入标准与排除标准重复赘述（这一问题在中文论文中极为常见）、将手术适应证与纳入标准混为一谈等。值得一提的是，纳入标准和排除标准不是从正反两方面赘述同一件事，而应该是逻辑上的互补，即首先根据纳入标准纳入潜在研究对象，再根据排除标准将一些病例从潜在研究对象中排除。

3. 干预措施的描述要详略得当　很多文章中对干预措施尤其是手术方法的描述都非常细致，并附上诸多手术操作图片。事实上，大部分文章中对干预措施的详细描述都是没有必要的。一般来说，创新的技术 / 方法应详细说明细节，以备他人重复；改进的技术 / 方法则详述其改进之处，并以引用文献的方式给出原方法的出处；若是原封不动地使用他

人的技术 / 方法，则应以引用文献的方式告知出处，完全无需详述。

4. 明确定义主要结局指标　许多文章对结局指标的描述，会罗列一堆观察指标，比如手术时间、术中出血量、术后排气时间、术后进食时间、术后并发症等。但事实上，每项研究都应该有一两个主要结局指标，主要结局指标就是基于研究目的设置的、能明确回答假设检验的指标，如研究目的是观察或比较远期预后，那主要结局指标可能是 5 年生存率或 3 年无病 / 无进展生存率；如研究目的是观察或比较手术或药物安全性，那主要结局指标可能是并发症发生率或不良反应发生率。对于主要结局指标，不仅要明确定义，还应详细叙述其检测 / 评估的时间和方法等。

5. 医学伦理说明不可或缺　随着国内对学术诚信和科研伦理重视程度的不断加强，越来越多的中文期刊要求临床研究论文必须进行伦理说明，一般写在方法开篇的"研究设计"部分。所有的临床研究论文都要说明伦理审批情况（提供审批号）、患者知情同意情况（知情同意豁免亦应作说明）以及是否符合《赫尔辛基宣言》；对于前瞻性研究尤其是干预性试验，还应报告临床研究注册情况。目前许多英文期刊，未提交伦理审批复印件是无法完成投稿的；中文期刊的投稿中虽未强制要求提交伦理审批复印件，但文内若亦未见到伦理审批号，轻则请作者补充待发表前必须要补上；重则直接退稿待获得伦理审批后再重新投稿。因此，强烈建议我国医务工作者，在进行临床研究哪怕是回顾性分析时，都应该尽早提交伦理审批。

6. 合理选用并详细描述统计学方法　统计学可以说是临床研究中文论文的"重灾区"，可以说大部分已发表的临床研究中文论文仍然存在或多或少的统计学问题。本书第五章已对临床中的常用统计学方法进行了详细介绍，在本节中，笔者想强调的一点是，"统计学方法"部分应尽可能详细描述，所有在结果数据分析中使用到的统计学方法都应该在"统计学方法"中加以描述。笔者对临床研究论文中常见的统计学问题简要汇总如下：

（1）计量资料的统计学描述欠规范：计量资料亦称连续型变量，若服从或近似正态分布，可描述为"均数 ± 标准差"；若呈偏态分布，则应采用"中位数（四分位间距）"来描述。一般可通过 P-P 图、Q-Q 图、直方图等图示法或 Kolmogorov-Smirnov 检验、Shapiro-Wilk 检验等非参数检验来判断数据是否服从正态分布。但有些数据凭借常识亦可作出粗略判断，如美国麻醉医生协会（ASA）评分、术后随访时间、阳性淋巴结数量等指标，通常是不服从正态分布的，若这些数据以"均数 ± 标准差"来表述显然是不合理的；此外，如果标准差大于均数，也提示资料很可能不服从正态分布。

（2）计量资料的统计学分析方法选择错误：计量资料应根据数据特征（是否服从正态分布）、设计类型（成组设计还是配对设计）、组别（两组比较还是多组比较）等综合选择合适的统计学分析方法，不能盲目套用 t 检验和单因素方差分析。

（3）采用卡方检验来分析等级资料：一些评估疗效的等级资料，如直肠癌术后吻合口漏严重程度（轻度、中度、重度），应采用非参数检验，而不应盲目套用卡方检验。

（4）错用率与构成比：这种情况主要出现在表格中，比如一张表横标目是临床病理特征，纵标目是有无并发症，表内的数据后括号内的 % 究竟是除以横标目中某种特征（如性别）的例数，还是除以纵标目中有 / 无并发症的例数呢？这需要根据表题来定，如果是想评估并发症的影响因素，则是一个"率"的概念，此时应以性别（男性或女性）例数作为分母，其表达的是男性与女性并发症发生率的差异；如果是想评估有与无并发症两组病例基线资料的分布是否均衡以便于两组远期预后的比较，则是一个"构成比"的概念，此时应以并发症分组（有或无）作为分母，其表达的是有与无并发症组病例性别分布的差异。

（5）未进行样本量估算：对于 RCT 研究，研究者都知道要事先进行样本量估算，也都在文内"统计学方法"部分描述样本量是如何进行估算的。但对于回顾性观察性研究，国内鲜有作者会进行样本量估算。我们经常能在文内看到作者如此描述，"×× 高于 ××，但差异并未达到统计学意义，可能是因为样本量不足的原因"，然后仍然按照阳性结果进行讨论并得出结论。若是如此的话，统计学分析还有何意义？因此，建议对于回顾性观察性研究，也应根据主要结局指标进行样本量估算，只有入组病例数达到了预设的样本量要求，该研究方才具备检验效能。

（6）编造统计学结果：这种情况亦并不少见，作者并未进行统计学分析，或统计分析结果不令其满意，故而编造 P 值或其他统计值。事实上，很多编辑手上有简易的统计分析工具，不要说卡方检验，就算是 t 检验、方差分析等检验方法，亦可以在 1 分钟内得出一个大致的统计结果，如果与文内出入甚大，则高度怀疑作者编造统计学结果，此系学术诚信问题，或问作者索取原始统计数据，或直接退稿。再如逻辑回归分析或 Cox 回归分析的 OR/RR/HR 值（95% CI）数据，编辑也是有核实手段的，所以，在此提请广大作者注意，统计学分析必须要认真严谨地做，可以首先参阅相关研究报道中统计学方法，然后在网上检索 SPSS 或 SAS 的相关统计学软件操作步骤，最后再请统计学专业人员把把关。

（五）结果

结果部分是论文的核心，是研究成果的总结，是结论得出的依据，是研究创新性的基础。作者应真实、准确、客观地描述研究观察到的结果，并提供具体数据。对于结果，无论正面还是反面、阳性还是阴性，均应客观报道，不能随意取舍。结果的叙述应实事求是、简单明了、数据准确、层次清晰、逻辑严谨。结果的撰写要点如下：

1. 首先呈现病例入组结果，最好配以病例入组流程图　英文期刊多将病例入组情况放在结果中描述，但中文期刊则更多放在方法部分，给出的解释是，对于 RCT 研究，病例入组过程是一个结果，而对于回顾性临床研究，病例入组过程并不是结果。事实上，从本节表 6-3-1 的 STROBE 报告规范中，可以明确看到，病例入组过程是结果的一部分。因此，病例入组过程写在结果中是毫无疑问的，而且最好能附上病例入组流程图。

2. 用图表展示重要结果　图表是论文结果的重要展示形式，一般来说，读者在阅读一篇文献时，首先阅读标题和摘要，然后就是图表了，因此，一定要充分、合理地利用图表对结果进行展示。图表展示结果时，首先，一定要注意图表的自明性，即读者只看图表（图 / 表题 + 图 / 表身 + 图 / 表注）而无需查阅正文就能完全明白图表所呈现的结果数据；其次，要注意正文中不要重复描述图表已经展示过的内容，只强调图表中的重要数据和趋势；再者，图表中的数据如果进行了统计学分析，统计学结果也必须呈现。另外，图表并不是越多越好，图表的设置应有助于简洁、明了、直观地表达结果，若图表的内容非常简单，用简洁的文字可以表达清楚的，则不应考虑图表，而选用文字表述。

3. 应设置二级标题以增加文章可读性 撰写结果时要紧扣研究主题，按前言中提出的研究问题逐步解答；要与方法相呼应，方法中介绍过的任何方法都要在结果部分有相应的描述；要分清主次，且有逻辑性，注意各个结果之前的承接转换。因此，结果中应设置二级标题，以便于读者对研究结果的快速了解。一般来说，首先是病例入组情况和病例基线资料描述；其次是主要结局指标的呈现；之后再呈现次要结局指标和 / 或分层 / 亚组分析结果。

4. 反复核对数据以确保所有数据的准确性 结果数据一定要反复核对，包括摘要与正文中的数据是否相符，各张表之间或各个亚组 / 分层分析时数据是否完全一致等。值得一提的是，编辑对于数据核查是非常严格的，如果发现数据问题，就有理由怀疑文章数据造假。事实上，数据不一致问题并不少见。

5. 不要对结果加以解释和分析 结果部分只是实事求是、简单明了地呈现结果数据，不要重复描述相关方法，也不要解释和分析结果，对结果的解释和分析应放在讨论中。

【示例】

表 1　高级别与低级别肿瘤芽胞患者基线资料的比较

临床病理资料	例数	高级别组（30 例）	低级别组（82 例）	χ^2 值	P 值
性别 [例 (%)]				0.065	0.799
男	65	18 (27.7)	47 (72.3)		
女	47	12 (25.5)	35 (74.5)		
年龄 [($\bar{x} \pm s$) 岁]	112	61.3 ± 9.25	61.5 ± 8.13	0.006	0.940
血清癌胚抗原 [($\bar{x} \pm s$) ng/ml]	112	5.6 ± 9.3	4.6 ± 8.5	0.170	0.680
肿瘤部位 [例 (%)]					0.678
右半结肠	51	14 (27.5)	37 (72.5)		
左半结肠	61	16 (28.2)	45 (71.8)		
肿瘤大小 [($\bar{x} \pm s$) cm]	112	5.2 ± 2.5	4.9 ± 1.8	0.021	0.884
肿瘤分化 [例 (%)]				2.328	0.127
高中分化	94	23 (22.1)	81 (77.9)		
低未分化	18	7 (38.9)	11 (61.1)		
浸润深度 [例 (%)]				0.354	0.552
T3	90	23 (25.6)	67 (74.4)		
T4	22	7 (31.8)	15 (68.2)		
脉管浸润 [例 (%)]				4.943	0.026
阴性	91	21 (23.1)	70 (76.9)		
阳性	19	9 (47.4)	10 (52.6)		

续表

临床病理资料	例数	高级别组(30例)	低级别组(82例)	χ^2值	P值
生长方式 [例 (%)]				5.233	0.022
膨胀性	61	11 (18.0)	50 (82.0)		
浸润性	51	19 (37.3)	32 (62.7)		

（源于《中华胃肠外科杂志》投稿稿件）

点评：该表存在以下问题：①表题应写明是什么疾病患者；②所有计数资料后面的 % 应该除以各组例数，这是一个构成比的概念，应表达两组患者基线资料的分布情况；③ CEA 应该采用中文全称，或在表注中标明中文全称；④癌胚抗原的标准差显著大于均数，提示很可能不服从正态分布，应采用中位数（四分位数）表示；⑤年龄的均数和标准差分别保留了 1 位和 2 位小数点后有效数字，应统一；⑥低级别组脉管浸润阴性例数少了 2 例，若是统计错误，需修改，若是因为有 2 例未报道明确的脉管浸润结果，应在表注中说明。

（六）讨论

讨论是作者对研究结果的总结和提升，是论文的精华部分，好的讨论可以提升研究的档次，而言而无物的讨论则会降低一项研究的展示效果。讨论的撰写要点如下：

1. 首先应总结本研究的主要结果和重要发现。

2. 逐条对比本研究主要结果和 / 或其他重要发现与既往文献的异同，相同的话说明了什么，不同的话分析可能的原因。

3. 讨论重点应与研究目的相一致，不要进行过多地展开写成"综述"，也不要过多地重复"前言"和"结果"部分的内容，也不应故意对一些"不利"或无法解释的结果避而不谈。

4. 应阐明本研究的创新性、先进性及（潜在）临床意义，能否支持或提出假设检验，同时要客观地认识到本研究的局限性，并提出进一步的研究方向。

5. 结论必须基于本研究结果得出，不能想当然地根据作者自身的临床实践并结合讨论中的相关文献陈述去得出结论。如果根据研究结果确实无法就研究目的得出明确的结论，也可通过讨论提出建议、设想、改进意见或待解决的问题。

三、论文其他部分的撰写格式和相关要求

（一）作者及作者单位

作者署名是一个严肃的问题，并不是所有参与研究的人都具有署名资格。按国家标准 GB 7713—1987《科学技术报告、学位论文和学术论文的编写格式》，署名作者只限于对于选定研究课题和制订研究方案、直接参加全部或主要部分研究工作并作出主要贡献以及参加撰写论文并能对内容负责的人，按其贡献大小排列名次。至于参加部分工作的合作者、按研究计划分工负责具体小项的工作者、某一项测试的承担者以及接受委托进行分析

检验和观察的辅助人员等，均不列入。这些人可以作为参加工作的人员列入志谢部分。

　　然而在当下，作者署名变成了私相授受的"人情"，许多完全没有参与研究或论文撰写，甚至对该研究和论文毫不知情的人，也被冠以"作者"称谓，并列第一作者、共同通信作者更是泛滥成灾。此外，当下对学术不端的查处力度越来越大，而一旦一篇论文被发现学术不端而被惩处时，会有不少共同作者表示自己对这篇文章并不知情。事实上，相较于英文期刊，中文期刊由于更加了解我国实际，对作者署名的管理也更为严格。作者署名的相关要求如下：

　　1. 所有作者均须在"论文授权书"上亲笔签名，不可代签或仿签。

　　2. 提供"作者贡献声明"，明确列出每位作者在本研究中所参与的工作。

　　3. 不建议著录同等贡献（并列第一或共同通信作者），而同一单位的作者不能著录同等贡献，作者需确定论文的主要责任者。确需著录者，并列第一作者可著录为"×× 和 ×× 对本文有同等贡献，均为第一作者"，英文为"×× and ×× are the first authors who contributed equally to the article"；共同通信作者则直接在"通信作者"处逐一列出。

　　4. 若作者来自不同的单位，不同单位的作者均须提供加盖各自机构公章的"投稿介绍信"，以免出现某个单位病例被他人擅自使用而引起的纠纷。

　　5. 作者单位应具体到科室，单位名称要写全称（如"附属医院"不能写成"附院"，"中国科学院"不宜写成"中科院"）。

（二）基金项目和志谢

　　基金项目是指文章产出的资助背景，项目名称应按国家有关部门规范的正式名称填写，多项基金应依次列出。但在现实中，许多作者或为项目结题需要，或为了提高文章"档次"，会将一些与研究毫不相关的基金项目挂在论文中，而期刊编辑则为了提升"基金论文比"这一指标的需要，对此睁只眼闭只眼，不会去核实基金项目是否真的为该论文或该研究提供了资助。笔者认为，这种做法实不可取，建议期刊评价机构取消"基金论文比"这一指标，建议期刊编辑要核查基金项目是否与该研究有关。志谢部分，如前文所述，志谢对象可以是不能列入作者名单的其他研究参与人员，可以是提供了一些特殊材料的单位和个人，也可以是参与了论文修改和润色的人员。当然，志谢时应事先征得被志谢者的同意。

（三）利益冲突声明

　　利益冲突是出版伦理的重要内容之一，国际医学期刊编辑委员会（International Committee of Medical Journal Editors, ICMJF）指出，当与主要利益（如患者权益、研究可靠性等）相关的专业判断存在被次要利益（如经济获益等）不当影响的风险时，就可能出现利益冲突。出版伦理委员会（Committee on Publication Ethics, COPE）建议所有期刊都需要有明确的政策来规范利益冲突。英文期刊很早就开始要求作者在论文中对"潜在利益冲突"进行披露，但中文期刊对此方面的要求低很多。尽管当前也有不少中文期刊有此要求，但呈现基本是"所有作者声明不存在任何利益冲突"。如果对照 ICMJF 声明表，事实上相当比例的临床研究论文都是存在潜在利益冲突的，比如药企或器械制造商为临床研究提供了资助，为入组病例减免了相关费用，这些都应该进行声明。此外，论文中涉及的相关药品和器械的厂家，在过去 3 年内资助作者参加过学术会议、支付过讲课费等，也应该要进行声明。

由于国内目前对利益冲突的重视程度不够，许多作者未必知道需要进行这些声明或哪些情况需要声明，也可能作者知道，但感觉如果进行了声明，读者可能质疑研究结果和结论。事实上，存在这些潜在利益冲突，未必会影响结果的客观性和结论公正性。但为了消除读者可能存在的偏见，ICMJF 已将之前的"潜在利益冲突声明表"改成了"声明表"，许多期刊如《新英格兰医学杂书》出版的论文中已没有"利益冲突声明"这个内容，而仅仅是提供一个在线的"ICMJF 声明表"供读者自行判断。因此，建议我国作者如实进行"潜在利益冲突声明"，从编辑的角度会认为进行声明的作者具备科研诚信和伦理意识。

（四）参考文献

参考文献的著录格式可根据目标投稿期刊的稿约并参考该刊最近几期所发表的文章来撰写。参考文献的引用情况可以一定程度反映作者对该领域研究进展的把握程度，著录要点如下：

1. 尽量引用最新且相对权威期刊的文献。

2. 不要遗漏与研究主题相关的重要文献。

3. 对一些经典理念 / 技术和既往特定研究结果，尽量引用原著论文，哪怕是年代久远。

4. 临床研究论著的参考文献一般控制在 35 篇以内为宜，最好不要超过 50 篇。

四、临床研究论文如何获得期刊编辑的青睐

（一）编辑部审定稿流程

高水平期刊大多非常重视稿件学术质量，也会有一套成熟的审定稿流程。期刊编辑部收到一篇临床研究稿件后，会按如下操作进行审定：

1. 首先由稿件管理员（administrator）评估其是否符合刊稿范围，投稿要素是否完整（有无提交投稿介绍信、是否提交伦理审批复印件、文内图表有无遗漏等），符合投稿要求则分给相应的编辑进行后续处理。

2. 文章处理编辑（handling editor）收到新分配的稿件后，进行初筛，初步评估该稿件有无发表的可能，有可能的话送给至少两名审稿人进行同行评议；如果文章涉及比较复杂的统计学分析，还应加送一名统计专业人士进行统计学评审。

3. 收到所有外审意见后，文章处理编辑综合评估外审意见，作出初步推荐（退稿 / 上定稿会），提交主编 / 编辑部主任决策。

4. 定稿会的目的一是便于更为严谨地退掉更多稿件，二是就算有录用意向，也可一次性收集更多的修改意见向作者反馈，以缩短因反复退修而导致的刊稿时滞。定稿会一般是邀请期刊编辑部所在地的若干名编委，与编辑部一块进行集体定稿；亦可采取远程定稿会的方式，邀请全国范围内的编委进行线上讨论定稿。

5. 定稿会后，文章处理编辑综合外审意见和定稿会意见，给作者反馈退修／退稿意见。

6. 收到作者修回稿后，文章处理编辑对照退修意见逐条评估，然后作出退稿／录用的推荐（如有必要，可以再次提交定稿会讨论），供主编／编辑部主任决策。

（二）编辑初筛决策步骤

无论是英文期刊还是中文期刊，高水平期刊的发文量和审稿人资源都是有限的。因此，面对众多的稿件，高水平期刊的初筛退稿率是非常高的，如《中华胃肠外科杂志》初筛退稿率为 70%。期刊编辑只会选择有发表可能的稿件送出外审，一方面送审稿件过多，会给审稿人造成较大的审稿压力（临床专家的工作非常繁忙）；另一方面，若将质量偏低的稿件送出外审，会让审稿人质疑期刊的稿源质量。因此，能顺利被期刊编辑送出外审是论文接收发表的第一步。此外，尽管期刊编辑非常重视并会认真参考外审意见及定稿会意见，但一篇稿件最终是否录用是由编辑部决定的。因此，编辑对稿件的青睐是至关重要的。笔者根据自身所在的中英文两本期刊（《中华胃肠外科杂志》和 Gastroenterology Report）的工作实际，列出了对临床研究论文进行初筛的决策步骤（仅为一家之言，未必能代表广大的医学期刊编辑）：

1. 阅读标题和摘要，了解研究的基本信息 重点关注结论是否与研究目的相一致，这一步很少涉及退稿。

2. 仔细阅读前言，评估研究立意 如果前言无法说服编辑认为该研究非常必要，编辑可能会倾向于直接退稿。

3. 大致浏览全文，进行整体评价 评价文章格式是否统一（如字体、字号、行距等；反映作者撰写态度），伦理考虑是否周到（如临床注册号、伦理审批号、患者知情同意等；反映作者伦理意识），临床研究要素是否齐全（如写明临床研究设计类型、定义主要结局指标、进行样本量估算等；反映临床研究水平），撰写格式是否规范（如图表数量与质量、小标题的设置、讨论中是否涉及临床意义和局限性等；反映论文撰写水平）。上述内容如有所欠缺，虽不至于直接退稿，但编辑不可避免地会调低稿件印象分和录用倾向性。

4. 查新查重，评估研究新颖性 通过文献检索看看既往有过多少相关报道，如果已有较多报道，对比一下本文在病例数或随访时间等方面有无优势，或者是本文有无突破性的结论。若是低水平的重复研究，编辑会予以退稿。同时，会进行论文重复率检索，除去参考文献后重复率若高于 20%，则可能会退回给作者进行修改。

5. 特殊情况下的"挑刺性"评估 编辑粗略浏览全文并查新、查重后，并未发现重大问题，就会送出外审。但如果某个阶段稿件积压情况较为严重，期刊编辑部会提高刊稿标准，加大初筛退稿力度。此时，编辑可能会进一步"挑毛病"，主要是仔细检查相关数据的准确和统计学分析结果是否正确。这一步如果也挑不出毛病，就只能送审了，让审稿专家去评估文章的学术价值和临床意义。

（三）获得编辑青睐的撰写建议

基于上述编辑部审定稿流程和编辑初筛决策依据，笔者对临床研究论文的撰写作出了九条推荐，旨在令广大读者的临床研究论文顺利通过编辑初筛，并有助于最终的录用刊发：

1. 对照相关报告规范和稿约认真撰稿 根据临床研究设计类型选择相应的报告规范，严格按报告规范和目标期刊的稿约规范进行撰稿，并反复核对文内所有数据力求准确，投稿前务必通读全文以确保行文流畅和减少错别字。投稿时附上相应报告规范的对照检查清单，是一个加分项。

2. 格外重视前言的撰写，阐述研究的必要性 前言是重中之重，直接体现研究立意和创新性，是编辑审稿的必读且细读内容。

3. 详细描述临床研究设计和统计学方法 事实上，许多编辑甚至不少审稿人对研究设计和统计学方法并不精通，当他们看到这些内容写得"有模有样"甚至看到一些他们都没听过的"专业术语"时，会不自觉地在这些方面"放行"。

4. 伦理审批必不可少 投稿时附上伦理审批复印件，并在研究设计和 / 或研究对象的末尾处，一定要进行相关伦理说明，如"本研究符合《赫尔辛基宣言》的要求，经 ×× 伦理委员会批准实施（伦理审批号：×××），并获所有入组病例的知情同意"。对于前瞻性研究尤其是干预性试验，还需报告临床研究注册情况。

5. 有必要说明分组依据 RCT 研究按随机化原则进行分组，但在回顾性研究论文中，作者一般只是说一句"入组病例按 ×× 分为 ×× 组和 ×× 组"。以腹腔镜与开腹手术为例，将病例分为腹腔镜组和开腹组，尽管作为回顾性研究，此时的腹腔镜 / 开腹只是一个暴露因素而非干预措施，但有必要让读者了解当初两种术式的选择依据，是基于肿瘤特征（如比较早期、相对较小的肿瘤多接受腹腔镜手术）、医生习惯还是患者选择？提供这一信息可以让读者了解该研究的病例选择偏倚，从而对文章结果能有更为客观的认识。同时，认识到这一偏倚，作者可以在结果分析时采取一些措施（如倾向评分匹配）来控制偏倚，且在结果讨论中能更加合理地对结果进行解释或提出本研究的局限性。而研究结果能否得到合理解释是审稿人非常关注的问题。

6. 明确定义主要结局指标 根据研究目的和假设检验，明确定义主要结局指标，并对其检测 / 评估方法详加描述。

7. 制作精良的图是绝对加分项 方法部分一般呈现手术方法 / 技术操作示意图（示意图比照片图更为直观，应视为首选）。如果整个研究设计比较复杂，可考虑提供一个研究设计流程图，让读者能一览该研究全貌。结果部分应首先呈现病例入组流程图；数据统计图（如点图、线图、条图等）要根据数据特征进行合理选择，要注意图的自明性，且结果图也不宜过多，只需以图展示主要结局指标和重要结果数据。

8. 讨论中一定要阐述本研究的临床意义 要根据研究结果阐述本研究的（潜在）临床意义，即对今后的临床工作有何指导或对今后的研究方向有何指引等，这是对研究结果的一次升华，万不可少。此外，虽未作要求，如果作者能从研究设计、资料收集、数据分析等角度提炼出一些本研究的创新性和先进性，并客观认识到本研究的局限性，也会拔高论文的学术价值。

9. 梳理出一条论文主线 这是笔者给出的最后一条也是最重要的一条推荐意见。很多作者收集到一大堆数据进行分析时，觉得这也重要那也有意义，结果文章写得散、大、全，读者阅读起来难以抓住重点。其实一项研究只要能解决一个重要问题，就是非常不错的。因此，每篇临床研究论文都应该有一条主线，而每位作者都应该具备主线思维（图6-3-1）。笔者用两个实例来展示主线思维的意义。

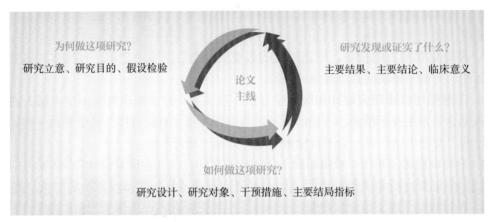

图 6-3-1　临床研究论文的主线思维

【示例】

例 1　标题——中低位直肠癌腹腔镜前切除术中盆底腹膜重建临床价值的前瞻性队列研究。

摘要——目的　探讨腹腔镜辅助中低位直肠癌前切除术中盆腔腹膜重建的安全性、有效性及对肛门功能的影响。方法　采用前瞻性队列研究的方法。入组 2020 年 2 月至 2021 年 2 月期间，×× 医院连续行腹腔镜辅助经腹前切除术的中低位直肠癌患者。盆底腹膜重建方法：使用 SXMD1B405（STRATAFIX 螺旋 PGA-PCL, Ethicon）。第 1 针从直肠左前壁向右侧缝合固定重建直肠，随后继续进针缝合至乙状结肠系膜根部，然后用 Hemo-lok 固定；第 2 针从第 1 针的起点开始，3 ~ 4 针后，经左下腹套管针孔置入骶前引流管，随后继续缝合左降结肠外侧腹膜切口，最后用 Hemo-lok 固定。比较研究组与对照组患者的手术时间、围手术期并发症、术后 Wexner 肛门功能评分和低位直肠前切除综合征（LARS）评分；术后 3 ~ 6 个月进行盆腔 MRI 检查，观察并比较两组患者的盆底解剖结构。结果　共 230 例患者入组研究，其中 58 例术中进行了盆底腹膜重建（研究组），另外 172 例不进行盆底腹膜重建作为对照组。两组患者一般资料的比较，差异均无统计学意义（均 $P >$ 0.05），具有可比性。研究组手术时间长于对照组（177.5±33.0）min 比（148.7±45.5）min，差异有统计学意义（$P < 0.001$）。两组患者围手术期并发症（吻合口漏、吻合口出血、术后肺炎、尿路感染）的发生率差异无统计学意义（均 $P > 0.05$）；全组共计发生吻合口漏 8 例，研究组 2 例（3.4%），经保守治疗出院；对照组 6 例（3.5%）中，5 例（2.9%）经二次手术治疗后出院。术后 Wexner 评分和 LARS 评分，研究组为（3.1±2.8）分和 23.0（16.0 ~ 28.0）分，均低于对照组的（4.7±3.4）分和 27.0（18.0 ~ 32.0）分，两组比较，差异均有统计学意义（$t = -3.018$，$P = 0.003$ 和 $Z = -2.257$，$P = 0.024$）；LARS 严重程度分级中，研究组重度者占 16.5%（7/45），对照组则占 35.5%（50/141），但两组比较，差异无统计学意义（$Z = 4.373$，$P = 0.373$）。术后 3～6 个月盆腔 MRI 检查发现，小肠堆积于盆底的现象在研究组中的发生率为 9.1%（3/33），在对照组中为 46.4%（64/138），两组比较，差异有统计学意义（$\chi^2 = 15.537$，$P < 0.001$）。**结论** 腹腔镜中低位直肠癌前切除术中采用倒刺线进行盆腔腹膜重建安全、可行，可能降低吻合口漏患者二次手术率，并能显著改善患者术后肛门功能。（摘自《中华胃肠外科杂志》）

点评 从摘要看，研究目的是探讨盆腔腹膜重建的安全性、有效性及对肛门功能的影响，采用的是前瞻性队列研究，分为研究组（进行盆底腹膜重建）和对照组，观察指标包括手术时间、围手术期并发症、术后 Wexner 肛门功能评分和低位直肠前切除综合征（LARS）评分，但主要结局指标不明。得出结论：盆腔腹膜重建安全、可行，可能降低吻合口漏患者二次手术率，并能显著改善患者术后肛门功能。该论文的主线是什么呢？需要我们从前言中根据研究立意去梳理。

前言——直肠癌手术会导致盆底结构改变、直肠壶腹切除、括约肌及神经组织损伤等，从而影响患者术后的肛门功能，最终导致低位直肠前切除综合征（low anterior resection syndrome, LARS）的发生[1]。而解剖完整性的重建，是实现更好功能重建的基础。既往有研究表明，直肠癌经腹会阴联合切除术中盆底腹膜重建极为重要[2-4]。况且，直肠癌术后进行盆底腹膜重建，有助于防止盆腔壁粘连或小肠梗阻[5]；此外，术后一旦发生吻合口漏，由于盆底腹膜的阻挡作用，一般感染较为局限，很少需要再次开腹引流[6]。但由于腔镜下盆腔缝合、打结有一定的学习曲线，因此，临床上很少对中低位直肠癌保肛术后的患者施行盆底腹膜重建[7]。目前，罕有研究报道盆底腹膜重建在腹腔镜下直肠癌前切除术中的临床应用价值[8]。本研究探讨中低位直肠癌腹腔镜前切除术后盆底腹膜重建的可行性、安全性及对术后肛门功能的影响。（摘自《中华胃肠外科杂志》）

点评 通过细读前言，不难发现，盆腔腹膜重建的目的是保护术后肛门功能，因此，本文的主线可以梳理为：研究目的（探讨盆底腹膜重建对直肠癌前切除术患者肛门功能的影响）→假设检验（直肠癌前切除术中进行盆底腹膜重建可以改善患者术后肛门功能）→研究设计（前瞻性队列研究）→主要结局指标（Wexner 肛门功能评分和低位直肠前切除综合征评分；而安全性指标如吻合口漏发生率及严重程度、肠梗阻发生率等可作为次要结局指标）→主要结果（研究组术后 Wexner 评分和 LARS 评分均显著低于对照组）→研究结论（盆底腹膜重建可显著改善直肠癌前切除手术患者术后肛门功能，虽然会延长手术时间，但并未增加术后并发症发生风险）。如此的话，这条论文主线就非常清晰，研究目的和研究结论也非常明确且更为合理。

例2 **标题**——镇静在结肠镜检查中的应用价值。

摘要——**目的** 探讨镇静在结肠镜检查中的作用及其应用价值。**方法** 采用回顾性队列研究方法。回顾性收集 2007 年 7 月至 2017 年 2 月期间，在 ×× 医院胃结直肠外科接受结肠镜检查的门诊和住院患者共计 49 057 例数据资料，包含所有的治疗性结肠镜检查和诊断性结肠镜检查。其中，男性 24 638 例（50.2%），女性 24 419 例（49.8%），年龄 4～98（50.6±14.1）岁。根据患者行结肠镜检查时是否采用镇静，分为镇静组（39 412 例，80.3%）和非镇静组（9 645 例，19.7%）。比较两组结肠镜检查的临床特征。**结果** 2007—2017 年受检者选择镇静结肠镜的比例从 45.6%（369/810）上升至 94.8%（917/967）。两组基线资料的比较，相比非镇静组，镇静组受检者中女性比例更高 [51.0%（20 095/39 412）比 44.8%（4 324/9 645），$\chi^2 = 117.422$，$P < 0.001$]，年龄偏小 [中位数 50.0 岁比 51.0 岁，$Z = -4.774$，$P < 0.001$]，差异均有统计学意义。而 9 645 例非镇静组受检者中，有 534 例（5.5%）在检查过程中出现自觉难以忍受的腹痛而中途要求放弃检查；其中男性 244 例（4.6%），女性 290 例（6.7%），女性比例更高（$\chi^2 = 20.522$，$P < 0.001$）。两组 50 岁以上筛查人群的息肉检出率比较，差异无统计学意义 [镇静组和非镇静组分别为：26.7%（4 737/17 753）比 27.4%（1 093/3 984），$\chi^2 = 0.937$，$P = 0.330$]；但盲肠插镜率在镇静组更高 [85.2%（14 422/16 933）比 76.1%（2 803/3 682），$\chi^2 = 180.032$，$P < 0.001$]。镇静组出现 5 例医源性结肠穿孔，而非镇静组无一例出现。**结论** 镇静在结肠镜检查中的应用日益广泛，它可以提高结肠镜检查的盲肠插镜率，但不能提高息肉检出率。镇静在增加检查费用的同时，潜在增加结肠镜穿孔发生率。（摘自《中华胃肠外科杂志》）

点评 从摘要看，研究目的是探讨镇静在肠镜检查中的应用价值，但如笔者前文所述，这样的研究目的过于笼统，方法中不仅没有明确主要结局指标，甚至连观察指标都没有具体列出，只说一句"比较两组结肠镜检查的临床特征"，非常不合适。因此，笔者只能从前言和结局指标中梳理本文主线。

前言——随着社会经济的进步以及科普、健康教育成效的逐步显现，人们对结肠镜筛查的接受度越来越高。结肠镜是结直肠疾病最重要且最直观的检查，也是目前公认的结直肠癌主要筛查方式之一[1-4]。研究认为，它可以有效地提高结直肠癌的早诊率、降低结直肠癌的发病率及死亡率（或病死率）[1,5]。近 20 年，镇静结肠镜检查凭借其舒适无痛苦、改善受检体验、减少患者的焦虑等方面的巨大优势，极大地推动了结肠镜检查的普及。但部分学者认为镇静是一种不必要的医疗资源浪费，对结肠镜检查的帮助不大，且增加检查的风险[6-7]。本文对 × × 医院胃结直肠外科近 10 年来的结肠镜检查进行回顾性分析，了解镇静在结肠镜检查中的应用情况，探讨其在结肠镜检查中的应用价值。

观察指标——性别、年龄以及镇静比例等基线资料；肠道准备、息肉检出率、盲肠插镜率以及医源性肠穿孔等结肠镜检查情况。根据美国胃肠病协会（American College of Gastroenterology, ACG）和美国消化内镜协会（American Society for Gastrointestinal Endoscopy, ASGE）对结肠镜质量指标的定义[10]，本研究在统计息肉检出率以及盲肠插镜率是以 50 岁以上筛查人群作为研究群体进行统计。（摘自《中华胃肠外科杂志》）

点评 细读前言不难发现，作者在研究立意时对镇静是持一种负面态度，结合正文方法部分的观察指标，本文主线可以梳理为：研究目的（探讨镇静应用于肠镜检查对息肉检出率和穿孔发生率的影响）→假设检验（镇静无法提高肠镜检查的息肉检出率而且会增加医源性肠穿孔发生率）→研究设计（回顾性队列研究）→主要结局指标（50 岁以上人群的息肉检出率和医源性肠穿孔发生率；而肠镜完成率和盲肠插镜率可以作为次要结局指标）→主要结果（镇静组与非镇静组息肉检出率和医源性穿孔发生率的差异均无统计学意义，但镇静组肠镜完成率和盲肠插镜率显著高于对照组）→研究结论（尽管镇静未能提高肠镜的息肉检出率，但也并未增加肠穿孔发生风险，而且可以改善肠镜检查顺应性和盲肠插镜率）。这一主线梳理出后可以看到，研究结论与原文并不一致，可以说是推翻了作者预设的假设检验，该研究结果应该是支持镇静在肠镜检查中的应用。

五、总结

临床研究中文论文的撰写本质上与英文论文并无区别，都应当遵循国际上通用的报告规范，但在文字、语句、数量、单位、医学术语的撰写上需要遵照国家相关标准，不过这些方面对论文学术质量无甚影响，后期期刊编辑也会进行规范。作者应把主要精力放在学术内容的撰写上，按照笔者推荐的撰写建议，尤其是要在前言中充分体现研究的必要性，并梳理出一条论文主线。

虽然过去数十年来，我国高质量的临床研究成果不可阻挡地流向了境外英文期刊，但随着国家层面对国内科技期刊巨大的资金扶持和明确的政策导向，相信国内诸多中文期刊都会抓住这一难得的历史契机，积极进取，锐意发展，办出质量，办出水准，成为我国临床研究成果的主要发布平台，毕竟我国的临床研究成果还是应该服务于国内广大病患。

参考文献

[1] 全国信息与文献标准技术委员会第 6 分委员会 . GB 6447 - 1986 文摘编写规则 [S]. 北京：中国标准出版社 , 1986.

[2] 全国信息与文献标准技术委员会第 7 分委员会 . GB 7713 - 1987 科学技术报告、学位论文和学术论文的编写格式 [S]. 北京：中国标准出版社 , 1987.

[3] 北京市卫生健康信息中心 , 中华医学会 . 常用临床医学名词 [M]. 北京：人民卫生出版社 , 2018.

[4] 中国医学科学院医学信息研究所 , 中国协和医科大学医学信息研究所 . 医学主题词注释字顺表 [M]. 北京：中国计量出版社 , 2000.

[5] 中国中医研究院中医药信息研究所 . 中国中医药学主题词表 [M]. 北京：中医古籍出版社 , 2008.

第四节　作者名单与排序应注意的问题

作者：刘允怡

一、引言

作者名单是一个非常敏感的问题：谁应该成为作者，谁只应在鸣谢一栏中写上感谢他对该研究或文章的贡献。作者名单排序，是另一个非常敏感的问题，因作者名单中只有两个最重要的位置，分别为第一作者和通讯作者。在国内，领导层通常认定一篇文章属于某一医疗单位发表出来的，是要求第一作者和通讯作者都同在同一单位工作。这就引起这两个敏感问题的更多争议。本节主要通过国际上通常接受的标准，尝试提出一些建议，希望能有助于解决这些难题。

二、国际上对医学文章作者提出的标准和要求

国际上有一个名为 ICMJE 的组织，全英文名为 "International Committee of Medical Journal Editors"。翻译成为中文的名字为 "国际医学期刊编辑委员会"。这个委员会的成员，由几乎所有在国际医学杂志有高影响力的编辑委员组成。该委员会对医学文献做出一系列的建议和指南，包括：①医学研究道德水平；②医学研究行为、报道和编辑的规范；③医学文章投稿到医学杂志的统一要求；④生化医学文章投稿到生化医学杂志的统一要求；⑤医学文章作者的标准。最后这一项建议和指南在本章节中会集中讨论。

（一）国际医学期刊编辑委员会对医学文章作者的四大标准

这四大标准为：

1. 对文章构想或研究设计有实质贡献，例如在收集、分析或解释研究中的数据。
2. 在创作方面做出重要的贡献，包括起草文章内容或做出批判性修改。
3. 对将要投稿的文章做出最终审查和批准。
4. 确保研究工作中任何部分的准确性和完整性。有任何疑问时，进行调查和解决。对文章和研究的所有方面负责。

（二）为什么 ICMJE 对作者名单这么重视？

该委员会对医学文章中作者名单非常重视，主要原因为作者在医学文章的名单内，会被认同是获得名誉、重要学术、社会和医学地位的重要途径。所以，每一作者应对发表的医学文章承担责任。因此，每一位作者都应清楚认同自己对文章和研究所做出的贡献和应负的责任。

现今已有不少国外杂志要求列出每一位作者对医学文章所做出的贡献。

对不能满足以上标准但对文章有贡献的人，可用鸣谢的方法来解决。

（三）ICMJE 对刊登医学文章的其他重要提议

上述对作者名单的提议，已被国际上大部分有影响力的医学杂志采用。

此外，该委员会也同意投稿的文章内应包括以下几点：

1. 文献引用使用 "Vancouver System"。
2. 所有干预性的治疗，如在人类上施行，先要在网上登记。
3. 建立一套统一制度，在文章刊登前，每个作者都要做利益申报。

ICMJE 有一个利益申报表，可以在其官网下载。

（四）什么人不应列入作者名单内？

除了不满足上述列出的四大标准的人员不应列入医学文章作者名单之内，还应包括以下人员：

1. 只获取研究基金人员。
2. 只负责主管科研或管理人员。
3. 只帮助写作、编写或校正人员。

主编应要求把以上人员放入鸣谢中，给予书面上的认同。

三、不符合 ICMJE 标准的作者名词

由于 ICMJE 提出作者的标准，产生了一些对不符合这些标准的作者的专属名词。其中有些作者接受了金钱或其他的回报，有些则没有。其中性质好坏，由读者自己判断。但在投稿到国际杂志时，这些人员不应列入作者名单中。

（一）荣誉作者（honorary author）

这些人员没有显著地贡献研究或文章的写作。可能他们只是主管科研或提供科研经费的人。他们对整体研究没有实际参与，但对研究在宏观上可能有一定了解，但这了解通常不会深入。

（二）枪手作者（代笔作者）

最常见的代笔作者为写文章水平很高但科研能力一般的医学人员，他们往往只能负责写作的工作。此外，其他常见的代笔作者是为文章写作的研究学生。

代笔作者跟"鬼作者"十分相近。代笔作者通常与署名在文章名单中的作者认识，但没有金钱上的直接报酬，后者则相反。

如代笔作者对文章写作方面提供显著的贡献，也应可列入作者名单中。如只是听命令行事，贡献不大，可在鸣谢中感谢其贡献。可以说，代笔作者与文章中列出的作者的分界，主要取决于其对整篇文章写作上的贡献大小。

（三）来宾作者（guest author）或礼物作者（gift author）

两个名词十分相近，主要的定义为作者对该研究和文章写作完全没有参与，却分享著作者的名誉。这常见于把作者中的一个位置送给有势力人士，作为一份名誉或作为礼物。这是一种不道德行为，大部分国外医学期刊明确表示杜绝这种行为的发生。

（四）"鬼作者"或影子作者（ghost author）

这些通常是作为一种职业，为科研人士提供写作文章的服务。他们常为制药公司负责起草文章，或为能够提供科研数据的人士把数据写成文章。尤其为有需要帮助的人士，写作文章时遇到巨大障碍的医师，例如写作技巧差、时间有限或对医学期刊要求不熟悉等人员。

"鬼作者"跟代笔作者有两点不相同。"鬼作者"通常与要求代笔的人不认识，而且两者是用金钱报酬作为交易的关系。

四、作者名单的排序

这是另一个十分有争议性的问题，主要原因为作者名单中的排序对作者十分重要。

虽然在作者名单中任何一位作者都是对该研究做出了实质贡献的人，但却不等同每个名单上的作者都有同等分量的贡献。一个成功的研究和一篇文章能发表到国际医学杂志

上，通常都是一个团队努力的成果。但团队内必然有些成员比其他成员的贡献大。

（一）作者名单排序的重要性

在医学文章中，作者排序的重要规则如下：

1. 第一作者 这位置十分重要，因为这是读者读文章时看见的第一个名字。在引用文章时，参考文献的规定是在引用第一作者的名字后，再列 2 位作者，其他作者名字缩写为 et al.

2. 通讯作者 通常在作者名单中排序在最后，传统上这位置放的是研究导师、决策者或主要科研计划人。通讯作者通常是与投稿期刊联系的作者，也是整个研究和整篇文章的确保人，负责确保工作中任何部分的准确性和完整性。

我国在作者排序方面产生的争议十分多，主要原因是一般只认同一个中心出产的研究，要求第一作者和通讯作者都属于同一单位，这很容易造成争作第一作者和通讯作者的情况。

在国际上，这方面的争议不可能说没有，但比较少，因为他们评定一个科研人员在研究工作中的贡献时，是从多角度来评核，包括使用发表文章总数、SCI 找到的文章引用次数和 H 指数等。

（二）国际上通用的作者排序方法

在国际上，第一作者的位置，通常给予对该研究工作贡献最大的人。而做出最大贡献的人，通常是首先提出该研究理念和如何进行的人，因为如没有这理念作为开始，其他的研究计划就不会开展。通讯作者的位置，已在上面提到，在此不再复述。至于对其他作者的排序如何安排，有以下不同的做法：

1. 根据作者们对研究和文章贡献多少做出排序。

2. 用姓氏的字母排序（alphabetical list） 这看起来有点不合理，但常用于某些特定研究领域中，例如参与作者人数十分多的大型组织计划或疾病指南、共识的文章。

3. 使用多个第一作者，额外的第一作者可用星号或其他符号标记，并附上解释。问题是第一个第一作者，还是拥有最高的能见度。

4. 多个通讯作者，同样地也可用符号或脚注来标记，但最后的通讯作者的分量还是最重。

5. 通过谈判、协调或经过领导层以公平原则下做出决定和排序。

可以说，作者排序是一件十分复杂和麻烦的事情。因此要公平和尽早处理，以免在写文章时才引起争议，耽误投稿时间。

（三）我建议的解决国内作者名单排序方法

在上述谈到国际通用的方法做出作者排序，在我的经验中，在国内使用往往会带来很多争议、纠纷和不满。

我建议的做法是：

1. 在成立一个单个中心临床研究前或成立一个多中心研究合作单位前，首先要谈好作者名单和作者排序的原则。

在作者名单中的原则比较容易解决，只要提出并通过使用 ICMJE 的四大原则后，让大家清楚了解、提出讨论意见后，便可定下作者名单。

2. 单在作者排序方面，讨论就比较复杂。在讨论这些排序原则前，我要简略地把研究分成以下不同种类，再作讨论：

无论单中心研究或多中心研究，都可分为"种水稻"式或"种果树"式。而每一种研究都可再细分为前瞻性或回顾性（详情可参考第一章第六节和第二章）。

（1）"种水稻"式的前瞻性研究：这种研究是在有计划下进行的，第一个提出创新性概念的人作为该研究方案的第一作者，因为没有他就没有这项研究的开展。而他的导师就应作为通讯作者。如计划是由导师提出，由他指定谁是第一作者，而他是通讯作者。其他参加的单中心或多中心研究人员，则根据每一人员的贡献做出排序。如是多中心研究的话，可能每一单位只能加入一位人员进入作者名单。

（2）"种水稻"式回顾性研究：因这类研究往往作者是灵机一动，突然想出来的，所以谁想出一个创新研究概念，谁也应是第一作者，而他的导师也应成为通讯作者。其他作者的排序就看他们在研究中做出的贡献，例如手术量、入组患者数量等。

（3）"种果树"式研究作者名单的灵活性就强得多。因"种果树"式研究可以在同一领域中发表多篇文章。但因"种果树"式研究不同结果对医学上贡献的轻重有所不同，而往往第一篇发表的文章不一定是影响最大的文章，所以我建议的做法是由首先提出如何开展该项"种果树"式研究的单位的人员和导师决定做不做第一篇发表的文章的第一作者和通讯作者，如他们决定不做，由贡献第二大的一组人员做决定。如此类推，直到有一组承担这篇论著写作的人员，完成写作和投稿。等到第二个研究成熟时，也依次做出同样安排。如第一组研究人员决定作为第一篇文章的第一和通讯作者的话，第二篇文章就由另一组的人员作为第一和通讯作者了。

这样做的好处为每一组工作人员都有机会作为第一和通讯作者。贡献大的组可以撰写最有影响力的文章。但这方法一定要在进行研究前决定最低贡献有多少才能有资格排序作为第一和通讯作者。明确贡献太少的人员或单位有可能不会被列为第一或通讯作者撰写文章。

五、总结

本章节讲的是两个十分敏感的问题：什么人应进入作者名单和进入作者名单的排序问题。我在这章节中谈到国际通用的方法，也谈到国内国情引起的问题。最后我提出我自己想出来的方法，希望能把这两个十分敏感的问题所引发的争议、纠纷和不满降到最低。

第五节 如何选择向哪一家杂志投稿

作者：刘允怡

一、引言

选择向哪一医学杂志投稿，是一门十分大的学问，对不同的研究人员，有不同的选择因素。本章节只能讲出笔者个人对这些因素的考虑。对我来说，我主要考虑两大因素：医学杂志因素和自己个人因素。

二、医学杂志的考虑因素

这可再细分为以下不同的因素：

（一）文章的类型

文章属哪一类型，是考虑投稿到哪一医学杂志的一个十分重要的因素。

通常来说，基础研究的杂志不会接受临床研究文章；反过来说临床研究杂志，也不会接受基础研究的文章。有些医学杂志完全不接受病例报告，但也有专为病例报告而设的医学杂志。有些医学杂志只接受流行病学、内科或外科的文章，而对小专科的文章不感兴趣，但也有特别为小专科和更小专科而设的医学杂志。

有些高影响因子的医学杂志，对研究设计和内容的要求十分高，例如大型多中心随机研究或对临床应用有重大意义的研究，才会被收录，对设计比较差的研究，例如回顾性研究，则拒绝刊登。

（二）医学杂志的影响因子

医学杂志的影响因子高低，也是一个重要的考虑因素。当然影响因子越高，对作者们来说若文章能接受刊登则越好。但影响因子高的医学杂志，通常接受文章的要求会较高，而文章被拒绝刊登的可能性也会较高。

（三）杂志的读者群

杂志的读者群，也是投稿到不同医学杂志的重要考虑因素。最主要的考虑为：我这篇文章的结果最希望能影响哪一些读者？例如家庭医师、某一类专科医师还是小专科医师等。此外还需考虑读者群组是国际性的、有特定区域性的（如美洲、欧洲、亚太地区）或只是局部地域性的（如中国、广东省）。

（四）医学杂志名气

这是另一决定性因素，尤其在国内，对不同国际杂志在不同领域中医学杂志排名高低，不少医师认识不多，名气大的杂志在其领域上的影响力尤其大。文章刊登在这些杂志上，得到不同国家读者阅读的机会也较大。

（五）医学杂志提供的服务

医学杂志服务是否优良，主要取决于编辑部门经过评审后，接受和刊登文章时间的长短。好的杂志通常能在接受投稿后 1～2 个月内有回复，就算审稿员有争议的文章，也应在 3 个月内回复，在总编决定接受刊登文章后，从接受到刊登通常在 6～9 个月完成。服务差的医学杂志，可以在很长时间后才有回复或文章才得到刊登，甚至有可能投稿后如石沉大海，变得杳无音讯。

（六）医学杂志刊登类型

现今医学杂志文章的刊登，可分为传统的印刷型、电子版型或混合印刷和电子版型。传统的印刷型也渐渐被电子型或混合型代替。后两者的最大好处是可以通过网上检索和打印，而刊出的时间也会较短。

医学杂志也分为免费的开放获取式和通过收费才能获取式。当然免费开放获取式的医学杂志较受欢迎，影响力较大。

此外，有些医学杂志在评稿或在刊登文章时要收费，有些则是从投稿到刊登完全免费。

（七）医学杂志对刊登文章有没有增值材料

对投稿人和读者来说，在已刊登的文章中，获得最大增值价值的是文章后附有专家评语，评论这篇文章之优劣点。因为通过这些评语，读者和作者从中可学到很多很好的观点。

笔者主编的 *International Journal of Surgery*，在每一篇文章接受刊登后，都会选请文章领域中的专家对文章写出评语（invited commentary）。

其他医学杂志能吸引读者兴趣的增值材料，包括主编评述（editorial）、主编观点（editor's perspective）等。

（八）医学杂志级联

这是一个比较新的概念。在现今临床杂志中，一个好的杂志会级联其他新办的医学杂志。

例如：*International Journal of Surgery* 影响因子 13.40，是跟以下的杂志有级联的，包括 *Annals of Medicine and Surgery, International Journal of Case Reports, International Journal of Surgery Open, International Journal of Surgery Protocols*。

级联的好处为，如投稿人投稿的文章格式是 *International Journal of Surgery* 不接受刊登的格式，例如病例报告，可在征求投稿人同意后，转投到另一适合的医学杂志，例如 *International Journal of Case Reports*。此外，如文章不被 *International Journal of Surgery* 接受刊登的话，也同样可以通过征求作者的意见后，转投到另一级联医学杂志，例如 *International Journal of Surgery Open*。

三、选择投稿医学杂志的主要个人因素

在清楚了解选择投稿到哪一医学杂志的八大因素后，现谈一谈个人应如何选择投稿和应取决于哪一些重要因素。

以下提出的是非常个人的观点，当然不同的人对不同的因素考虑的比重有所不同，最后当然是由每一位医师自己做出最终决定。

对我来说，投稿到哪一医学杂志，我首先会考虑以下三点：

1. 我的文章是哪一类型？
2. 文章中的研究是哪一领域？
3. 这篇文章水平和研究工作水平有多高？

（一）文章是哪一类型

这是决定文章可以投哪一类型杂志的最关键性因素。即使研究完成、文章写作很好，也不会考虑投稿到那些根本不会被接受的医学杂志，否则会费时误事。

（二）文章中的研究是哪一领域

在经过上述考虑后，可选择投稿的医学杂志范围已缩小了一点。

弄清研究的领域主要帮助我们考虑应投什么学科的杂志：流行病学、内科、外科、小专科、更小专科或家庭医学等不同的医学领域。

再要考虑的是希望研究结果能影响什么样的读者群，例如哪一专业医师，哪一地域的医师等。

考虑完这些因素后可将选择投稿的杂志范围再缩小。

（三）文章和研究的水平有多高

根据研究和文章的水平，基本上就可以决定投稿到影响因子多高的医学杂志。有些人投稿的原则是经评定自己文章的水平后，就把文章投稿到影响因子最高的杂志。影响因子越高就越好。如稿件被拒绝刊登，就改投到影响因子第二高的杂志。这样做只有一个好处，就是影子因子高的杂志通常审稿员的水平高，能清楚指出文章中的优点和缺点。但这样做非常浪费时间。我的做法是很快向影响因子低一层的杂志投稿，希望尽快能把文章刊登出来，以便集中力量发展另一研究。此外，我的另一做法是如果第一次投稿被拒刊的杂志出版地是美国的话，我会再把论文投到出版地是英国或欧洲的杂志，这可减低再遇到同一组审稿员评论这一稿件的概率。

当然，对于影响因子接近的杂志，杂志在国际和在国内名气高低也是一个考虑因素。

四、选择投稿医学杂志的次要个人因素

医学杂志能提供服务的水平，也是一个需考虑的次要因素，因为等待文章刊登时间太长，医学的进步也可把重要的结果变为没有这么重要。而且，在等待的时间，其他组的研究人员也可能会发表类似的研究结果。

我对杂志刊登类型，例如印刷型或电子型，没有太大的意见，但对收费的杂志，我通

常不会投稿。

有关杂志所提供的增值材料，我作为读者有兴趣阅读，但是否影响我投稿的意愿，我觉得不会。

我个人对医学杂志级联兴趣不大。如一本杂志拒绝刊登我投稿的文章，我会根据审稿员所作出的评语，修改文章后，改投到另一医学杂志。

五、总结

如何选择医学杂志来进行投稿，是一个非常复杂的决定。这一章节内我首先指出选择医学杂志需考虑的因素，然后指出我个人会考虑的因素，最后做出选择。读者们也应有自己考虑的因素，来做出自己最后认为合理的决定。

第六节　杂志主编退稿或要求修改时如何处理

作者：刘允怡

一、引言

对作者来说，文章投稿以后，就是一个阶段的结束。但对医学杂志来说，这是一个有结构性的程序的开始。该程序不是非常复杂，但对一些没有在编委会或医学杂志长久工作过的人员来说，这个程序有点神秘。下面我将讲述从投稿到刊登（或退稿）的过程。

二、投稿

目前提交稿件到医学杂志，通常都是通过电子网站来进行。当您完成文章后，做出决定投稿到哪一医学期刊，经过仔细阅读该期刊"作者说明"并做出适当的修改后，把所有杂志要求的提交程序都完成，深吸一口气，击出"提交（submit）"按键。您会立即收到一封电邮，确认提交成功。您可以松一口气，经过辛劳的工作，现在应可以静待结果了。

（一）文章被医学杂志"unsubmitted"

提交文章的第二天早上，您突然收到从医学杂志发给您的电邮，通知您投稿的文章已被杂志"unsubmitted"。究竟"unsubmitted"是怎么一回事？

"unsubmitted"中文翻译，最好的解释是"稿件尚未被杂志当作正式提交"。如何处理这问题？首先，不要惊慌。如您明白医学杂志如何处理投稿程序后，您会了解到这只是一个轻微事件，完全不会影响文章是否会被杂志接受刊登。

（二）医学杂志收到投稿的第一步骤

医学杂志收到投稿，首先是由一位编辑团队内的成员，这可以是编辑助理或出版部成员，根据一份杂志订下的列表进行检核。如该文章缺乏这个列表内要求所要提交的材料，这位人员会把稿件退回给作者。只有满足这个列表的文章，才能进入第二步的正式评审。

这个列表内规则的建立，不同医学期刊差异可以很大，可以非常自由，只要求文章中所有重要部分，例如摘要、IMRAD 和引用文献都已齐全即可；也可以非常严格，这一规则杂志会清楚地在"作者说明"内写上。

这个列表和规则如何来定？不同医学杂志有所不同，通常都会要求包括社会法规的规定，如遵守有关医学道德标准和进行临床研究的国际规则。有些是由出版社的要求而定下来，还有些是总编辑坚持的标准。

（三）作者如何回应文章被杂志"unsubmitted"？

通常来说，在"unsubmitted"的电子邮件中，会清楚地写出文章提交时缺乏哪方面的资料，所以首先作者要做的是仔细阅读这个邮件。如有任何不清楚的指示或要求，请点击"答复"并要求杂志进行澄清。在澄清后提交稿件远比不澄清而重新提交不正确的稿件要好。

（四）杂志答复"unsubmitted"和要求修改文章中某部分，如何应对？

对大部分医学杂志来说，总编辑或学术编辑委员会的成员尚未知道这篇文章已投稿到自己的杂志。因此，如杂志要求修改文章的某些部分，是根据杂志的规则来做，而通常都有充分理由，诸如文章超过字数限制，文章内容不符合杂志规则的格式化要求等。

所以，作者在这个步骤对杂志团队提出文章的修改意见不要争论，不要反对，简单地进行修改，并按照杂志的要求重新再投稿。提出争论和反对只会延迟该杂志接纳您投稿文章或评估的时间。如您不能接受杂志的要求进行修改的话，您只可以考虑把文章改投到另一杂志。

（五）如何避免稿件"未被接受提交（unsubmitted）"？

要做的包括：

1. 仔细阅读"作者说明"，并根据规则定下的所有要求修改后才提交稿件。
2. 查看最新一期这杂志的文中，看看杂志刊登的文章内容已全包括在您的文章内。
3. 根据以往作者或团队人员的经验，查看文章内容有没有缺乏杂志所要求的内容。
4. 对作者来说，最重要的是知道杂志主编和学术编辑委员们到这一步还完全不知道稿件是否有或没有"未被接受提交（unsubmitted）"。他们也没兴趣查看文章投稿后这方面的情况。我可以肯定地说，文章有没有被杂志"未被接受提交（unsubmitted）"，完全不会影响这篇文章科学价值评核的高低，以及文章被杂志接受刊登的可能性。

三、稿件进入正式评审阶段

当稿件被杂志正式接受投稿后，就进入正式评审阶段。评审通常由杂志主编主持，规模大的杂志，因接收大量投稿稿件，杂志会加入副主编来帮助工作。有些杂志更会把副主编分开处理不同地区的投稿，也有些杂志把副主编分开处理不同专业领域的投稿。

（一）初步评审而拒绝刊登

在影响因子高的医学杂志，稿件经过初步评审后，就被拒绝刊登，是很常见的情况。

初步评审时经过主编或特定有关的副主编详细阅读后，决定不用经过同行评审，就拒绝刊登这文章。这项不刊登文章的决定是确定性的，不像刚才谈的"未被接受提交（unsubmitted）"的情况，杂志不会接受争辩、上诉或要求修改后再投稿的要求。

为什么稿件未经同行评审就被拒绝刊登？主要有以下几大原因：

1. 投稿到错误领域的杂志　每本医学杂志都有其特定的领域。虽然有些杂志的领域比较宽，有些比较窄，但文章内容如超越杂志领域是不会被接受刊登的。

2. 投稿为杂志不接受的文章种类　有些杂志特别指明不会接受某些种类的文章。最常见的是不接受病例报告。有些临床杂志不接受没有临床应用价值的基础研究。也有些基础研究杂志不接受没有基础研究根底的临床研究。

3. 文章内容与近期该杂志已发表或已接受发表刊登的文章类似　在投稿到任何杂志前，要先阅读该杂志近期刊物，其次在国际交流时，要探讨有没有其他医学中心正在进行您计划中的类似研究及其进展。

4. 文章水平与杂志要求的水平差距太大　例如设计不佳，内容太陈旧或缺乏重要性，数据不足够支持论点和总结，分析方法错误，文章书写太差，笼统和不正确的结论。

通常来说，如主编或副主编决定稿件未经同行评审而拒绝刊登，无论因为什么原因，这个决定很快就会通知有关作者，通常在1~3天。主要是为了公平原则，直接拒绝刊登文章应尽早通知作者，让作者不会浪费太长时间等候决定。不接受刊登的决定原因可能会，也可能不会通知作者，杂志不给作者拒绝刊登的原因是避免伤害作者的自尊心。

（二）同行评审

同行评审表明文章正式进入评审的阶段，主要由有关总编或副主编或特定编辑负责。通常这些负责人都有自己的专业领域，由他们选取并且把稿件外发到该研究领域有关专家们进行评审。选请的评稿员大约2~5个。有些杂志要求投稿人提出可以用作审稿的2个或以上专家的名字和联络电邮和地址。我通常尽量避免选请这些作者提出的专家用来评稿。因为怕中间有利益冲突。

这些被选请的专家会被通知回应接受或不接受选请的最后限期和要求完成评审的时限。有些杂志会例行要求每篇研究性文章都要通过统计学审查，但有些杂志会在接受文章前例行进行统计学审查，更有些杂志只在审稿员要求下才做统计学审查。

评审员负责的工作为审查研究的可信性、正确性和实用性。主要评语如下：①研究的重要性，包括科学上和临床上；②文章写作的清晰程度；③细读文章内容包括：摘要、方法、结构、讨论、总结、参考文献、图表。对各方面做出适当批评，如什么地方要澄清，哪些地方要做出清楚定义，哪些地方应该加长或缩短，研究用的方法有什么限制，找出来的结果如何可以引领将来研究的方向，总结是否在文章有足够数据支持，图表是否太多或太少或没有引用适当文献，图表内容会否与文字太多重叠？

评审员最重要的工作为：

1. 给编辑人员做出适当建议 包括：该文章是否接受刊登，接受但需要小修，拒绝刊登但在大修后可再考虑是否接受或拒绝刊登。要注意的是评审员对文章的评价是不具有决定性的，而只是一个建议。

2. 分别给作者们一些意见 这些意见对作者们来说通常都十分有用。通过这些意见，作者可以改善现有文章的素质，也可以改善将来研究的设计。在给作者的意见中，评审员不应写上自己对文章是否被杂志接受刊登的意见，因这最终决定是由负责的编辑人员做出的。

3. 给编者的意见 通常这些评语不会转发给作者们，因此评审员可以更直接地写出意见，而不会怕伤害作者们的自尊。这里要求的是评审员做出尖锐性的评语，清楚地评论文章的优劣点，并指出因什么原因做出让编辑接受、修改或拒绝刊登文章的建议。要注意的是评审员的评语要中肯、有理而不带人身攻击。如评审员对文章作者或研究内容有利益冲突，轻则要提前申报，重则应拒绝评稿。

（三）最终评审

好的医学杂志通常要求同行评审要获得两个或以上的评审意见才进入最终评审。

有些医学杂志的最终评审是通过一个评审会议来进行，但有些杂志只是由有关主编执行。方法是通过审查文章和同行评审专家的意见后，考虑文章优劣点，然后做出决定文章是否适合刊登于杂志之内。

主要决定为：

1. 直接接受刊登 这只是占投稿文章的很少部分。因临床文章很难达到完美而不用修改。

2. 接受但需要小修改 这说明在小修改后可以不再经同行评审而发表，有些则需要再次经过同行评审。

3. 不接受刊登但需要做大修改 在大修改后要再次通过同行评审。在回复给作者时应指出要修改的重要部分，修改后的水平直接影响文章是否能接受刊登。

4. 拒绝接受刊登 不会再接受任何形式的再投稿。

四、快速出版

有些杂志为了吸引多一些稿件或为了增加收费，建立一条快速通道，让文章从投稿到刊登可以在 3～5 周内完成。我不会批评这些杂志的做法，我只想指出通常来说这些杂志都是较新成立的。

在已建立根基的医学杂志上，究竟有没有快速出版这一回事？答案是有，但是罕有地进行。例如：

1. 有重要性和普通应用性的文章 一个例子是"STROSS statement"近年来在 *Int J Surg* 刊登。

2. 有重要和时间性的文章 例如 2003 年 SARS 流行病期间的新发现或 2020 年 COVID-19 的新型冠状病毒肺炎的新资讯。

这些特别的文章，会由主编做出决定是否应快速出版。

五、文章评审的发展历史

从表 6-6-1 可以清楚看见评审文章发展的历史，从传统，经发展中，到现代方式，无论在应用方法、透明度或评审意见公开程度，都变得越来越公平。

表 6-6-1　文章评审的发展历史

	传统	发展中	现代
应用方法	双盲 （隐藏作者和审稿员身份）	单盲 （作者看不到审稿员身份）	全开放 （作者和审稿员身份全公开）
透明度	低	只公开杂志接受刊登率和周转时间	定期公开接受刊登率和周转时间
评审意见	不再重用，不会刊登	只用于级联杂志以供参考，不会刊登	所有有关评审资料跟文章一起刊登

六、收到医学杂志对文章决定的通知后，作者如何应对？

总的来说，收到的通知只有四个可能，而应对方面也只能有两种（表 6-6-2）：

表 6-6-2　文章决定的通知和应对

通知	应对
文章已被接受刊登	不用回复
文章不被接受刊登	
文章要作小修改	需要回复
文章要作大修改	

（一）文章已被接受刊登

这是一个重要的成果。随后要做的事情很多，包括通知文章中其他作者这一个好消息，在通知大学、医院、单位和有关领导层人士，加入个人履历后，回家跟家人至亲们庆祝。休息几天后再重新投入科研工作中。

（二）文章被拒绝刊登

不要把这当作是一个打击，是一个失败。这是一个常常发生的事情，应该做的是重复细看审稿员对文章的批评，虚心接受意见。细看文章中的数据能否在现有的基础上得到改善，然后决定要不要再深入一点搜集多一点数据，或加大样本量把研究做得更好。通过反复检讨、改善后，把文章做出适当修改，然后决定把文章投到另外哪一本医学杂志。

对于曾被拒绝刊登的文章而经过修改后应如何选择投稿杂志，不同人有不同的做法。有些人会投稿到相同等级、相近影响因子的杂志。主要他们希望每一篇文章都能获取最高影响因子杂志的刊登。这样做有几个缺点：①再次被拒绝刊登的风险很高，因为文章水平可能到不了那一等级；②在不知情下再次遇到相同的审稿员的机会较大；③所花时间会多，我个人觉得不值得。

对我来说，我会选择投稿到影响因子较低一层次的医学杂志，而且我同时会选一本总部设在不同国家的杂志，这样遇到相同审稿员的机会较低。我可以接受文章刊登在低级别一些的医学杂志上，主要原因是可节省时间把文章刊登出来，这在"种果树"式的研究中尤为重要，因为如果您在某一领域中在国际杂志中刊登了一篇文章，同行认识您在这领域的贡献可能性就会较大，将来在同一领域上发表另一篇文章的机会便会增高。

（三）文章被要求修改后可再投稿

这包括编委要求的小修改或大修改，无论杂志要求是小修改还是大修改，作者们一定要做出适当的回应。

其实杂志要求小修改，已经是一个好消息，通常杂志的编辑部已做了一个决定，文章中虽然有些瑕疵和缺陷，如经过适当修改后，文章应可被接受刊登。而在杂志要求做出大修改，就显示缺陷太大。如经过适当修补后，文章尚可以再次被考虑是否接受刊登。

因此，对所有审稿员和编辑提出的所有评语，每一点都要做出回应。回应其实是有技巧性和艺术性的，这些方法是要经过跟随名师指导、多次实践，才能掌握其中技巧和秘诀。

回复有三大原则：①完全回复；②礼貌回复；③用证据回复。

1. 完全回复 即对每一审稿人和编委中的每一点批评都要做出回应。

如您不能回应其中一个批评或问题时，您必须清楚说明不能回应的理由，例如缺乏这方面的数据，假如不同审稿员或编委的问题重复，可请后一位审稿员参看您对前一位审稿员的回应。如不同审稿员或编委做出自相矛盾的批评或建议时，可以有两种做法：询问编辑意见或回应您认为对的批评或建议，用数据来支持您的论点，然后请另一位审稿员参考您的回应。我较喜欢使用后一方法，因为这节省了大量书信往来时间。

2. 礼貌回复 请记着，审稿员和编委的工作是帮助作者们改善文章的质量，而这些工作经常是无偿的。

文章经过修改，整体质量改善后的功劳，在文章刊登后全归于作者，而审稿员和编委只是默默地在幕后作出贡献。因此，回应这些帮助改善您的文章的人，一定要有礼貌。此外，在大多数情况下，审稿员和编委的意见是正确的，因为他们不单是这领域的专家，也是评写文章的专家。

千万不能做出以下的回应"我们已清楚写出我们的观点，我们不明白为什么编委或审稿员还是看不明白……"，如果一些在这领域的专家看不懂您写什么，那么非这领域专家的普通读者，如何能看得懂？

在英语上可以借用以下礼貌的句子做出回应：

We agree with Reviewer 1 that … but …

Reviewer 2 is right to point out … yet …

Although we agree with Reviewer 3 that … however …

We too were disappointed by the low response rate …

We support Reviewer 4's assertion that … although …

With all due respect to Reviewer 5, we believe this point is not correct …

然后用数据，不要用文字来争辩。请注意，因为尊重，所有指定的"Reviewer"是用大写写成的。

3. 用证据回应　用非文字的数据回应，是对评审员或编委提出而您不同意的批评点的最好回应。

千万要记着这不是一个辩论场所，不要长篇大论地列出证据，要适可而止。您的目的不是要做辩论赢家。您的目的是说服评稿员或编委支持刊登您的文章。回应不可太激烈，不可人身攻击，要留有余地，要顾及别人的面子。

七、要求修改后的文章经修改后再次投稿

文章经过修改后再投稿时，应合并附上：

1. 再投稿时的投稿附函（cover letter）　信中指出这是一篇再次投稿的文章和文章在投稿后杂志给予的编号。

2. 点对点（point-by-point）地对审稿员或编委的回应　这回应内应该用普通字体打印出每一个审稿员或编委的批评，用颜色的字体打印出您的回应，再用深色字体打印出您在文章中哪些部分做出了修改，最后用括号指出修改文章中在哪一页哪一行至哪一行可以找出修改的地方。请注意这点对点回应中的修改与在文章中做出的修改要完全吻合。

3. 一份修改过的干净文章（clean copy）。

4. 一份修改过，已使用黄色显示修改痕迹的修改版。

八、总结

本章节简单讲述医学杂志如何处理投稿步骤，以及作者如何适当处理杂志的回复意见。

第七节　作为读者如何关键性阅读文章

作者：刘允怡

一、引言

医学文献，浩瀚如大海。近年来医学发展迅速，文章大量涌现，对一个医疗工作人员来说，如何能在茫茫书海中找到适合自己阅读的文章已经是一门学问。就算能找到适当的文章后，在找到适当的文章后，如何能关键性地阅读这些文章，能从文章中找到自己需要的信息资料，并懂得怎样把这些信息资料应用于日常临床工作，开展临床研究或深入评价相关领域发表文献的质量优劣，还需要经过长期反复的学习实践与思考，提高自己对相关领域学术技术发展水平的宏观掌握和细节了解，对临床研究和论文撰写基本要素的全面了解，并要学习掌握一些检索和评审工具的正确使用方法，提高自己的整体综合素质，方能

学懂如何关键性阅读文章。这一章节就是提供给读者们一些思路，帮助读者比较深入地了解如何选择医学文章来阅读，并在阅读时懂得分析文章中的优劣点、可应用点和有限制性的地方，再不会人云亦云，文章中说什么我完全接受，完全没有怀疑。希望在学懂关键性阅读医学文章后，读者能更精准地学习到医学知识，更适当地把知识运用于临床治疗和医学研究等各个方面。

二、为什么要阅读医学文章

不同的医疗人员阅读医学文章的目的不同，其主要目的可以归纳为：

1. **更新医学知识**　医学急速发展，新的知识、新的技术不断推陈出新。一个临床医师，如不终身学习，知识和技术都会很快落后。阅读医学期刊中的新知识、新技术，是终身学习的一种方法。

2. 在一些特定的临床领域中，专科医师们都希望能站在该领域的前沿上，提供最好的医疗服务于自己的患者身上。因此，能定期阅读医学文章，是一个在自己专业领域中不断更新的好方法。

3. 在开展医学研究的人员，能通过阅读文章来了解研究领域中的最新发展和国际上不同研究人员对该研究领域的新概念、新思维，这也是非常重要的。

可以说，不同的医疗人员，对阅读医学文章的目的和需求差别可以很大，因此，如何应不同的需求，学懂如何检索适当的文章，如何能关键性地阅读这些文章，找出自己想要找到的医学资讯，需要学习使用不同的技巧和不同的步骤来进行。

三、如何检索适当的文献阅读？

如何检索医学杂志中文献的资讯，在本书中的第三章第二节"进行相关文献检索的策略和具体实施"已详细讨论，此处不做详述。

我只是想讲一讲检索医学期刊中的文章不是唯一找出临床资料的方法。其他方法包括可以在教科书或参考书中找到相关的医学知识，可惜的是书本内容通常比较陈旧。从书本开始编写到出版的周期导致资讯通常落后 5 年以上。就算是在医学期刊中的文章，从写作完成后到投稿，接受刊登到出版，资讯也会落后 1~2 年。较新的资讯，只可通过学术会议或学者间互相交流等途径获取。

就算是获得有关的医学阅读材料，也要学懂如何关键性地阅读文章，才能从米中筛糠，从沙砾中找到黄金，把有用的知识适当地运用于临床治疗或发展临床研究中。

四、什么是关键性阅读文章？

关键性阅读文章的定义为：主要是使用关键性的评估方法，通过一个系统性的过程，识别文章中的优缺点，最终用来评估文章做出来的结果的实用性和有效性。

临床医师在实践循证医学时，需要将医学研究得出来的结果，应用于个别患者身上。作为一个临床医师，在治疗患者的过程中做出适当的临床决策，是一个非常重要的部分。因此懂得关键性阅读文章，对临床医师非常重要。

对进行临床研究的医师来说，一定要能有科学化的方法来辨别文章的优缺点，懂得关键性阅读文章，对他们来说更为重要。

五、关键性阅读文章的不同方法

因医师有不同的需求，不同的目的，所以关键性阅读文章也发展出三种不同的方法。

（一）快速评审法

这主要作为读者在日常使用的阅读医学文章的方法，目的在增进知识。循证医学概念的创建人有一句名言："不要阅读低劣的医学文章，以免受他们玷污您的脑袋"。所以应该筛选优秀或水平达标的文章，再做进一步详细阅读。

快速评审法的步骤比较简单实用。方法是基础于 6 条核心问题。如 6 条核心问题的答案有任何重大问题或疑点的话，读者就应放弃继续阅读这文章，因这文章已是一个低劣的文章，不阅读不会有损失。继续阅读就有可能被低劣的医学资讯"玷污您的脑袋"了。

这 6 条核心问题是：

1. 这项研究是否科学上有趣而重要？

2. 这项研究结果能否提供重要临床信息给读者？

3. 设计方法是否优良？

4. 是否适当地评估主要研究结果变量？

5. 研究样本量大小是否足够支持一个可靠而有意义的差别或效果量（effect）？

6. 有没有重要因素影响研究结果的真实性（例如错误的研究方法，太少的样本量，大量的混淆因素）？

（二）坚实评审法

已经通过快速评审法的文章，才应使用这种坚实评审法来进一步评审，因为这个方法是要花比较多一点的时间的。

虽然文章主要结构分为 IMRAD：introduction（引言）、method（方法）、results（结果）和 discussion（讨论），但坚实评审与快速评审的方法一样，只集中在方法和结果上，但不同的是，该方法注重评审以下 10 个方面：

1. 登记、医学道德和研究基金来源　主要评审的地方包括：①研究有没有获取患者知情同意；②患者照片有没有得到患者授权刊登；③文章有没有透露研究基金来源；④研究有没有获取有关委员会批准（取决于研究设计和种类）；⑤研究有没有进行研究登记。

2. 研究设计　应注意文章如何描述研究设计：①观察性研究或干预；②比较性研究；③试验性研究；④分析性研究；⑤新药物和新手术有关研究。

如在研究题目上或摘要中写上这是一个随机临床研究，要细看是真假随机和随机方法。

3. 研究方法　应注意：①患者如何选择入组，如何排除入组？②清晰定义研究主要结果和次要结果；③方法用在评估结果变量，清楚指出这些变量多长时间评估一次，谁作评估？④患者每次随访相距多长时间？

4. 不同组别相同和不同处　应注意研究组和对照组患者除研究的治疗方法不同外，

其他情况应是相同的。偏倚如发生通常都是偏袒研究组，所有研究方法有任何偏向的差别，都会被认定为是一种研究的偏倚。

5. 随机分组方法 使用随机分组的主要目的，是消除两组的偏差。应注意：①随机是用计算机来产生一个单或双数，或是采用抽签或用掷银币的方法；②注意有没有采用块状随机分派；③谁来做随机分组；④在什么时间进行随机分组。

6. 分组、隐匿、掩蔽、单双盲 确定所有参与研究人员在分组前不知患者会进入哪一组别（单盲设计）；最理想的是患者和度量变量数据的人员在分组前和后都不知患者进入哪一组别（双盲设计）。研究人员完全没有方法可以控制患者入组的先后次序，这是主要防止有意或潜意识（偏见）地分派入组。

7. 计算样本量和统计方法 应注意：①研究人员如何计算样本量？②有没有进行先验分析（prior analysis）或有些人称为数据挖掘（data dredging）？③有没有进行前导实验（pilot study）？④统计功效（power）是否 > 80%？⑤是否适当使用置信区间 > 95%？⑥效应值（effect size）用作检测主要研究结果变量的分别，是否在临床应用有意义？⑦事后分析（post hoc analysis）通常不可接受；⑧有没有违反正态分布的描述（normal data distribution）？⑨统计计算应用方法是否正确？

8. 患者参加流程 应注意：①有没有使用 CONSORT 声明患者流程表？②有没有患者在入组后退出研究？③如入组后退出人数超过入组人数 10%，这项研究的可靠性大有疑问（post-randomization exclusion > 10%）。如有，为什么退出？

9. 可靠性 应注意：①研究人员有没有指出他们已付出足够努力减低随机误差（random error）？②研究人员有没有评估患者结果在不同时间点有不同价值，使整个研究结果变得不可靠，或甚至可疑？例如其中一些手术在学习曲线中进行。

10. 结果分析，推广应用，研究限制和解释 应注意：①患者基本情况，临床数据，每组研究结果，小组分析结果，使用的评分制度，研究计划表、仪器，用作度量研究结果变量的工具，都应在负责评估工作人员工作的地方找到。因为如这些人在不同地方使用不同工具，就算工具相近，也可影响度量结果。②如在入组前有大量患者被排除入组，这项研究结果只能应用于小部分满足入组适应证的患者中，而不能广泛地应用于大部分患者身上（pre-randomization exclusion）。③研究的限制和解释应和结果相符。

以上 10 个方面，看起来似乎非常复杂，其实如经多次应用，也会变得容易评审。其实这 10 个方面只集中评审研究中的 6 点，3 点是有关研究设计，其他 3 点是有关研究结果的实用性。总结如下：

有关研究设计的 3 个重点：①这项研究是什么类型？②这项临床研究有什么重要性？③研究方法是否适当？

有关研究结果在临床的实用性的 3 个重点：①这项研究得出什么结果？②这项研究结果有什么重要性（即和已知的资料有什么异同）？③研究的限制、实用性和如何影响将来研究发展的路线。

这 6 个重点，对口头或书写报告评审一篇文章时十分重要。我会在第六章第九节"关键性批评文章案例分析"中选一些例子，做出分析，读者们就会较容易明白坚实评审法如何可以用来评审临床研究。

406

（三）"鸡蛋里挑骨头"的评审

这是不常用的评审方法，主要用于：

1. 为文章评奖　为文章作评奖，通常都是在水平最高的入围文章中挑选一个出来得奖。能入围的文章都是经过精挑细选出来的，如把他们再做出比较，是较难评出高下的。因此常用"鸡蛋里挑骨头"的方法来分出高低。

2. 最顶尖临床杂志审稿员和编委用的方法　这个方法的执行，除了使用坚实评审法外，再加上根据文章中的研究种类，使用一套国际上常用的 CASP 评审清单，找出清单中和要评审的文章同一类的研究，一步一步再评审，目的是在"鸡蛋里挑出骨头"，找出最好的文章。

要了解 CASP 这一系列的清单，首先要明白 CASP 代表什么？

CASP 全拼是 critical appraisal skills programme。这是一个国际上经常使用的文献评价工具之一。是英国 Better Value Healthcare 研发出来的产品。CASP 评审的清单，分为以下 8 项不同文章评审的清单：

（1）系统性综述研究清单：CASP Systematic Review Checklist。

（2）质量研究清单：CASP Qualitative Checklist。

（3）随机研究清单：CASP Randomized Controlled Trial Checklist。

（4）病例对照研究清单：CASP Case Control Study Checklist。

（5）诊断性研究清单：CASP Diagnostic Checklist。

（6）队列研究清单：CASP Cohort Study Checklist。

（7）经济评估研究清单：CASP Economic Evaluation Checklist, and。

（8）临床预测准则清单：CASP Clinical Prediction Rule Checklist。

这套 8 项清单是一套重要的评估工具，是在评审医学研究文章时使用。该清单可以免费下载，并在知识共享的原则下使用。本节不详细讨论每一个清单的细节，有兴趣的读者，可通过相应官网上查询打印清单，然后慢慢细读。

六、总结

学懂关键性阅读文章，对所有的临床医师都十分重要。对进行临床科研的医师尤为重要。

有三种不同方法来进行关键性阅读文章，这些方法应在不同的需求、目的下分别施行。如适当地运用，不但可以省时，而且实用。

如何做一个关键性阅读文章的报告？

首先要指出这项研究是什么类型的临床研究？通过 PICO 原则描述这项研究用于什么人群？干预手段如何？比较什么？结果如何？使用关键性阅读方法找出该研究的强项和弱项，总结出研究的重要性、临床实用性和限制性。

具体请参看第六章第九节的案例分析来学习应用国际上通常使用的"坚实评审法"。

第八节　医学研究的罪行、欺骗与不适当行为

作者：刘允怡

一、引言

本书以上的章节，一直都是写临床研究为什么要进行和怎样进行。这一章节写的是在所有医学研究中，包括临床研究，研究人员不应该做出的行为。

二、为什么科研人员会使用不当行为进行科研

原因十分多。但最主要包括以下几种：

（一）个人得益

成功的科研结果带来个人很多利益，包括增加个人知名度和竞争能力，容易得到升职，受到同行的尊重，甚至获得奖项。

（二）经济利益

获得加薪，研究资助，药厂资助，奖金。

（三）群体认同

成为事业中的成功人士，在同行中成为意见领袖。

（四）证明自己看法正确，害怕失败

实验结果如证明不了自己的看法，在数据上做一些修改，把无证据支持自己论点的变成有证据支持。

三、不适当科研行为带来的坏处

不适当科研行为可带来很多坏处：

1. 不正确的研究结果会导致错误结论，在临床上应用可能损害患者健康。
2. 可引导其后续科研走向错误的路线。
3. **可导致浪费大量金钱和人力物力**　要通过重复研究才能找出真实结果；调查科研做假也要费时费力费金钱；在惩罚有关科研做假人员的同时，也会带来人才、金钱和培训时间上的损失。
4. 失去国内外不同政府、研究资助机构及其他学术研究人员和群众的支持和信任。

四、临床研究不适当行为是否普遍

所有的资料都显示临床研究不适当行为十分普遍。现今被发现的科研做假行为只是冰山一角。现今尚缺乏良好的数据显示真正的发生率。

研究不适当行为发生的层次，可以是个人、几个研究团员、整个研究团队、整个医疗

部门，甚至整个医院。也有证据显示，有些做假行为，可以跟医学期刊或研究基金提供者一起合作进行。

五、科研不当行为的定义

在国际上，讨论科研行为不当的问题时，有数个名词十分常用，但也同时十分混乱。不同国家、不同机构和不同专家用这几个常用的名词时，意义各有不同。有些名词在同一些专家口中，甚至可以互相通用或混淆地使用。

为了清楚地表达本章节中使用的名词的真正意义，首先把"科研不当行为"作出定义。

在 1999 年爱丁堡皇家内科医学院通过一个共识会议，把科研不当行为（research misconduct）定义为"科研人员的行为，在有意或无意中，违背了好的道德和科学水平"。该共识把科研不当行为定义得很广，就算无意的行为也可构成科研不当行为。其后，英国的 COPE 机构（Committee on Public Ethics）又将其定义为"研究人员致使其他人认为其研究结果是真，其实却是假的"，这样才很清楚地把研究中诚实却做出错误结果或不同研究做出不同结果的情况，排除在科研不当行为之外。

六、科研不适当行为应再细分轻重

科研不适当行为，可以包括从非常严重到比较轻微的不同程度。有些轻微不当行为，可能跟爱丁堡皇家内科医学院共识会议定义的最轻微行为差距很小。这个共识会议一共列出 15 种科研不适当行为，从严重到轻微如下：

1. 做假数据，假病例（fabrication）。
2. 有意令数据失真（falsification）。
3. 抄袭（plagiarism）。
4. 没得到道德委员会同意便进行研究。
5. 故意遗漏或不使用一些不利数据。
6. 忽视数据中的离群值。
7. 在文章之内不涉及对研究不利的药物副作用或手术并发症。
8. 在人体研究中，不使用知情同意，也不解释为什么不需要知情同意。
9. 使用事后分析作研究手段时，没有清楚指出这项研究是使用事后分析的。
10. 礼物作者（gift authorship）。
11. 不引用其他人的研究理论和结果，把这些材料当作自己的来使用。
12. 重复出版，一稿多投。
13. 在有利益冲突时不申报。
14. 在完成研究后，研究者因数据不理想或结果太差，不愿意公开刊登研究结果。
15. 在开展研究前，没做足够的文献检索工作。

我个人认为这个表列出来的有些科研不适当行为，有点吹毛求疵，动辄得咎，更会使科研人员有点无所适从。

七、科研不适当行为应如何分界?

为了清楚地分界不同等级的科研不适当行为,我个人认为科研不适当行为应再细分为科研罪行和严重科研不适当行为,而把粗心大意的行为,不列入不适当行为中。最好的例子,就是上述列作第 15 项的科研不适当行为:"在开展研究前,没做足够检索文献工作"。什么才是足够检索,如何定义?就算真的检索不足够,也是粗心大意的行为,不应被当为科研不适当行为之一种。

我这个观点与国际上有些监管机构的看法也有点相近。美国监管中心的美国研究诚信办公室(Office of Research Integrity, ORI)也清楚地使用一个 FFP 的模型来列出最严重的科研不适当行为,并强调指出科研不适当行为不应包括诚实犯错和不同意见的表达。该 FFP 模型指的是:做假数据(fabrication)、数据失真(falsification)、抄袭(plagiarism)。

可惜的是这模型只包括最严重的科研罪行,却没有包括一些严重的,也可影响科研的真实性和可信性的科研不适当行为。因此,我个人把这些不同程度的科研不适当行为,做出以下的分类。

八、科研不适当行为的刘氏分类

科研不适当行为分为三个不同层次:

(一)科研四大罪行(fraud)

可简称为 FFPD,代表:做假数据(fabrication)、令数据失真(falsification)、抄袭(plagiarism)和诈骗(deceit)。每一项的科研罪行,都有其特点。

1. 做假数据(fabrication) 有些人称为伪造创作(forging)。指的是在文章中的研究数据是伪造出来的。包括伪造有些完全没有进行的实验或把进行实验少的次数变成多次。

这一种罪行,可通过调查实验的原始数据,十分容易找出证据证明。

2. 令数据失真(falsification) 手法可分为以下三种:

(1)扭曲数据(distortion):把真数据扭曲成假,而假数据扭曲成真;弱染色可分析为强染色;图片(graph)也可被改动。

(2)烹饪手法(cooking):等同使用烹饪中的手法,只保留有用的材料(例如鱼肉),而抛弃没有用的材料(例如鱼鳞)。在科研中就变成只保留和分析支持研究中假设的数据,而抛弃可以减弱假设的数据。

(3)修剪(trimming):修剪是把数据中不规则的地方平滑化,使数据在文章中变得更令人信服。修剪与以上所述的罪行比较看起来好像较轻,但也是不可以接受的行为。

3. 抄袭(plagiarism) 抄袭的范围非常广。

最严重的是涉及抄袭别人的整个研究或部分研究,整篇文章或部分文章,作为自己的研究或文章做出刊登。较轻一点的是把别人已刊登或未刊登的理论和想法,当作自己的理论和想法,做出发表或刊登。

4. 诈骗(deceit) 即故意使用诈骗手段,尝试使别人相信不正确的研究方法和结果为正确的方法和结果。把数据不能支持的总结变为数据可以支持。

（二）严重科研不适当行为

这些严重科研不适当行为，虽然比上述 FFPD 的四大罪行较轻，但也完全不可以接受。这四大不适当行为包括：

1. 错误使用统计学方法　统计是一个十分有难度的学科。每一个进行科研的人员都要懂得基础的统计学知识。但最重要的是要懂得自己在统计学上的限制，在适当时间找一位统计人员帮助分析数据。

有一本由 Darrell Huff 写作的书，*How to Lie with Statistics*，即"如何运用统计来说谎"。这本书的目的不是教人用统计来说谎，只是教人如何适当地在科研中使用统计。我提议读者们阅读这本书。如果真的立意使用统计来说谎，那真的是罪无可恕。

2. 不适当的作者名单　我在这书中的第六章第四节"作者名单与排序应注意的问题"已详细讲述，在此不再重复。

3. 重复出版，一稿多投　所谓重复出版是指投稿或刊登两篇或超过两篇文章，而内容包括假设、方法、数据、讨论和总结都是相同的，尤其是不同文章中完全没有互相引用。这包括一稿投到不同语言的杂志上。其实现今审稿员和编委可以使用翻译软件，很容易找出中英文文章的一稿多投。

一稿多投的例外包括：

（1）在国际会议时刊登过的摘要，在写成一篇完整的文章后可以再投稿到医学杂志。但在投稿时要清楚表明摘要已在哪一个会议中发表过。

（2）一稿多投不包括发表文章后，把文章内容作为社论、评述或读者来函的稿件。

（3）一稿多投也不包括由某一杂志和主编决定在英文版出版后，集中一批由中国作者写作的文章翻译成为中文后，推出一本中文版。现今有不少医学杂志都会出版一些中文版的刊物，例如：*British Medical Journal, International Journal of Surgery* 等。

4. 萨拉米肠切片式文章（salami slicing publication）　这有点像以上第 3 点，但却不尽相同。

这里指的是把同一组数据，分割开成为片段，把每一小片写成文章，刊登成为一系列的文章。这种做法跟"种果树"式的研究方式是不相同的。这里指的是用同一组数据，发表多篇不同文章，而"种果树"式的研究是把数据不断加大、不断加强，使研究数据变成更坚实，临床应用性更强。

（三）其他较轻微的科研不适当行为

包括：

1. 没有根据研究设计进行研究。
2. 不正确的资料收集。
3. 对患者接受药物或手术分组做得不足够。
4. 没有做足知情同意。
5. 没有统计药物不良事件或手术并发症。
6. 没有获伦理委员会批准就开展研究。
7. 没有网上登记便开展研究。

可以说很多这类问题都是性质轻微的或粗心大意引起的，或者是科研人员对科研认知不足而导致问题的产生。

我个人觉得这些轻微的科研不适当行为，应通过良好的科研培训、定出合理的科研规范以及建立监管制度等举措来早期发现并纠正，不应与上述较严重的科研不适当行为做出同样的惩罚。

九、如何防止科研罪行和严重科研不适当行为发生

这些行为不可能完全避免，但领导科研的人员，应尽力做好以下工作，以减少这些不当行为的发生：

（一）预防

Titus SL 等在 2008 年的文章指出，有 6 个策略可以应用于预防：

1. 零容忍。
2. 保护举报人（whistle blower）。
3. 清晰举报程序、指引和政策，建立适当步骤处理投诉。
4. 培训学员和导师。
5. 定期审查科研记录和结果。
6. 建立优秀科研道德标准。

（二）早期发现

1. 导师要小心留意科研中有没有警告标志或红旗指出问题的出现。
2. 研究数据太完美应引起关注。
3. 研究人员有没有特异表现，例如不断推迟定期的审查会议，研究记录中间时间相隔太长，或在很短时间内写好文章。
4. 鼓励举报。
5. 使用统计学找出不正常人群分布模式。

（三）加强监管

这有两个层面可进行监管：

1. **在医院层面**　设立研究审查委员会（Institutional Review Board）。
2. **在国际层面**　英国成立 COPE 的监管机构（Committee on Publication Ethics）。COPE 成立的目的为：①给杂志编辑提供意见；②通过年会和年报，讨论最新在杂志刊登文章的道德标准；③提出做好科研的指引（COPE Guidelines）；④鼓励科研；⑤提供培训和教育。

美国也成立多个组织监管科研，包括：

（1）人类保护办公室。
（2）研究操守调查部。
（3）美国食品药品监督管理局。

（4）人类研究办公室，国立卫生研究院。

（5）人体研究保护体系协会（私人认证机构）。

（6）美国大学协会。

（7）美国医学院协会。

十、总结

医学研究不适当行为可分为科研罪行、严重科研不适当行为和轻微科研不适当行为。

最好的处理方法是从教育和培训入手，做到预防、早期发现和加强监管，希望能把这些不适当行为的发生率减到最低。

第九节　关键性批评文章案例分析

作者：刘允怡　程张军　冯浩

一、引言

在阅读完一篇医学文献后，能关键性地把这文章做出适当的分析，并把文章中研究的内容好坏做出有意义的评价，是提升每一位临床医师临床能力的最有效手段。对于进行临床研究医师们来说，更是一种不可缺乏的能力。能关键性阅读医学文献，需要接受培训，不断练习和有一颗积极进取的心。以下这些案例是通过分析来培训读者们学习如何关键性地批评阅读的文章。

二、案例一

一篇作者称为"病例对照研究找出经脐单孔与传统腹腔镜手术在肥胖急性阑尾炎患者中的应用"的文章。

引自：经脐单孔与传统腹腔镜手术在肥胖急性阑尾炎患者中的应用——病例对照研究. 岭南现代临床外科，2016，16(3):289-292.

背景：传统多孔腹腔镜手术治疗急性阑尾炎患者现今已是治疗的金标准。究竟经脐单孔腹腔镜手术应用于肥胖患者是否跟传统手术有重要差别？

方法：在研究进行的 18 个月期间，一共 80 例患者适合研究纳入和排除标准，进入研究。其中最重要一项纳入标准是体重指数（BMI）$\geq 28kg/m^2$。作者没有清楚地指出该研究的主要结果或次要结果是什么。

结果：

随机分配后，每组共有 40 个患者，在术前和术中两组资料，包括性别、年龄、体重指数、ASA 分级和阑尾炎严重程度无统计学上的差别。

术中和术后有关数据，包括手术时间、术中出血量、中转多孔或开腹、进食流质时间（d）、住院时间（d）、术后疼痛评分、术后满意度评分和术后并发症数据中，只有术后美容满意度评分显示单孔手术较佳（$P < 0.001$）。其他数据没有统计学上的差别。

总结：在肥胖急性阑尾炎患者中行单孔腹腔镜手术安全、可行，并可获得较好的术后美容满意度评分。

如何关键性阅读这篇文章？

我把如何关键性阅读这篇文章分为四大方面去解答：

1. 这是个什么类型的研究？
2. 该研究尝试从什么人群中找什么答案？
3. 该研究的优、缺点？
4. 该研究的实用性和可靠性？

（一）这是一个什么类型的研究？

这肯定不是一个如作者所描述的病例对照研究，因这个研究是从因（经脐单孔比较传统多孔腹腔镜手术在肥胖急性阑尾炎患者中）找出果（哪一手术较好），而不是病例对照研究反过来的从果找出因。

根据作者在文章中所述，他们是"按病例分配随机表分配为两组"，因此这是一个前瞻性"随机"分组的研究。把患者分为两组：实验组和对照组。更由于所谓对照组是采用金标准方法治疗急性阑尾炎，所以这项研究应该是一个"前瞻性随机对照研究"。

（二）该研究尝试从什么人群中找什么答案？

使用 PICO 原则回答就简单得多了。

P = 人群：肥胖人群（BMI > 28kg/m^2）患急性阑尾炎的患者。

I = 治疗：使用经脐单孔腹腔镜手术。

C = 比较：比较传统多孔腹腔镜手术。

O = 结果：手术时间无差异，$P > 0.05$；术中出血量无差异，$P > 0.05$；中转多孔或开腹无差异，$P > 0.05$；进食流质时间无差异，$P > 0.05$；住院时间无差异，$P > 0.05$；术后疼痛时间无差异，$P > 0.05$；术后满意度评分有差异，$P < 0.05$；术后并发症无差异，$P > 0.05$。

（三）该研究的优、缺点

1. 优点

（1）使用随机对照研究。

（2）有关证据循证医学等级高，在这领域上的研究十分缺乏。

2. 缺点

（1）这项研究是一个真的还是假的随机分组有很大疑问。作者说是使用病例分配随机表进行"随机"分配。这就说明在随机分配前，研究人员就可以知道下一个患者进入的分组是哪一组，这可导致入组的选择偏倚以及研究人员或病者下意识地干扰分组，变成假随机分组。

（2）就算是真随机分组，这项研究缺乏随机研究应具备的步骤：①第三者（即非研究

414

人员和患者）进行分组；②指定什么时间进行随机分组；③计算样本量；④定义哪些是主要研究结果，哪些是次要结果；⑤清楚地指出如何使用客观性的方法和避免使用主观性的评分（例如如何进行术后疼痛评分和术后满意度评分）。

（3）这项研究最大的优点是随机对照分组，为什么没在题目中显示出来？

（4）为什么临床诊断阑尾炎在这 80 个病例中，完全没有正常阑尾？在国际上，正常阑尾常占临床诊断为阑尾炎患者的 10%～20%。

（5）多次小组分析而在统计学上没有做适当的调整。

（四）该研究的实用性和可靠性？

这项研究完全达不到该研究的目的。作者写研究目的为"探讨肥胖急性阑尾炎患者行单孔腹腔镜手术的安全性、可行性"。这完全不应使用随机对照研究进行，单是从前瞻或回顾性队列研究已可以从中找出这些答案。

使用随机对照应是比较经脐单孔（实验组）与传统多孔腹腔镜手术（因为是金标准，可作为对照组），在肥胖急性阑尾炎患者临床应用中围手术期的结果。

对于这项研究是否真正随机分组有很大疑问，包括：①没有使用随机研究上要求的基本设计；②肥胖定义比较松散；③没有清楚地定义主要和次要研究结果。

该研究在临床上的实用性和可靠性十分低。

综合上述四大点，就可以较好地关键性批评这篇文章了。

三、案例二

一篇题为"一个针对无大血管侵犯的单叶肝癌肝切除术后早期肝内复发的简单预测模型：对辅助治疗和术后监测的作用"的文章。

引自：A simplified prediction model for early intrahepatic recurrence after hepatectomy for patients with unilobar hepatocellular carcinoma without macroscopic vascular invasion: An implication for adjuvant therapy and postoperative surveillance. Surg Oncol，2019，30:6-12.

背景：准确预测肝细胞癌（HCC）肝切除术后早期复发对于术后辅助治疗和监测非常重要。

方法：回顾性收集 1 125 例接受根治性肝切除的 HCC 患者临床病理资料，以 1∶1 随机分为训练组和验证组。早期复发定义为术后 18 个月内复发。训练组用来开发预测模型，验证组用来验证模型准确性和可靠性。

结果：建立了一个名为 RLCS（recurrent liver cancer score）的简单评分模型。这个模型包括血清甲胎蛋白水平（AFP）、肿瘤直径、肿瘤数量和微血管侵犯（MVI）。同时，利用这个评分模型将患者的早期复发风险进行分层，分为低风险和高风险组。低风险组早期复发率显著低于高风险组（18% vs. 43.8%, $P \leq 0.001$），而 5 年无复发生存率显著高于高风险组（52.9% vs. 27.8% $P \leq 0.001$）。这一预测模型在验证组病例中也表现出很好的预测一致性和准确性（C 指数为 0.67）。

总结：RLCS 是一个简单实用且能准确预测 HCC 肝切除术后早期复发的预测模型。

未来它可能对于指导辅助治疗和术后监测非常有用。

如何关键性阅读这篇文章？

我把如何关键性阅读这篇文章分为四大方面去解答：

1. 这是个什么类型的研究？
2. 该研究尝试从什么人群中找什么答案？
3. 该研究的优、缺点？
4. 该研究的实用性和可靠性？

（一）这是一个什么类型的研究？

这是一项回顾性队列研究，使用前瞻性收集的数据进行分析，且是一个典型的构建临床预测模型的研究。

（二）该研究尝试从什么人群中找什么答案？

仍然根据 PICO 原则进行分析：

P = 人群：研究人群来自研究部门前瞻性收集的 HCC 病例数据库，时间跨度为自 1989 年 1 月至 2014 年 12 月共 25 年。这些患者初始治疗都接受了根治性肝切除。剔除标准为：①术前有其他抗肿瘤治疗；②术中合并有消融治疗；③行姑息性切除；④围手术期死亡；⑤肿瘤侵犯门静脉主干或者下腔静脉；⑥肿瘤侵犯邻近器官；⑦肿瘤分布在左、右半肝。

I = 治疗：根治性肝切除术。

C = 比较：建立一个预测模型把患者术后癌症早期复发分为低或高风险组做出比较。

O = 结果：主要终点为早期复发，即肝切除术后 18 月之内复发；次要终点为总体生存和无复发生存。目的是建立一个可用的预测模型来区分高、低风险患者。

（三）该研究的优、缺点

1. 优点　早期复发的预测对于选择高危患者进行适当的辅助治疗，或通过提高随访频率可能会较早期诊治肝癌复发，改善生存，有很强的临床意义。

2. 缺点

（1）在文章中，作者使用了"叶"这一解剖学概念，这容易引起混淆。早在 2000 年，国际肝胆胰协会已提出不应使用"叶"这个可引发歧义的名词。

（2）从研究设计来讲，这项研究的本质是回顾性研究，分析前瞻性收集的数据，采用随机分成两组的患者来对模型进行建立和验证，属于比较典型的套路，但存在一些设计上的缺陷。研究对象方面，由于所有入组患者都接受手术切除肝癌，为什么肝癌定义是基础于术前医学影像和 AFP，而不是在病理标本切片的诊断？另外，将患者随机分成两组，模型训练组和验证组，解决了一部分模型过拟合的问题，但模型的外推性仍然受限，其模型中变量的选择依然有很多偶然性，而如果选用 Bootstrap 重抽样方法来进行内部验证可能会更好；同时，没有抗病毒治疗的数据，这是一个已知可影响肝癌复发率的数据，而且建立的预测模型没有经过一个前瞻性的内部验证（internal validation），加之此研究是在1989—2014 年进行的，研究中、后期，肝癌的外科治疗发生很大变化。因此作者应进行内部验证来表明模型在研究后期还是可用于准确预测的。这项研究更没有外部验证（external validation），究竟这个模型能否用于其他中心、地区和不同原因引起的肝癌都不清楚。

（3）作为主要研究终点（primary measure outcome），肝癌复发不是一个好的指标。因诊断复发的早晚是与随访时的医疗水平息息相关的，该研究采用 18 个月来定义早晚期复发的分界，其合理性值得商榷。因为根据既往研究，被广泛认可的早期复发的时间节点是24 个月。从统计学角度来解决这个争议的办法应该是敏感性分析，选择 12 个月、18 个月、24 个月等时间点分别分析，最后找出影响早期复发比较稳定的预测因素。但作者未展示这种分析的结果。

（4）从方法上讲，作者在建立预测早期复发的方法选择上面存在争议。众所周知，早期复发的信息需要随访获得，属于删失数据。细想，对于 18 个月前删失的患者，在 18 个月时的复发状态是未知的，选用 logistic 回归来分析删失数据是不合理的，选用 landmark及 Cox 回归分析可能更为恰当。

（四）该研究的实用性和可靠性？

这是一篇典型的临床预测模型的文章，作者选择了一个临床上比较关注的点，到底哪些患者容易早期复发，如果能找出这部分患者，可能对于术后辅助性治疗和随访管理产生影响。因此构建的预测模型就必须要求准确且稳健，有很好的外推性。预测模型选择的变量不会因为时间、地域或者研究中心不同产生很大的变异性，这就要求满足一是变量指标获取比较简单和可重复，二是样本量足够。对于前者，微血管侵犯（MVI）的定义可能因研究跨度大，同一中心也可能产生不同。对于样本量，整个队列病例数目为 1 125 例，早期复发率约为 30%，也就是事件数目约为 340 例，分析的变量数量（假定每个变量自由度为 1 的前提下）约 20 个，临床样本量是足够的，如果随机分成两组，样本量可能偏小，构建统计模型的稳健度可能要打折扣。同时这篇研究涉及很多统计学细节值得我们去借鉴和分析，例如受试者工作曲线（ROC）分析、评分模型的建立、预测准确性的评价、模型验证以及危险分层。

四、案例三

一篇题为"严重 COVID-19 感染风险预测列线图的建立与验证：来自中国四川的一项多中心研究"的文章。

引自：Development and validation a nomogram for predicting the risk of severe COVID-19: A multi-center study in Sichuan, China. PLoS One，2020，15(5):e0233328.

背景：2019 年 12 月以来，新型冠状病毒（COVID-19）在全球范围内传播。本研究的目的是建立并验证一个实用的列线图（nomogram）模型来估计严重 COVID-19 的风险。

方法：一共 366 名实验室确诊的 COVID-19 患者纳入此项研究，利用 2020 年 1～2 月在四川省 47 个地点收集的数据建模。主要研究终点是住院期间发展成为严重 COVID-19 感染（根据美国胸科学会和美国感染病学会所发出的社区获得性肺炎的临床指南的定义）。最小绝对收敛和选择算子（LASSO）回归模型用于数据降维和选择相关特征变量。包含所选特征变量的多因素 logistic 回归分析用于建立了预测模型。列线图模型的 C 指数，一致性（calibration）、区分能力（discrimination）和临床适用性均被评估。内部验证通过自助法（bootstrapping）来实现。

结果：患者中位年龄为 43 岁。重度患者比轻度患者年龄大，且两组年龄差值中位值为 6 岁。在重症患者中，发热、咳嗽和呼吸困难更为常见。个体化预测列线图包括七个预测因子：入院时体温、咳嗽、呼吸困难、高血压、心血管疾病（CVD）、慢性肝病（CLD）和慢性肾病（CRD）。该模型有着很好的区分能力，受试者工作特征（ROC）曲线下面积为 0.862，C 指数为 0.863（95% 置信区间为 0.801 ~ 0.925），表现出很好的一致性。在内部验证中，C 指数也达到了 0.839 的高值。决策曲线分析表明，该预测列线图在临床上是有用的。

总结：这项研究建立了一个包含入院时能很快获得的临床变量的早期预警模型。该模型可用于估计患者发展为严重 COVID-19 感染的概率，从而找出成为严重感染的高风险患者。

如何关键性阅读这篇文章？

我把如何关键性阅读这篇文章分为五大方面去解答：

1. 这是个什么类型的研究？
2. 该研究尝试从什么人群中找什么答案？
3. 该研究的优、缺点？
4. 该研究的实用性和可靠性？
5. 临床预测模型到底该如何来做才算是规范的？

（一）这是一个什么类型的研究？

这是一项多中心回顾性队列研究，作者构建了一个临床预测模型，模型的展示是采用列线图的方式。

（二）该研究尝试从什么人群中找什么答案？

仍然根据 PICO 原则进行分析：

P = 人群：2020 年 1 ~ 2 月来自中国四川 47 个地区，且实验室检测确诊的 COVID-19 患者。COVID-19 通过对上呼吸道鼻咽拭子标本的高通量测序或实时逆转录聚合酶链反应（RT-PCR）证实。

I = 治疗：无治疗，在入院期间进行预测评估。

C = 比较：使用列线图预测和区分轻症和重症患者。

O = 结果：主要终点为住院期间发展为严重病例，其定义为符合一个主要标准（脓毒性休克需要血管活性药物或呼吸衰竭需要机械通气）或至少三个次要标准（呼吸频率

≥ 30 次 /min，最小动脉氧分压 / 吸入氧分数 ≤ 250mmHg，多肺叶浸润，谵妄 / 定向障碍，血尿素氮水平 ≥ 20mg/dl，白细胞计数 < 400/μl、血小板计数 < 100 000/μl，体温 < 36℃ 和需要积极液体复苏的低血压）。

（三）该研究的优、缺点

1. 优点

（1）该研究的重症患者只有 43 人，而潜在的预测变量有 28 个，按照每个维度 10 ~ 15 个事件数，样本量是相对不够的，但作者采用 LASSO 方法来对数据降维。LASSO 是什么？简单地说，它是基于惩罚方法对数据进行变量选择的一种算法，通过对模型中的回归系数进行压缩，将原本很小的系数直接压缩至 0，从而将这部分系数所对应的变量视为非显著性变量，将不显著的变量直接舍弃，这样就找出了对预测贡献大的变量。

（2）利用决策曲线分析找出建立的列线图预测模型临床适用范围。目前在临床决策中经常使用许多预测模型，如何对这些预测模型进行评价是一个重要的问题，大家对于预测模型的评价主要关注在预测准确性上，比如 ROC 曲线下面积、C 指数、一致性曲线（Calibration curve），但只关注准确性而忽略其临床适用性是不可取的，决策曲线分析关注的就是预测模型在临床上的适用范围。从文中决策曲线（原文 Fig 3b）可以看出，不论什么情况下选择列线图模型来预测都可以提高决策的科学性，关于决策曲线分析的内容可以参考网站 https://www.mskcc.org/departments/epidemiology-biostatistics/biostatistics/decision-curve-analysis，上面有详细的教程及实现代码；而对于决策曲线分析结果的解释可以参考 Vickers 的文章，这篇文章的作者已经解释得很翔实了。

（3）采用自助法（bootstrapping）对模型进行内部验证，在统计学中，bootstrapping 是一种通过重新抽样并替换原始样本来估计参数分布的方法。bootstrap 内部验证的优点有很多，一是重抽样的样本全部来自研究队列，并且和原样本量相同，不会损失样本量；二是随着重抽样患者队列数增加，模型的不确定性就会显现出来，最后能获得比较稳定的预测模型。

2. 缺点

（1）研究对象的交代不够清楚，该研究的临床意义在于找出先前表现为轻症、后期发展为重症患者的高危人群，提前预警。这样的话，入院时即为重症的病例应该剔除。

（2）根据 43 个重症患者，也就是 43 个事件数，推测构建一个包含 3 个变量的模型是比较稳健的（43/15 ≈ 3），而文中的列线图模型包含 7 个变量，得出来的模型中，由于 CVD、CKD 的风险比（hazard ratio, HR）的置信区间过大，以致可以推断出构建的模型是缺乏稳健性的。

（3）无其他地区的数据进行外部验证。

（4）对于重要变量，缺乏详细的解释，特别是列线图模型中纳入的 CVD、CKD、CLD，即哪些疾病算作慢性肾脏疾病（CRD），哪些疾病归为心血管疾病（CVD），又有哪些疾病属于慢性肝脏疾病（CLD）？举个例子，某个患者心电图提示完全右束支传导阻滞，这类患者是否要归入 CVD？因为从临床上看，这类患者的心脏功能可以是完全正常的。另外，从文章中的 Table 1 中可以看出，这些并发症（CVD、CKD、CLD）的发病率都低于 5%，这类变量纳入模型中会造成模型的不稳定，统计学上，将其合理归纳为一个变量可能更显合理。

（5）根据作者构建的列线图模型（原文 Fig 2）可以得出，对于入院时体温 ≤ 37.2℃ 的患者，成为严重病例的概率更高，也就是说，正常体温的患者，他发展成为严重病例的概率比高热的患者还要高，这显然是不合理的。对于低体温的患者（体温 < 36℃），发展成为重症的概率很可能是高的，但也许这类患者入院时已经是重症患者了。所以，体温和发展成为重症病例的关系很可能不是线性关系，例如 U 形关系，对其处理可以选择非线性变换或者分类，虽然分类损失了变量的信息。作者在文中选择的是将其转变为三分类变量，但为什么这么分，作者在文中未作交代。这里我们提出两种方案，一种是利用限制性立方样条函数（restricted cubic spline）对体温进行转化后带入模型，另一种是通过临床经验来确定其合理截断值。

（四）该研究的实用性和可靠性？

这篇文章的临床意义还是值得肯定的，因为找出可能发展为重症病例的高风险患者，对其严密监测，早期干预，可以最大限度降低重症比例，减少医疗支出，降低死亡率（或病死率）。可靠性方面，由于列线图模型呈现的合理性存在疑问，且研究对象纳入不合理，变量处理得不细致，缺乏外部验证数据，导致最终形成的预测模型可靠性大打折扣。

（五）临床预测模型到底该如何来做才算是规范的？

临床预测模型的建立和验证在写作上有一套规范化的程式，这个标准叫做"个体预后或诊断的多因素预测模型透明报告"，英文为"transparent reporting of a multivariable prediction model for individual prognosis or diagnosis（TRIPOD）"。它对含标题和摘要、前言、方法、结果、讨论和其他信息 6 个部分共 22 个条目进行了详细的规范。我们可以参照这篇规范的条目对文章中的内容进行一一填充。遵循 TRIPOD 报告规范进行报告能有效改善预测模型的报告质量。

五、案例四

一篇题为"食管胃底静脉曲张与肝癌病人 TACE 术后不良预后的关系：一项倾向性评分匹配分析"的文章。

引自：Association between esophagogastric varices in hepatocellular carcinoma and poor prognosis after transarterial chemoembolization: A propensity score matching analysis. J Formos Med Assoc，2020，119:610-620.

背景：食管胃底静脉曲张（esophagogastric varices, EGV）是否影响肝细胞癌（hepatocellular carcinoma, HCC）经肝动脉化疗栓塞（transarterial chemoembolization, TACE）的术后预后尚不清楚。该研究旨在分析 EGV 对 HCC 患者 TACE 术后预后的影响。

方法：回顾性收集自 2007 年至 2012 年间的 251 例初始治疗为 TACE 并且接受过胃镜检查的 HCC 患者的临床病理资料，用 Cox 风险比例模型和倾向性评分匹配分析。

结果：总共纳入 251 例病例，经中位时间为 14.7 个月（四分位数间距为 6.4 ~ 35.6 个月）的随访后，有 152 人死亡。其中有 120 例患者伴有 EGV，相比 131 例无 EVG 者，这部分患者肝功能储备更差，合并有或无 EVG 的 HCC 患者 5 年总体生存率分别为 11.2% 和 38.8%（$P < 0.001$）。多因素分析显示 EVG、腹水、肿瘤直径 > 5cm、血清甲胎蛋白 > 20ng/ml、根据修订版实体瘤疗效评估标准（mRECIST）为肿瘤进展、TACE 再治疗评估分数 ≥ 2.5 和更高的白蛋白 - 总胆红素评分是总体生存的独立预测因子。亚组分析结果表明在大部分亚组人群中，EVG 和差的总体生存期（overall survival, OS）显著相关。经倾向性评分匹配矫正基线资料后，与无 EVG 者相比，有 EVG 者总体生存率更低（$P = 0.004$）。

总结：与无 EVG 的 HCC 患者相比，伴有 EVG 者肝脏储备功能更差，接受 TACE 治疗后预后更差。EVG 对于初始接受 TACE 治疗的 HCC 患者是一个独立的预后危险因素。

如何关键性阅读这篇文章？

我把如何关键性阅读这篇文章分为六个问题去解答：

1. 这是个什么类型的研究？
2. 该研究尝试从什么人群中找什么答案？
3. 该研究的优、缺点？
4. 该研究的实用性和可靠性？
5. 作者为什么要选择倾向性评分匹配来分析这个临床问题？
6. 倾向性评分匹配实施时需要注意哪些问题？

（一）这是一个什么类型的研究？

正如作者所描述，这显然是一个回顾性队列研究。

（二）该研究尝试从什么人群中找什么答案？

回答使用 PICO 原则就简单得多了：

P = 人群：术前接受胃镜检查评估 EVG，初始治疗为 TACE 的 HCC 患者。

I = 治疗：伴有 EVG 的 HCC 患者。

C = 比较：无 EVG 的 HCC 患者。

O = 结果：主要研究终点为总体生存期（overall survival, OS），即从 TACE 治疗时间到患者死亡或者最后一次随访日期结束的时间间隔。

（三）该研究的优、缺点

1. 优点

（1）由于 EVG 并不是一个人为可控的干预因素（不符合伦理），比较两组的预后差异无法实现随机对照研究，因此回顾性研究分析可能是现实条件下一个比较合理的选择。

（2）研究终点选择了 OS，评估比较客观。

（3）使用倾向性评分匹配分析来矫正两组患者基线特征。

2. 缺点

（1）研究终点的获得对于随访质量要求较高，通过生存曲线（原文 Fig 1D）可以看出，没有食管胃底静脉曲张的患者从 2 年后就没有人死亡，说明这一组患者的随访情况相对比较糟糕。结果的可靠性大打折扣。

（2）倾向性评分匹配是解决回顾性研究中混杂因素的一种流行办法。但在选择和使用该方法方面，有几点需要完善。第一，再选择构建倾向性评分的模型时，作者很随意地选择了两组间比较有差异的变量，未检验选择这些变量的合理性。评估合理性的指标主要是匹配后的平衡检验，一般不建议采用单纯的 P 值，而选择标准均数差（standardized mean difference, SMD）较为合理。第二，匹配的方法描述很笼统，作者描述采用最临近匹配法，未能描述是基于有放回的还是不放回的抽样，是否应用了卡尺和统计分析的软件均未提及。

（3）亚组分析为了做而做，未从统计学和临床意义两方面综合考量。

（四）该研究的实用性和可靠性？

这篇文献告诉我们通过矫正肿瘤大小、肝功能等可能的混杂因素，伴有 EVG 的 HCC 患者行 TACE 治疗后，总体生存更差。从临床上讲，描述了一个现象，有一定的临床意义。但是我们要小心分析这篇文章的结果，那就是对于有 EVG 的患者，因为肝功能相对较差的缘故，可能接受后续治疗的可能性更低。而对于无 EVG 的患者，虽然初始治疗为 TACE，后续还可能接受手术切除、射频消融、靶向治疗、免疫治疗等，这样就会产生一定的偏倚，因为这些因素都是和 OS 相关的。所以纳入后续治疗的变量，或者控制这些因素，可能结果更为可靠。

（五）作者为什么要选择倾向性评分匹配来分析这个临床问题？

研究中经常用观察数据来估计治疗的效果，因为随机对照研究或者干预性试验并非总是可行的。为了解决这个问题，1983 年 Paul R. Rosenbaum 和 Donald B.Rubin 提出倾向性评分分析，它主要是用来平衡治疗组和对照组之间混杂因素的分布。倾向性评分分析已广泛应用于临床研究，它包括倾向性评分匹配分析、倾向性评分加权、倾向评分矫正和倾向性评分分层。

（六）倾向性评分匹配实施时需要注意哪些问题？

近年来，倾向性评分匹配分析应用越来越普遍，但其实施的细节还存在很大挑战。比如，选择什么样的统计方法来计算倾向性评分，什么条件下应用倾向性评分匹配是合适的，如何评价匹配的质量。倾向性评分能平衡掉两组之间观察到的混杂因素，但是没有纳入分析的可能的因素就没法平衡。这篇文章选用的是倾向性评分匹配的方法，且评分的估计是利用较为常用的 logistic 回归来计算，其实还有一些像神经网络、随机森林等算法都可以用来估计倾向性评分。那么接下来，选择哪些变量来计算倾向性评分就是一个很自然的问题，直觉上，应该尽可能纳入多的变量，但这样做的危险是，有一些变量可能和分组特别相关，却和研究的终点没有任何关系或者关系很小，因此应尽可能选择和分组及研究终点相关的变量。从统计学上考虑，有三种常用的统计指标来评估匹配质量：P 值、标准化的偏倚及偏倚减少的百分比。该文匹配质量的评价选用的是 P 值，即通过 P 值来判断混杂因素的分布均衡性。

六、案例五

一篇作者称为"直接作用抗病毒药（direct-acting agents, DAA）治疗丙型肝炎病毒（HCV）相关的混合型冷蛋白血症综合征（HCV-mixed cryoglobulinemia syndrome, HCV-MCS）"的文章。

引自：Treatment of hepatitis C virus-associated mixed cryoglobulinemia with direct-acting antiviral agents. Hepatology，2016，63:408-417.

背景：HCV 是混合型冷蛋白血症（MCS）最常见的病因。口服直接作用抗病毒药（DAA）治疗 HCV 相关 MCS 的有效性和安全性还不完全清楚。

方法：研究人员从一个医疗网络中把接受基于索非布韦（DAA 药物）疗法的 HCV-MCS 患者和使用聚乙二醇干扰素和利巴韦林（非 DAA 药物）治疗的患者做出一个历史对照的研究。HCV-MCS 的定义是全身血管炎症状伴随循环中带冷球蛋白。

研究设计为一个回顾性队列研究，使用一个历史对照组作为比较。主要研究对象为 HCV-MCS 病例，把基于索非布韦（DAA）的抗丙肝治疗比较用聚乙二醇干扰素和利巴韦林（非 DAA）治疗。肾小球肾炎损害也是评估准则之一。

结果：在 2013 年 12 月和 2014 年 9 月之间 12 例患者接受 DAA 治疗。患者的中位年龄为 61 岁，58% 男性，50% 伴有肝硬化。基线血清肌酐水平 0.97mg/dl。4 例患者同时接受利妥昔单抗。第 12 周时持久病毒学应答率（SVR12）为 83%。有肾小球肾炎并获取 SVR12 的患者血清肌酐和蛋白尿都有改善。冷球蛋白水平在 89% 的患者显著降低，中位百分率从 1.5% 降至 0.5%，并在 9 例中的 4 例完全消失。严重不良事件不常见（17%）。相比之下，用干扰素和利巴韦林治疗的历史对照组，仅 10% 达到 SVR12，而 100% 都经历至少一种不良事件（但未说明是否是严重不良事件），而 50% 因不良事件要提前停药。

总结：基于索非布韦的直接作用抗病毒药物疗法在 HCV-MCS 患者中的 SVR12 率为 83%，显著高于历史对照组。有肾小球肾炎的患者肾功能也有改善，包括未同时使用免疫抑制剂的患者。

如何关键性阅读这篇文章?

我把如何关键性阅读这篇文章分为四个方面去解答：

1. 这是什么类型的研究?
2. 该研究尝试从什么人群中找什么答案?
3. 该研究的优、缺点?
4. 该研究的实用性和可靠性?

（一）这是什么类型的研究?

回顾性队列研究。研究是从一个医疗网络中把接受基于索非布韦疗法的 HCV-MCS 患者和接受聚乙二醇干扰素和利巴韦林治疗的患者作为一个历史对照组来作比较。

（二）该研究尝试从什么人群中找什么答案?

P = 人群：丙型肝炎病毒（HCV）相关的混合型冷球蛋白血症综合征（HCV-MCS）患者。

I = 治疗：基于索非布韦的疗法（DAA）。

C = 比较：聚乙二醇干扰素和利巴韦林（非 DAA）的疗法。

O = 结果：DAA 比较非 DAA 疗法：第 12 周时持久病毒学应答率（SVR12）为 83% vs. 10%；严重不良事件不常见（17%）vs. 全部都经历了至少一种不良事件（但未说明是否是严重不良事件），且 50% 因不良事件提前停药。

（三）该研究的优、缺点?

1. 优点

（1）冷球蛋白血症，是血液中有一种异常蛋白质，它在低温时形成凝胶，这种蛋白质的生成与丙型肝炎病毒感染、多发性骨髓瘤、白血病和某些类型肺炎等病理情况相关。文章发表于 2016 年，当时新开发出对丙肝病毒高度有效的能直接抑制丙肝病毒非结构蛋白 NS5B 的药物（包括索非布韦）。这项研究，虽然病例不多，但罕见病例的病例系列研究对该治疗药物的使用与评估在当时具有重要意义。

（2）时效性强。

（3）使用 DAA 治疗对 HCV-MCS 患者明显优于非 DAA 治疗。

2. 缺点

（1）这是一个回顾性队列研究，使用一个历史对照组作为比较。这一类研究带有本身存在的设计缺陷和风险。

（2）两组的整体样本量（即接受 DAA 或非 DAA 患者整体数量）未明确提及。

（3）没清楚地显示对照组与治疗组之间有没有选择偏倚：例如年龄、性别、病情等。如正文有一张两组基线情况的对比表则更好。

（4）治疗组的病例数很少，但因这是罕有病，可以理解。但作者常用百分率表示某种情况是否合适有待商榷。

（四）该研究的实用性和可靠性?

该研究是一个回顾性病例系列研究，使用历史对照作比较，本身具有局限性。这研究证据等级和可靠性在循证医学上不是很高，因这类研究无法做到完全合理、完备并且难以避免偏倚。但这研究使用于新的治疗方法，研究时效性强，可为广大医务人员提供重要参考，因此其实用性非常强。

七、案例六

一篇作者称为"帕妥珠单抗联合曲妥珠单抗加化疗用于治疗 HER2 + 转移性胃或胃食管交界癌：一个随机、双盲、安慰剂对照Ⅲ期研究的最终分析"的文章。

引自：Pertuzumab plus trastuzumab and chemotherapy for HER2-positive metastatic gastric or gastro-oesophageal junction cancer (JACOB): final analysis of a double-blind, randomised, placebo-controlled phase 3study. Lancet Oncol，2018，19:1372-1384.

背景：在 HER2 ＋的乳腺癌当中加用帕妥珠单抗能够获得显著的生存获益，而对于 HER2 ＋的晚期胃癌，把帕妥珠单抗加入已经证明有疗效的曲妥珠单抗＋化疗的方案上，是否会获得更明显的治疗效果，尚没有好的循证医学数据。这 JACOB 研究旨在探索在晚期胃及胃食管交界癌中，帕妥珠单抗对比安慰剂，在曲妥珠单抗加化疗用于一线治疗 HER2 ＋转移性胃及胃食管交界癌，有没有更好的治疗结果。

方法：该研究为全球多中心、双盲、随机、安慰剂对照、优效性设计、Ⅲ期临床研究。主要终点是总体生存期（OS），次要终点是无恶化生存期（PFS）、客观缓解率（ORR）、缓解持续时间（DOR）、临床获益率（CBR）以及安全性指标。本研究采用中央随机分配方法，使用 IxRS 系统对患者按 1 ∶ 1 比例进行随机分配至帕妥珠单抗组和对照组。随机化过程中三个主要的分层因素包括：地理、胃切除术、HER2 ＋状态。分配方法采用置换区组随机（permuted block randomization）。

结果：两组患者主要研究终点 OS 的中位生存时间：试验组 17.5 个月 vs. 对照组 14.2 个月，HR ＝ 0.84（0.71 ~ 1.00），P ＝ 0.057，未观察到显著的统计学差异。本研究的次要研究终点 PFS：试验组 8.5 个月 vs. 对照组 7.0 个月，HR ＝ 0.73（0.62 ~ 0.86）），P ＝ 0.000 1。其他次要研究终点，客观缓解率 56.7% vs.48.3%，缓解持续时间 10.2 个月 vs. 8.4 个月，临床获益率 84.6% vs. 81.3%。总的来说，试验组存在获益趋势，但由于主要研究终点未达到，这些指标仅作描述。

总结：帕妥珠单抗联合曲妥珠单抗和化疗作为一线治疗转移性 HER2 ＋胃及胃食管交界癌未能显著提高意向治疗分析（intention to treat, ITT）、人群生存期 [17.5 个月 vs. 14.2 个月，HR ＝ 0.84（0.71 ~ 1.00），P ＝ 0.057]。两组安全性相似。

如何关键性阅读这篇文章?

我把如何关键性阅读这篇文章分为四个方面去解答：

1. 这是一个什么类型的研究?

2. 该研究尝试从什么人群中找什么答案?

3. 该研究的优、缺点?

4. 该研究的实用性和可靠性?

（一）这是一个什么类型的研究?

该研究为全球多中心、双盲、随机、安慰剂对照、优效性设计、Ⅲ期临床研究。

（二）该研究尝试从什么人群中找什么答案?

P ＝人群：本研究的纳入标准包括：① 18 岁以上，HER2 ＋，病理学确诊为转移性胃及胃食管交界腺癌；② HER2 ＋：包括 IHC 3 ＋或者 IHC 2 ＋且 FISH ＋；③可测量病灶或者可评估（不能测量）病灶，实体肿瘤临床疗效评价 1.1 版（RECIST 1.1）；④ ECOG 评分 0 或 1，左心室射出率（left ventricular ejection fraction, LVEF）≥ 55%，预期存活时间 ≥ 3 个月；⑤治疗前 1 周内血常规、肝肾功能等符合标准。

I = 治疗：试验组采用帕妥珠单抗 840mg 3 周方案；对照组采用安慰剂 840mg。

C = 比较：两组其他治疗相同，包括使用曲妥珠单抗 3 周方案，首剂 8mg/kg，维持治疗 6mg/kg；化疗 6 个周期，主要是顺铂联合卡培他滨（或者 5-FU 静脉滴注）。化疗结束后继续使用帕妥珠单抗和曲妥珠单抗直到疾病进展或死亡。患者每 9 周进行一次影像学评估直到进展或者死亡。

O = 结果：主要终点是 OS，次要终点是 PFS、ORR、DOR、CBR 以及安全性指标。

（三）该研究的优、缺点？

1. 优点

（1）JACOB 研究是继 ToGA 研究之后又一项针对 HER2＋的转移性胃癌及胃食管交界癌的重磅研究，旨在评价另一不同机制的 HER2 抑制剂 - 帕妥珠单抗，加入标准一线方案曲妥珠单抗加双药化疗，是否能协同增效，进一步延长 HER2 阳性转移性患者的生存时间。

（2）使用随机对照研究，有关证据循证医学等级高，在这领域上的研究十分缺乏。

（3）全球多中心研究。

（4）采用双盲法。

（5）样本量大，入组人数从 3 287 个患者选取合适的 780 名患者入组。

（6）由于伦理道德、经济原因，经常要对资料进行监测。同时，出于安全性考虑，有些研究需进行期中分析。因此，如果能早期发现患者暴露于有害的或者无效的研究中，并尽早终止试验就显得十分重要。该研究在标准治疗的基础上，加上同样会有心脏毒性的药物，安全性分析就显得尤为重要了。由于抗 HER2 双靶向药物对于心脏的毒性影响，本研究在入组 50 例和 100 例患者时设置了两次安全性分析。是一个设计非常好的研究。

2. 缺点

（1）中期分析结果在本文中并未进行报告。

（2）本研究可惜之处在于主要研究终点 OS 的 P 值接近临界，而次要研究重点 PFS 的 P 值很小。由于最开始设计时候采用的 hierarchical 的层次设计，需要对所有的研究假设预先设定分析顺序，从第一个分析开始，每次都采用同一个 α 值，不需要拆分 α。一旦出现阴性结果，分析便终止。本研究中即使在后续次要研究终点 PFS 发现了显著的统计学差异，但是整个研究仍然是阴性结果。如果在研究设计时把 PFS 或者和 OS 共同作为主要研究终点，在最终报道时至少可以保有一个 PFS 阳性结果。

（3）研究尚缺乏一些可能影响结果的亚组信息，如有无腹膜转移、原发灶与转移灶 HER2 状态的分层等。

（四）该研究的实用性和可靠性？

本研究是一项高水平的临床研究，除了严谨的设计外还有预设的探索性分析，实用性和可靠性高。

参考文献

[1] ANDERSON J R, CAIN K C, GELBER R D. Analysis of survival by tumor response and other comparisons of time-to-event by outcome variables[J]. Journal of clinical oncology, 2008, 26(24):3913–3915.

[2] LITIERE S, ISAAC G, VRIES E G E D, et al. RECIST 1.1 for response evaluation apply not only to chemotherapy-treated patients but also to targeted cancer agents: a pooled database analysis[J]. Journal of clinical oncology, 2019, 37(13):1102–1110.

[3] HARRELL F E. Regression Modeling Strategies[M]. Cham:Springer International Publishing, 2015.

[4] METLAY J P, WATERER G W, LONG A C, et al. Diagnosis and treatment of adults with community-acquired pneumonia. An Official Clinical Practice Guideline of the American Thoracic Society and Infectious Diseases Society of America[J]. Am J Respir Crit Care Med, 2019, 200(7):e45-e67.

[5] VICKERS A J, ELKIN E B. Decision curve analysis: a novel method for evaluating prediction models[J]. Medical Decision Making, 2006, 26(6):565–574.

[6] VICKERS AJ, VAN CALSTER B, STEYERBERG E W. A simple, step-by-step guide to interpreting decision curve analysis[J]. Diagnostic and Prognostic Research, 2019, 3:18.

[7] Titus SL, Wells JA, Rhoades LJ. Repairing research integrity[J]. Nature,2008,453:980-982.

[8] SHEEHAM J G. Fraud, conflict of interest, and other enforcement issues in clinical research[J]. Cleve Clin J Med,2007,74 Suppl 2:S63-67;discussion S 68-69.

[9] AUSTIN P C. A tutorial and case study in propensity score analysis: an application to estimating the effect of in-hospital smoking cessation counseling on mortality[J]. Multivariate Behavioral Research, 2011, 46(1):119-151.

[10] AUSTIN P C. An introduction to propensity score methods for reducing the effects of confounding in observational studies[J]. Multivariate Behavioral Research, 2011, 46(3):399–424.

[11] BROOKHART M A, SCHNEEWEISS S, ROTHMAN K J, et al. Variable selection for propensity score models[J]. American journal of epidemiology, 2006, 163(12):1149–1156.

[12] LOKE Y K, MATTISHENT K. Propensity score methods in real-world epidemiology: a practical guide for first-time users[J]. Diabetes, Obesity & Metabolism, 2020, 22(S3):13–20.

附录

附录1 医学文章写作指引、网址和适用的文章

写作指引及网址	适用文章
CONSORT Statement (consolidated standards of reporting trials) http://www.consort-statement.org/	Checklist / flow chart for randomized trials
STROBE Statement (strengthening the reporting of observational studies in epidemiology) https://strobe-statement.org/index.php?id = strobe-home	Observational research: cohort, case control, cross-sectional
PRISMA Statement (preferred reporting items for systematic reviews and meta-analysis) http://www.prisma-statement.org/	Systematic review and meta-analysis
PRISMA Extension Statement (extension statements of PRISMA Statement)	PRISMA-P for developing review Protocols PRIMSA-IPD for individual patient data PRISMA-NMA for network meta-analyses
QUOROM Statement (quality of reporting of meta-analyses) https://pubmed.ncbi.nlm.nih.gov/10584742/	Improving the quality of reports of meta-analyses of randomized controlled trials
STROCSS Statement (strengthening the reporting of cohort studies in surgery) https://www.strocssguideline.com/	Surgical cohort studies
CASP Checklists (critical appraisal skills programme) https://casp-uk.net/casp-tools-checklists/ 22)A set of 8 critical appraisal tools (Checklists) 23)Systematic reviews 24)Qualitative 25)Randomized controlled trial 26)Case control trial 27)Diagnostic 28)Cohort study 29)Economic evaluation 30)Clinical prediction rule	Critical appraisal tools
MINORS (methodological index for non-randomized studies) https://www.ncbi.nlm.nih.gov/pubmed/12956787	For assessing the methodology, quality of observational or non-randomized studies, whether comparative or non-comparative

写作指引及网址	适用文章
TRIPOD Statement(transparent reporting of a multivariable model for individual prognosis or diagnosis) https://www.bmj.com/content/350/bmj.g7594.long	To aim healthcare providers the reporting of studies developing, validating or updating a prediction model, whether for diagnostic or prognostic purposes
CHERRIES Statement(Cherries Checklist, checklist for reporting results of internal e-surveys) https://pubmed.ncbi.nlm.nih.gov/15471760/	Improving the quality of web surveys
PICO Process https://en.wikipedia.org/wiki/PICO_process	Mnemonic to form important clinical questions. PICO = P. patient or population I. intervention C. comparison O. outcome Some suggest adding T and S to form PICOTS T. timing, duration or date of publication S. study type
GRADE Working Group(the grading of recommendations assessment, development and evaluation) https://www.gradeworkinggroup.org/	Systematic approach to rate the certainty of evidence in systematic reviews and other evidence synthesis
Oxford Center for Evidence-Based Medicine 2011 Levels of Evidence Table https://www.cebm.net/wp-content/uploads/2014/06/CEBM-Levels-of-Evidence-2.1.pdf	Level of evidence based on how common is the problem? Diagnostic or monitoring test accuracy? Prognosis without therapy? Treatment benefits? Treatment harms? Is early detection worthwhile?
ACC/AHA Clinical Practice Guideline Recommendation Classification System https://www.ahajournals.org/doi/full/10.1161/cir.0000000000000312	A table for class (strength) of recommendation and level (quality) of evidence
ROBINS-I tool(risk of bias in non-randomised studies – of interventions) https://www.bmj.com/content/bmj/355/bmj.i4919.full.pdf Previously called a cochrane risk of bias assessment tool for assessing risk of bias in non-randomized studies of interventions (ACROBAT-NRSI)	For assessing risks of bias in non-randomized studies of interventions
RoB 2.0 tool(Risk of Bias 2.0) https://www.riskofbias.info/welcome/rob-2-0-tool https://training.cochrane.org/resource/rob-20-webinar	For assessing the risk of bias in randomized trial build on the estimated Cochrane risk of bias

写作指引及网址	适用文章
AMSTAR Checklist (AMSTAR 2 Checklist, assessment of multiple systematic reviews checklist): A measurement tool to assess the methodological quality of systematic review https://amstar.ca/Amstar_Checklist.php AMSTAR 2 : A critical appraisal tool for systematic reviews that include randomized or non-randomized studies of healthcare interventions	AMSTAR: Assessing systematic reviews on healthcare intervention AMSTAR 2: Assessing systematic reviews that include randomized or non-randomized studies of healthcare intervention
SPIRIT Statement(standard protocol items: recommendations for interventional trials) https://www.spirit-statement.org/	Provide evidence-based recommendations for the minimum content of a clinical interventional trial protocol
STARD(standards for the reporting of diagnostic accuracy studies) https://www.researchgate.net/publication/310393423_STARD_2015_guidelines_for_reporting_diagnostic_accuracy_studies_Explanation_and_elaboration	For reporting on diagnostic accuracy studies
CARE Statement(case report) https://www.care-statement.org/	For case reports
COSMOS-E(guidance on conducting systematic reviews and meta-analyses of observational studies of etiology) https://www.ncbi.nlm.nih.gov/pubmed/30789892	Guidance on all steps in systematic reviews and meta-analyses of observational studies of etiology
MOOSE Statement(meta-analyses of observational studies in epidemiology) https://www.equator-network.org/reporting-guidelines/meta-analysis-of-observational-studies-in-epidemiology-a-proposal-for-reporting-meta-analysis-of-observational-studies-in-epidemiology-moose-group/	For meta-analysis of observational studies in epidemiology
AGREE Statement Guidelines(appraisal of guideline for research & evaluation Ⅱ) https://www.agreetrust.org/resource-centre/agree-reporting-checklist/ Systematically developed statements to assist practitioner and patient decision about appropriate health care for specific clinical circumstances	Appraisal of Guideline for research and evaluation
Modified Delphi Methodology https://www.monash.edu/__data/assets/pdf_file/0010/1757134/Registry-SIG_15032019_Modified-Delphi-Methodology.pdf	To establish clinical consensus for the diagnosis and treatment of patients with a particular clinical problem
RIGHT Statement(essential reporting items for practice guidelines in health care) http://www.right-statement.org/	Reporting standards for practice guidelines in healthcare

写作指引及网址	适用文章
SQUIRE(standard for quality improvement reporting excellence) http://www.squire-statement.org/ A framework for reporting new knowledge about how to improve healthcare	For quality improvement in healthcare reporting
CHEERS Statement(the consolidated health economic evaluation reporting standards) https://www.bmj.com/content/346/bmj.f1049	Health economic evaluations
ARRIVE Guidelines(animal research reporting in vivo experiments) https://www.nc3rs.org.uk/arrive-guidelines Animal research: to improve standards of reporting the results of animal experiments	For reporting of animal studies

附录 2 初次投稿到杂志 cover letter 示范

Dear Editor-in-Chief,

Attached is the manuscript entitled "××（研究课题题目）". This is submitted for your consideration of publication in ××（杂志名称）as an Original Article.

用一小段介绍研究的目的、方法、结果重点和研究亮点。

We confirm that this work is original, and it has not been published previously. None of the authors have any financial disclosures or conflicts of interest to declare. Approval for this study has been obtained from the ethics committee of the involved center(s). All the authors have been involved in the design, performance and interpretation of data of this study, in drafting the article and its critical revision. Should the article be accepted for publication, all authors agree to transfer copyright to your journal.

We look forward to the comments of your Reviewers. In the meantime, please feel free to contact me should you require any further information.

With best regards and sincerely yours,

××（通讯作者名字）

××（单位名称）

××（电邮地址）

请注意：称呼 Editor-Chief 及杂志名称必须以大写楷体书写

附录 3　修改文章再投稿到杂志 cover letter 示范

Editor-in-Chief

××（杂志名称）

Dear Editor-in-Chief,

Thank you very much for giving us the opportunity to revise the article entitled "××（文章题目）". We appreciate the valuable and constructive comments made by the Reviewers and the Editor, and agree that these comments would not only improve the quality of this article, but also set a high standard for our future research into this topic. Our "point-by-point" responses to the comments raised by the Reviewers are:

Comment (1): I would personally prefer to have the *P* values added in ××.

Response: Done.

Comment (2): I would prefer to have the survival outcomes added to the abstract outcomes section.

Response: Added to the abstract, results line ××–×××××（加入的句子）.

Comment (3): As a supplementary table, outcomes of pathology of the resected tumors should be added ......

Response: A supplementary Table 1 "××（表的题目）" has been added.

Comment (4): I would open the discussion with the strengths of this study.

Response: We have added on page ×× starting from line ×× to page ×× line ×× "××（加入的句子）".

Comment (5): Minor points: In the introduction part, there is an abrupt passage from HCC incidence to PHFLR and FLR, some more sentences should be added to make more sense i.e. percentage of patients who present with advanced disease deemed unresectable etc.

Response: We have added under Introduction on page ××, line ××–×× "××（加入的句子）".

Comment (6): Abstract Introduction: no mention of specific HCC patients in the context of HBV cirrhosis/fibrosis which is a strength of this study.

Response: We have added in the Abstract under Method, line ×× "××（加入的句子）".

We would like to take this opportunity to thank the Editor-in-Chief and the Reviewers one more time for their valuable and constructive comments on our paper. We hope that this revised manuscript has improved to a standard which is acceptable for publication in "××（杂志名称）".

Enclosed in this resubmission are:

(1)A clean copy of the revised article, and

(2)A copy of the revised article with amendments highlighted in yellow.

With best wishes,

××（通讯作者名字）

××（单位名称）

××（电邮地址）

请注意：称呼 Editor-Chief/Editor，Reviewers 及杂志名称必须以大写楷体书写

附录4　医学写作中常用的前缀

意义	字首	例子
above / more	hyper-	hyperactive, hypersensitive
	super-	supersonic, superselective
after	post-	postgraduate, postoperation
again	re-	rewrite, reoperate
against	anti-	antiseptic, antidote
	contra-	contradict, contraindication
	counter-	counteract, counterpoint
apart / away	dis-	disintegrate, disagree
	de-	decompose, dehydrate
around	circum-	circumference, circumnavigate
backwards / behind	retro-	retrovirus, retroperitoneum
bad / badly	mal-	malformed, malfunction
	ill-	ill-defined, ill-prepared
before	pre-	preexisting, pretest
	fore-	forecast, foresee
	ante-	antechamber, antenatal
between	inter-	interface, international
change	meta-	metamorphosis, metastasis
colour	chrom-	chromaticity, chromosome
different	hetero-	heterogeneous, heterosexual
equal	iso-	isometric, isosceles
	equi-	equidistant, equilateral
first	prim-	primitive, primordial
	proto-	protoplasm, prototype
half	semi-	semi-automatic, semicircle
hundred / hundredth	cent-	centigrade, centimeter
into / inside	intr-	intravenous, introduction
large / million	mega-	megabyte, megacolon
many	poly-	polysaccharide, polyvalent
	multi-	multicellular, multidisciplinary

意义	字首	例子
new	neo-	neonatal, neo-Darwinism
not	ir-	irrelevant, irreversible
	im-	impossible, impure
	in-	inaccurate, inoperable
	un-	uncouple, unjustified
	dis-	dissatisfied, dissimilar
	non-	nonexistent, non-standard
	a-	asymmetrical, atypical
	an-	anaerobic, anhydrous
one / single	uni-	unicellular, unilateral
	mono-	monomer, monotone
same	homo-	homogeneous, homosexual
self	auto-	autonomous, autopilot
similar	para-	paramedic, parapsychology
thousand	kilo-	kilogram, kilometer
thousandth	milli-	millisecond, millimeter
time	chron-	chronological, chronometer
too	over-	overheat, oversimplify
two	di-	dichloride, dioxide
	bi-	bicarbonate, bisect
far / distant	tele-	telemedicine, telescope
under	sub-	subgroup, subtitle
	hypo-	hypoallergenic, hypothermia
	infra-	infrared, infrastructure
with / together	co-	coauthor, coexist
wrong	mis-	miscalculate, misread

附录5 拉丁和希腊文字的单双数

单数	双数
alga	algae
analysis	analyses
antenna	antennae
appendix	appendices
axis	axes
bacterium	bacteria
basis	bases
crisis	crises
criterion	criteria
curriculum	curricula
datum	data
diagnosis	diagnoses
formula	formulae
genus	genera
hypothesis	hypotheses
index	indexes / indices
locus	loci
matrix	matrixes / matrices
medium	media / mediums
nucleus	nuclei
ovum	ova
phenomenon	phenomena
psychosis	psychoses
radius	radii
serum	sera
spectrum	spectra
stimulus	stimuli
thesis	theses
vertebra	vertebrae
vortex	vortices

附录6 医学写作中常用的简写

简写	全写	意义
c.f.	confer	compare
et al.	et alii	and others
Etc.	et cetera	and other similar things
vs.	versus	against
i.e.	id est	that is
e.g.	exempli gratia	for example
N.B.	nota bene	please note
p.a.	per annum	per year

索引

后记（一）

《临床研究理念与实践》的写作概念和改良

本书的创作，最初的原意是想用作为"外科临床研究工作坊"的辅助教材，原本第一届的工作坊是准备 2020 年 2 月在上海复旦大学附属中山医院举行。后因新型冠状病毒肺炎疫情影响，被迫一直往后推迟举办。最初这个工作坊是由我和我一班不同地区与我合作做临床研究多年的老、中、青团队学者们组成，希望一起共同通过一个互动式的教学方法，把具有国际视野而带有中国特色的临床研究的心得和经验，传授到国内不同研究医院的领导层和临床医师们，希望能使临床研究得到推广、改善，使我国临床研究能实现科学化、现代化和国际化，可以把我国的临床经验和总结广泛应用于其他国家的患者群体，使更多患者受益，同时也能把我国的临床水平推进到国际领先水平，而同时我国临床医师也能得到国际上的认同和尊重。

这本书写作的范围，经过多次的开会讨论，变得越来越有层次，条理越来越分明，而讨论范围也越来越全面。书中材料不但丰富，理论性强，而且非常实用，有些地方更是针对我国临床医师在进行临床研究和书写文章时常犯的错误而写。

书的大纲写成后，送到人民卫生出版社评审时，得到人民卫生出版社的高度重视并提出宝贵的意见。他们觉得这本书不应只为外科临床医师来写，更应推广到其他专业的临床医师来写。这一提议十分好，因此我把这本书再作定位。非常荣幸地邀请到陈灏珠院士的团队加入写作，使这书不但如虎添翼，大大地改善了素质，也填补了一些我们没有重视的观点，使这本书的应用性、实践性大大增强。书中我尽量避免撰写这种书籍常犯的错误：

1. 只有理论，实践性不强——本书是理论与实践并重。

2. 太偏重某一学科或某一种类研究——本书通过不同种类的研究方法，可应用于任何一种临床专业学科中。

3. 遗漏重要信息——本书的设计是经过多层次有经验的临床研究人员反复讨论而设计的，包括两院院士，大型研究型医院院长，国内外杂志主编，资深临床研究专家，统计学专家和老、中、青年临床研究人员，希望就算是有遗漏的地方，也不会太多或太重要。

4. 重复内容——由于这是多作者写作的书本，重复内容十分难免，但在重复开会期间也重点分配不同写作工作给不同人员，就算有重复也不应太严重。但有一个优点是，如从不同写作人的角度，重复看同一个问题，可能会引出不同的看法和不同的认知。

最后，我十分希望读者对这本书如有什么意见可以写信给我。我希望这本书能重印或修订再版，那时我们可以做出适当的修改。

刘允怡

2020 年 12 月

后记（二）

刘允怡院士带领我们种果树、育果林
——从"临床研究工作坊"到《临床研究理念与实践》的编著

进入 21 世纪以来，随着社会的发展和医学科学事业的进步，各种新理念、新技术、新设备不断涌现，人类的健康需求亦日益增强。如何以科学的临床研究结果为证据依据，制订合理规范的诊断治疗策略、各项共识和指南的意见建议，指导临床工作的开展，维护和提高人类的健康水平，已经越来越紧迫地成为一项摆在卫生决策机构和各类医学专业学术组织机构面前的重要任务。然而，在制订共识和指南的过程中，我们却常常发现，我国能够作为高证据级别的临床研究报道十分有限。甚至一些发表在国内核心期刊上的文献，也有某些设计上的不足，使其证据的准确性、可靠性受到质疑。我们在制订中国某些疾病的诊治指南时，不得不引用大量的国外文献作为证据依据，而中国人与欧美等国的人口学特征、个体素质、疾病特点等等方面有诸多不同，国外的研究结论并不一定完全适应中国。同时，国内广大临床医师也已非常关注总结和撰写自己的临床经验，使之能够推广，以更多的患者造福，但如何设计和实施一个高证据级别的临床研究，使自己的临床研究报道真正符合循证医学的要求，具有科学性、有效性，还有许多的困惑和不足，这也是国内期刊的审稿专家在审稿时经常遇到的棘手问题。

2019 年春季，在一次学术会议期间，我和香港中文大学著名的外科学专家、中国科学院刘允怡院士相遇，向他汇报了上述情况和问题。非常高兴的是，刘院士早已注意到了这些问题，他跟我详细分析了我国临床研究的现状和发生这些问题的原因，并恳切地对我说："要改变这个现状，就需要对我国临床医师认真进行有关开展临床研究工作的培训，很多人找我帮助他们改文章，想在国际核心期刊上发表几篇高影响因子的论文，但我最想做的事情，不仅是授人以鱼，成就一两篇文章，而是授人以渔，教会他们捕鱼的方法，教会他们如何做临床研究。如果不懂得研究设计、研究方法，到了写作论文的阶段再想修改完善在这些方面存在的问题，是不可能的，那样的数据是不真实的数据。"刘院士深情地回顾了吴孟超院士十年前邀请他到上海第二军医大学东方肝胆外科医院（现海军军医大学第三附属医院）做技术顾问，全权负责开展临床研究工作的情景，虽然当时医院的外科临床手术技术水平在国内领先，基础研究也有很好的工作，但临床研究还不够十分深入，而现在那里已是临床科研落地生根，桃李芬芳，多篇国际性高影响因子研究论著陆续发表，一代临床研究人才辈出、茁壮成长。回顾这一段历程，他感慨地说："临床研究的培训不是种水稻，收割一季就行了，而是要种果树，培育好人才，让他们年年有收获，代代出成果。我想在中国培育一片临床科研的果树林，我们中国人口众多，病源是国外的几倍，我们应该让中国的临床研究走上世界的前列，发出中国的声音，为全人类的卫生健康事业做出中国贡献。"

刘院士的话使我深受教育和感动。我们都知道，刘院士是国际上著名的外科学大家，国际肝胆胰协会的前主席，在学术上造诣很深，影响很大，发表过许多重要的研究论著和专著，而且他还充分利用他的国际影响，把诸多中国优秀的外科学专家逐一地推向了国际前沿。从他的这番话语里，我不仅看到了一个杰出的世界级外科学专家的魁梧身影，更是感受到一颗热爱祖国、报效国家和人民的滚烫的赤诚之心！

我立刻把刘院士的想法报告了中华医学会外科学分会胆道外科学组组长、中国医师协会外科学分会胆道外科专业委员会主任委员全志伟教授，得到了他的大力支持。在刘院士的倡导下，我们立即着手进行"临床研究工作坊"的筹备工作，并预备在中国科学院院士、复旦大学附属中山医院院长樊嘉教授的帮助下，在复旦大学附属中山医院先试办一期以肝胆外科学员为主的"临床研究工作坊"，积累经验，再逐渐推广。按照刘院士的构思，我们的培训，不是只管讲课的"填鸭式"大课演讲模式，而是应采取注重实效的"工作坊"式的培训模式，即采取集中授课、分组讨论、案例分析、实际演练的互动模式，让学员带着预备研究的课题设计书或想着手研究的问题来，边培训，边讨论，边学习，边研究，还要带领他们分析已发表的论文，识别存在的问题，切实提高他们开展临床研究的认知能力和技术水平。这样的培训，付出的努力比仅仅讲课的培训要多得多，但实际效果要好得多。刘院士亲自挑选了主要来自海军军医大学第三附属医院（上海东方肝胆医院）和浙江大学医学院附属邵逸夫医院等单位的学者组织培训团队，进行培训准备。

不巧的是，正当我们准备工作就绪，第一期"临床研究工作坊"即将开办之际，一场突如其来、席卷全球的新冠肺炎疫情，打乱了正常的工作学习秩序。"临床研究工作坊"不得不暂缓开班，但刘院士关于培训临床医生学习临床科研技术方法、培育中国临床研究的"大果林"、推进我国临床研究尽快与国际接轨的思想却一刻也没有停止。而且，这场尚无明确治疗策略的新冠肺炎疫情，使我们更加感受到开展规范的临床研究、制订科学的治疗决策，对挽救人类生存命运的重要意义。刘院士决定将本预备培训工作坊使用的讲课资料PPT整理成书籍正式出版发行，先对中国的临床医生进行普及式的科研思想和技能培训，再适时进行专项工作坊培训，培养开展工作的骨干力量。他的想法和出版专著申请立刻得到了人民卫生出版社的高度重视，并提出了中肯的建设性意见。同时这一工作还得到另一位著名的医学科学家，上海复旦大学附属中山医院心血管疾病研究所所长、中国工程院陈灏珠院士的大力赞同和积极加盟。至此，由刘允怡、陈灏珠两位医学大师、院士领衔主编的《临床研究理念与实践》专著的编著工作正式扬帆起航。

在从"临床研究工作坊"到《临床研究理念与实践》的编著过程中，有几件事令我十分感动，难以忘怀。

第一，是刘院士对医学教育事业的忘我投入、高度负责精神。在"工作坊"和专著的设计大纲里，刘院士无疑承担着最主要、最重要的课程或章节的编著、演讲内容。同时，他还承担了所有讲稿、章节的审查修订工作。在进行培训和著书大纲的设计时，他给我的邮件十分详尽、周密、频繁，从字里行间可以看出，那篇篇书稿，是一位70多岁的著名院士、医学大家，经过认真思考、科学谋划、亲自撰写并一个字一个字地亲手在计算机上打出来的！所有的书稿、幻灯，他都多次逐字逐句进行了严谨的撰写、修改、增补。有一次，我们在上海召开"临床研究工作坊"的筹备会，我去浦东机场接他时足足多等了2个多小时，才看见他提着一个重重的手提袋走出来，原来，这趟国际航班出了问题，他的行李没有被送到上海，不知送往何方，还在查询，可是，他没有一点焦虑，高兴地举起手提袋跟我说，"幸亏我把所有资料都随身带来啦，没有托运，不影响我们下午开会讨论问题！"我打开手袋，那里是厚厚的一摞各个讲者的幻灯资料文稿，上面可见到密密麻麻的红色批改字迹，我仿佛看到了刘院士在飞机上还在审阅资料，批改文稿的工作情景，不禁热泪盈眶。

第二，是刘院士精心培育中青年学者的真挚之情。在刘院士精心挑选的临床研究工作坊讲者和专著编者中，既有如蔡秀军教授、沈锋教授、周伟平教授、程树群教授等在临床研究工作方面颇有建树的国内知名专家，也有一些名不见经传的青年学者。开始，我有些担心，他们和刘院士以及前述知名专家同伍，能否承担起临床研究教学培训的重任？我们的学员、读者中多人可能还是他们的长者、老师，他们的教学工作能否得到学员的充分认可？可是，刘院士对他们的个人情况如数家珍，充满了信心。他认为，首先，这些中青年学者不仅受过很好的高等教育，有的还做过出国访问学者，而且参加了导师组织的临床研究工作，在课题研究中负责过主要的研究实施工作，撰写并在国际著名期刊上发表过高质量的研究论著，可以说，是经过临床研究实践锻炼的一批新生力量；同时，参加临床研究专著的编著过程，本身就是对他们从实践中进一步提升理论水平的一次极好锻炼机会。他多次对我恳切地谈到："我们办班、著书，最重要的目的是育人，培养团队，培养后备力量，通过这项工作，不仅培养出能开展临床研究的临床医生，也培养出能担负临床研究教学工作的青年才俊，他们年轻，有活力，他们后面有我在支撑，你放心，没有问题，我一定会把他们带起来，做好这项工作。"刘院士的理念使我受到极大的教育。在这次编辑书稿的过程中，我负责国内编者书稿与刘院士的审查修改意见的双向采集、往返传递工作，以及对所有书稿的统筹文字初审编辑工作，亲眼目睹了刘院士对每一篇书稿一遍又一遍地严谨审理，对编者细致深入的启发诱导过程。我深深感受到，刘院士是如何带着一颗望子成龙的殷切期盼之情，带领我们精心培育和种植中国临床研究这棵大果树、这片大果林的。可以说，这次参加编著的所有学者特别是青年学者，是未来获得丰硕果实的第一批幸运的收获者。

第三，是刘允怡院士、陈灏珠院士对科学问题的严谨求实精神。在这部专著中，有一个重要的部分是对论文中出现的错误和问题的案例辨析，可以说，这是相当难写的部分，因为论文来自于已发表论著，按照刘院士的意见，并不是到一般性非核心期刊的论著中去找显而易见的问题，而是应到高级别杂志论著中去找存在的问题，这样可具有更好的启示教育作用。担任这部分工作的编者主要是中青年学者。他们按照刘院士的指导意见分别到高影响因子杂志上采集存在问题的已发表论著，在进行案例分析时开始有所顾虑，担心自己年轻，人微言轻，批评意见是否准确？是否被认可？是否得罪作者甚至是知名专家？对此问题刘院士与人卫社和我进行了多次探讨和沟通，他的目的是提示读者，要高度重视、科学严谨地对待科研论文的规范性设计、数据处理、统计学处理、写作等系列问题，有的论文，即便是在高影响因子的医学杂志中刊登，经过了评稿、主编等不同关卡，错误仍是难免。在错误中找教训，找改进方法，是提高临床科研能力的非常重要的环节和有效途径。如果我们不提供原始资料，读者可能误以为这些问题属于虚拟构设，凭空捏造，不足以引起足够的重视。批评意见对事不对人，是正常的学术讨论。刘院士对中青年编者编著的有关批评性分析意见的章节，不仅精心选择锁定论文，认真审查修改批复意见，而且全部主动签名，承担责任。这给了编者极大的鼓舞，有的编者的分析判断意见还不够十分准确、深入，经刘院士的指点和修改，得到了重新的正确认识，对编者本人也是一个极好的学习，极大的提高。我们希望这部分内容会成为本著作的一个亮点，给读者以思考和启示，为临床医师规范化地开展临床研究和撰写论文开启一扇大门。

在科学态度上，陈灏珠院士也是如此。陈院士接受撰写本书的任务后高度重视，96岁的陈院士身体状况欠佳，看文稿困难，但他非常关心编写工作的进程，让编者将写好的书稿一字一句念给他听，逐字逐句进行修改审定，重要的章节必须自己亲笔书写。他多次跟编著团队的专家说，临床研究太重要了，这本书是写给临床医生看的，所以一定要写得通俗易懂，让临床医生容易掌握。2020年10月30日，我们突然接到了陈老于该日凌晨3时9分不幸逝世的消息！我们知道时至9月他还在了解本书编写的进程，修改重要的章节。我们无比痛惜，失去了这样一位大医精诚、大爱无疆的老师和前辈！我们都知道，陈院士一生编著了诸如《内科学》《实用内科学》等多部医学巨著，没想到这本书，竟是陈老献给临床医师的最后一本著作，我们倍感这本书籍的珍贵，也十分欣慰，此书终于完稿，让陈老精心培育新时代既懂临床又会科研的青年医师的愿望得以实现，广大的中国临床医生们终于能得到一本由他和刘院士这两位内外科医学大家亲任主编、亲自编著的深入浅出的临床研究方法学著作。老一辈科学家对待这本临床研究专著的极其严谨、极端负责的精神使我深受感动，我看到了他们通过编著此书，对帮助中国临床医生科学开展临床研究、赶超世界先进水平、争取更多中国话语权所投注的不懈努力和殷切希望。这种勤勉耕耘、自强不息的精神将激励我们不断砥砺前行。

在刘院士、陈院士的率领下，参加编著此书的编者们，不论是高年资的知名专家，还是年富力强的后起之秀，都为培育、浇灌这片生长临床研究事业丰硕果实的果树林，付出了辛勤的汗水。

正是在刘允怡院士"种果树、育果林"的学术思想指引下，一个培育规范化开展中国临床研究队伍的人才培养工程破土动工，徐徐拉开了序幕。

衷心祝愿在不久的未来，在刘允怡院士、陈灏珠院士和诸多的医学专家、临床医生们的共同精心培育下，中国临床研究这片充满希望的果树林里，枝繁叶茂，硕果累累。

卢绮萍

2020 年 12 月

致谢

谨以此书献给
我最亲爱的妻子夏文绮医生:
您是我翼下之风,助我翱翔万里
和
我最宝贵的孙子林睿濡和林弈濡
你们使我在沉闷的编写工作中,得到欢乐

从写书的经验中,我总是觉得"致谢"是全书最难写的一部分。因为不但有可能遗漏致谢对这本书有重要贡献的人士,更有可能是对有重大贡献的人士致谢做得不足,不能充分表达我内心中对他们的谢意。

本书的创作,最初是为全志伟教授和卢绮萍教授所推动的"外科临床研究工作坊"作为辅助教材。后因新型冠状病毒肺炎疫情影响,工作坊被迫一直往后推迟。如果没有他们二位,这本书根本不会面世。我尤其要感谢卢教授这位女中豪杰,她不但安排有关作者们通过多次会议,把该书写作范围变得层次更高,条理更分明,而且内容更全面。我更荣幸的是她答应作为本书的文字编辑,经过她多年编辑经验,不但为这本书写了一个编写大纲,还与人民卫生出版社的商讨如何出版这本书。

我更要感谢人民卫生出版社的领导层,在这本书送到出版社作评审时,不但得到他们高度的重视,还提出非常宝贵的意见,觉得这书不应只为外科临床医师来写,更应推广到为其他专业的临床医师来写。这一提议十分好,我因此重新把这本书再作定位。非常荣幸得到复旦大学陈灏珠院士、金雪娟教授和周俊教授加入写作团队。更荣幸的是能得到陈灏珠院士答允,作为这本书其中一位主编,令本书内容更加充实,更增添不少光彩。为了加强临床统计学方面的写作水平,特别邀请到杭州浙江大学公共卫生学院的朱益民教授和浙江大学医学院附属邵逸夫医院的刘慧专家团队加入写作,使原本兵强马壮的写作团队,更加如虎添翼,锐不可当。我要感谢汪挺教授,写了一篇临床研究中文论文的撰写规范和注意要点,使这本书更有中国特色。

我要特别感谢本书写作团队包括老、中、青三代在临床科研方面做出杰出贡献的所有医师。不仅有老一辈的蔡秀军教授、沈锋教授、周伟平教授和程树群教授,而且还有王一帆、王康、杨田、李俊、黄罡、姜是、潘宇、万喆、林伟棋、徐俊杰、程张军、冯浩、程昊悦、李宏、梁磊以及李超等中青年专家、学者。他们通过自己在临床科研方面积累的经验,写出了一本真正具有国际视野和我国特色的临床科研专著。

我最后想感谢我的秘书李敏珩小姐在录入手稿及对此书编排所做出的多方面的贡献。她在跟随我工作二十五年后，退休享受悠闲一些的生活，我在此谨恭祝她退休生活愉快，健康长寿。后继为这本书继续做出努力的是我的新任秘书吴咏欣小姐。

最后我要感谢所有在台前幕后，为这本书做出贡献的人，希望这本书能带动我国临床研究走到一个更高的层阶，使我国临床医学能在国际上走到领先地位，发出响亮的声音。

刘允怡

2020 年 12 月